Haug

Physiognomik

Was Körper und Gesicht verraten

Erika Rau, Christina Schmidt-Rau

2., aktualisierte und erweiterte Auflage

292 Abbildungen

Karl F. Haug Verlag · Stuttgart

Erika **Rau**
HomöoCampus
Saalburgstr. 13
81375 München
www.homoeocampus.de

Dr. med. Christina **Schmidt-Rau**
HomöoCampus
Saalburgstr. 13
81375 München
www.homoeocampus.de

Bibliografische Information der Deutschen Nationalbibliothek
Die Deutsche Nationalbibliothek verzeichnet diese Publikation in der Deutschen Nationalbibliografie; detaillierte bibliografische Daten sind im Internet über http://dnb.d-nb.de abrufbar.

Ihre Meinung ist uns wichtig! Bitte schreiben Sie uns unter:
www.thieme.de/service/feedback.html

Karl F. Haug Verlag in Georg Thieme Verlag KG
Rüdigerstraße 14, 70469 Stuttgart, Germany
www.thieme.de

Printed in Germany
1. Auflage, 2016

Redaktion: Ute Haßfeld
Zeichnungen: Angelika Brauner, Hohenpeißenberg
Umschlaggestaltung: Thieme Group
Umschlagfoto: Anastasia Popova/stock.adobe.com
Vitaefotos: Erika Rau: Fotografie und Design, Irmgard Brand, Fürstenfeldbruck; Christina Schmidt-Rau: Johanna Fischer, Ulm, www.joiness.de
Satz: Druckhaus Götz GmbH, Ludwigsburg
Druck: Grafisches Centrum Cuno, Calbe

DOI 10.1055/b000 000 762

ISBN 978-3-13-244757-8 1 2 3 4 5 6

Auch erhältlich als E-Book:
eISBN (PDF) 978-3-13-244769-1
eISBN (epub) 978-3-13-244770-7

Thieme Publikationen streben nach einer fachlich korrekten und unmissverständlichen Sprache. Dabei lehnt Thieme jeden Sprachgebrauch ab, der Menschen beleidigt oder diskriminiert, beispielsweise aufgrund einer Herkunft, Behinderung oder eines Geschlechts. Thieme wendet sich zudem gleichermaßen an Menschen jeder Geschlechtsidentität. Die Thieme Rechtschreibkonvention nennt Autor*innen mittlerweile konkrete Beispiele, wie sie alle Lesenden gleichberechtigt ansprechen können. Die Ansprache aller Menschen ist ausdrücklich auch dort intendiert, wo im Text (etwa aus Gründen der Leseleichtigkeit, des Text-Umfangs oder des situativen Stil-Empfindens) z. B. nur ein generisches Maskulinum verwendet wird.

Geleitwort zur 1. Auflage

Nach der Lektüre dieses Buches habe ich die „Physiognomik“ sehr zufrieden ins Regal gestellt. Die Autorinnen haben die Komplexität dieses umfangreichen Themas sinnvoll gegliedert und so viele Informationen aufgenommen, dass der Leser angeregt wird, sich intensiv und vielschichtig mit der Thematik zu beschäftigen. „Physiognomik“ ist ein Grundlagenwerk für jeden, der sich für Menschenkenntnis begeistert und der bereit ist, sich mit der Tiefe und Vielfalt des eigenen Lebens auseinanderzusetzen. Da das Gebiet der Psycho-Physiognomik so umfangreich und so komplex ist, dass man es sich schwerlich über ein Buch zu eigen machen kann, seien jedem Leser zusätzliche Schulungen bei HomöoCampus empfohlen. Ist er dann im Sehen geschult, kann er das Gesehene immer besser verbalisieren und dabei immer wieder auf das Buch zurückgreifen. Dieses Buch zeigt auf, was die Psycho-Physiognomik fordert, nämlich immerwährende Lernbereitschaft, liebevoll interessiertes Nachfragen, das Verknüpfen verschiedener Themen und schließlich immerwährende Suche nach neuen Schlüsseln zum besseren Verständnis des Menschen. Jeder, der bereit ist, sich ernsthaft und umfassend mit Menschenkenntnis zu beschäftigen, findet hier alle nötigen Informationen. Das Buch kann immer auch als Nachschlagewerk für Zeichen genutzt werden, um damit das Kombinationsvermögen zu schulen und so die Zeit zu verkürzen, die es dauert, bis man die verschiedenen Bedeutungsformulierungen für diese unterschiedlichen Zeichen auswendig weiß. Das erste Mal wurden hier Fakten aus Anatomie und Physiologie, Psychosomatik, Soziologie und Psychologie fundiert und übersichtlich mit der Psycho-Physiognomik in Verbindung gebracht. Und dieses ganze Wissen sollte für eine Anamnese verfügbar sein! Ich habe dieses Buch mit großer Freude gelesen und wünsche mir, dass viele Menschen davon profitieren werden und sich mitnehmen lassen in die Psycho-Physiognomik, dass sie sich anregen lassen von einer Menschenkunde, der es darum geht, den Menschen zu sehen und zu erkennen, damit wir unser Gegenüber besser verstehen, es mehr lieben lernen und ihm helfen können, seinen Platz im Leben zu finden und dort glücklich zu werden. Mit diesem Buch ist ein Entwicklungspotenzial denkbar, das sich bei entsprechendem Einsatz und der Bereitwilligkeit zu lernen ähnlich denken lässt, wie die Möglichkeiten, die wir beispielsweise Menschen wie dem Physiker Tim Berners-Lee, der sein World Wide Web kostenfrei zur Verfügung stellte und damit eine unglaubliche und eigentlich undenkbare Entwicklung anstieß, verdanken. Wir brauchen dafür sensible, hoch gebildete und emotionale Menschen, die bereit sind, für die positive Entwicklung auf dieser Erde zu arbeiten. Dafür ist es wichtig, viel Verständnis, Empathie und Differenziertheit allen Menschen gegenüber aufzubringen – und genau dazu regt dieses Buch an. Ich wünsche ihm eine große Verbreitung und danke den Autorinnen für die Leistung, die sie dafür erbracht haben.

Schmedenstedt, im Januar 2016
Wilma Castrian (1932–2020)

Vorwort zur 2. Auflage

Dieses Buch hat sehr viel Anerkennung in der Kollegenschaft erhalten und es zu einem der wichtigsten Lehr- und Nachschlagewerke auf dem Gebiet des Gesichterlesens werden lassen. Das freut uns sehr und so haben wir diese zweite Auflage gründlich überarbeitet, Verbesserungen und Erweiterungen eingepflegt. Hier möchte ich mich bei allen Studentinnen und Studenten sowie Kolleginnen und Kollegen bedanken für die wertvollen Hinweise, Rückmeldungen und Anmerkungen. Margit Seiffert, einer Studentin meiner Ausbildung, möchte ich besonders danken, dass sie sich die Mühe machte, Korrekturen in das Buch zu schreiben, die ihr während des Unterrichts auffielen.

Das Kapitel „Jochbeine“ wurde zusätzlich neu in diese Auflage mit aufgenommen.

Im Anhang finden Sie nun die Kap. Harmonielehre, Psycho-Physiognomik und Homöopathie, Übersichtstabellen zu Hautveränderungen sowie Zusammenfassungen zu den verschiedenen Naturellen.

Dieses Buch ist als Lernhilfe zum Erlernen der Psycho-Physiognomik nach Carl Huter ebenso wie als Nachschlagewerk zum Suchen von Bedeutungsformulierungen bestimmter Formenmerkmale gedacht. Es kann und will das beständige Üben in der Wahrnehmungsschulung nicht ersetzen, denn die kann nur mit zahlreichen Abbildungen und am besten im direkten Austausch trainiert werden.

Um der menschlichen Individualität in einem hohen Maße gerecht zu werden, bietet die Huter'sche Lehre mit der Kraft-Richtungs-Ordnung ein sehr vielschichtiges Lehrkonzept zum Lesen eines Charakters an. Kleine Veränderungen in der Mimik, der Hautfärbung oder im Augenausdruck können sehr hilfreiche Hinweise zum tieferen Verständnis geben. Das erfordert, wie schon erwähnt, ein intensives Miteinander und vergleichende Analyse von Bildmaterial. Ich danke deshalb allen, die sich vertrauensvoll in meine Seminare und Einzelanalysen begeben, auch für ihre Bereitschaft, sich für meine Schulungen fotografieren zu lassen. Mit euch allen darf ich mich weiter entwickeln und verbessern. Eure Fragen mag ich besonders, weil sie mich anstacheln, noch präziser zu werden – auf einem Weg des immer noch tieferen Verstehens, der nie zu Ende sein kann.

Damit wünsche ich diesem Buch weiterhin eine so vielfältige Verbreitung und allen Leserinnen und Lesern ganz viel Freude bei der Lektüre und bei der Umsetzung der zahlreichen Informationen, die eine wertvolle Hilfe im Alltag für alle bieten, die Menschen besser verstehen möchten.

München, im April 2022
Erika Rau

Vorwort zur 1. Auflage

Seit meiner Jugend begleitet mich die Psycho-Physiognomik und immer, wenn ich mir vornahm, dieses System nicht weiter zu verfolgen, da es mir zu bewertend und zu einseitig gelehrt wurde, tauchte nach einiger Zeit wieder eine interessante Begegnung auf, die mich tiefer führte.

Die bedeutendste Begegnung in den letzten 20 Jahren war für mich die mit Frau Wilma Castrian. Bis heute ist sie meine wichtigste Lehrerin, Supervisorin und Ratgeberin im Bereich der Psycho-Physiognomik. Dankbar erinnere ich mich an die unzähligen Gespräche mit ihr, in denen sie mich geduldig unterstützte, die Zusammenschau der einzelnen Zeichen zu finden, wenn ich die Bedeutung der Formensprache nicht mit dem gelebten Leben der betrachteten Person zu vereinbaren fand. So war sie diejenige, die mich anregte, nach vielen Jahren der Seminarbesuche ins eigene Lehren zu gehen. Ihre psychologischen und philosophischen Ergründungen, die die Psycho-Physiognomik als Methode benutzen, um eine Übersetzungshilfe im Dschungel des menschlichen Ausdrucks zu finden, hilft mir, meine Wahrnehmung zu schärfen.

Mit den Jahren der Übung und des Lehrens kam die Erfahrung, aus den unzähligen Merkmalen einer Person den roten Faden zu finden, die dominanten Stärken und damit aber auch die Herausforderungen, die eine Person mit ihrem „So-Sein" gleichzeitig erlebt, achtsam herauszuarbeiten. Und jedes Mal ist es wieder spannend, eine neue Person zu ergründen und aktuelle Lebensthemen zu finden, indem man verschiedene Ausdrucksformen verknüpft und sich darin übt, die individuell passende Formulierung für diesen Ausdruck zu finden. Psycho-Physiognomik ist eine sehr differenzierte und individuelle Betrachtungsweise des Menschen, in der die unterschiedlichen Merkmale zunächst kombiniert und dann gedeutet werden. Die Deutung der Kombination geschieht letztlich nur über die Intuition.

Durch eigenes Lehren, das ständige kritische Hinterfragen der Methode und der Frage nach der Verknüpfung mit der Theorie, insbesondere der klassischen Homöopathie und Beratung in der Praxis, ergab sich in den letzten Jahren die Frage nach einem Buch genau zu diesem Thema. Im Laufe der Jahre entdeckte ich jedoch, dass einfache Verknüpfungen nicht ohne Weiteres funktionieren. Dennoch finden Sie in den folgenden Kapiteln erfahrungsbasierte Hinweise zur homöopathischen Anamnese. Diese erheben aber keinen Anspruch auf Vollständigkeit und stellen immer nur eine Auswahl dar. Außerdem möchte ich Sie besonders auf Kap. 16 Psycho-Physiognomik und Homöopathie (S. 339) hinweisen.

Dieses Buch bot die Möglichkeit und auch den Auftrag, sich kritisch mit dieser Thematik zu beschäftigen. Meine Tochter, die auch seit Jahren Kurse zur Psycho-Physiognomik besucht und als Ärztin noch einen erweiterten und wissenschaftlichen Blick auf den Menschen und im täglichen medizinischen Alltag viele Gelegenheiten hat, bot sich als Koautorin an, die Psycho-Physiognomik zu überprüfen oder auch die daraus gewonnenen Kenntnisse in den Umgang mit Patienten und Angehörigen einfließen zu lassen.

Mir ist es sehr wichtig, dass man den Menschen als Individuum sieht, als „unteilbares" Wesen, das einmalig und besonders ist. Deswegen möchte ich dem Leser mit diesem Buch die Komplexität des Systems näherbringen, damit er sich vor schubladisierenden allgemeinen Aussagen hütet. Einzelne Merkmale können durch gegensätzliche Merkmale relativiert werden. Man muss daher immer vorsichtig sein, sich nicht zu voreiligen Schlüssen hinreißen zu lassen und aus wenigen Kenntnissen auf den ganzen Menschen zu schließen. Letztlich muss man neben dem Körper, dem Gesicht und dem Schädel auch die Hände und Füße mitbetrachten und aus allen Teilen findet man dann die Formen und Zeichen, die sich ergänzen, und diejenigen, die sich relativieren.

Die menschliche Seele ist immer in einen Körper eingebettet und es ist die Mühe wert, sich auf die Sprache der Seele durch den Körper einzulassen. Kommen Sie mit auf die Reise durch die Formensprache der menschlichen Gestalt und überprüfen Sie kritisch, was davon in Ihrem Alltag bestätigt wird und was Fragen aufwirft. Genau die Fragen sind das Spannende, das wir zusammentragen sollten, um tiefer zu gehen, genauer zu sehen, zu bestätigen oder zu verwerfen, was es bislang an Wissen gibt. Nur was sich weiterentwickelt, bleibt bestehen und bleibt dadurch lebendig und anwendbar. Von Frau Castrian lernte ich, die Menschen zu fragen, wie sie die angelegten Formen leben. Eine sehr kluge Methode, um selbst mehr über das System der Psycho-Physiognomik zu lernen und sie zu verfeinern. Ich lade Sie, liebe Leserin, lieber Leser ein, sich mit dieser Methode zu beschäftigen, um eine differenzierte und wertschätzende Menschenkenntnis zu entwickeln und um ein erfolgreiches Miteinander im beruflichen wie im privaten Leben zu gestalten.

Ich danke allen, die mich bei der Entstehung dieses Buches unterstützten und mit kritischen Fragen, anregenden Gesprächen und tatkräftiger Unterstützung halfen, dieses Buch zu erstellen. Frau Wilma Castrian danke ich besonders dafür, dass sie sich viel Zeit nahm, sämtliche Fragen zu besprechen, und dass sie Einwände ernst nahm und ihren Wissensschatz zur Lösung von Unklarheiten einbrachte. Frau Grübener danke ich dafür, dass sie mich immer wieder ermutigte, dranzubleiben und meine Ideen zu verwirklichen. Ich danke auch der Kollegin Martina Steffens und den Kollegen Franz Jakob und Matthias Klünder, die die neueren Methoden der klassischen Homöopathie anwenden und mir ihre Erfahrungen und Überlegungen weitergaben. Auch Herrn Tjado Galic möchte ich für seine kritischen Überlegungen bei der Möglichkeit der Verknüpfung zweier komplexer Systeme danken.

München, im Dezember 2015
Erika Rau

Inhalt

Autorinnenvorstellung

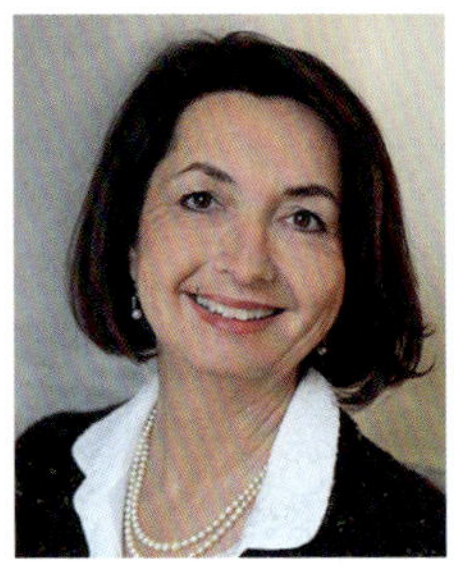

Erika Rau ist seit 1984 Heilpraktikerin und hat Fachausbildungen in klassischer Homöopathie, Atemtherapie, Ernährungslehre und Psycho-Physiognomik absolviert.

Von 1993–2007 leitete sie die Akademie für klassische Homöopathie in Gauting und organisierte u. a. die Heilpraktiker-, Homöopathie- und Ernährungsausbildungen in Form von Tages- und Wochenendschulungen.

Von 1997–2002 arbeitete Frau Rau in den Qualitätskonferenzen von BKHD und SHZ mit. Seit 2003 ist sie im Stiftungsrat der SHZ – Stiftung Homöopathie Zertifikat aktiv.

Im Jahr 2007 gründete sie HomöoCampus in München, ihre eigene Akademie für klassische Homöopathie und Psycho-Physiognomik.

Als Dozentin unterrichtet sie regelmäßig die klassische Homöopathie und andere medizinische Fächer und publiziert Artikel in verschiedenen Zeitschriften, z. B. in der *Globuli* und *Co'med*. Außerdem hält sie immer wieder Vorträge für Laien zu diversen gesundheitlichen Themen.

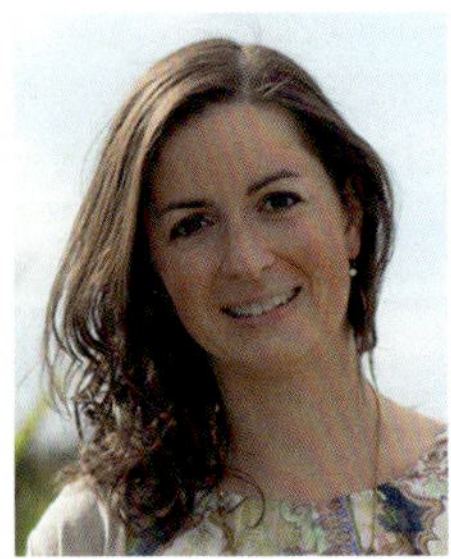

Dr. med. Christina Schmidt-Rau, Ärztin mit ganzheitlicher Praxis in München, Medizinstudium 2006–2013 in Ulm, Weiterbildung zum Facharzt Allgemeinmedizin in Dillingen und München. Berufsbegleitende Ausbildung in tiefenpsychologisch orientierter Psychotherapie unter Leitung von Dr. med. Wolf Büntig in ZIST Penzberg.

Seit 2007 zahlreiche homöopathische und naturheilkundliche Weiterbildungen.

In den Jahren 2009 und 2010 nahm sie an der Basisausbildung in Psycho-Physiognomik bei HomöoCampus teil, um ihr Wissen in diesem Bereich weiter auszubauen.

Die Erfahrung aus diesen verschiedenen Bereichen, der Wunsch nach Menschlichkeit in der Medizin und der Wunsch nach echter Begegnungsqualität in therapeutischen Berufen prägt ihre tägliche ärztliche Tätigkeit.

Teil 1
Einführung und Grundlagen

1 Geschichte der Psycho-Physiognomik

1.1 Anfänge

Um die Physiognomik besser verstehen zu können, ist es hilfreich, einen Blick auf die geschichtliche Entwicklung zu werfen. Damit sehen wir, dass alles in Bewegung und Entwicklung ist und dass wir immer wieder das Erreichte hinterfragen dürfen, denn der **Mensch ist komplex** und kann nicht in einfache Schubladenkategorien eingeordnet werden. Und wir sehen auch, dass sich der Mensch schon seit Urzeiten mit der Bedeutung von Form, Gestalt, Ausdruck, Gestik und Mimik beschäftigt und sich dafür interessiert, sein Gegenüber zu erkennen.

Die **Geschichte der Physiognomik** bis zur Psycho-Physiognomik hat historische Wurzeln. Sie reicht **über 5000 Jahre zurück**. In der chinesischen Kultur entwickelte sich bereits vor über 2500 Jahren die Lehre der „Formenausdruckskunde", die Parallelen zwischen den Eigenschaften und der gesundheitlichen Konstitution eines Menschen und seinem Antlitz zog. Aber auch in anderen Kulturen übten sich Forscher und Wissenschaftler in der menschlichen Erscheinung.

Das wahrscheinlich **älteste Buch über menschliche Wesenskunde** ist das **Puggala Pannatti**, „Das Buch der Charaktere". Es ist das erste Zeugnis für die Beschäftigung mit Physiognomik aus dem buddhistischen Schrifttum, entstanden etwa um 3000 v. Chr. in Indien. Es wurde aus dem buddhistischen Kanon ins Deutsche übersetzt und enthält u. a. eine **Charakterisierung** und eine **Klassifizierung von Menschentypen** in Hinsicht auf ihre Nähe und Ferne zu Gott (Brahma). Danach gab es ein langes Loch in der Physiognomik und sie tauchte erst bei den Griechen wieder auf.

1.2 Griechische Früh- und Hochkultur

Aus der griechischen Früh- und Hochkultur wurden sehr viele physiognomische Betrachtungen überliefert. Von brillanten Denkern wie **Pythagoras**, **Sokrates** und **Platon** ist bekannt, dass sie die Physiognomie im täglichen Leben anwandten.

Pythagoras von Samos Der Mathematiker und Philosoph Pythagoras (495–400 v. Chr.) wählte seine Schüler nach physiognomischen Kriterien aus.

Sokrates und Platon Sokrates (470–399 v. Chr.) und Platon (427–347 v. Chr.) hatten eine tiefe Kenntnis von der menschlichen Natur. Von ihnen gibt es viele geistreiche Bemerkungen auch im Zusammenhang mit dem äußeren Erscheinungsbild eines Menschen und seiner Natur. Sie wussten genau die Ausdrucksformen zu beschreiben, die mit Besonnenheit, Klugheit, Edelmut, Dummheit oder Bosheit entstehen, und vertraten den Standpunkt, dass in einem gesunden Körper eine gesunde Seele wohnen müsse. Betrachtet man die fortgeschrittenen Erkenntnisse aus der Psychosomatik, kann es hilfreich sein zu fragen, welche seelischen Belastungen den Körper krank werden lassen.

Aristoteles Die erste systematische Physiognomik brachte Aristoteles (384–322 v. Chr.) heraus. Er stellte Listen mit Merkmalen und ihrer Bedeutung auf und fasste in dem Buch *Physiognomica* das gesamte physiognomische Wissen der damaligen Zeit in insgesamt 6 Kapiteln zusammen.

Was bei Tieren und Menschen als Ausdruck ihres Inneren genannt werden kann, zeichnete er mit den Anschauungsmöglichkeiten seiner Zeit aus. Er schrieb, dass die Eigenschaften der Tiere in gewisser Weise auf die Menschen übertragbar seien. Wenn wir zärtlich sind, nehmen wir die kleinen Tiere: Mäuschen, Küken, Bienen. Wenn wir bösartig sind, nehmen wir die großen Tiere: Esel, Rindvieh, Kamel. Wenn ein Mensch wie ein Gockelhahn geht, hat er ähnliche Ambitionen, und wenn er schaut wie ein Reh, finden wir Entsprechungen in seinem Wesen. Die Wechselbeziehung von Körper und Seele als Grundvoraussetzung für den Ausdruck ist ihm durchaus klar gewesen.

In dieser Zeit entstand bereits die **Lehre von der Dreiteilung des Gesichts**, die bis heute zu den Grundannahmen der Physiognomik gehört. Demnach entspricht

- die Stirn dem geistigen Potenzial des Menschen,
- das Mittelgesicht – der Bereich von den Augen bis zum Mund – seinem Gemüt und
- die Größe und Form des Kinnes der Vitalität und physischen Kraft.

Galenus Galenus (129–210 n. Chr.) übernahm 500 Jahre nach Aristoteles die spezielle Physiognomik des Aristoteles. Mit ihm war die Anwendung der Physiognomik, die ihm als Arzt nützlich war, nach einfachen Regeln gesichert.

Hippokrates von Kos Hippokrates (460–375 v. Chr.) war der **Begründer der Pathophysiognomik**. Seine Genialität drang in die Zusammenhänge von Säftemischungen und Verhaltensweisen, der heutigen **Temperamentenlehre** (Melancholiker, Sanguiniker, Phlegmatiker, Choleriker), wie sie in Kap. Vier Temperamente (S. 83) dargestellt ist, ein. Er betrachtete mit viel Liebe den Menschen und sein Gesicht und erforschte die Zusammenhänge. Er fragte sich, wie das Erscheinungsbild eines Menschen mit seinen inneren Prozessen zusammenhängt. Ihn interessierte v. a., wie es sich beispielsweise bei Fieber, schlechter Verdauung und Gelbsucht verändert. Er beschrieb das **Gesicht des sterbenden Menschen**, das heute noch als „Facies hippocratica" in den Lehrbüchern erscheint. Damit begründete Hippokrates die Pathophysiognomik – eine Sparte, die zu den am wenigsten umstrittenen der gesamten Lehre gehört. Auch heute, im Zeitalter von Laborwerten und Ultraschall, achtet ein guter Arzt immer noch auf die Zeichen von Krankheit und Gesundheit im Gesicht seines Patienten.

Paracelsus Erst Paracelsus, Theophrastus Bombastus von Hohenheim (1453–1541), übernahm wieder die Lehren des Aristoteles. Er beschäftigte sich aber nur am Rande mit der Physiognomik, lehnte die Konstitutionstypen von Galenus ab und wollte auch von den Temperamenten und Kardinalsäften des Hippokrates nichts wissen. Er beschrieb in seiner **„Signaturen-Lehre"** Pflanzen – wie diese aussehen, wie sie wachsen und wie sie auf den Menschen wirken können. Dabei erforschte er die Bedeutung von dem, was er in der Natur vorfand. Er gilt als geistiger Vorfahre von Samuel Hahnemann, dem Begründer der Homöopathie. Dieser griff viel Gedankengut von Paracelsus auf, u. a. die **Idee des Heilens nach dem Ähnlichkeitsprinzip**.

Johann (Giovan) Batista della Porta Richtungsweisend war der italienische Physiker Johann Batista della Porta (1535–1615). Sein Werk *De humana physiognomonia* geht vom **gesamten Menschen und allen seinen nach außen gerichteten Organen** aus. Nichts ist seiner Betrachtung entgangen, was den Ausdruck des Menschen und den der Tiere betrifft. Er versuchte hinter allem eine gewisse seelische und körperlich begründete Bedeutung zu erkennen.

1.3 Zeitalter der Renaissance und Reformation

Zur Zeit der Renaissance und Reformation tauchte die Frage nach dem Menschen und seiner Verantwortlichkeit für seine Seele erneut auf. **Baumgarten**, **Sulzer** und **Herder** beschäftigten sich damit, wie die Form der menschlichen Gestalt mit Funktionen und Charaktereigenschaften zu verbinden sei. Steht die Form für eine Symbolik des inneren Lebens?

Künstler der Renaissance, die sich mit ausgiebigen Studien diesem Thema zuwandten und in ihren Meisterwerken ihr Wissen mit der Kunst zum Ausdruck brachten, waren z. B. **Raffaello Santi**, **Michelangelo Buonarotti** oder **Leonardo da Vinci**.

1.4 Zeitalter der Romantik

Im 18. und 19. Jahrhundert kam auch in Europa wieder Leben in die Physiognomik. Ab dieser Zeit geht die Lehre vielfältige Allianzen mit den jungen Naturwissenschaften ein und fließt in die unterschiedlichsten Bereiche der Kunst ein. Die Physiognomik erzeugt mehr Begeisterung, aber auch schärfere Kritik als je zuvor.

Johann Caspar Lavater Auslöser des Booms war der charismatische Züricher Pfarrer Johann Caspar Lavater (1741–1801). Er beschäftigte sich unter dem Aspekt der **Nächstenliebe** mit der Physiognomik. Er war Pfarrer und kein Wissenschaftler und vor allen Dingen „Gefühlsphysiognom“. Lavater stellte hohe Anforderungen an die Aufmerksamkeit, die Beobachtung, die analytische Wahrnehmung mit allen Sinnen, an das Gedächtnis und das vergleichende und logische Denken. Er war sehr anerkannt und berühmt und wurde von den bedeutendsten Personen Europas – von Fürsten, Schriftstellern, Künstlern, Gelehrten, Staatsmännern, Theologen und Ärzten – eingeladen.

Johann Wolfgang von Goethe Obwohl zuerst vehementer Kritiker, war es später sogar Goethe (1749–1832) selbst, der die Bücher von Lavater in dem 4-bändigen Werk „Physiognomische Fragmente“ vervollständigte.

1.5 Zeitalter der europäischen Aufklärung

Im 17.–18. Jahrhundert war die Physiognomik in den Kreisen der Gelehrten, zu denen u. a. **Leibniz**, **Kant**, **Schopenhauer**, **Schelling**, **Hardenberg** und **Goethe** gehörten, ein gern diskutiertes Thema. Sie förderten die Entwicklung der Physiognomik. **Goethe** und **Schiller** unterstützten die Physiognomik sehr.

Franz Josef Gall Gall (1758–1828) war ein weiterer bedeutender Mann in der Geschichte der Physiognomik. Der Arzt und Forscher richtete seine Forschungen auf die **Verbindung zwischen Verhaltensweise und Körperform, Anatomie, Anthropologie und Psychiatrie**, die er beim Menschen beobachtete. Er analysierte die Köpfe von Schwerverbrechern und Mördern und schloss daraus, dass man Verbrecher an ihrem Schädel erkennen könne. Dies war ein fataler Irrtum, der der Physiognomik heute noch anhaftet.

Galls Beobachtungen wirkten sich auch auf seine Sicht von Krankheit und Therapie aus: Er lehnte sich gegen die Anwendung von Gewalt gegenüber psychiatrischen Patienten auf und wollte das Strafrecht und den Strafvollzug reformiert sehen. Zu Verbrechern gewordene Menschen seien auszubilden und in jeder Weise so zu fördern, dass sie sich in den sozialen Organismus eingliedern können. Im menschlichen Nervensystem sei die Möglichkeit der Erziehbarkeit, des Lernens und der Sozialisierung enthalten.

Schüler Galls wie **Möbius**, **Combe**, **Spurzeim**, **Scheewe** und **Noel** setzten seine Forschungen und Dokumentationen fort und fanden neue Entsprechungen von Funktionen und Ausdruck derselben als Reflektionszonen des Gehirns. Sie sahen das Gehirn als Seelenorgan und versuchten damit die physiologischen und psychologischen Zusammenhänge zu erkunden.

Die Forschungen von Josef Gall und seinen Nachfolgern sind in Anbetracht der heutigen Neurophysiologie und Neurobiologie mit großen Fragezeichen behaftet, da das Wissen über die Vernetzungsmöglichkeiten des Gehirns damals nicht bekannt war und sämtliche Eigenschaften ausschließlich lokal fixiert wurden.

Carl Gustaf Carus Carus (1789–1869) war Arzt in Dresden und ein Zeitgenosse Goethes und Huters. Er leistete mit seiner Physiognomik, die sich auf die **Symbolik der menschlichen Gestalt** bezieht, einen wesentlichen Beitrag zur Lern- und Lehrbarkeit der Physiognomik. Er fing an, den sogenannten goldenen Schnitt für schöne Maße, speziell für Körpermaße, in physiognomische Betrachtungen einzubeziehen.

Carl Heinrich Conrad Huter Huter (1861–1912), der **Begründer der Psycho-Physiognomik**, widmete sein gesamtes Leben der Erforschung der Physiognomik und entwickelte eine logische und verständliche Struktur, die in ihren Grundzügen heute noch Gültigkeit besitzt. Er prüfte die Phrenologie und übernahm sie weitgehend, z. T. korrigierte und ergänzte er, doch schätzte er Franz Josef Gall und seine Schüler sehr. Er bedauerte, dass Gall die Kraft-Richtungs-Ordnung nicht kannte.

Huter wurde am 9.10.1861 in Heinde bei Hildesheim geboren und arbeitete als Porträt-, Dekorations- und Porzellanmaler, da es ihm aus finanziellen Gründen nicht möglich war, das Gymnasium zu besuchen. Danach folgten bis 1884 naturwissenschaftliche, philosophische und psychologische Studien in Berlin, Dresden, Leipzig und eine weitere Ausbildung zum Porträtmaler.

Im Jahr 1882 legte er den Entwurf des **großen Naturellschemas** zur Berechnung der Harmonie zwischen 2, 3 und mehr Menschen vor und formulierte die **Keimblatttheorie** als Grundlage der Naturelllehre. Ausführlich ist dies in Kap. Naturell-Ausprägungen nach Huter (S. 24) dargestellt. Im Jahr 1889 prägte er den Begriff **„Psycho-Physiognomik“** für den naturwissenschaftlich fundierten Teil seiner physiognomischen Lehre. Er rückte damit ab von den zuvor verwendeten Begriffen „Psycho-Anthropologie“ und „Anthropologie“, da er mit dem Entwicklungsgang, der in der akademischen Anthropologie eingeschlagen wurde, nicht einverstanden war. Insbesondere lehnte er die akademische Rassenlehre mit ihren rassistischen Begleittendenzen und die daraus folgende Popularisierung derselben ab. Indem sich Carl Huter von den anthropologischen Lehren der führenden Mediziner wie Prof. Dr. Rudolf Virchow, Prof. Dr. Wilhelm von Waldeyer und vielen anderen abgrenzte, handelte er sich erhebliche Nachteile ein. Seine Lehren kollidierten mit den Ansichten der Persönlichkeiten, die in den damaligen Wissenschaften das Sagen hatten, und damit auch mit dem ihnen folgenden Bildungsbürgertum.

Im Jahr 1893 formulierte er das psychophysiognomische Grundgesetz als Wiedergabe eines Lehrvortrags. Dazu veröffentlichte Dr. Adolf Brodbeck die Broschüre „Leib und Seele“. In dieser wie in vielen anderen Schriften nahm Huter Stellung gegen Diskriminierung, Rassismus und Antisemitismus.

Carl Huter, der selbst weder von der Schulmedizin noch von der Naturheilkunde Heilung erfuhr, entwickelte ein **eigenes Heilsystem** und überarbeitete Teile des 1898 unter dem Titel „Die neueste Heilwissenschaft“ erschienenen Buches. Er publizierte einige Werke, in denen er zu Naturheilkunde und Schulmedizin Stellung nahm. Im Jahr 1897 eröffnete er in Detmold eine eigene Kuranstalt. Am 4. Dezember 1912 starb Carl Huter im Alter von 51 Jahren in Dresden an Herzversagen.

Er fasste in seinem „System der Psycho-Physiognomik“ genial zusammen, was vor ihm erkannt und erforscht wurde. Er kombinierte eine sehr sensible Beobachtungsgabe mit naturwissenschaftlichen Informationen und erbrachte den Nachweis, dass die Körperform und die über den Körper hinauswirkenden Kraftpotenziale im Zusammenhang mit dem seelischen und geistigen Ausdruck stehen. Die Kraft-Richtungs-Ordnung (S. 92) Huters ist der Schlüssel zur praktischen Menschenkenntnis, die er in seinem System „Psycho-Physiognomik" lehr- und lernfähig machte und mit einer entsprechenden Ethik belegte.

Amandus Kupfer war ein Schüler von Carl Huter, der das Werk seines Lehrers fortführte. Er schrieb die Lehrstunden bei Carl Huter ausführlich mit und gestaltete daraus die Grundlagenwerke.

Prof. Ernst Kretschmer Kretschmer (1888–1964) brachte 1921 seine **Konstitutionstypenlehre** heraus. Er baute seine Konstitutionstypen auf den griechischen Temperamenten auf, kannte die Naturelltypenlehre von Huter und nutzte sie für seine Studien und Veröffentlichungen. Er ging bei der Typisierung vom kranken Menschen aus, da er eine Nervenheilanstalt leitete und dort entsprechende Beobachtungen machte. Kretschmer beurteilte den Menschen nur nach dem Körperbau, nicht nach dem Gesichtsausdruck und nicht nach Bewegung und Dynamik. Sein System war daher sehr unvollkommen und eignete sich nicht dazu, Menschen detailliert charakterisieren zu können. Durch seine Arbeiten wurde die Körperbautypenlehre wenigstens teilweise wissenschaftlich anerkannt (Pykniker – Athletiker – Astheniker).

1.6 Drittes Reich

Im Dritten Reich war auch die Physiognomik nicht dagegen gefeit, durch die Rassenideologie des Nationalsozialismus missbraucht zu werden. Willkürlich wurden einige Elemente der Lehre isoliert, verschiedenen „Rassen" zugeordnet und im Sinne einer menschenfeindlichen Ideologie interpretiert. Dies steht im völligen Gegensatz zum individuellen und wertfreien Ansatz der Physiognomik. Bestimmte körperliche Ausprägungen weisen auf die jeweiligen Begabungen, Fähigkeiten und Eigenschaften eines einzelnen Menschen hin – und zwar unabhängig von seiner Hautfarbe oder ethnischen Herkunft.

1.7 Nach dem 2. Weltkrieg bis heute

Wilma Castrian Erst lange Zeit nach dem 2. Weltkrieg **gelang es Wilma Castrian** (1930–2020), **die Physiognomik** wieder als wert- und vorurteilsfreie Erfahrungswissenschaft in der Gesellschaft **zu etablieren**. Dies gelang, indem sie zum Thema publizierte, Vorträge hielt und Physiognomiker ausbildete.

Natale Ferronato Ferronato (geb. 1925) entwickelte eine **differenzierte Pathophysiognomik**, basierend auf einer über 50 Jahre langen Beobachtung von Gesichts- und Gestaltveränderungen.

Heutzutage gibt es unzählige Anregungen von allen Seiten zur näheren Erforschung des Menschen über physiognomische Systeme. Diese alle zu nennen, würde den Rahmen dieser geschichtlichen Betrachtung der Psycho-Physiognomik sprengen.

Psycho-Physiognomik ist die Kunst, einen Menschen wie eine topografische Karte zu lesen und ihn ohne Vorurteile zu verstehen. Alle **Beobachtungen von Form und Proportion** sind von der Beobachtungsfähigkeit des Beschauers abhängig. Daher ist es sehr wichtig, eine Beobachtung nie zur vollendeten Tatsache zur führen, es ist vielmehr die Idee, durch wache Beobachtung und Erkennen der Formen zu einer tieferen Wahrnehmung der Welt und unseres Gegenübers zu kommen und diese besser verstehen zu können. Sich selbst und andere besser zu erkennen ist ein Gewinn und frei von moralischen Bewertungen. Es kommt darauf an, was ich damit will und welches Motiv ich verfolge. In meinem Leben und in meinen Kursen geht es darum, durch Kenntnis von Körperausdruck und Körpersprache mich und andere besser zu verstehen und mehr menschliche Nähe zu finden. Dafür gibt es keine Rezepte. Mit jedem Gegenüber darf man sich wieder neu einlassen, neu lernen. Mithilfe der Psycho-Physiognomik können wir lernen, die Signale und Zeichen besser zu verstehen und darauf offener zu antworten.

Das Erlernen von Körperausdruck und Körpersprache geht nicht innerhalb von ein paar Stunden. Es braucht wie das Erlernen einer anderen Diagnose- oder Therapiemöglichkeit seine Zeit. Wir müssen uns **geduldig** in die Ausdruckskunde einarbeiten. Vor allen Dingen müssen wir für diese Herangehensweise der Betrachtung von Gestalt und Ausdruck unser „Sehen" allmählich schulen. Bisher können wir das alle nicht genau. Fällt es uns auf, wenn Gesichtsproportionen verschieden sind, wenn die rechte Gesichtshälfte schmaler ist als die linke? Können Sie auf Anhieb die Augenfarbe ihres besten Freundes nennen?

2 Naturell

2.1 Einführung

In der Psycho-Physiognomik geht es darum, den Menschen einem Naturell (Konstitutionstyp) zuzuordnen. Dazu wird er nach seinem **Rumpf-, Glieder- und Kopfbau** beurteilt. Man geht davon aus, dass derjenige Körperteil, der am meisten hervortritt, die gesamte Persönlichkeit weitgehend bestimmt.

Wir unterscheiden, ob bei einem Menschen

- der Rumpf in seiner Fülle und Größe dominant ist,
- die Glieder in ihrer Stärke, Muskelkraft, Sehnigkeit, Länge etc. dominieren oder
- der Kopf mit den Sinnesorganen und dem Nervensystem dominiert.

Auf dieser Grundlage wird dann der Konstitutionstyp bzw. das Naturell bestimmt.

Definition

Naturell

Das Naturell beschreibt die Wesensart, die individuelle Veranlagung des einzelnen Menschen. Der Begriff bezieht sich auf Psyche und Körper: Form des Körpers, physiologischer Grundtypus und seelisch-geistige Grundbedürfnisse. Es ist aber etwas Allgemeines, nichts Individuelles. Im Naturell erkennen wir die Grundbedürfnisse und Neigungen eines jeden Menschen. Das Naturell ist rasse- und geschlechtsunspezifisch.

2.1.1 Entstehung des Naturells

Huter ging davon aus, dass das **Naturell** durch die Zeugung geprägt wird und in einem sehr frühen Entwicklungsstadium, der **Keimblattentwicklung**, entsteht. Die Eizelle beginnt sich nach ihrer Befruchtung zu teilen. Sie entwickelt sich über das Morulastadium zur Blastozyste und schließlich zum Embryoblasten. In der 3. Entwicklungswoche, der frühen Embryogenese, entwickelt sich der Embryo am schnellsten. Durch einen Vorgang, der als Gastrulation bezeichnet wird, entstehen die **3 Keimblätter**, aus denen später alle Organsysteme und verschiedene Gewebe hervorgehen (**Abb. 2.1**).

Es gibt 3 Keimblätter:

- Entoderm
- Mesoderm
- Ektoderm

Entsprechend den 3 Keimblättern prägen sich **3 Grundformen** – die **Form für Ernährung, Bewegung und Empfindung**. Sie unterscheiden sich jeweils in ihrer Körperform und ihrer seelischen Anlage. Carl Huter hat diese Typen mit Farben verbunden und damit seinen sogenannten **Naturellkreis** (**Abb. 2.3**) gestaltet, aus dem sich auch die Mischtypen entsprechend den Farbmischungen ergeben. Zudem kann eine Harmonielehre (S. 330) für die Beratung in Partnerschaften und

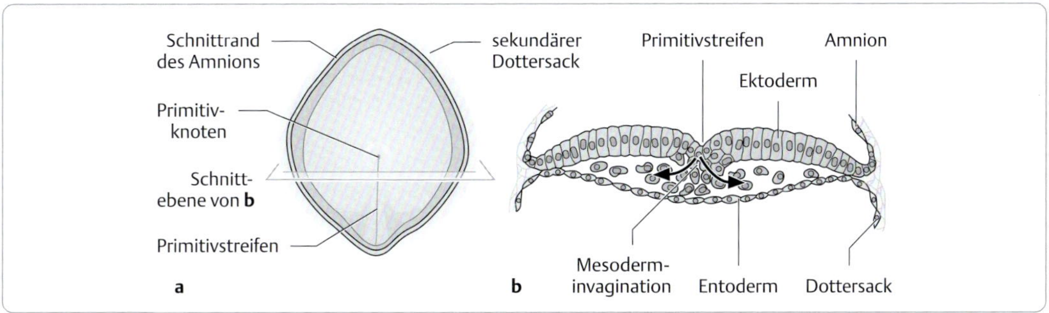

Abb. 2.1 Schematische Darstellung einer 16 Tage alten menschlichen Keimscheibe. Aufsicht auf die Keimscheibe. **a** Transversalschnitt durch die Keimscheibe. **b** Im Bereich des Primitivstreifens wandern Zellen in die Tiefe und bilden zwischen dem Entoderm (inneres Keimblatt) und dem Ektoderm (äußeres Keimblatt) das mittlere Keimblatt, das Mesoderm. (Faller A, Schünke M. Der Körper des Menschen. 18. Aufl. Stuttgart: Thieme; 2020)

die Zusammenstellung in Teams entsprechend der Farbenlehre entwickelt werden.

Huter ging davon aus, dass je nachdem, welches der Keimblätter deutlicher ausgeprägt ist, genetisch unterschiedliche Grundanlagen angelegt werden. Unser Naturell (S. 22) wird demnach bereits bei unserer Zeugung angelegt.

- **Entoderm:** inneres Keimblatt – Ernährungssystem (Farbe: Blau)
  Das innere Keimblatt entwickelt alle zum Ernährungssystem gehörenden Organe: Verdauungs- und Atmungsapparat, Lymph- und Blutgefäßsystem und die Haut, soweit diese als Atmungs- und Drüsenapparat infrage kommt.
- **Ektoderm:** äußeres Keimblatt – Empfindungssystem (Farbe: Gelb)
  Das äußere Keimblatt entwickelt alle zum Empfindungssystem gehörenden Organe: die Haut mit den peripheren Nervenenden, Sinnesorgane, Nervensystem und ZNS (Rückenmark und Gehirn).
- **Mesoderm:** mittleres Keimblatt – Bewegungssystem/Dynamik (Farbe: Rot)
  Das mittlere Keimblatt entwickelt alle zum Bewegungssystem gehörenden Organe: Knochen, Muskel, Sehnen, Knorpel, Bindegewebe, Bänder, teilweise auch Blut- und Lymphgefäßsystem.

Diese **Vorprogrammierung**, die durch die genetische Anlage getroffen wird, verstärkt sich durch entsprechendes Training schon im frühen Kindesalter und steht in der Folge als **Anlage und Leistung**, als **Kraft, mit dem Leben umzugehen**, zur Verfügung. Jedes Kind reagiert anders auf seine Umwelt. Man kann beobachten, dass es Babys gibt, die sich sehr viel bewegen, und andere, die sich lieber wenig bewegen, ganz gemütlich liegen und die Welt betrachten. Wieder andere Babys nehmen mit großer Reizempfindlichkeit alles auf, was um sie herum geschieht. Diese Grundanlage ist genetisch angelegt. Carl Huter sah darin schon die frühe Entwicklung aus der quantitativen und qualitativen Kraft der Keimblätter und dem Verhältnis dieser zueinander. Daraus entstehen bestimmte **Körperbautypen**, die wieder einen passend zugehörigen Charakter bilden mit den entsprechenden Bedürfnissen und dem dazugehörigen Verhalten.

Definition

Charakter

Der Charakter setzt sich aus dem Temperament, den auffälligen Verhaltensgewohnheiten, den persönlichen Interessen, Neigungen und Kompetenzen und dem moralischen Verhalten zusammen. Dies alles ist psychophysiognomisch an der Körper- und Gesichtsbauform und der Ausstrahlung des Menschen zu erkennen.

2.1.2 Naturell-Ausprägungen nach Huter

Primärnaturell

Die 3 beschriebenen Keimblätter entwickeln sich differenziert und abgestimmt zu einzelnen Organsystemen und Gewebearten. Aus der Keimblattlehre leitete Huter die **Primärnaturelle** ab. Diese entstehen, wenn **ein Keimblatt deutlicher ausgeprägt ist als die anderen** beiden. Entsprechend der Keimblattlehre bestimmte Carl Huter **3 primäre Naturelle** (**Abb. 2.2**):

1. das Ruh-Naturell – entspricht allen Rundformen
2. das Bewegungs-Naturell – entspricht allen eckigen Formen
3. das Empfindungs-Naturell – entspricht allen zarten, differenzierten Formen

Definition

Ruh-Naturell

Carl Huter nannte es zu seiner Zeit chemisches Ruh- und Ernährungs-Naturell. In der heutigen Zeit erlebt man es leicht als Diskriminierung, wenn man dem Ernährungs-Naturell zugeordnet wird. Aus diesem Grund wird die Qualität des Naturells – nämlich die Ruhe und Ökonomie – hervorgehoben und das Naturell dementsprechend als Ruh-Naturell benannt.

Ein primäres Naturell kommt nicht sehr häufig in einer eindeutigen und klaren Form vor. In der Regel begegnen wir **Mischformen** (**Dualnaturell**). In der Zeit von Huter gab es noch sehr viele Menschen, die Primärnaturelle darstellten, was (alte) Fotografieserien von Berufsgruppen gut illustrieren. Heutzutage gibt es viel mehr Mischformen, die sich auch in ihren psychischen Ausprägungen sehr unterschiedlich zeigen.

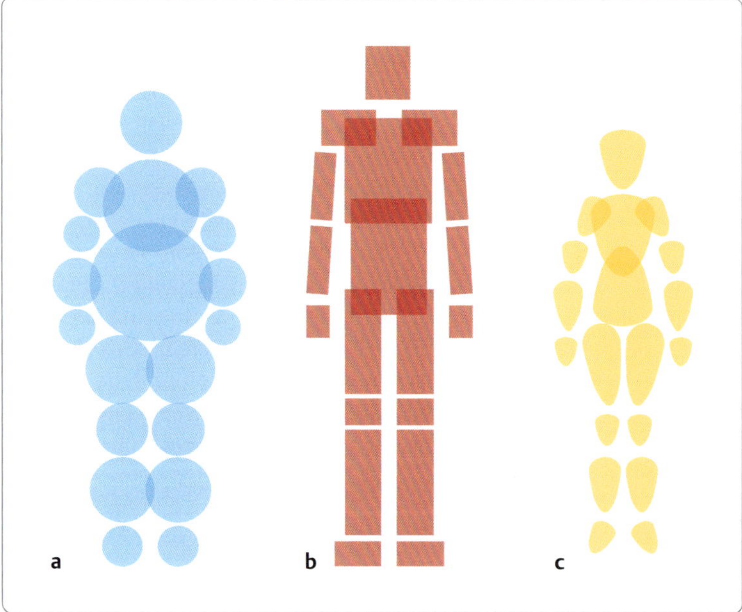

Abb. 2.2 Die 3 grundlegenden Formenprinzipien nach den Dürer'schen Grundformen: **a** rund, **b** eckig, lang, **c** fein. (Castrian W. Lehrbuch der Psycho-Physiognomik. 4. Aufl. Stuttgart: Haug; 2010)

Jeder Mensch hat **Organsysteme**, aber eines tritt hervor (Primärnaturell) oder zurück (Sekundärnaturell) oder alle Organsysteme sind gemischt vorhanden und leben sich in Phasen. Idealtypen finden wir in der Natur kaum. Doch um die Kräfteverteilung in den Mischformen besser zu erkennen, ist es wichtig, sich gründlich mit den sogenannten primären Naturellen zu beschäftigen und sie genau kennenzulernen. Primär deswegen, weil sie die ungemischten, idealtypischen Erscheinungsformen eines der 3 keimblättrigen Organsystementwicklungen sind.

Sekundärnaturell

Häufiger als diese primären Hauptlebensrichtungen sind inzwischen gemischte Naturelle, bei denen sich **2 Anlagen gleichmäßig verbinden und eine Anlage deutlich zurücktritt**. Hier sind 2 Keimblätter stärker entwickelt als das 3. Keimblatt. Diese Naturelle bezeichnete Huter als Sekundärnaturelle; da hier keine Wertung ausgedrückt sein soll, bezeichnete Wilma Castrian sie auch als **Dualnaturelle**:

1. das Bewegungs-Ruh-Naturell
2. das Ruh-Empfindungs-Naturell
3. das Bewegungs-Empfindungs-Naturell

Das Vorherrschen zweier Organsysteme ermöglicht eine größere Vielseitigkeit und hat größere Innenspannungen zur Folge, die Kraft geben, Außergewöhnliches zu leisten. Es handelt sich um **vielfach talentierte Menschen**. Gleichzeitig kann es aber zur Vernachlässigung der entsprechenden Lebensgebiete der schwächeren Kraft kommen. Andererseits schwanken diese Naturelle entsprechend ihrer starken Innenspannung auch zwischen den Polen von Harmonie und Disharmonie.

Bei den Dualnaturellen kann während verschiedener Lebensabschnitte einmal das eine und einmal das andere Naturell im Vordergrund stehen oder mehr gelebt werden. Ähnlich wie es Phasen im Leben gibt, in denen eher der Beruf im Vordergrund steht oder die eigene persönliche Entwicklung, und dann wiederum Phasen, in denen der Schwerpunkt auf dem Familienleben liegt. Vernachlässigt man eine Neigungsrichtung völlig, kann das zu Unzufriedenheit, Unausgeglichenheit und Krankheit führen.

Grundtypen, d. h. Primär- und Dualnaturelle, sind **Hochleistungstypen**, weil die Energien eindeutig strukturiert und gelenkt sind. Will man herausfinden, ob ein Mensch im primären oder dualen Naturell liegt, stellt man am besten die Frage: Was tritt hervor (primäres Naturell) oder was tritt zurück (duales Naturell)?

Polares Naturell

Neben den Grundtypen und ihren Modifikationen gibt es 2 weitere Typbenennungen, die über allen Naturellen stehen: die polaren Naturelle. Polar deshalb, weil sie die **Pole Harmonie und Disharmonie verkörpern**. Jedes Naturell kann sich, je nach Lebensumständen und je nach innerer Anlage, zu einem **harmonischen Typ** (integratives Naturell) oder einem **disharmonischen Typ** (desintegratives Naturell) entwickeln. Letztlich ist es immer auch ein Teil der Aufgabe des Ganz-Mensch-Werdens, die individuell gemischten Anlagen zu einem harmonischen Ganzen zu verbinden. Wenn dies gelingt, wird es im Menschen sichtbar. Ein solcher Mensch strahlt dieses In-sich-stimmig-Sein aus und wir können von einem geglückten Leben sprechen.

Naturellharmonie

Huter hat alle Naturelle **kreisförmig** angeordnet und ihnen **Farben** verliehen, aus denen er im Weiteren die Harmonie der Naturelle untereinander ableitete (**Abb. 2.3**). Diese Naturellharmonie ist ein sehr spannendes, aber komplex zu betrachtendes Thema, das für Partnerschaften, in der Teambildung und in Beziehungen von Nutzen sein kann. Daraus erklärt sich häufig schon unser **erster Eindruck der Sympathie oder Antipathie**. Für Therapeuten kann es von Nutzen sein, zu wissen, in welchem Harmonieverhältnis sie zu ihren Klienten stehen und bei welchen Themen es vermutlich schnell zu Missverständnissen und Unstimmigkeiten kommen kann.

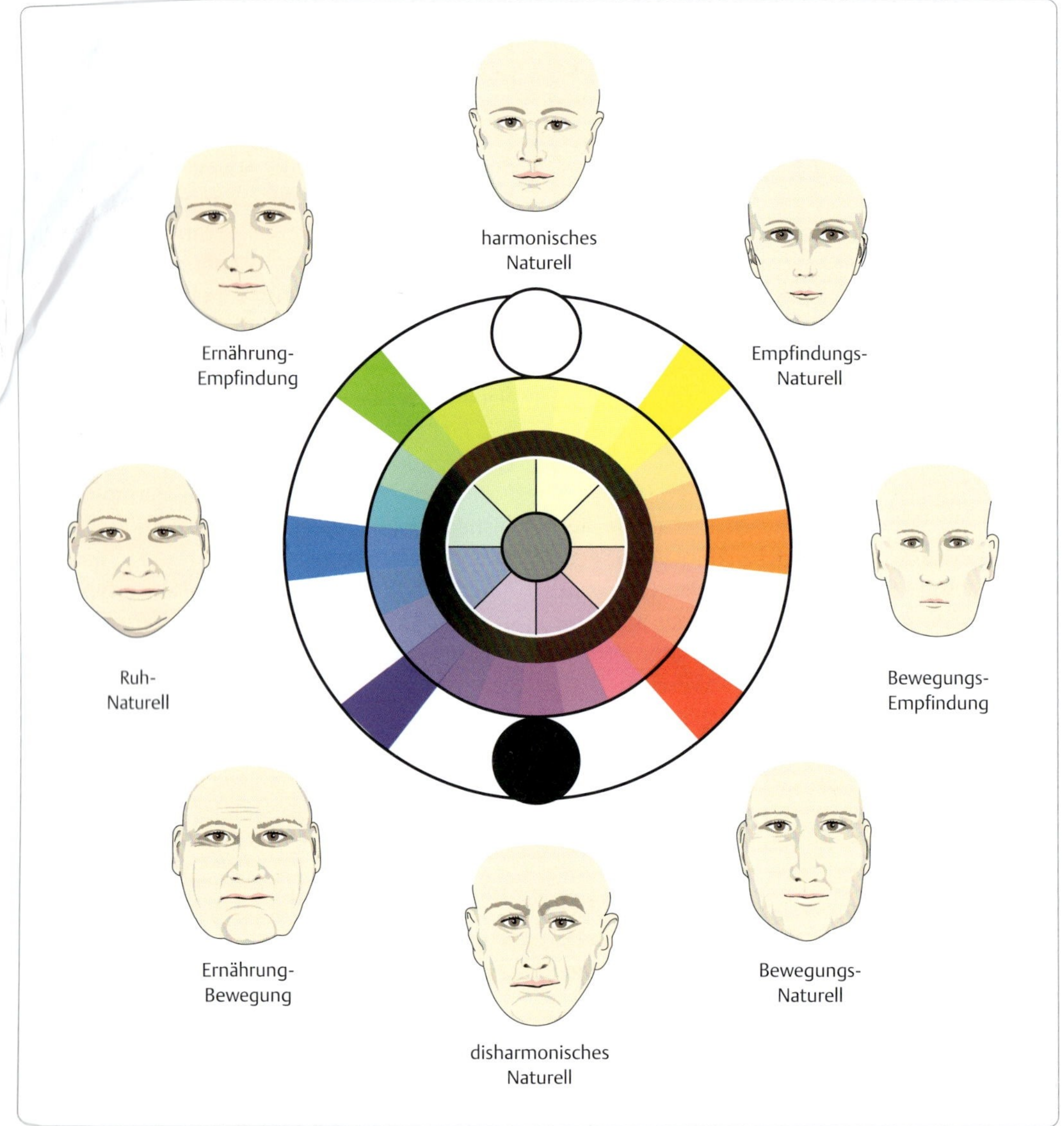

Abb. 2.3 Naturellkreis – Übersicht über die Naturelle und ihre Farben. (Castrian W. Lehrbuch der Psycho-Physiognomik. 4. Aufl. Stuttgart: Haug; 2010)

Beschreibung eines Naturells im Merkmalsprotokoll Diese Naturellanlage, die sich aus den 3 Keimblättern entwickelt, ist ein Naturprinzip, das bei Menschen, Tieren und Pflanzen die unterschiedlichen Anlagen, Kräfte und Fähigkeiten sichtbar macht. Huter beobachtete schon sehr früh, dass Bäuerinnen ihren Vorgarten je nach Aussehen unterschiedlich gestalteten:

- Große, muskulöse Frauen pflanzten Koniferen und Gräser.
- Rundliche Frauen pflanzten Dahlien und Gemüse.
- Zarte Frauen pflanzten schöne Blumen.

Jedes Naturell wird in einem sogenannten **Merkmalsprotokoll** physiognomisch entsprechend seiner Formgestaltung beschrieben, d. h., jedes Naturell hat in seiner Reinform einen bestimmten Körper-, Kopf- und Gesichtsaufbau.

Merke

Die verschiedenen Körperbauformen mit den dazugehörigen Kopf- und Handformen zeigen Charakteranlagen, Wesenszüge, Neigungen sowie physiologische, pathologische und psychologische Gegebenheiten.

Diese Charakterstrukturen **beeinflussen** maßgeblich unser **Denken, Fühlen, Wollen** und **Handeln**. Leib, Seele und Geist bilden immer eine Einheit – wie oben, so unten, wie innen, so außen (Smaragdtafel 3000 v. Chr.). Man könnte in der Sprache der Psychologie auch sagen, das sind die unterschiedlichen Wahrnehmungstüren, mit denen die Menschen die Welt sehen.

Urformen sind seltener Da sich die Menschheit immer weiterentwickelte, sind diese **Urformen kaum mehr** anzutreffen. Nur noch selten finden wir heute reine Primärnaturelle. Die Naturelle mischen sich immer mehr. Ein Mensch kann z. B. groß gewachsen sein, damit zum Bewegungs-Naturell zählen, aber eine sehr schlaksige Gestalt, wenig Muskulatur und einen rundlichen Kopf haben. Dies muss individuell gedeutet werden. Im realen Leben finden wir sehr viele Dualnaturelle, doch stellen wir fest, dass das eine oder andere Merkmal oder auch mehrere Merkmale von der typischen Beschreibung analog dem Merkmalsprotokoll abweichen. Das Leben hält sich nicht an die Beschreibungen von Typen. Dies macht es uns schwer, schnell aufgrund von äußeren Merkmalen einen Charakter zu beschreiben. Die **Typologien** sind **nur als Lerngrundlage** zu verstehen, um von da aus besser differenzieren zu können. In der heutigen Zeit tauchen **immer mehr Mischformen** auf. Durch die vielseitige Naturelldifferenzierung erreicht die Natur viele verschiedene geistige und praktische Fähigkeiten, die sich gegenseitig anregen und befruchten. Damit ist die Höherentwicklung des Menschen angestrebt.

Gleichzeitig müssen wir berücksichtigen, dass, je mehr Anlagen in einem Menschen gemischt sind, er umso mehr Energie braucht, um diese unterschiedlichen Anlagen in sich zu ordnen, wahrzunehmen, zu leben und in sich auszugleichen. Dazu sind eine gewisse Ruhe und Reflexionsbereitschaft erforderlich. Gelingt diese innerseelische Ordnung nicht, wird der Mensch indifferent und irgendwann krank. Vielleicht hat ein Teil des „Ausbrennens“ in unserer Zeit auch damit zu tun?

Naturellkreis Betrachten wir den Naturellkreis (**Abb. 2.3**) genauer, sehen wir, dass im äußeren Kreis klare Farben auftauchen. Wenn wir weiter nach innen gehen, werden die Farben pastelliger und graustufiger, bis er in der Mitte nur noch grau ist. Huter nennt diese Naturelle die tertiären, und diejenigen in der Mitte die neutralen Naturelle. Er möchte damit ausdrücken, dass ein Mensch, der seine Anlagen nicht deutlich lebt, unscheinbarer wird, keinen klaren Charakter mehr ausprägt, keine klaren Vorstellungen von seinem Leben hat und eher zum Mitläufer in der Gesellschaft wird.

Wissenswert

Je kränker ein Mensch ist, desto neutraler wird er in seiner Naturellausprägung. Das kennen wir von Menschen mit akuten Krankheiten. Wenn sie schwach und schlapp sind, sehen sie meistens matt und grau aus. Man sieht es dem Menschen an, dass er keinen Antrieb hat, sich kaum auf den Beinen halten kann und in diesem Zustand auch keine Vorstellungen, Pläne und Ideen für seine Zukunft ausbilden kann.

Huter erkannte schon damals richtig, dass es dem Menschen nicht gerecht wird, wenn wir nur seine Formen deuten. Er hat **zusätzlich zu den Formenbeschreibungen** auch noch die **Ausstrahlungsqualität** betrachtet. Diese kann sich sehr viel schneller ändern als die Form und bietet daher eine flexiblere Variationsbreite und Differenzierungsmöglichkeit für individuelle Deutungen.

Da für jeden Menschen auf dieser Erde am Beginn seiner Entwicklung die Differenzierung in

die 3 Keimblätter steht, ist diese Menschenkenntnis auch auf jeden Menschen anzuwenden. Dieses Wissen ist somit an keine Kultur oder „Rasse“ gebunden. Wir finden es darüber hinausgehend auch in den Tieren und in den Pflanzen. Je nach Erscheinungsbild formen sich in Pflanzen unterschiedliche Schwerpunkte aus. Diese können im Rahmen der **Signaturenlehre** hinsichtlich ihres umfassenden Wirkspektrums differenziert werden.

Merke

Huter war es sehr wichtig, sich klar von der Rassenlehre der damaligen Anthropologie, wie sie v. a. im Dritten Reich praktiziert wurde, abzugrenzen. Aus diesem Grunde hat er den Begriff „Psycho-Physiognomik“ erschaffen und sich lange vor dem Dritten Reich gegen den Rassismus ausgesprochen.

2.1.3 Bedeutung von Körper- und Kopfbau

Allgemein unterscheidet man die Bedeutung von Körper- und Kopfbau, wobei der **Körper** grundlegende Aussagen zum **Naturell** und zur **unbewussten Anlage** macht, der **Kopf** dagegen Aussagen zur **bewussten Lebensgestaltung**. Wir betrachten immer erst den Körperbau und schauen dann, wie der Kopf und das Gesicht gestaltet sind.

Körperbau

Der Körperbau zeigt die **quantitative Organsystemanlage**, d. h. die **Grundlebensrichtung**. Wir erhalten über den Körperbau die Informationen über das vorherrschende Naturell und die unbewusste Naturellanlage. Es folgen einige Variationsmöglichkeiten des Körperbaus und ihrer innerpsychischen Analogie, die Anregungen für weitere Beobachtungen geben können.

- Das **Skelett** gibt dem Menschen die **individuelle Form, innere Kraft, Stabilität und Kontinuität**. Huter nennt es das Kräfte-Äußerungs-Prinzip.
- Die innere Kraft des Körpers bewirkt das Ruhen in sich selbst und das ist die Grundlage für gerichtetes Wirken nach außen.
- Ist der **Rumpf dominant**, neigt der Mensch zum Sitzen, hat eine **Abneigung gegen das Überwinden der Schwerkraft, gegen Klettern, Berg- und Treppensteigen**.
- Sind die Beine sehr lang, möchte der Mensch seine Beine bewegen. Er nimmt mehrere Treppenstufen auf einmal und kommt schnell voran.
- Sind die Arme kräftig, neigt der Mensch zu Tätigkeiten wie Heben, Stoßen, Werfen, Ziehen und Reißen.
- Der **junge Mensch** mit elastischen Knochen, Knorpeln und Sehnen liebt Hüpfen, Springen, Klettern und federnde Bewegungen. Er lernt viel, ist interessiert an Neuem und liebt die Veränderung.
- Der **ältere Mensch** mit unelastischen Knochen, Knorpeln und Sehnen meidet Hüpfen, Springen und Klettern. Auch in der geistigen Beweglichkeit und Anpassungsfähigkeit ist dies zu beobachten.
- Ist die gesamte **Muskulatur plastisch, geübt und nicht hart**, weist das auf eine **elastische, anpassungsfähige und vielseitig aktive Persönlichkeit** hin.
- Ist die Muskulatur dünn und schwach, hat der Mensch eine geringe Neigung dazu, Arbeit mit den Muskeln zu leisten.
- Ist die **Muskulatur dick und hart**, weist dies auf eine Neigung zu anstrengender Muskelarbeit hin, aus der sich auch das **Gefühl und Bewusstsein der körperlichen Kraft und Leistungsfähigkeit des Könnens** ergibt.

Carl Huter sagte zum Thema Körperbau:

> *„Die Knochen geben dem Körper Ruhe, Halt und Festigkeit, sie bilden daher die Basis der Gestalt. Sie sind bei allen Bewegungen die passiven Ruhepunkte, die den Bewegungen Würde und Ebenmaß verleihen.“*
> *„Die Muskeln geben dem Körper die schöne plastische Form, sie polstern innere Hohlwände wichtiger Organe aus und verbinden alle inneren und äußeren Organe miteinander zum Zwecke des Schutzes der Lebenstätigkeit und hauptsächlich der Bewegung.“*
>
> Carl Huter

Tonus

Ebenso betrachten wir den Tonus, die Spannung der Haltung und die Bereitschaftshaltung zu Handlungen:

- Ist der **Tonus stark gespannt**, ist der Mensch **reaktions- und tatbereit**.
- Ist der **Tonus schwach**, ist der Mensch **müde, schlaff, spannungslos** und hat eine **geringe Reaktions- und Tatbereitschaft**.
- **Je höher** der Tonus, **desto angespannter, ausgerichteter, eingeengter und verkrampfter** ist der Mensch.
- **Je niedriger** der Tonus, desto **uninteressierter, müder, schlaffer, entspannter, lockerer und gleichgültiger** ist er.

Am nackten Körper können wir speziell am Rücken anhand von Muskelspannungen, Verziehungen und Verfärbungen ablesen, wie es um innere Organe bestellt ist und wie die Kraft durch die einzelnen Segmente fließt. Die **Segmentlehre** beschreibt eine **Einteilung des Rückens in Segmente, die reflektorisch über nervliche Verbindungen mit inneren Organen korrespondieren**.

Kopfbau

Ebenso wie der Körperbau typisch für die Naturellanlage ist, sind es auch die Schädel- und Gesichtsform. **Entsprechend der Typologie hat der Kopf die dem Körperbau entsprechenden typischen Merkmale**, denn aus dem Körper geht das Kräftepotenzial über den Hals in den Kopf hinein. In der Realität ist das häufig anders und muss wieder individuell und nicht nach einfacher Typologie gesehen werden.

Der Körper zeigt uns die unbewussten Anlagen des Menschen. Das **Gesicht** zeigt uns, wie der Mensch in seinem Alltag lebt. Es zeigt die **bewusste Energie** und sagt etwas über den **Zustand der inneren Organe**. Der **Körperbau** gibt uns Informationen über das **vorherrschende Naturell**. Das **Hinterhaupt** zeigt uns die **Impulse aus dem Unterbewussten** und das **Gesicht** zeigt uns, **wie die Impulse umgesetzt und gelebt werden**. Der Kopf wird in der Aufteilung Hinterhaupt und Gesichtsschädel betrachtet. Beides spiegelt Körper und Geist, Bewusstsein und Unterbewusstsein wider. Es kann durchaus sein, dass sich die Merkmale von Körper und Gesicht **nicht entsprechen**, dass sie sogar entgegengesetzt sind und sich relativieren. Dabei ist zu beachten, dass gleichlautende Merkmale sich bestätigen und verstärken. Nicht entsprechende Merkmale differenzieren, dämpfen oder verhindern sich gegenseitig. Da kann es passieren, dass ein Mensch unbewusst aus seinen körperlichen Anlagen etwas anderes tun wollte, als er tatsächlich tut. Dieser Mensch ist über die Kopfentscheidung in eine Richtung orientiert, die vom Körperbau nicht getragen ist. Deshalb kann man Kopf- und Körperaufbau nicht voneinander trennen und muss beides kombiniert analysieren.

Unterschiede in Kopf- und Körperbau

Bei deutlichen Unterschieden der typischen Merkmale eines Naturells im Körper- und Kopfbau können wir **sprunghaftes Verhalten** bei unserem Gegenüber vermuten und nachfragen. Der Mensch handelt plötzlich in einer Art und Weise, wie man es nicht von ihm erwartet. Er kann unmotiviert schlechte Laune aufweisen. Man muss ihm zum Einordnen des Gesagten Zeit geben.

Beispiele für Kombinationsmöglichkeiten:

- großer Kopf und kleiner Körper: Dieser Mensch kann **originelle Ideen** entwickeln. Nicht nur die Größe, auch die Art des Kopfes ist entscheidend für so eine Aussage.
- eckiger Kopf wie der Kopf des Bewegungs-Naturells auf einem zarten und zierlichen Körper wie dem eines Empfindungs-Naturells: Der dynamische Wille steuert den zarten Körper und erschöpft ihn.
- runder Kopf wie der eines Ruh-Naturells auf dem zierlichen Körper eines Empfindungs-Naturells: **Ruhe und Ökonomie** steuern und harmonisieren das Empfindungs-Naturell.
- eckiger Kopf des Bewegungs-Naturells auf dem Körper eines Ruh-Naturells: Kopfsteuerung führt zu **Dynamik und Leistungserhöhung**, ist aber **gleichzeitig** eine **komplette Ruhestörung** für den Körper des ruhenden Menschen.

2.2 Formen des Naturells

Um eine höchstmögliche Individualisierung zu erreichen, hat Carl Huter die Naturelle auf seinem Kreisschema in **primäre, sekundäre und polare Naturelle** eingeteilt. Die Übergänge sind fließend und häufig nur an der Strahlung zu unterscheiden. Das ist einer der Gründe, warum es gut ist, die eigene Wahrnehmungsfähigkeit beständig weiter zu üben. Wie Muskeln trainiert werden können, so kann auch meine Wahrnehmung für Formen und für die Ausstrahlung beständig trainiert werden und damit präziser und wohlwollender werden in der Einschätzung meiner Selbst und des Gegenübers.

2.2.1 Umwandlung der Naturellanlage

Für die meisten Menschen ist die **Naturellanlage lebenslang gleichbleibend** und damit Schicksal. Das biologische Programm ändert sich nicht. Über die Forschungen aus der Neurobiologie wissen wir aber auch, dass wir nur einen Bruchteil unserer Anlagen nutzen – insofern sind mehr **Veränderungsmöglichkeiten** gegeben, als sie Huter noch denken konnte. Da wir heute kaum mehr reine Naturelle vorfinden, sondern immer mehr Mischtypen, kann es sein, dass im Laufe des Lebens zusätzliche Anlagen aktiviert werden. Besonders deshalb ist es sehr wichtig, die Energie in den Anlagen zu sehen.

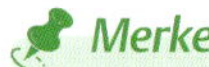

Merke

Die Natur lässt der Entwicklung der eigenen Persönlichkeit großen Spielraum.

Zur Umbildung von Gestalt und Persönlichkeit braucht es aber einen langen Zeitraum, und wenn Menschen sich im Laufe des Lebens beispielsweise zu mehr Körperfülle hin entwickeln, müssen wir sehen, was das mit ihnen macht, wie sich die Gesichtszüge und ihre Ausstrahlung verändern, ob sie sich harmonisieren oder abstumpfen. Je nachdem wie sie sich verändern, können wir das als interessanten Verlaufsparameter in der Therapie verwenden.

Interessante Fragen für mich selbst könnten sein:

- Was passiert mit mir, wenn ich meinen Typ ändere, z. B. durch chirurgische Eingriffe?
- Was passiert mit mir, wenn ich anders lebe, als es meine Anlage ist?
- Kenne ich mein eigenes Potenzial und nehme dieses auch wahr?

Umgekehrt ist es heute auch so, dass wir immer mehr chirurgisch an unserem Typ „herumbasteln“, um einer zu werden, der wir nicht sind.

Definition

Neurosen

Neurosen werden folgendermaßen beschrieben:

- Seit William Cullen (1776) wird unter einer Neurose eine nervlich bedingte, rein funktionelle Erkrankung verstanden, d. h. ohne Nachweis einer organischen Läsion. So kann man z. B. von Herzneurose sprechen.
- Seit Sigmund Freud wird hierunter eine leichtgradige psychische Störung verstanden, die durch einen inneren Konflikt verursacht wird. Neurosen werden den Psychosen, schwereren seelischen Störungen, gegenübergestellt.
- Nach verhaltenstheoretischem Konzept wird eine Neurose durch eine erlernte Fehlanpassung hervorgerufen. Die auslösenden traumatisierenden Faktoren sind als Stressoren anzusehen.

Es ist also durchaus hilfreich, mich selbst in meinem **So-Sein**, in meiner Körpergestalt und dem, was ich psychisch daraus leben möchte, zu erkennen, dazu zu stehen, um dadurch als authentisch lebender Mensch auch glücklich zu sein. Nur wenn ich lebe, was angelegt ist, wenn ich mich kennenlerne, lerne, anzunehmen und zu lieben, was und wie ich bin, werde ich auch glücklich in einem erweiterten Umfeld.

Für Therapeuten ist der Aspekt der chirurgischen Veränderung von angelegten Formen nicht uninteressant, betrachtet man die nicht seltenen und vielfältigen Verhaltens- und Persönlichkeitsstörungen in der heutigen Zeit.

Rubrikenauswahl

Bei neurotischer Unzufriedenheit mit der eigenen Naturellanlage und Selbstwertstörungen lohnt sich ein Blick in folgende Rubriken::

- Gemüt – Wahnideen – Körper – hässlich aussehen; der Körper würde
- Gemüt – Wahnideen – anerkannt, geschätzt; sie würde nicht
- Gemüt – Wahnideen – elend aussehen; sie würde
- Gemüt – Wahnideen – elend aussehen; sie würde – Blick in den Spiegel; beim
- Gemüt – unglücklich, bedauernswert; fühlt sich
- Gemüt – Selbstvertrauen – Mangel an Selbstvertrauen
- Gemüt – schmeicheln – Verlangen, dass man ihm schmeichelt
- Gemüt – Verlangen; großes – guten Meinung anderer; nach der
- Gemüt – tadelt sich selbst, macht sich Vorwürfe
- Gemüt – Wahnideen – verachtet; er würde

Der ständige Stress, nicht bedingungslos geliebt zu sein, so wie man ist, sondern ständig äußeren Bildern entsprechen zu müssen, kann auf Dauer eine **neurotische Fehlstörung** nach sich ziehen. Interessant, dass sich hier unter den homöopathischen Arzneien Mittel wie Natrium muriaticum, Lac caninum und Staphisagria befinden – Mittel, die mit Kummer, Vernachlässigung und geringer Wertschätzung zu tun haben. Dies sind aber nur Ideen, denn die Grundlage für eine homöopathische Verschreibung ist die Anwendung des Ähnlichkeitsgesetzes und die Behandlung von Krankheiten und nicht von Charakterstrukturen. Gleichzeitig müssen wir beachten, dass, je neurotischer der Mensch ist, desto schwieriger eine Einschätzung seiner äußeren Erscheinungsform dahingehend wird, dass wir die Bedeutung der Formen gar nicht mehr übersetzen können.

Wie sagte unsere Lehrerin Frau Castrian immer: „Man muss gucken" – und genauso ist es. Das System der **Psycho-Physiognomik ist komplex** und wir müssen lernen, **genau zu sehen** und auch auf mimische Reaktionen und die Gestik zu achten, die häufig Hinweise auf Neurosen sind, auf die Stimme und Sprachmelodie, auf die Wortwahl und dann alles kombinieren. Allein schon das Sehenlernen dauert eine geraume Zeit, bis wir anfangen können, das Gesehene in Relation zueinander zu setzen und die Kombinationen richtig zu deuten. Wir sollten geduldig sein und unsere Wahrnehmungsfähigkeit üben, uns Zeit lassen, das zu kombinieren und zu deuten, was wir sehen. Wir sollten uns immer wieder auf die Komplexität und Individualität des Menschen einlassen.

Die **8 Typen**, die Carl Huter beschrieb und auf die in Kap. 2.1.2 (S. 24) ausführlich eingegangen wird, sind eine **Grundlage für die weitere Differenzierung**. Wir können vergleichen, welche Merkmale den Typen entsprechen und worin sich dieser Mensch, der vor mir ist, unterscheidet. Da unsere Welt immer komplexer wird, nimmt diese Betrachtungsweise Zeit in Anspruch. Sie erfordert mehr als nur geometrische Formenwahrnehmung, also in der Betrachtung der Kombinationen viel **Feingefühl und Einfühlungsvermögen**, um den Menschen in seinen Tiefenschichten und inneren Empfindungsqualitäten zu erkennen.

Wissenswert

Heute finden wir nur noch selten eindeutig ausgeprägte Primärnaturelle. Wenn ein Punkt des Merkmalsprotokolls in seiner Form und Ausstrahlung verändert ist bzw. abweicht, lebt der Mensch diesen Lebensbereich feiner, ruhiger oder gröber. Daher ist es wichtig, die einzelnen Protokollpunkte zu kennen, um die Unterschiede wahrzunehmen, um von da ausgehend weiter zu differenzieren. Alles, was angelegt ist, wird gelebt, aber nicht immer alles zur gleichen Zeit.

2.2.2 Primäres Naturell

Von dem primären Naturell (s. auch **Abb. 2.10**) gehen wir zunächst einmal aus – dieses ist die Basis und die Grundlage für die erste Bestimmung des Naturells. Es ist wichtig, sich die **Merkmalsbeschreibungen des Körpers, des Kopfes und des Gesichts möglichst gut einzuprägen**, um dann am lebenden Menschen die Unterschiede wahrzunehmen und individuell interpretieren zu können. Damit kann ich für mich herausfinden, wo mein Potenzial liegt, was meine Stärken sind und wie diese bestmöglich gelebt werden können. Und ebenso kann das bei anderen Menschen erkannt werden und sie können entsprechend ihrer Anlagen unterstützt und gefördert werden.

Bewegungs-Naturell/ Physikalisches Tat- und Bewegungs-Naturell

Der **Bewegungsapparat** entsteht aus dem mittleren Keimblatt, dem Mesoderm, und dieses Organsystem (Knochen, Knorpel, Muskulatur, Bänder, Sehnen, Gefäße, Herz) ist auch betont: Das **Knochen-, Sehnen- und Muskelsystem herrscht vor** und bildet **lange, eckige Formen**. Diese Menschen (**Abb. 2.2**, **Abb. 2.10**) drängt es nach Bewegung und Aktivität. Ihr Charakter ist von nüchternem Realitätssinn und dynamischer Willenskraft geprägt.

Aussehen/Körperbau Betrachten wir den gesamten Körperbau des Menschen (**Abb. 2.4**), fallen uns folgende Formen auf:

- **Körpergröße/Habitus:** Große, kräftige, hagere und sehnige Gestalt. Männer über 1,75 m und Frauen über 1,65 m mit langen, schlanken, knochig-muskulösen und markanten Extremitäten. Es ist ein sehr athletischer Mensch. Das Knochige, Markante, Sehnige mit deutlich sichtbaren Muskeln tritt in der ganzen Gestalt hervor. Alles ist wenig gepolstert.
- Das **Gewebe** ist fest gespannt, eher härter und trockener.
- Die **Haut** spannt sich straff und ist mit kräftigen Adern durchzogen. Sie ist eher rötlich und lederartig. Dicke Venen sind zu erkennen, besonders bei starker körperlicher Anstrengung.
- Die **Muskulatur** ist fest, deutlich sichtbar und sehnig.
- Der **Knochenbau** ist kräftig, fest und stark. Der Mensch wirkt zusammen mit der gespannten Muskulatur sehr kraftvoll.

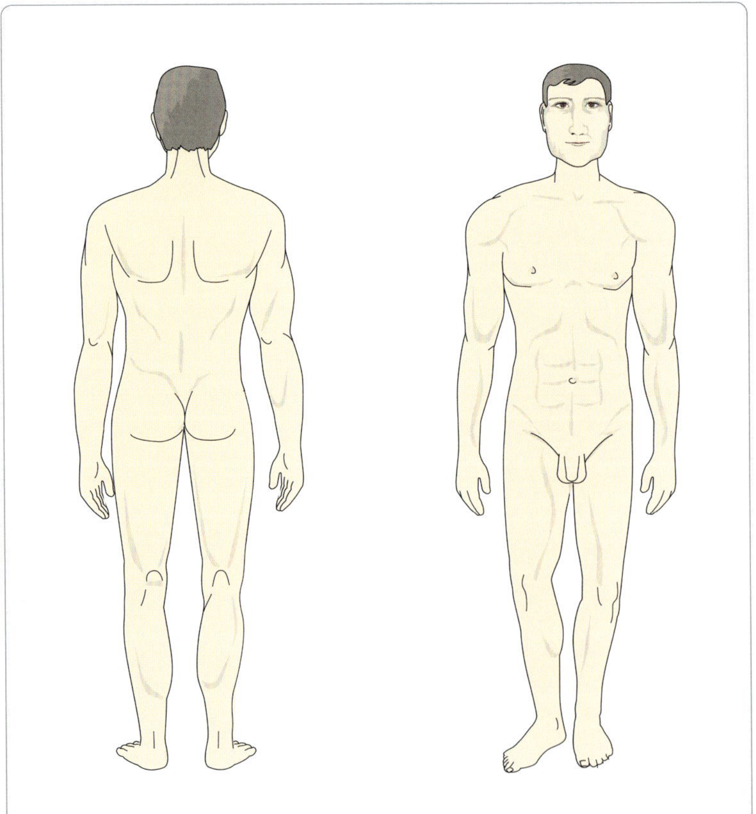

Abb. 2.4 Körperbau des Bewegungs-Naturells.

- Der **Rumpf** ist breit gebaut und dynamisch gespannt. Es ist ein guter Muskeltonus vorhanden.
- Der **Brustumfang** ist größer als der Leibumfang. Die Schultern sind breit, kräftig und kantig. Die Brust ist hoch und kräftig gebaut. Das Becken ist kräftig, aber im Vergleich zu den Schultern eher schmal.
- Der **Hals** ist lang, muskulös und sehnig.
- Das **Becken** ist schmal und kräftig.
- **Gliedmaßen:** Arme und Beine sind lang, muskulös und kräftig, knochig und markant. Ebenso sind Hände, Finger und Füße mehr als mittellang, groß und kräftig. Die Gelenke sind breit, kräftig und knochig-hart.
- Der **Leib** ist schlank. Bei allen Organen ist der Fettansatz zugunsten der Muskelmasse eingeschränkt.
- Mit langen **Armen**, breiten **Schultern** und voluminösem **Brustkorb** ist der Mensch leistungsbereit, packt an und ist bereit, seine Vorhaben in die Tat umzusetzen.
- Die ganze **Haltung** des Körpers, besonders des Kopfes und Nackens, ist gerade, aufrecht, fest, straff und voll Spannung. Sie zeugt von großer Körperkraft.

Ausstrahlung Man erlebt sie als dynamisch, tatkräftig und voller Spannung.

Körperbewegungen Der Gang dieses Naturells ist fest, bestimmt und aufrecht. Sie wirken eher distanziert und gespannt. Ihre Bewegungen sind energisch und fest.

Stimme Sie ist fest, gespannt und eher laut.

Mimik und Gestik Mimik und Gestik sind willensbetont.

Gesicht/Kopfform Dieses Gesicht ist lang, schmal, knöchern und eckig und wird als **kastenförmiges Langgesicht** beschrieben (**Abb. 2.5**). Es ist hager, aber kräftig entwickelt und es wird von harter Knochenmasse bestimmt. Der Schädel geht mehr in die Länge als in die Breite. Der Bereich der Augenlinie zum Kinn ist länger als der Bereich der Augenlinie zur Stirn. Die **Kopfhaltung ist kühn, voll Spannkraft und Energie**. Der Nacken ist stark und kräftig gebaut. Unterhalb des Augendurchmessers ist mehr Masse als oberhalb.

Ohren Sie sind groß, kräftig, länglich, eher grob geformt und knorpelig. Sie fühlen sich kräftig und fest an. Die Ohrmuschel erscheint großflächig und zeigt eine wenig differenzierte Ohrmodellierung. Das Ohrläppchen ist mäßig voll.

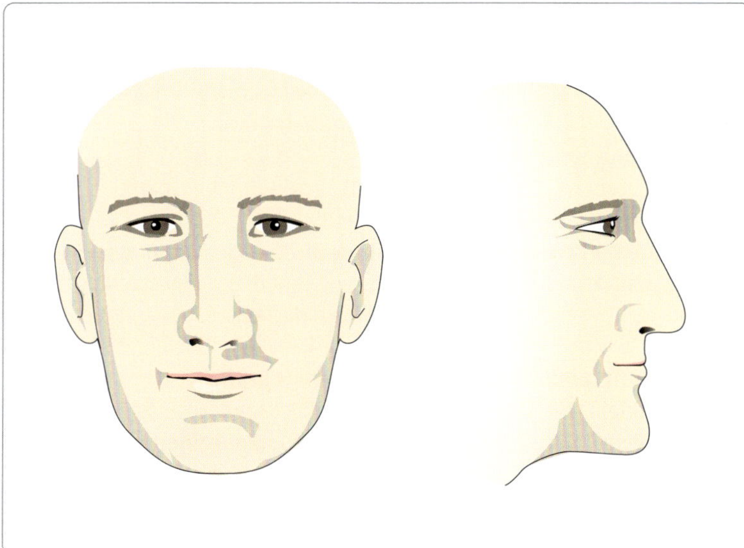

Abb. 2.5 Typische Gesichtsform des Bewegungs-Naturells.

Haut Die Haut ist kräftig, lederartig, rot-braun.

Wangen/Mittelgesicht Das Mittelgesicht um Mund und Nase ist **kräftig gespannt, oft eingefallen, hager wirkend, kühl und reserviert**. Die straffe Haut zeigt zudem, dass sich dieser Mensch nicht sehr von Gefühlen leiten lässt. Das Empfindungs-Nervensystem tritt gegenüber dem Knochen- und Muskelbau zurück.

Nase Große, lange Nase mit ausgeprägtem Nasenhöcker, die **deutlich aus dem Gesicht herausragt**. Der Nasenknochen ist stark. Die Nasenwurzel tritt oft stark hervor, ist breit und kräftig. Die mittlere Nase ist stark, breit und hervortretend. Die Nasenspitze ist mäßig stark und eher schmal.

Mund Er ist schmal, kräftig, fest und gepresst. Die **Unterlippe dominiert** und hat einen energischen Ausdruck. Die Lippen sind schmal, der Mund wirkt sehr fest und beherrscht. Das Pallium darüber ist lang und gespannt – ein deutliches Zeichen für Gefühlskontrolle.

Kinn Es ist **markant, wuchtig, vorspringend, kantig und kräftig**. Das Kinn ist breit und tritt stark hervor, ohne ein Doppelkinn zu bilden. Es zeigt die starke körperliche Impulskraft.

Unterkiefer Er ist markant, breit, knochig, eckig, gespannt und lang. Er zeigt die Beharrlichkeit bei der Verwirklichung von Ideen und Absichten.

Jochbeine Sie sind **breit, kräftig** und mitunter wuchtig. Sie heben markant ab und deuten auf Angriffs-, Überwindungs- und Widerstandskraft hin. Diese Menschen können sich widersetzen und wahren ihre eigene Originalität, halten an ihren Ideen und Vorstellungen fest.

Augen Sie sind klein, fixierend, gespannt und fest. Der **Blick ist geradeaus gerichtet**, klein, fixierend, gespannt, scharf und in die Weite blickend. Er drückt Klarheit und Nüchternheit aus. Starke Augenbrauenlinien sprechen für Leidenschaftlichkeit im Sinne von fanatisch und energetisch.

Profil Im Profil ist dieser Mensch auch kantig und mit klaren hervortretenden Formen.

Stirn Die **Unterstirn springt plastisch hervor**. Es gibt keinen Übergang ins Seitenhaupt, sondern es bildet sich eine Kante. Dies zeigt eine starke Naturbeobachtung und Auffassungskraft sowie einen Orientierungs- und Realitätssinn. Es zeigt auch, dass Tat- und Bewegungs-Naturelle unökonomisch werden können. Die **Oberstirn ist mäßig bis wenig entwickelt** und geht leicht fliehend ins Oberhaupt über.

Seitenhaupt Es ist schmal.

Oberhaupt Es zeigt eine geringe Höhe. Das hintere Oberhaupt ist am stärksten ausgebaut.

Hinterhaupt Es ist dominant, fest und hoch. Das Hinterhaupt ist insgesamt **plastisch ausgebaut** und es zeigt sich darin die starke Körperkonzentration, die Kraft der Arme und v. a. der Beine. Es ist im oberen hinteren Teil sehr kräftig ausgebaut und dominiert, was die Willensbetonung des Bewegungs-Naturells erklärt. Auch das übrige Hinterhaupt ist kräftig und plastisch, was von der Spannkraft des Kleinhirns, des hinteren Großhirns und des motorischen Nervensystems zeugt. Diese Spannkraft überträgt sich teils mechanisch, teils psycho-physiologisch auf die knochigen Gesichtsteile, Jochbeine, Nasenknochen, den Oberkiefer und das Kinn.

Hals Er ist kräftig und sehnig gespannt.

Haare Sie sind kräftig, dick, selten gewellt, evtl. struppig und widerspenstig. Ein Zeichen für robuste und kräftige Nerven.

Nacken Der Nacken ist kräftig.

Organe Der Schwerpunkt seiner hauptsächlich betonten Bereiche sind Muskeln, Knorpel, Knochen, Sehnen, Bänder, Blut und Herz.

Seelisch-geistige Veranlagung Das Bewegungs-Naturell strahlt **Anspannung und Aktionismus** aus. Nervliche Empfindsamkeit und Ruhe sind weniger vorhanden. Es sind die **realistisch, sachlich denkenden Menschen mit guter Beobachtungsgabe und Naturliebe**. Sie entscheiden eher nach ihrem **Verstand** als nach dem Gefühl. Sie stellen Pläne auf, entwickeln Richtlinien und gehen strukturiert und klar an die Umsetzung neuer Ideen. Von daher wirken sie dominant, gerade für alle Menschen, die mehr im Empfindungs-Naturell liegen. Sie sind sachlich, in die Tat umsetzend. Sie haben Kraft und Energie, Pläne voranzutreiben und Ideen zum Durchbruch zu bringen. Sie organisieren und planen gerne.

Das Bewegungs-Naturell ist und bleibt stur bei seinem gewohnten Arbeitstrott. Es ist der Willensmensch, der **Macher**, der mit Mut, Tat- und Willenskraft voranschreitet, der die Dinge anpackt, Schwierigkeiten überwindet und manchmal Ideen umsetzt, die er erst hinterher überdenkt. Dabei verfolgen die Menschen vorwiegend ihre eigenen Ideen, leben nach den eigenen Gesetzen.

Dynamische Aktivität, Bewegung, Leistung und physische Anstrengung sind für Bewegungs-Naturelle wichtiger als ruhiges und sensibles Verhalten. Sie sind dabei praktisch und packen gerne an. Sie sind entschlossen, kühl und nüchtern. Sie bringen praktisch-dynamische Lösungsversuche und setzen mit Wagemut ihre festgesetzten Ziele in die Tat um, ohne vor Strapazen und körperlichen Grenzen zurückzuscheuen. Ihr Auftreten ist aufrecht, energisch, fest, bestimmt und selbstbewusst. Sie sind schnell, praktisch und führen durch, was sie planen. Dieses Naturell arbeitet nicht immer ökonomisch. Es misst sich an Effektivität und Leistung. Wirken solche Menschen im religiösen Bereich, sind sie oft hart und unerbittlich.

Wohlbefinden Dieses Naturell fühlt sich wohl, wenn es sich viel bewegen kann, organisiert und etwas vorwärtsgeht.

Gesundheit Dieses Naturell vernachlässigt die Ruhe und neigt dazu, sich **bewegungsmäßig zu verausgaben**. Es liebt die Freiheit seines Berufs, die Unabhängigkeit und das Leben in der Natur. Entsprechend wird dieser Mensch besonders anfällig für:

- Verletzungen, Sportunfälle und Ermüdungserscheinungen der Muskulatur.
- Erkrankungen des Knochensystems und der Muskeln. Menschen, die extrem viel Sport machen, ziehen sich eher Verletzungen zu oder neigen im Alter zum Verschleiß.
- Herzerkrankungen aufgrund von Überanstrengungen.

Das Bewegungs-Naturell **achtet viel zu wenig auf die Mahnzeichen seines Körpers**. Wenn ihm etwas fehlt, sagt es, das vergehe schon wieder. Tätigkeit, körperliche Auslastung, Aktion und Abenteuer – überall da, wo physische Leistungen erbracht werden, sind diese Naturelle vorne mit dabei. Sie lieben den Aufenthalt im Freien, auch bei Wind und Wetter.

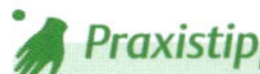

Praxistipp

Das Tat-Bewegungs-Naturell (besonders in der Mischform als Bewegungs-Ruh-Naturell) braucht kräftige Behandlungsmaßnahmen wie manuelle Therapie und Chiropraktik.

Ernährungsverhalten Diese Menschen sind zufrieden mit **einfacher, derber, oft auch einseitiger Nahrung**. Das stärkt sie und gibt ihnen Kraft. Sie mögen keine Bequemlichkeit, d. h., sie beißen sich gerne selbst durch. Dem Bewegungs-Naturell kann man **Rohkost und Getreidenahrung** gut empfehlen. Es wird sie auch zu sich nehmen. Fördernde Ernährung ist eine feste, robuste Nahrung, oft roh, z. B. rohes Getreide (Müsli), Nüsse, Kerne, Hülsenfrüchte, Kraftsuppen und Fleisch. Diese Menschen bevorzugen eher Fleischnahrung, um genügend Energie und Kraft für die Bewegung zu erhalten.

Essen und Trinken sind nicht so wichtig, sondern dass man bald aufstehen und sich bewegen und schnell von einem Gespräch zum nächsten wechseln kann.

Lebenskraft Sie stärken ihre Lebenskraft bei **starker körperlicher Arbeit und Bewegung**. Sie brauchen die Bewegung zur Ausgeglichenheit und zum Auftanken. Sport in der freien Natur ist deshalb eine wichtige Ressource für diese Menschen. Nach einem Arbeitstag mit vielen Meetings und Büroarbeit brauchen sie abends Bewegung, Jogging und Fitnessübungen. Sie brauchen klare Richtlinien und geordnete Verhältnisse.

Lebensenergie Chaoten und Leute, die sich nicht an Regeln halten, stellen für Bewegungs-Naturelle wahre Energieräuber dar, da sie sich selbst genau an Vereinbarungen halten.

Freizeitverhalten Jeder Typ hat in seiner Freizeit Vorlieben für verschiedene Beschäftigungen, die beim Bewegungs-Naturell Folgende sind:

- **Sport**, besonders in der Natur. Diese Naturelle brauchen körperliche Anstrengung, Muskelarbeit, Bewegung in frischer Luft (kräftige Nasenflügel). Sie lieben gefahrvolle, strapazenreiche körperliche Verausgabung und jeglichen Sport. Sie leben nach dem Motto „Was uns nicht umbringt, macht uns stark".
- **Reisen**, besonders wenn sie mit Strapazen verbunden sind und wenn Wagemut dabei eine Rolle spielt (Abenteuer- und Erlebnisreisen). Sie lieben auch anstrengende und ereignisreiche Reisen, bei denen Komfort und Annehmlichkeit unwichtig sind. Auch ein Urlaub darf durchaus fordern.

Interessen/bevorzugte Berufe Sie brauchen Bewegung, um gesund zu bleiben und bevorzugen **Berufe mit viel Bewegung, Zielverbundenheit und Richtlinientreue**. Körperliche Arbeit, die sich mit ihrer Naturverbundenheit kombinieren lässt, wird geistiger Arbeit am Schreibtisch vorgezogen. Wir finden dieses Naturell daher häufig im Polizei- oder Militärdienst, im Garten- oder Straßenbau, im Forst- und Jagdwesen sowie in der See- und Luftfahrt. Sie mögen Bewegungsfreiheit und Standortwechsel, lieben es, ihren Tatendrang zu leben. Herausforderungen werden gerne angenommen und mit großer Tatkraft bewältigt.

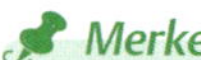

Merke

Grundsätzlich kann jedes Naturell jeden Beruf ausüben. Es wird diesen mit der ihm entsprechenden Art und Weise auch gestalten!

Kommunikation Menschen im vorwiegenden Bewegungs-Naturell unterhalten sich **kurz und bündig**. Sie benutzen gerne Abkürzungen, mögen **keine Ausschmückungen**. Es geht ihnen nur um die sachliche Vermittlung des Inhalts, und das soll schnell geschehen. Sie gestikulieren eher weniger, wenn sie sich unterhalten. Sie unterhalten sich gerne **über sportliche oder technische Inhalte** wie Militär, Autos und Technik. Auch über Reisepläne kann man sich gut mit ihnen unterhalten, wobei es dem Bewegungs-Naturell um die Beschreibung der Route, den Schwierigkeitsgrad, das Equipment, die technischen Voraussetzungen, die Dauer der Reise und die Reisegeschwindigkeit geht. Jedes Naturell spricht über Reisepläne aus seiner Sicht oder auch über Haus und Garten, aber dann eben aus der aktiven, organisatorischen, planvollen und vernünftigen Sicht. Ihre Sprache kann eher streng und abgehackt klingen.

Fragen für die Anamnese In der homöopathischen Anamnese ist es hilfreich, die Patientinnen und Patienten nach den **Verwirklichungsebenen in ihrem Naturell** zu fragen. Das gibt uns Hinweise darauf, wie der Mensch seine Anlagen lebt, welche er ablehnt, wo evtl. Themen zum tieferen Verständnis verborgen sein könnten. Wenn ein Mensch eine Anlage nicht lebt, finden wir Gründe in der Biografie, die es sich oft zu erkunden lohnt.

- Wie setzen Sie Ihre **Schaffenskraft** im alltäglichen Leben um?
- Welche Rolle spielen **Freiheit und Unabhängigkeit** in Ihrem Leben?
- Wie groß soll Ihr Büro sein? Müssen Sie sich auch in der Arbeit viel bewegen?
- Wie geht es Ihnen bei **sitzenden Tätigkeiten**?
- Macht es Ihnen Freude, wenn Sie Struktur und Ordnung ins Chaos bringen können?
- Bezeichnet man Sie oft als **diszipliniert, geradlinig und konsequent**?

- Sie bewegen sich gerne, machen gerne Sport. Wie ist es mit den **Grenzen**, wie sehr neigen Sie dazu, sich zu verausgaben?
- Womit bringen Sie sich in **Balance**, wenn Sie unausgeglichen sind?
- Ist es Ihnen wichtig, Dinge zu besitzen, oder ist es Ihnen eher wichtig, dass Sie umsetzen können, was Sie planen?
- Wie sieht es mit **Prinzipien** bei Ihnen aus?
- Fällt es Ihnen schwer, wenn Sie **harte Entscheidungen** im Sinne der Effektivität treffen müssen? Leiden Sie sehr mit oder können Sie nötigenfalls auch kühl, nüchtern und klar durchgreifen?
- Mögen Sie **Herausforderungen**? Sind Dinge, die keiner gern anpackt, gerade richtig für Sie?
- Können Sie hart gegen sich selbst sein?
- Wie viel erwarten Sie von Ihren Kollegen? Werden Sie im **Kollegenkreis** gemocht? Ist Ihnen das wichtig? Oder schätzt man eher Ihre erfolgreiche, klare Herangehensweise?

Welche Themen das Bewegungs-Naturell in seinen Antworten auf diese Fragen typischerweise ansprechen wird, können Sie in **Tab. 18.1** nachlesen.

Tipps für die homöopathische Praxis Bewegungs-Naturelle brauchen **klare Ansagen** sowie klare und nüchterne Fragen, auf die sie eindeutig und knapp antworten können. Psychologische Hinterfragungen und empathische Anteilnahme verabscheuen sie. An diese Themen können sie nur mit viel Einfühlungsvermögen herangeführt werden. Letztlich geht es im Heilungsprozess darum, dass die Bewegungsmenschen sich nicht nur dynamisch bewegen, sondern auch **lernen, sich selbst und andere besser wahrzunehmen**, differenzierter mit sich umzugehen und nicht alles durchzuorganisieren.

Sie lieben es, wenn sie untersucht werden und der Therapeut Kompetenz ausstrahlt. Zurückhaltung bei Entscheidungen, unterschiedliche Variationen der Behandlungskonzepte und zu viel Differenzierung liegen ihnen nicht, und wenn man damit übertreibt, werden sie verunsichert. Sie brauchen einen **entschlossenen und klaren Therapeuten**, dessen Kraft und Entscheidungswille sie vertrauen können. Mit systematischem Vorgehen, Angaben in Prozenten und Zahlen, strukturierten Therapieplänen und Prognosen kommen sie am besten klar.

Diese Menschen brauchen Anleitungen zum Nachlesen, da das gelesene Wort bei ihnen besser hängen bleibt. Gehörtes vergessen sie leichter. **Sie erinnern sich bildhaft.** Da bei Bewegungs-Naturellen die real-praktische Wahrnehmungsfähigkeit stark ausgeprägt ist, kann es gut sein, auch Wörter aus dem visuellen Wortschatz zu benutzen, um sie damit schneller zu erreichen und sich auf eine vertrauensbildende Gesprächsebene einzustimmen.

Praxistipp

Achten Sie darauf, ob Ihr Gegenüber Wörter aus dem visuellen Sprachgebrauch aufnimmt, z. B. *sichtlich, strahlend, glänzend, anschaulich, ins Auge fassen, scheinbar, sehen, ausmalen, unter die Lupe nehmen*, und wie er darauf reagiert. Achten Sie darauf, welche Wörter Ihr Gegenüber gerne benutzt, auch das ist eine Aussage über seine Wahrnehmungsebene.

Bewegungs-Naturelle sind **fest davon überzeugt, dass ihre Einstellung zum Leben die richtige ist,** und sie versuchen deshalb ständig andere Menschen von ihrer Einstellung zu überzeugen. In diesem Bestreben scheuen sie auch keine Konflikte. Sie werden dann sehr eng in ihren Ansichten und in den Gefühlen immer härter. Wenn die Therapie greift, werden diese Menschen ruhiger, zugänglicher und ihr Leben wird ausgeglichener. Sie harmonisieren sich immer mehr und setzen sich für soziale und kulturelle Themen ein.

Rubrikenauswahl

In den Boxen „Rubrikenauswahl" finden Sie Ideen, Vorschläge, Anregungen für die homöopathische Behandlung, die aber niemals den Anspruch auf Vollständigkeit haben, sondern ergänzend zu den Grundlagen der klassischen Vorgehensweise in der Homöopathie betrachtet werden können.
Die Rubriken gehen zurück auf das (digitale) Repertorium RADAR [24].
In folgende Rubriken könnte man einmal blicken, wenn man ein Bewegungs-Naturell vor sich hat:

- allgemeines – Bewegung – amel.
- Gemüt – abenteuerlustig
- Gemüt – Beharrlichkeit
- Gemüt – Bestimmtheit
- Gemüt – dogmatisch
- Gemüt – Entschiedenheit
- Gemüt – ernst
- Gemüt – Fanatismus
- Gemüt – Gefühle, Emotionen, Gemütsbewegungen – beherrscht; vom Verstand, Intellekt
- Gemüt – gefühllos, hart
- Gemüt – Gewissenhaft, peinlich genau in Bezug auf Kleinigkeiten
- Gemüt – hart, entschieden
- Gemüt – hartherzig, unerbittlich
- Gemüt – mutig
- Gemüt – Nüchternheit, Besonnenheit
- Gemüt – Reisen – Verlangen nach
- Gemüt – Ruhelosigkeit – bewegen – muss sich ständig
- Gemüt – Ruhelosigkeit – Bewegung – amel.
- Gemüt – Selbstkontrolle – erhöht
- Gemüt – Selbstsucht, Egoismus
- Gemüt – Spaßen – Abneigung gegen
- Gemüt – Spaßen – verträgt keinen Spaß
- Gemüt – unbarmherzig
- Gemüt – Verantwortung – ernst; nimmt seine Verantwortung zu
- Gemüt – Veränderungen – Verlangen nach
- Gemüt – Wahnideen – vernachlässigt – Pflichten vernachlässigt; er habe seine
- Gemüt – Wille – große Willenskraft, Anstrengung des Willens

Wir denken homöopathisch an tuberkulinische Mittel, an **Mittel, die eindeutig Bewegung brauchen**. Nach modernen Konzepten der Homöopathie kann man bei aller Vorsicht und Einschränkung der immer begrenzenden Konzepte auch an Mittel denken, die aus dem Tierreich stammen, oder wenn man in Kategorien des Periodensystems denkt, auch an die Gold- und Silberserie.

Ruh-Naturell/Chemisches Ruh- und Ernährungs-Naturell

Das Ernährungssystem entspringt aus dem inneren Keimblatt, dem Entoderm, aus dem sich der Verdauungsapparat, die Lymphe, der Darm, die Leber und der Atemtrakt entwickeln. Es **entspricht dem stofflichen Prinzip, das alle runden Formen entwickelt** (**Abb. 2.2**, **Abb. 2.10**) und aus allem in chemischer Umwandlung Stoff entstehen lässt. So nannte es Huter auch das Stoff- und Materialwerdeprinzip.

Aussehen/Körperbau Betrachten wir den gesamten Körperbau des Menschen (**Abb. 2.6**), fallen uns folgende Formen auf:

- **Körpergröße/Habitus:** Mittelgroßer, korpulenter Körperbau. Diese Menschen haben eine runde, massige Gestalt mit kurzen, stämmigen Extremitäten, wobei alle Knochen und Gelenke gut abgepolstert sind. Das Wachstum geht mehr in die Breite.
- Das **Gewebe** ist locker, weich und schwammig.
- Die **Muskulatur** ist schwach und kaum zu sehen.
- Der **Knochenbau** ist kräftig und gut gepolstert, aber mit wenig Tonus.
- Der **Leibumfang** ist größer als der Brustumfang. Bei Frauen ist diese Aussage allerdings zu relativieren! Eine große Oberweite spricht nicht automatisch für ein Ruh-Naturell! Entscheidend ist die Körperfülle im Bauch-Becken-Bereich.
- Die **Schultern** sind fleischig und breit.
- Der **Hals** ist kurz und füllig, mit einem Doppelkinn.
- Das **Becken** ist fleischig und breit.
- **Gliedmaßen:** Arme und Beine sind kurz und füllig, da das Muskelsystem zurücksteht. Hände und Finger sind weich und massig, die Finger laufen konisch zu. Hand- und Fußgelenke sind weich, füllig und zum vollen Rumpf-, Arm- und Beinbau proportional fast zierlich zu nennen.

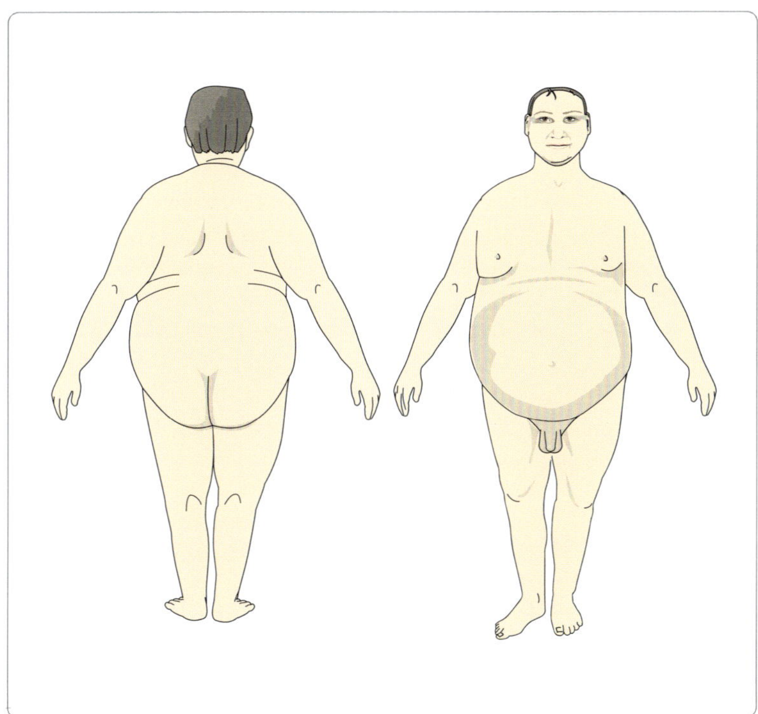

Abb. 2.6 Körperbau des Ruh-Naturells.

- Die **Haut** spannt sich weich über die mit Fettgewebe gepolsterten Muskelteile, die sich nur undeutlich erkennen lassen. Adern sind kaum sichtbar.
- Auch die **inneren Organe** haben viele gut entwickelte Fettschichten und mittelweite Blutgefäße.
- Die **Bekleidung** ist eher nachlässig. Die Menschen sorgen nicht so sehr für das Schmückende und Attraktive.

Ausstrahlung Ihr Auftreten ist ruhig, gewichtig und imponierend.

Körperbewegungen Sie sind ruhig, eher langsam und bedacht.

Stimme Sie ist ruhig und weich.

Mimik und Gestik Dieser Mensch bewegt sich **gemütlich**, ökonomisch und gestikuliert ruhig.

Gesicht/Kopfform Dieses Gesicht ist rund, breit und hat volle Gewebsmassen (**Abb. 2.7**). Es wird bei Huter als **apfelförmiges Breit- oder Rundgesicht** beschrieben. Die Gesichtsstruktur ist kräftig. Das Gesicht ist verhältnismäßig **großflächig**, da die Arterien, die Venen und die Lymphgefäße, die hier verlaufen, voll, kräftig und reich verzweigt sind. Unterhalb des Augendurchmessers liegt mehr Masse als oberhalb desselben. Der Schädel ist gerundet, nicht allzu hoch aufgebaut, aber zu den Seiten hin gut plastisch gerundet.

Ohren Sie sind groß, weich, breit und fleischig. Sie haben ein dickes, weiches, volles und fleischiges Ohrläppchen. Das zeigt wieder eine **reiche Bildung von Säften**. Die Aufnahme durch das Gehör ist vorzugsweise auf das Reale und Praktische eingestellt.

Haut Die Haut ist weich, samtartig und bläulichweiß.

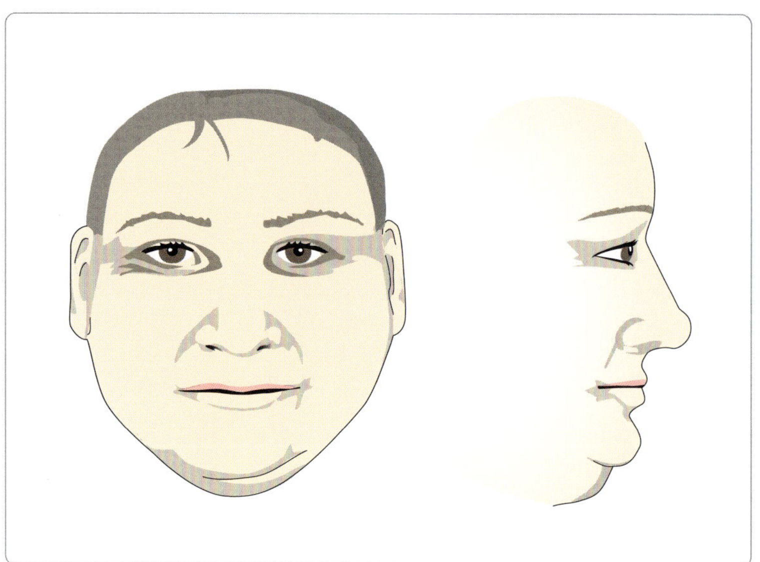

Abb. 2.7 Typische Gesichtsform des Ruh-Naturells.

Wangen/Mittelgesicht Die Wangen sind quellend, voll und weich.

Nase Sie ist kurz bis mäßig lang und unten breiter. Die Nasenform ist füllig, fleischig und oft auch derb. Die mittlere Nase ist voll, fleischig und breit. Die Nasenwurzel ist weniger stark und etwas schmaler. Die Nasenspitze ist voll, kräftig und gerundet.

Mund Er ist weich, voll und fleischig. Die Unterlippe dominiert. Das Pallium ist voll, fleischig und von mittlerer Länge. Die ganze Mundpartie zeigt den **starken Sinn für körperliche Genüsse**, für gutes und reichliches Essen und Trinken. Dieser Lebensbereich nimmt einen wesentlichen Teil seines Denkens in Anspruch.

Kinn Es ist voll, breit, fleischig und gerundet, immer mit einem **Doppelkinn**. Es steht oft wenig hervor.

Unterkiefer Er ist groß, gerundet und fleischig. Er ist häufig verpackt und nicht sichtbar.

Jochbeine Sie sind weich und in der Regel breit.

Augen Sie sind klein bis mittelgroß mit **gut gefüllten unteren Augenlidern**. Der Blick ist weich, ruhig, er kann auch lebenslustig sein. Dabei ist der Blick des Ruh-Naturells immer praktisch denkend und nüchtern. Es ist ein Blick nach unten, aus dem Ruhe spricht.

Profil Im Profil weicht die Stirn vom Oberhaupt zurück. Die oberen Gehirnmassen treten gegenüber den weicheren, breiten und vollen Gesichtsmassen zurück. Das heißt, dass die Oberstirn schmal und die Unterstirn breit ist.

Stirn Der untere Teil der Stirn ist plastisch zum Seitenhaupt gewölbt. Sie ist mittelhoch und im unteren Teil kräftig.

Seitenhaupt Es dominiert am Schädel, ist **breit und rund**, v. a. über den Ohren. Hier zeigen sich Talente des praktischen Denklebens, des Erwerbs- und Wirtschaftslebens. Es sind **realistische, nüchterne und praktisch denkende Menschen**. Sie verstehen es, mit geringstem Kraftaufwand und großem Geschick in gute Vermögensverhältnisse zu kommen, und neigen zu Wirtschaftlichkeit, Besitzdenken und Häuslichkeit. Der Mensch ist aus Veranlagung sehr klug und lebenspraktisch.

Oberhaupt Es hat eine schwache Höhe.

Hinterhaupt Es ist weich und gerundet mit einem kräftigen Nacken. Das untere Hinterhaupt mit dem Kleinhirn ist gut entwickelt.

Hals Er ist kurz und füllig.

Haare Sie sind weich, mitteldick, glänzend und oft fettig.

Nacken Er ist kräftig und fleischig.

Organe Die Verdauungsorgane, die Verdauungsdrüsen, die Niere und die Lunge sind diejenigen Organe, die beim Ruh-Naturell im Laufe des Lebens auch belastet werden und daher **zu Erkrankungen neigen**.

Seelisch-geistige Veranlagung Ökonomie, praktische und reale Lebensbeziehungen liegen im seelischen Bedürfnis eines Ernährungs-Naturells. Für die seelische Ausgeglichenheit braucht es Ruhe, Behaglichkeit, Geselligkeit sowie körperliche Genüsse.

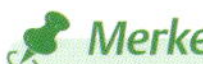
Merke

Das Ruh-Naturell sitzt, isst und denkt.

Es sind **verstandsbetonte Erwerbsmenschen**, die realistisch und praktisch für die nötige materielle Seite des Lebens sorgen können. Sie können in untheoretischer Weise komplexe Zusammenhänge erfassen und sich diese in praktisch-ökonomischer Weise zunutze machen. Sie sind bodenständig, pragmatisch, einfach, ausgeglichen und volksnah.

Das Ruh-Naturell **spricht wenig**, aber das, was es sagt, ist praktisch und durchdacht. Es hat Hand und Fuß. Ein Gespräch interessiert ihn nur, wenn es sich auf die Dinge des praktischen Lebens bezieht, z. B. auf Wirtschaft, Ökonomie, Realität in Familie und Gesellschaft. Ferner liegende Themen interessieren ihn weniger. Gesprächspartner, die aus diesem nahen und nächsten Interessenskreis ständig hinaustreten, wecken Misstrauen und Abneigung. Auch wenn jemand viel und schnell redet, weckt das Antipathie.

Es sind **konservative Menschen,** die an Traditionen festhalten, schwer zu beeinflussen sind und die gerne bewahren und erhalten, was ist. Neuem gegenüber sind sie vorsichtig bis indifferent. Dieser Mensch ist in gewisser Weise auch tolerant, weil er nichts verändern will und daher das Leben nach dem Motto nehmen kann: „Es ist, wie es ist." Sie wollen nicht ständig erneuern und modernisieren. Sie haben großes Verständnis für die praktischen Lebensbedürfnisse, wobei sie das eigene Wohlergehen zuerst befriedigt sehen wollen.

Gesundheit Diese Menschen neigen in größerem Maße als andere zu **Kreislauf- und Stoffwechselkrankheiten** mit Neigung zur Chronifizierung solcher Leiden. Dieses Naturell vernachlässigt die Bewegung und neigt gleichzeitig zur Überernährung. Entsprechend wird es besonders anfällig für folgende Krankheitsbilder:

- Ablagerung von **Stoffwechselprodukten**, die ausgeschieden werden sollten. Tendenz zu Gicht.
- Bei körperlicher Anstrengung kommt es schnell zu **Atemnot und Atembeschwerden.**
- Auch die **Herzleistung** ist stärkeren Beanspruchungen nicht gewachsen. Der Herzmuskel hat nur mäßige motorische Kraft. Es besteht die Neigung zu Ablagerungen in den Herzkranzgefäßen mit entsprechenden Folgekrankheiten (Angina pectoris, Herzinfarkt).
- Wegen der nur mäßig starken Peristaltik und des großen Querschnitts des **Verdauungskanals** führen schwer verdauliche Speisen leicht zu **Unpässlichkeiten**.
- Dieses Naturell neigt eher zu **Depressionen**.
- Diese Menschen haben mit dem starken Übergewicht häufig wenig Widerstand gegen **Infektionskrankheiten**.
- Meist sind sie empfindlich gegen **Hitze** und neigen leicht zum **Schwitzen**, da die Haut dicker, reich durchblutet ist und wärmedämmende Fettreserven hat.
- **Babys** schwitzen leicht. Sie sind sehr entspannt und brauchen keine Wärme von außen.

Ernährungsverhalten Sie lieben Kohl, Kartoffeln, Kürbis und Möhren, aber am liebsten alles gekocht. Auch fettes, weiches Fleisch sagt ihnen zu und am liebsten die **gute Hausmannskost** mit viel Soßen und gerne auch flüssige Nahrung wie Bier oder Milch.

Wenn der Ernährungsmensch beim Essen sitzt und es ihm schmeckt, kann man am ehesten etwas bei ihm erreichen, da er beim Essen und Trinken leicht das sanguinische Temperament entwickelt. Nach dem Essen wird er eher gleichgültig und will seine Ruhe haben, da kommt das **phlegmatische Temperament** zum Tragen.

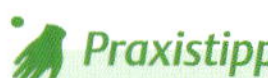

Praxistipp

Auch wenn die natürliche Fülle zunächst als gesund betrachtet werden kann, hat das Ruh-Naturell einen Schwachpunkt im Stoffwechselsystem. Bei falscher Ernährung oder Überernährung ist auf hohe Triglyceridwerte, niedriges HDL-Cholesterin und Diabetes mellitus zu achten. Diese Naturelle sollten auf eine ausgewogene Ernährung und gute Produkte achten. Dabei muss der Essensgenuss nicht eingeschränkt werden. Auf Zwischenmahlzeiten sollte dieses Naturell aber verzichten.

Lebenskraft Ihnen tut es gut, wenn sie **viel Ruhe, reichlich Essen und Trinken** bei entsprechend mäßiger körperlicher und geistiger Arbeit haben. Sie können große Nahrungsquantitäten zu sich nehmen und diese gut verdauen. Es kann aber auch sein, dass sie nicht viel essen, aber sehr gut verstoffwechseln, denn sie sind sehr ökonomisch.

Auch dieses Naturell braucht **Bewegung**, um aktiv und gesund zu bleiben. Sonst besteht wie oben beschrieben die Gefahr, in Stoffwechsel- und Kreislauferkrankungen abzudriften. Besonders ansprechbar ist es für alles, was im Wasser stattfindet, oder für gesellige Sportarten, bei denen nicht Leistung und Mühe im Vordergrund stehen, sondern das gesellige Miteinander: Schwimmen, gemütliche Wanderungen, Nordic Walking, Fahrradfahren oder Skilanglauf sind beispielsweise geeignete Sportarten.

Auch **Massagen** können die Lebenskraft dieses Naturells stärken. Dabei ist es wichtig, dass diese weder zu heftig noch zu sanft sind. Sie sollten ihren Körper dabei gut spüren, um auch das eigene Körpergefühl zu stärken.

Lebensenergie Diese Menschen können wesentlich schwerer sein, als dies auf Gewichts-Normtabellen angegeben ist. Sie fühlen sich dabei äußerst wohl. Die **angelegte, gesunde Korpulenz** macht ihnen nicht die geringsten Beschwerden. Solange sie rund, aber dennoch aktiv und beweglich sind, handelt es sich um eine Naturveranlagung, die nicht krankhaft ist. Diese Menschen haben nicht unbedingt mehr Bauchfett, sondern vielmehr eine dicke Unterhautfettgewebsschicht. In der Regel brauchen sie ihre natürliche Fülle, um seelisch und körperlich gesund und aktiv zu bleiben.

Freizeitverhalten Jeder Typ hat in seiner Freizeit Vorlieben für verschiedene Beschäftigungen, die beim Ruh-Naturell folgende sind:

- Sammelt gerne, ordnet materielle Dinge.
- **Sitzen, Biertrinken und Kartenspielen.**
- Wenn er reist, dann gerne in einer gewissen körperlichen Bequemlichkeit und am liebsten nicht allzu weit weg.
- Er **schenkt gerne praktische und brauchbare Dinge**, weniger schmückende und zierende Sachen. Er mag auch selbst gerne verwertbare Sachen bekommen.
- Das Interesse für religiöse und ethische Fragen ist gering, sie fühlen aber sehr jovial und **denken nüchtern und real**.

Interessen/bevorzugte Berufe Diese Menschen findet man häufig in:

- Gastronomie und Nahrungsmittelbereich: Bäcker, Konditor, Koch, Gastwirt oder Hausfrau
- **eher sitzenden Tätigkeiten**: Büro, Verwaltung
- Handel- und Nahrungsherstellung, Viehzucht oder als Kleinunternehmer
- in einem kleinen räumlichen Aktionsradius: wirtschaftlich, praktisch ökonomisch

Für Berufe, die zu viel Bewegung erfordern, z. B. als Briefträger oder Bauarbeiter, sind sie nicht geeignet. Auch in Kunst, Dichtung und Wissenschaft findet man sie selten. Aber wie gesagt, jedes Naturell kann jeden Beruf ausüben und macht dies auf seine ihm eigene Art und Weise.

Kommunikation Diese Menschen haben häufig eine **ausladende Art** zu berichten. Sie neigen dazu, Kleinigkeiten zu benennen, damit die Sachlage korrekt beschrieben ist. Sie haben etwas Liebevolles, Herzliches und Einnehmendes in ihrer Art zu erzählen und sind redselig. Sie unterhalten sich gerne über das Essen und alles, was gesellig ist. Sie sind auch gute Stimmenimitatoren und reagieren auf alles gut, was sie hören. Diese Menschen hören gerne Hörbücher oder bewegen die Lippen beim Lesen.

Fragen für die Anamnese In der homöopathischen Anamnese ist es hilfreich, die Patientinnen und Patienten nach den **Verwirklichungsebenen in ihrem Naturell** zu fragen. Das gibt uns Hinweise darauf, wie der Mensch seine Anlagen lebt, welche er ablehnt, wo evtl. Themen zum tieferen Verständnis verborgen sein könnten. Wenn ein Mensch eine Anlage nicht lebt, finden wir Gründe in der Biografie, die es sich oft zu erkunden lohnt.

- Wie wichtig ist Ihnen ein gemütliches, ruhiges Zuhause?
- Was pflanzen Sie im Garten an – lieber Zierpflanzen oder Gemüse und Obst? Lieber nützliche oder schöne Dinge? Welche Blumen mögen Sie am liebsten?
- Packen Sie selbst an und richten, renovieren und bauen Sie selbst, so gut Sie es können? Oder holen Sie sich lieber für alles eine Hilfe und genießen dann Heim und Garten?
- Bewirten Sie gerne Gäste?
- Studieren Sie gerne, lesen Sie erst die theoretischen Hintergründe oder packen Sie lieber gleich an?

Welche Themen das Ruh-Naturell in seinen Antworten auf diese Fragen typischerweise ansprechen wird, können Sie in **Tab. 18.2** nachlesen.

Tipps für die homöopathische Praxis Menschen, die im Ruh-Naturell einzuordnen sind, sollte man einen **Sitzplatz** anbieten. Man sollte nicht allzu viel mit ihnen sprechen, schon gar nicht philosophieren, denn das interessiert sie nicht. Gerne nehmen sie etwas zum Trinken an oder Kleinigkeiten zum Knabbern. Das bringt ihren Redefluss in Gang.

Für sie zählen **Zahlen, Daten und Fakten**. Sie brauchen einen klaren Zeitrahmen und deutliche Begleitung, sie brauchen in der therapeutischen Begleitung Folgetermine, die direkt ausgemacht werden. Für die Zeit zwischen den Terminen sollten sie genaue Aufgaben bekommen, auf welche körperlichen Symptome sie achten sollten. Aufgrund der **reduzierten Selbstwahrnehmung** und der **eher geringen leiblichen Sensitivität** ist es manchmal schwierig, genaue Symptome von ihnen zu erfahren. Sie reagieren häufig sehr stark mit dem Gehörsinn und so ist es hilfreich, sie auch dort abzuholen, z. B. mit dem Satz: „Ich verstehe, was Sie meinen" oder „Das klingt für mich sehr nachvollziehbar". Damit fühlt sich dieser Mensch auf seiner Wellenlänge besser verstanden.

Eine große Herausforderung für Therapeuten ist es häufig, diese Menschen aus der „Erdenschwere" zu heben, d. h., sie aus der möglicherweise zunehmenden körperlichen Trägheit und dem hohen Stellenwert alles Materiellen zu einer bewegungsreicheren und damit auch seelisch und geistig dynamischeren und geistigeren Lebensweise zu bewegen. Häufig braucht es dazu einen deutlichen Leidensdruck.

Für diese Naturelle sind in der homöopathischen Anamnese Fragebögen hilfreich, die sie in aller Ruhe bereits zuhause ausfüllen können, sodass sie wissen, was sie in der Praxis erwartet. Kommt man bei ihnen mit den klassischen Grundlagen der Homöopathie nicht weiter, kann man sich nach den Überlegungen von Jan Scholten auch **Mittel aus der Carbonserie** genauer ansehen. Man denke auch an alle verlangsamten Mittel. Neben den Kohlenstoffen und Graphites ist auch an die **Reihe der Mollusken** nach R. Sankaran zu denken.

Rubrikenauswahl

In folgende Rubriken könnte man blicken, wenn man ein **Ruh-Naturell** vor sich hat:

- allgemeines – Sitzen – amel. *(Doch Achtung, auch schlanke Menschen können in manchen Situationen dieses Symptom haben! Wir müssen genau hinsehen, wann und wie wir Symptome verwenden.)*
- allgemeines – Sitzen – Impuls, sich zu setzen
- Gemüt – Sitzen – Neigung zu sitzen
- Gemüt – Langsamkeit
- Gemüt – Angst – Geldangelegenheiten, um
- Gemüt – Angst – Geschäfte, über
- Gemüt – Materialist
- Gemüt – sammelt vieles
- Gemüt – Wahnideen – Geld – spricht vom *(Auch hier wieder: Achtung vor den Repertorien und Rubriken! Unsere Werkzeuge sind alles andere als zuverlässig, sie dienen überwiegend als Ideengeber und es erfordert viel Wissen, damit umzugehen. Gerade daraus entstehen Konzepte, die die Homöopathie überschaubarer und einfacher gestalten wollen, selten aber zuverlässig in der Praxis funktionieren!)*
- Gemüt – eigensinnig, starrköpfig, dickköpfig
- Gemüt – Furcht – neuen Projekten, Unternehmungen; vor
- Gemüt – Veränderungen – Abneigung gegen
- Gemüt – neue Ideen, Einfälle – Abneigung gegen
- Gemüt – Furcht – Armut, vor
- Gemüt – Furcht – Verhungern; vor dem Gemüt – Geiz *(Diese Eigenschaft ist sehr typisch bei Menschen, für die alles Materielle eine große Rolle spielt. Doch kann sich das auch an den Ohrläppchen, der Nasenspitze und anderen Regionen zeigen. Je nach Lebensgeschichte ist diese Charakterseite auch bei hageren oder zierlichen Menschen zu finden.)*

Die Rubriken zum Thema „sitzen“ zeigen, wie wichtig es ist, nicht einfach nur Rubriken zu verwenden, sondern zu hinterfragen, woher sie kommen und wie die Mittel da hineinkamen!

Empfindungs-Naturell/ Psychisches Denk- und Empfindungs-Naturell

Das Empfindungs-Naturell (**Abb. 2.2**, **Abb. 2.10**) hat fein entwickelte Sinnesorgane, eine feine Ansprechbarkeit, Beeindruckbarkeit und Berührbarkeit. Nerven- und Empfindungsleitbahnen, Haut und Sinnesorgane entstehen aus dem äußeren Keimblatt, dem Ektoderm, das beim Empfindungs-Naturell vorherrscht.

Aussehen/Körperbau Betrachten wir den gesamten Körperbau des Menschen (**Abb. 2.8**), fallen uns folgende Formen auf:

- **Körpergröße/Habitus:** Der Körper ist **schlank, aber zierlich, klein bis mittelgroß**. Die Gestalt ist zart, verfeinert, mit dünnem Knochenbau und zarten Muskeln, hat dafür einen proportional großen Kopf. Kaum Fleischpolster vorhanden.
- Das **Gewebe** ist zart, fein, elastisch und oft durchsichtig scheinend. Gefäße sind durchscheinend, oft hypersensibel.
- Die **Haut** ist nervenreich, zart und dünn. Sie ist blass gelblich und von innen durchscheinend.
- Die **Muskulatur** ist fein modelliert.
- Der **Knochenbau** ist zart.
- Der **Rumpf** ist zart und schlank, kein großer Brustkorb, kein fülliger Leib.
- Die **Schultern** sind schmal abfallend.
- Der **Hals** ist zart und dünn, von mittlerer Länge.
- Das **Becken** ist schmal und zart.
- **Gliedmaßen:** Arme, Hände und Finger sind nicht stark, sondern dünn, schlank, mittellang, zart und fein gebaut. Die Handgelenke sind schmal, zart und zierlich gebaut. Die Beine passen sich diesen Proportionen an. Sie sind schlank, aber nicht schwächlich gebaut.
- Die **körperliche Energie** ist in ihrer Spannkraft schwächer. Die Organe sind zart entwickelt. Das Gewicht ist meist geringer, als dies auf Normtabellen angegeben ist.

Ausstrahlung Sie ist vibrierend, nervlich angeregt und aktiv denkend. Empfindungs-Naturelle wirken eher unscheinbar.

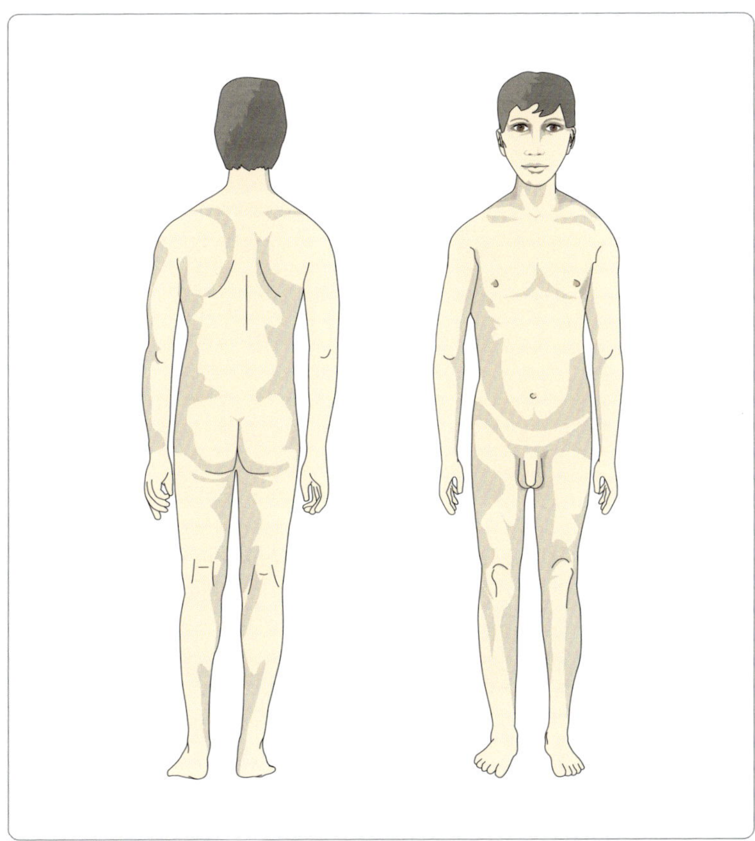

Abb. 2.8 Körperbau des Empfindungs-Naturells.

Körperbewegungen Sie sind leicht, graziös und meist flink.

Stimme Sie ist vom Temperament geprägt. Sie kann leicht und heiter sein, aber auch melancholisch gefärbt und schwer klingen.

Mimik und Gestik Gestik und Mimik sind differenziert und lebhaft.

Gesicht/Kopfform Das Gesicht des Empfindungs-Naturells wird als **birnenförmiges Kleingesicht** beschrieben. Es ist der typische Hochschädel. Kopf- und Gesichtsform gleichen einem Ei, das auf der Spitze steht (**Abb. 2.9**). Der Gesichtsknochenbau ist zart und fein. Oberhalb des Augendurchmessers liegt bedeutend mehr Masse als unterhalb desselben. Der **Stirnschädel ist dominant**.

Ohren Sie sind zart, fein modelliert und differenziert ausgeformt, jedoch in ihrem unteren Teil schwächer, im oberen Teil schön ausgerundet. Das Ohrläppchen ist dünn und zart.

Haut Sie ist meist blass bis gelblich getönt, besonders zart, nervenreich und dünn.

Wangen/Mittelgesicht Die Wangen sind sehr zart, fein und wenig modelliert.

Nase Sie ist **schmal, fein** und hat einen zarten Rücken. Sie hat eine mittlere Länge, ist fein und gerade. Die Nasenspitze ist dünn und zierlich. Die Nasenwurzel ist breit, fein, schön geformt und hervortretend.

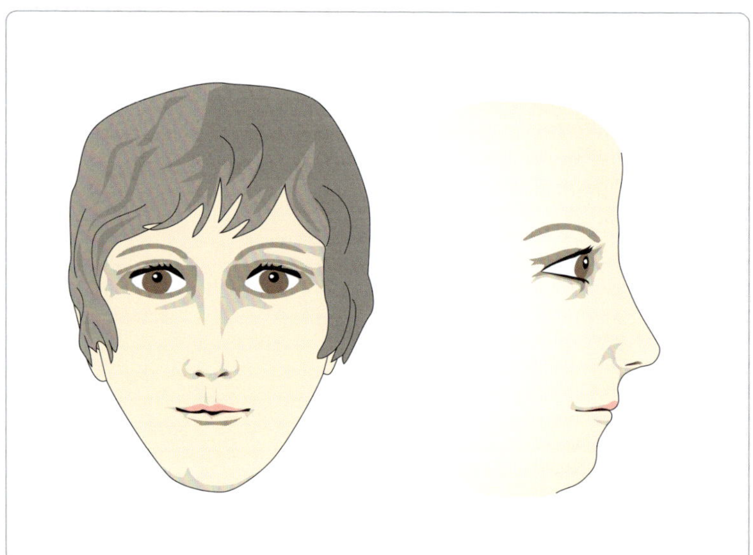

Abb. 2.9 Typische Gesichtsform des Empfindungs-Naturells.

Mund Er ist **klein, geschweift, zart** und differenziert in der Form wie auch im mimischen Ausdruck. Die Einbuchtung unter der Unterlippe ist auch fein. Das Pallium ist kurz und fein gebildet. Die Oberlippe dominiert.

Kinn Es ist klein und schön geformt, meist zurückliegend oder auch lebhaft vorspringend.

Unterkiefer Er ist zart, eher schwach und zurückstehend.

Jochbeine Sie sind **schmal** und fein mit mäßiger Kraft.

Augen Sie sind groß und leuchtend mit tiefem Ausdruck, warm und seelenvoll – ein **Zeichen von Gutgläubigkeit**. Der Blick ist eher nach oben oder nach innen gerichtet. Die Augenbrauen sind mäßig stark und fein geschwungen.

Profil Unterkiefer und Kinn treten aus der Profillinie zurück, auch die Jochbeine sind eher schmal, da Knochenbau und Motorik schwächer entwickelt sind.

Stirn Die Oberstirn ist breit, die Unterstirn ist schwach und fein. Es gibt mehr Plastizität in der Oberstirn als in der Unterstirn.

Seitenhaupt Es ist im unteren Teil schmaler und im oberen Teil breiter.

Oberhaupt Es ist häufig voll ausgewölbt.

Hinterhaupt Das Hinterhaupt und die anderen Kopfknochen sind zarter und zierlicher geformt. Alles ist eher **klein und fein gerundet**.

Hals Er ist **dünn, mittellang bis länglich und zart**.

Haare Sie sind dünn, fein, seidig und meist natürlich gewellt.

Nacken Auch der Nacken ist zart und fein gebaut und edel geschwungen.

Organe Beim Empfindungs-Naturell sind Nerven, Haut und Sinnesorgane besonders beansprucht und neigen deshalb am ehesten zu Erkrankungen.

Seelisch-geistige Veranlagung Das **Nerven- und Empfindungssystem bestimmt diesen Menschen**. Die Muskel-, Knochen- und Ernährungssysteme sind weniger bestimmend. Es sind fein empfindende Menschen, Gefühls- und Ideenmenschen, die innerlich großen Anteil nehmen, sich stark mitfreuen und auch mitleiden können. Es ist das Naturell der Innerlichkeit, woraus sich auch Distanz entwickeln kann. Es ist das Naturell des Denklebens, der Informationsverarbeitung, der Sensibilität. Daraus entstehen eine gewisse geistige Unruhe und eine Gedankenfülle.

Besonders stark ausgeprägt sind die **Sinneswahrnehmungen und die seelische Empfindsamkeit**. Die Menschen sind anmutig und differenziert und in der verfeinerten Art voll leistungsfähig. Der zarte und feine Körperbau darf nicht für schwächlich und krank gehalten werden. Er ist seine Naturveranlagung und gleichbedeutend mit Gesundheit, Arbeits- und Schaffenskraft innerhalb der Persönlichkeitsstruktur. Sie haben aber auf der geringsten Körperoberfläche (im Verhältnis zu den anderen Naturellen) das sensibelste und tiefste Empfindungsvermögen.

Sie sind **Kulturträger** vom Naturell aus, die je nach Bildung geistig schöpferisch sind. Sie interessieren sich für psychologische, ethische und soziale Themen und wollen sich mit kosmischen Fragen auseinandersetzen. Sie haben fortschrittliche Ideen und entwickeln Modelle für die Zukunft, überschätzen dabei aber durchaus die Möglichkeiten des real Machbaren. Tat- und Überzeugungskraft, Lebenspraktisches und Ökonomisches sind für dieses Naturell nicht so sehr maßgebend. Ihre Ideen müssen von anderen Naturellen umgesetzt werden. Diese Menschen verhalten sich im Seelischen häufig distanziert, haben aber geistig viele Ideen und kreative Inspirationen.

Dieses Naturell wird häufig als besonders „gut“ beschrieben, doch diese Wertung muss in jeder Hinsicht in der Psycho-Physiognomik eliminiert werden. Wir haben es mit einem differenzierten und feinen Menschen zu tun, der aber, wenn er in Dissonanz gerät, genau fühlt, wo der andere am tiefsten getroffen werden kann, und dementsprechend die Achillesferse verletzt.

Sie lieben **individuelle Kleidung**, fein abgetönte Farben, feingemusterte und kleinblumige Dessins. Ihre Wohnung soll hell und warm sein. Kälte und Hitze vertragen sie schlecht, v. a. Kälte und Nässe können sie schlecht aushalten.

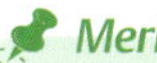

Merke

Das Empfindungs-Naturell braucht Zeit zur Verarbeitung! Zu viele Eindrücke nacheinander machen es krank!

Wohlbefinden Empfindungs-Naturelle fühlen sich **wohl in einer geistig anregenden und gleichzeitig schönen, warmen Umgebung**.

Gesundheit Diese sensiblen und beeindruckbaren Menschen, die aufgrund ihrer Feinfühligkeit viele inneren Konflikte erleben, die nervlich mit allem stark mitschwingen, denen es schwerfällt, sich abzugrenzen, können **leicht in materielle und körperliche Not geraten**. Ihnen fällt es schwer, sich nach Schicksalsschlägen wieder emporzuraffen, aktiv mit Leid umzugehen. Es besteht immer die Gefahr, dass sie zu sehr ins Nachdenken, ins Grübeln geraten und eher depressive Verstimmungen erleiden, als sich aus dem Tief des Lebens selbstständig wieder herauszuarbeiten.

Ihre körperliche Schwachstelle sind die **Nerven** und so haben wir viele neurologische oder psychologisch assoziierte, unklare Symptome, die häufig als psychosomatische Reaktionen abgetan werden. Dabei reagieren diese Menschen sehr empfindlich auf Medikamente und sollten nie zu viele Präparate, zu hohe Dosen und zu viele oder zu grobe Therapien bekommen.

! *Vorsicht*

Bei Nitroimidazol-Derivaten (Antibiotika) stellte man im Rahmen der unerwünschten Arzneiwirkungen fest, dass es bei den neurologischen Symptomen ethnische Unterschiede in der Empfindlichkeit gibt. In der indischen Bevölkerung stellte man eine sehr hohe Empfindlichkeit mit teils massiven neurologischen Schäden fest, die teilweise nicht reversibel waren. Ansonsten sind neurologische unerwünschte Arzneiwirkungen eher selten.

Es sind **sehr empfindliche Konstitutionen**, die sich schnell erkälten, leicht frieren und überhaupt keine extremen Witterungen aushalten. Für Kneipp'sche Maßnahmen sind sie nur bedingt zu haben, weil sie kaltes Wasser scheuen.

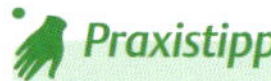

Praxistipp

Worauf sollten Sie bei einem Empfindungs-Naturell achten? Es reagiert sehr sensibel auf seelische Belastungen. Krankheiten treten oft im Zusammenhang mit diesen auf. Die Menschen möchten alles perfekt erledigen und neigen dazu, zu viel Verantwortung zu übernehmen. Sie haben einen hohen Qualitätsanspruch, der Kraft und Nerven kostet. Persönliche Konflikte nehmen sie sich aufgrund ihrer ausgeprägten Empfindsamkeit sehr zu Herzen.

Krankmachend wirken auf diese zarten Menschen:

- schwere, grobe und rohe körperliche Arbeit, Disziplin und Druck
- raue Witterungsverhältnisse
- unhygienische Lebensverhältnisse

Therapeutisch ansprechbar sind sie für:

- alle sanften, energetisch aufladenden Methoden, die **beruhigend auf das Nervensystem** einwirken und das Seelische berücksichtigen
- Homöopathie: sie sollten aber **nie zu häufige Wiederholungen** und möglichst keine Komplexmittel erhalten, weil sie das schnell durcheinanderbringt
- sie sollten nur schonend und fein behandelt werden: Wirbelsäulen- und Knochenbehandlung nur vorsichtig und nicht ruckartig durchführen, **sanfte Osteopathie** und **kraniosakrale Therapie** wirkt bei ihnen besser als heftige Chiropraktik

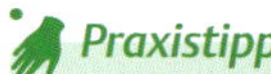

Praxistipp

Für Therapeuten ist es wichtig, dass sie den Patienten helfen, aus dem Gedankenkarussell herauszukommen und die Spannung abzubauen, die durch die ständige Anteilnahme und Vibration entsteht. Für Therapeuten gilt: Wenn Sie selbst im Bewegungs- oder Bewegungs-Empfindungs-Naturell liegen, sollten Sie gut aufpassen, dieses zarte Naturell nicht zu überfordern. Aus Ihrer eigenen Anlage tendieren Sie dazu, zu viel zu machen, zu bewegen, zu kräftig vorzugehen und zu viel mit dem Willen einzusetzen. Bei diesem Naturell ist weniger mehr.

Ernährungsverhalten Empfindungs-Naturelle sind eher **bescheiden**. Sie stärken ihre Lebenskraft durch mäßige, sorgfältig gewählte Nahrung, die vielseitig, fein und differenziert gewürzt sein sollte. Sie kommen mit wenig aus, doch das Wenige sollte ausgewählt und dem eigenen Empfinden gut angepasst sein. Am liebsten mögen und vertragen sie:

- feine, duftende, aromatische, abwechslungsreiche Nahrung
- süße Speisen und Getränke, Fruchtsäfte, reifes Obst und Südfrüchte
- rohes oder gekochtes Gemüse
- vegetarische oder vegane Ernährung
- Reis-, Hafer- und Mandelmilch – teilweise auch Milch und Milchprodukte

Meist mögen sie keine bitteren Stoffe, wobei sie diese gerade tonisieren könnten. Man muss sie bei diesem Naturell geschickt verpacken, z. B. in Obst. Menschen mit einem hervortretenden Empfindungs-Naturellanteil sollten auf **leichtbekömmliche (nicht zu viel Rohkost!), eiweißreiche Nahrung** achten. Fast-Food sollte gemieden werden.

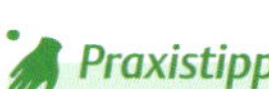

Praxistipp

Wichtig ist, dass Sie dem Empfindungs-Naturell raten, sich morgens Zeit für das Frühstück zu nehmen und stärkende Zwischenmahlzeiten einzuplanen.

Lebenskraft Diesen Menschen tun **geistige Genüsse** gut: Kultur, Museen und Theater. Zeit zum Träumen und Zeit, selbst kreativ tätig zu sein, gibt ihnen Kraft. Sie lieben den Frühling und Sommer, aber nicht den Winter. Sport und Bewegung, die zur Entschleunigung führt und zentriert, tut ihnen gut ebenso wie ausgedehnte Spaziergänge oder kleine Wanderungen in schöner Natur und dabei den Geruch und die Landschaft zu genießen. Auch Bewegungsübungen aus dem Tai-Chi, Qigong und Yoga sind für diese Naturelle besonders wohltuend.

Lebensenergie Diese Menschen werden **geschwächt, wenn die geistige Anregung fehlt**, wenn sie in körperliche oder seelische Not geraten und wenn sie ihr seelisch-geistiges Interesse nicht leben können.

Freizeitverhalten Sie machen gerne Denksportaufgaben, hören oder machen selbst Musik, beschäftigen sich mit allem, was schön ist, dekorieren und basteln. Im Garten pflanzen sie gerne Blumen und tun alles, was den Garten verschönert.

Interessen/bevorzugte Berufe Überall, wo es nicht primär auf Durchsetzungskraft und Ökonomie ankommt, sondern wo Kreativität und Ideen zählen, hat es dieses Naturell leicht, z. B. in:

- theoretisch-intellektuellen Berufen: Werbung, (Computer-)Programmierung, Design, Kunst und Entwürfe, wobei sie mehr die kreativen Köpfe und weniger die Ökonomen sind
- Berufen mit sozialem Hintergrund, helfende, pflegende und psychisch betreuende Arbeit
- Aufgabenbereichen, die Ideenreichtum, Innovation oder theoretische Problemlösungen erfordern
- Kultur, Psychologie, Kunst, Wissenschaft und Religion: Sie können im Lehrbereich weit kommen; sie haben die Fähigkeit, sich differenziert auszudrücken, ihren Gedankenreichtum darzulegen.
- feinen handwerklichen Tätigkeiten, besonders im Kunstgewerbe

Empfindungs-Naturelle sind bei entsprechender Bildung bahnbrechend in der Schaffung verfeinerter und künstlerischer Kulturgüter und edler Lebensart. **Ihr Leitbild ist der Schönheits- und Vervollkommnungssinn.**

Kommunikation Diese Menschen schildern ausführlich alles, worauf sie empfindsam reagieren. Sie drücken sich sehr in **Gefühlen** aus. Fühlen, empfinden, hinspüren, wahrnehmen, in sich abwägen – das ist die Ebene, auf der sich der sprachliche Ausdruck dieser Menschen bewegt, und für Therapeuten ist es hilfreich, diese Menschen schon mit solchen Worten und Einladungen abzuholen.

Es ist ihnen wichtig, sich differenziert und vielfältig auszudrücken, wobei sie bildhaft erzählen und alles ein bisschen drunter- und drüber- und wahllos durcheinandergehen kann. **Eine strukturierte Darstellung ist nicht ihre Stärke.** Sie erzählen gerne, was sie berührt, was sie mitnimmt, was sie betroffen macht und was ihnen wehtut. Dabei werden die Symptome häufig wahllos und nicht vollständig beschrieben, weil sie im Gefühl mitgehen. Wenn man zu früh den Redefluss bremst und zu strukturieren versucht, bringt man diese Menschen aus dem Konzept und sie verlieren den Zugang zu ihrem Inneren. Dann ist diese Stunde der Therapie gelaufen!

Fragen für die Anamnese In der homöopathischen Anamnese ist es hilfreich, die Patientinnen und Patienten nach den **Verwirklichungsebenen in ihrem Naturell** zu fragen. Das gibt uns Hinweise darauf, wie der Mensch seine Anlagen lebt, welche er ablehnt, wo evtl. Themen zum tieferen Verständnis verborgen sein könnten. Wenn ein Mensch eine Anlage nicht lebt, finden wir Gründe in der Biografie, die es sich oft zu erkunden lohnt.

- Brauchen Sie eine schöne Umgebung, lichte Räume und angenehme Farben?
- Kennen Sie es, dass Sie ein wenig Zeit zum Reflektieren, zum Nachdenken und zum Überlegen brauchen? Wurden Sie deswegen schon für einen Träumer gehalten?
- Nehmen Sie atmosphärische Bedingungen und Veränderungen wahr? Reagieren Sie auf energetische Bedingungen wie Elektrosmog, Zwischentöne in der Kommunikation und

Stimmungen? Sind Sie wetterfühlig und reagieren Sie auf Mondphasen?
- Wie geht es Ihnen, wenn zu viele Informationen und Reize auf Sie einwirken?
- Sind Sie begeisterungsfähig für Neues? Probieren Sie gerne unkonventionelle Dinge aus?
- Wie geht es Ihnen in Gesellschaft anderer Menschen?
- Welche Lebensthemen interessieren Sie?
- Wenn Sie schenken, ist das überwiegend praktisch oder spontan aus dem Herzen?
- Wie stehen Sie zu Kindern und Tieren?

Welche Themen das Empfindungs-Naturell in seinen Antworten auf diese Fragen typischerweise ansprechen wird, können Sie in **Tab. 18.3** nachlesen.

Tipps für die homöopathische Praxis Bei diesen Patienten ist es wichtig, dass der Therapeut auf seine Wortwahl und Mimik achtet. Die Patienten neigen dazu, **Zwischentöne** zu interpretieren. Sie malen sich in bunten Farben das Schlimmste aus und haben eine rege Fantasie. Deshalb ist es wichtig, eher beruhigend zu formulieren und den Patienten Fachwörter genau zu erklären und nicht Dinge im Raum stehen lassen, die falsch interpretiert werden könnten.

Empfindungs-Naturelle brauchen eine einfühlsame, wahrnehmende Atmosphäre, gerne auch einen warmen Tee und auf jeden Fall einen gemütlichen, warmen Raum. Für Therapeuten kann es hilfreich sein, sich mit der Thematik der **Hochsensibilität** zu beschäftigen. Diese Patienten auch auf der Gefühlsebene anzusprechen,

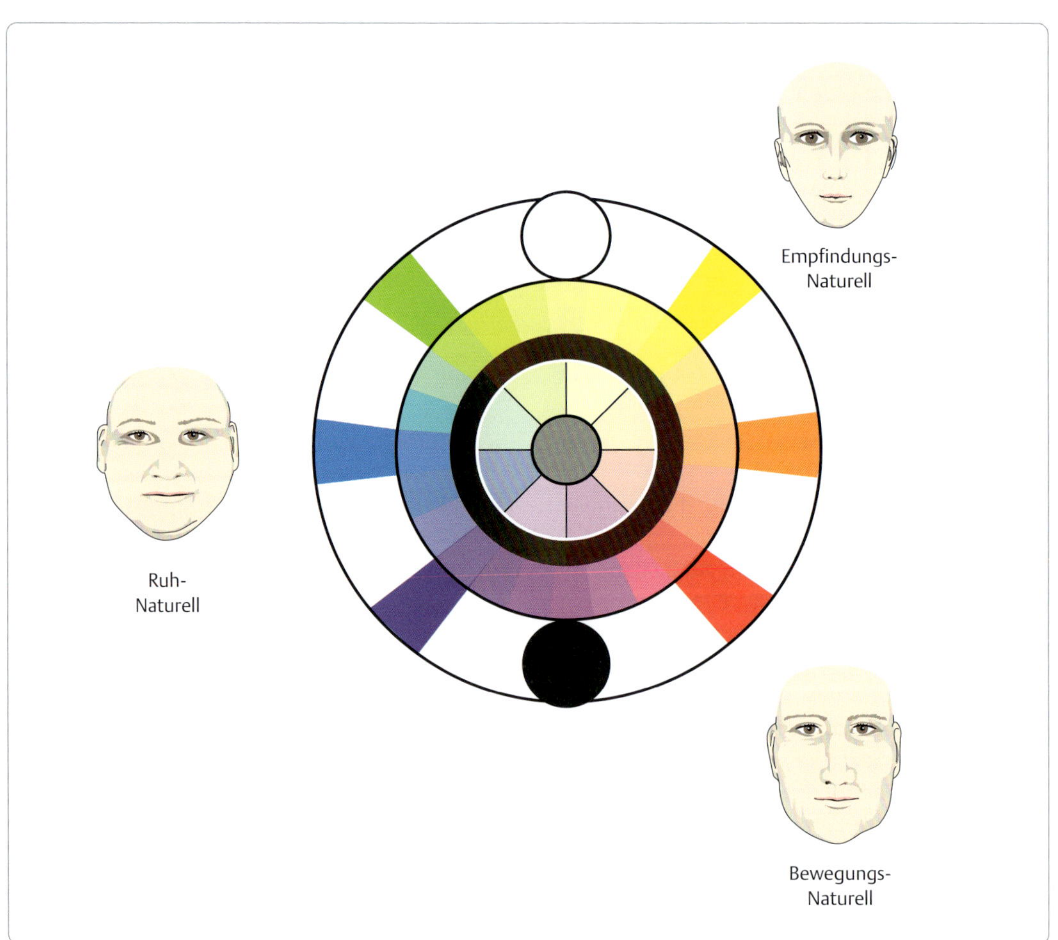

Abb. 2.10 Die 3 Primärnaturelle in einem Naturellkreis.

schafft Vertrauen. Fragen wie „Was macht Sie betroffen? Worauf reagieren Sie empfindlich? Was berührt Sie? Wie erleben Sie dies?" können von diesen Menschen gut beantwortet werden. Ein Bewegungs-Naturell hätte damit seine Probleme, weil es diese Ebene nicht reflektiert. Das Empfindungs-Naturell ist häufig **sehr körperbewusst**, mag gerne auch berührt werden und berühren.

Diese Menschen sind **sehr offen für alternative Therapien**, brauchen aber ein wenig Struktur, da sie sich für vieles interessieren, aber dann auch leicht chaotisch werden, unbeständig sein können und nicht in die Tiefe kommen. Gerade bei sanguinischen Empfindungs-Naturellen ist die Gefahr groß. Melancholische Empfindungs-Naturelle benötigen dagegen eher einen Therapeuten, der Leichtigkeit ins Leben bringt, der ihnen Wege und Türen zur Freude und zum Genuss eröffnet.

Empfindungs-Naturelle lernen durch **Ausprobieren**, durch das intuitive Finden von Lösungsmöglichkeiten. Sie bewegen sich gerne, während sie denken oder lernen, und können gut Musik zur Unterstützung geistiger Tätigkeit haben. Diese Menschen haben ein feines Geruchs- und Geschmacksempfinden. Deshalb ist es sehr gut, den Behandlungsraum gut zu lüften und evtl. einen feinen Raumduft zu versprühen. Schon fühlt sich dieser Mensch wahrgenommen und kann sich leichter öffnen.

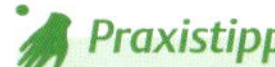

Praxistipp

Ist das Empfindungs-Naturell krank, analysiert es seine Beschwerden bis ins kleinste Detail. Geben Sie ihm Regeln für die Beurteilung der Beschwerden und reduzieren Sie so die übersteigerte Selbstwahrnehmung. Bei Bluthochdruck sollte der Blutdruck z. B. nur 3-mal in der Woche gemessen werden. Bei einer homöopathischen Behandlung sollten die gesundheitlichen Parameter, die sich verbessern sollen, festgelegt und Auffälligkeiten höchstens 1-mal am Tag dokumentiert werden.

Bei diesen empfindsamen Naturellen denken wir homöopathisch sehr an **Mittel aus den Pflanzenfamilien**. Jede Pflanze hat bestimmte ihren Standort betreffende Ansprüche, braucht eine bestimmte Menge an Wasser und Nährstoffen und lässt die Blätter hängen, wenn diese Ansprüche nicht erfüllt werden. Äußere Einflüsse sind bei Pflanzen sehr wichtig für die Lebensbedingungen. Auch **Carcinosin** kann eine wichtige Nosode für diese Menschen sein, hin und wieder ist bei starker Empfindlichkeit auf äußere Einflüsse auch an **Medorrhinum** zu denken.

Praxistipp

Schlagen Sie ein tagesrückblickendes Ritual vor. Die Patienten sollten am Ende des Tages bewusst zurückblicken oder ein paar Sätze in ihr Tagebuch schreiben.

Rubrikenauswahl

In folgende Rubriken könnte man einmal blicken, wenn wir ein **Empfindungs-Naturell** vor uns haben:

- allgemeines – zarte, empfindliche Konstitution
- allgemeines – Kindern; Beschwerden von – zarte, schwächliche, kränkliche Kinder
- Gemüt – Kunst – Talent zur
- Gemüt – intelligent – künstlerisch veranlagt
- Gemüt – Aktivität – Verlangen nach – kreativer Aktivität, kreativer Schaffensdrang
- Gemüt – erfinderisch, innovativ
- Gemüt – Gedächtnis – gut, aktiv
- Gemüt – Fantasien – lebhaft
- Gemüt – Ideen, Einfälle – Reichtum an, Klarheit des Geistes
- Gemüt – geistige Anstrengung – Verlangen nach
- Gemüt – Nachgiebigkeit
- Gemüt – Wille – Willensschwäche
- Gemüt – Beschwerden durch – Zorn – unterdrückten Zorn; durch
- Gemüt – Gefühle, Emotionen, Gemütsbewegungen – unterdrückte
- Gemüt – magnetisiert – verlangen, magnetisiert zu werden
- Gemüt – magnetisiert – amel.
- Gemüt – magnetisiert – leicht zu magnetisieren

Natürlich denkt man bei diesen empfindsamen Menschen an **Phosphorus, Ignatia, Natrium muriaticum**, auch an **Chocolate** und andere Mittel, aber immer auf der Basis einer homöopathischen Diagnostik und entsprechenden Auswertung des Falles. Es können auch ganz andere Mittel in der jetzigen Situation angezeigt sein. Denkt man in neuzeitlichen Kategorien der Homöopathie, drängen sich bei den Empfindungs-Naturellen die pflanzlichen Mittel auf. Auch **Mittel wie Carcinosinum, Coffea, Cocculus, China** oder auch **Medorrhinum** können eine Überlegung wert sein.

Diese Menschen sind bestens für Fragestellungen geeignet, die sie auffordern, ein Bild zu kritzeln oder eine Geste zu zeigen. Dem Bewegungs-Naturell sind solche Aufforderungen fremd, es kann damit nicht viel anfangen.

2.2.3 Sekundäres Naturell

Sind die Beschreibungen der primären Naturelle gut eingeprägt, dann ist es leicht zu erkennen, ob sich zwei Anlagen gleichmäßig miteinander verbinden und sich daraus ein sekundäres Naturell ergibt. Je mehr sich Anlagen vermischen, umso wichtiger wird es, auf die Strahlung zu achten. Diese erkennt man an der Hautstrahlung, aber auch an den Augen.

Bewegungs-Empfindungs-Naturell

Wissenswert

Auch bei den Sekundärnaturellen gilt: Wenn Zeichen des Merkmalsprotokolls in Form und Ausstrahlung verändert sind, lebt der Mensch diesen Lebensbereich auch entsprechend anders. Aus diesem Grund ist es immer wichtig, das Merkmalsprotokoll zu kennen, um die Unterschiede wahrzunehmen. Alles, was angelegt ist, wird gelebt, aber nicht immer alles zur gleichen Zeit.

Dieses Naturell ist die **Verbindung von Dynamik und Bewegung mit Sensibilität und nervlicher Empfindsamkeit**. Das Mesoderm und das Ektoderm wirken hier zusammen. Es ist der Typus mit dem **höchsten Energieverbrauch** infolge der Paarung von Bewegung und nervlicher Reizbarkeit bei gleichzeitig mangelnder Ökonomie.

Aussehen/Körperbau Der Körper-, Kopf- und Gesichtsbau hat Ähnlichkeit mit dem des Bewegungs-Naturells, da aber die Empfindungsanlage gleich stark betont ist, sind die Anlagen des Bewegungs-Naturells **verfeinert**, die des Empfindungs-Naturells hingegen durch die Bewegungsanlage gekräftigt. Die Gestalt ist meist **groß**, aber immer **schlank**, z. T. mit kräftigen und markanten Formen, die gleichzeitig sehnig und biegsam sind und ausgesprochen elegant wirken. Sie sind weniger drahtig, dafür mehr feinnervig.

Betrachten wir den gesamten Körperbau des Menschen (**Abb. 2.11**), fallen uns folgende Formen auf:

- Die **Haut** ist gespannt, aber feinporig, rötlich-gelblich getönt, kann aber vorzugsweise auch mehr zum Rötlichen oder Gelblichen tendieren.
- Die **Muskulatur** ist fein und hat kräftige Profile.
- Der **Rumpf** hat weniger Spannung als beim Bewegungs-Naturell.
- Die **Schultern** sind fein, aber eckig.
- Der **Hals** ist gespannt, dünn, mittellang bis lang.
- Der **Nacken** ist fein und schön geschwungen.
- Das **Becken** ist schmal, aber weniger kräftig als beim Bewegungs-Naturell.
- Die **Gliedmaßen** sind lang gestreckt, feinnervig und feingliedrig. Der Körperbau ist gespannter und knochiger als beim Empfindungs-Typ, aber feingliedriger als beim Bewegungs-Typ. Sie sind geschmeidiger als beim Bewegungs-Naturell. Die Kraft wird immer mit Gefühl eingesetzt.

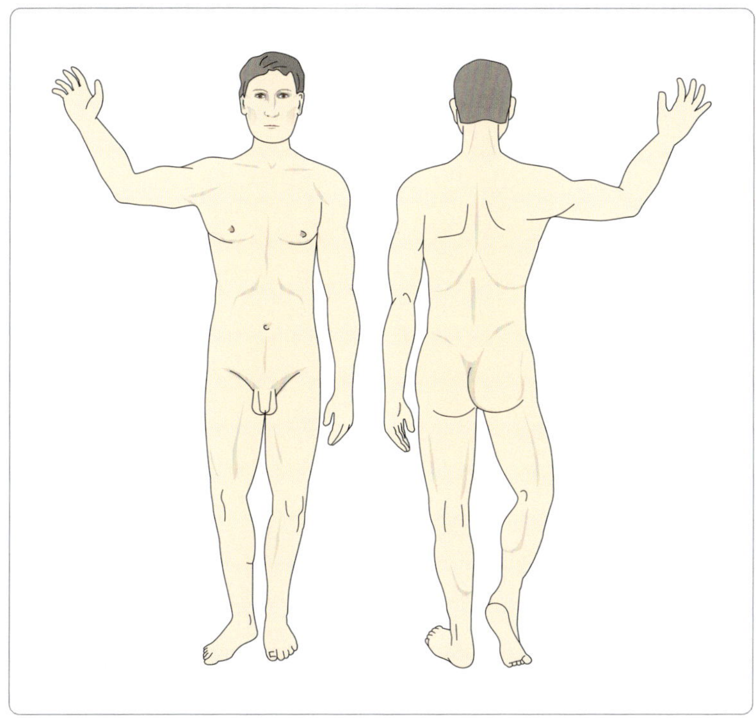

Abb. 2.11 Körperbau des Bewegungs-Empfindungs-Naturells.

- Die **Hände** sind fein, aber kräftig. Die Handteller sind quadratisch, die Handgelenke schmal, aber kräftig und leistungsbereit. Die Finger sind lang und haben wenig Fleischpolster.

Ausstrahlung Sie strahlen Feinheit und Dynamik aus, eine gewisse Unruhe, Interessiertheit und Vibration.

Körperbewegungen Sie sind flink, grazil, elegant und gleichzeitig mit Spannkraft.

Mimik und Gestik Haltung und Bewegung sind elegant, anmutig und beherrscht.

Gesicht/Kopfform Wir finden ein markant-längliches Gesicht, das durch die Rundung der Stirn auch **„birnenförmiges Kastengesicht"** genannt wird (**Abb. 2.12**). Oberhalb wie unterhalb des Augendurchmessers ist es ausgewogen.

Ohren Sie sind mittelgroß bis groß, fein durchmodelliert und knorpelig. Die Ohrläppchen sind klein, dünn und wenig kräftig.

Wangen/Mittelgesicht Sie sind etwas zurückgenommen, zart, verfeinert und weniger gepolstert. Das Mittelgesicht wirkt aber wärmer und verbindlicher als beim Bewegungs-Naturell.

Nase Fein, an der Nasenwurzel und an Nasenmitte/Nasenrücken (Höcker) betont, im unteren Teil (Nasenspitze) spitz, zart und fein.

Mund Der Mund ist zart, fein und schmal. Die Unterlippe dominiert, die Oberlippe ist fest. Das Pallium ist fein und fest, aber sensibel und nicht hart.

Kinn Es ist fest, markant, aber feiner als beim Bewegungs-Naturell.

Unterkiefer Er ist markant, profiliert, aber verfeinert und gut entwickelt. Kinn und Unterkiefer verweisen auf die körperliche Tatkraft und Ausdauer dieses Naturells.

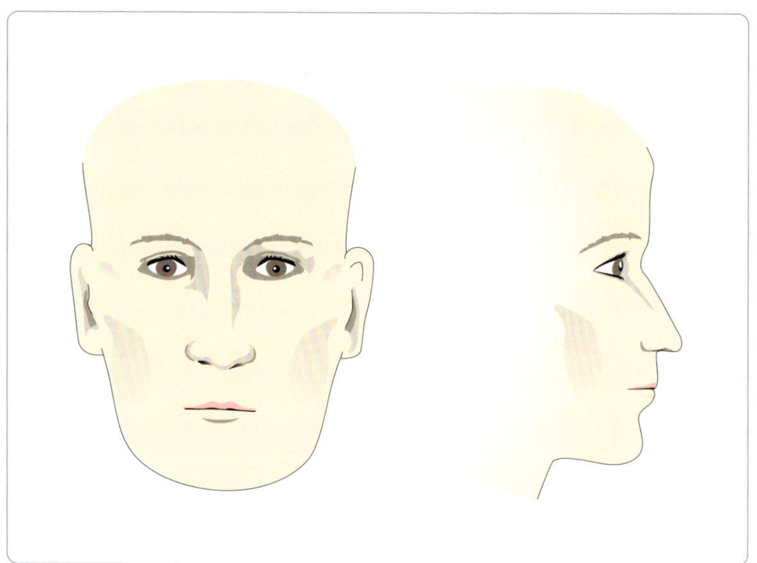

Abb. 2.12 Typische Gesichtsform des Bewegungs-Empfindungs-Naturells.

Jochbeine Sie sind fein, markant und ausgebuchtet.

Augen Sie sind mittelgroß, gespannt und leuchtend. Sie zeigen Geistesgegenwart. Der Blick ist lebendig, warm und wach, kann im Denken auch gespannt und fixierend sein.

Profil Im Profil ist das **Gesicht fein geschnitten mit klaren, aber feinen Konturen**.

Stirn Sie ist markant, hoch und hat eine breite Oberstirn. Die fein markante Unterstirn ist stärker als beim Empfindungs-Naturell. Die Stirn und das Hinterhaupt dominieren.

Seitenhaupt Es ist fein, schmal, es fehlt das Ökonomische. An den Schläfen ist es eingebuchtet und am oberen Kopf ausgebuchtet.

Oberhaupt Es ist gerundet und gewölbt.

Hinterhaupt Es ist **dominant** und in allen Anteilen fein gerundet. Das zeigt uns **Körperbeherrschung, Selbstvertrauen, Gewandtheit von Körper und Geist, Freude am Umsetzen von Ideen, Unternehmungsfreude und Tatendrang**.

Hals Er ist lang und fein, aber mit Spannkraft.

Haare Sie sind mittelfein bis kräftig, häufig auch gewellt.

Nacken Er ist zart und neigt dazu schwach und ausgezehrt zu werden.

Seelisch-geistige Veranlagung Hier begegnen wir dem dynamischen und sensiblen Naturell, den Menschen, die einerseits **willensstark und aktiv** sind, aber auch **ständig Abwechslung suchen** und i**mmer wieder neue Anregungen brauchen**. Diese Menschen sind **sehr empfindsam,** haben viele Ideen und wollen diese dynamisch umsetzen. Neues und Unbekanntes weckt ihr Interesse, sie sind ständig neugierig und wollen etwas ausprobieren und erfahren. So sammeln sie Informationen, erhalten dadurch neue Ideen und setzen diese aktiv um. Sie möchten die Ideen auch verwirklichen, in die Tat umsetzen. Sie möchten entsprechend ihrem Naturell auch etwas bewegen. Wenn eine Idee vorhanden ist, wird nicht lange gezögert, sondern diese tatkräftig umgesetzt. Während das Empfindungs-Naturell noch nachdenkt, ist das Bewegungs-Empfindungs-Naturell schon unterwegs und bringt sich damit regelmäßig an den Rand der Erschöpfung.

Es kann aber auch andere für seine fortschrittlichen Ideen begeistern und mitziehen und so haben diese Menschen durchaus auch ein Talent zum Lehren.

Diese Menschen können **leicht in ein Burnout** geraten, wenn sie sich aufzehren für ihre Ideen. Sie werden dann unausgeglichen und sehr empfindlich, wenn sie nicht mit anderen übereinstimmen. Man nennt sie auch **„Nestflüchter"**, weil sie lieber eine Situation verlassen, als sich der mühsamen Auseinandersetzung zu stellen, wenn die gefühlsmäßige Übereinstimmung nicht mehr da ist und sie sich zu sehr ausgelaugt haben.

Menschen in diesem Naturell bevorzugen ein stilvolles und hochwertiges Ambiente und verbreiten eine einladende Atmosphäre. Sie haben ein Händchen für **Ästhetik, einen Blick für Schönheit und den kultivierten Umgang** miteinander. Es gibt aber andererseits auch die kühlen und distanzierten Menschen in diesem Naturell, die sich mit **Technik und Informatik** beschäftigen, wenig Kontakte pflegen, wenig Gefühle zulassen und sich Menschlichkeit und Nähe verschließen. Dies hängt davon ab, welcher Anteil stärker ist – der Empfindungsanteil oder der Bewegungsanteil.

Gesundheit Diese Menschen neigen dazu, Ruhe und Ernährung für eine Idee, eine Aufgabe oder ihr Interesse zu vernachlässigen. Diese **Überaktivität** führt leicht zur Erschöpfung, weswegen dieser Menschentyp am schnellsten in einen **Burn-out** geraten kann. Anfällig ist zum einen ihr Magen-Darm-System, da es bei diesem Naturell zu dem vernachlässigten Organsystem gehört. Zum anderen sind ihre Nerven durch Schlafmangel belastet, aber auch durch Anstrengungen im emotionalen Bereich. Sie neigen auch zu **Schlafstörungen** aufgrund von geringen emotionalen Turbulenzen. Erdung ist die Schwäche bei diesen Menschen, weil sie ständig im Kopf und geistig aktiv sind. Wenn sie die nervliche Anspannung nicht ausreichend in Bewegung umsetzen können, laufen sie schnell Gefahr, sich **Atemwegserkrankungen** einzufangen.

Die starke innerliche Anspannung dieser Menschen kann zu inneren und äußeren Konflikten führen und extreme Gefühlsschwankungen bewirken. Viele hochbegabte Menschen und Künstler geben uns Beispiele für die **extremen Konflikte**, unter denen dieses Naturell oft zu leiden hat. Die Aufgabe ist es, für sie herauszufinden, was sie wirklich antreibt im Leben. Dann geht es darum zu lernen, regelmäßig zu entspannen und für Regeneration zu sorgen.

Ernährungsverhalten Es sind meist Menschen, die nur wenig auf ihre Ernährung achten, aber am besten feine, aufgeschlossene Nahrung vertragen. Oft bevorzugen sie **vegetarisches Essen**, sind empfindlich im Magen-Darm-Trakt und vermeiden Fleisch und deftiges Essen, weil es sie zu sehr belastet. Sie lassen sich wenig Zeit zum Essen, gehören zu den schnellen Essern, denn ihnen fehlt die Verbindung zur Nahrung und sie sind auch während des Essens mehr im Kopf als im Bauch. Dennoch müssen sie darauf achten, regelmäßig zu essen, weil sie viel Energie verbrauchen und damit auch schnell unterzuckern. Das erkennt man bei ihnen an schlechter Laune, die sich schnell beheben lässt, wenn sie etwas essen und kurz einen Spaziergang machen. Menschen in diesem Naturell haben einen **unökonomischen Stoffwechsel** – sie können viel essen, aber nehmen nicht zu.

Lebenskraft Am besten sind für sie Sportarten, die keine übermäßige Kraftanstrengung erfordern, sondern neben dem körperlichen Training auch der Seele guttun. **Ausreichende Bewegung ohne Überforderung und regelmäßige geistige Anregung** verschafft diesem Naturell ein gutes Befinden.

Ab und zu bewusst abschalten, ein Bad nehmen, sich Rückzug und Ruhe gönnen, die Welt draußen lassen, das beruhigt die angestrengten Nerven. **Rituale** bzw. Ereignisse, die sich wiederholen, bringen Ruhe in den Alltag des ständig wachen und veränderungsbereiten Menschen. Fortschritt ist gut, aber bei zu viel Veränderung kann dies an die Substanz gehen.

Lebensenergie **Energieräuber sind Lärm, Rohheiten, grobe Musik** (z. B. Techno) und **oberflächliche Gespräche**.

Freizeitverhalten Sie reisen gern, mögen fremde Länder und Kulturen und mögen es überhaupt nicht, ständig an dieselben Ferienziele und Lieblingsorte zurückzukehren. Andererseits ist zu viel Veränderung und Ortswechsel auch anstrengend, weil sie dann ständig innerlich aktiv sind. Eine gute Mischung und bewusstes Umgehen mit sich selbst wäre erholsamer.

Interessen/bevorzugte Berufe Ihnen steht eine große Palette von unterschiedlichen modernen Berufen offen. **Ihre Interessensgebiete spannen sich von Kunst, Technik, Industrie, Verkehr zur Medizin, Molekular- und auch Weltraumforschung.** Die Gefahr bei diesem Naturell ist, nicht an die möglichen negativen Folgen zu denken, wenn sie zielstrebig in ihren wissenschaftlichen Forschungen aufgehen. Die Folge kann sein, dass diese hochentwickelten Kulturmenschen ihre ganze Intelligenz darauf richten können, ihre eigene Kultur zu bedrohen, weil sie genauso an kriegstechnischen Verbesserungen arbeiten können wie an technischen oder wissenschaftlichen Themen.

Sie lieben es, sich mit **Computern** zu beschäftigen, an Bildschirmen Geld hin und her zu schieben und jeden Vorteil zu nutzen. Das Problem könnte sein, dass sie zu spekulativem, unsicherem Geldeinsatz neigen und deshalb die Gefahr besteht, größere Vermögensschwankungen zu erleben. Wir finden diese Menschen häufig an der Börse.

Sprache Bei diesen Menschen verbindet sich ein **dynamischer mit einem einfühlsamen Wortschatz**. Sie sprechen schneller als das Empfindungs-Naturell, sind deutlich strukturierter und benutzen auch mehr Wörter aus dem Bewegungsbereich. Sie reagieren meist gut auf Aussagen wie: „Lassen Sie uns einen Überblick/Durchblick schaffen. Wir wollen nicht an der Oberfläche kratzen, sondern in die Tiefenschichten des Themas vordringen." Gleichzeitig sind ihr Stimmrhythmus und die Sprachmelodie weicher als beim Bewegungs-Naturell. Am Sprachrhythmus und an der Sprachmelodie kann man gut hören, welches Naturell dominiert.

Fragen für die Anamnese In der homöopathischen Anamnese ist es hilfreich, die Patientinnen und Patienten nach den Verwirklichungsebenen in ihrem Naturell zu fragen. Das gibt uns Hinweise darauf, wie der Mensch seine Anlagen lebt, welche er ablehnt, wo evtl. Themen zum tieferen Verständnis verborgen sein könnten. Wenn ein Mensch eine Anlage nicht lebt, finden wir Gründe in der Biografie, die es sich oft zu erkunden lohnt.

- Wie steht es mit **Ruhe und Erholung** in Ihrem Leben?
- Sind Sie **kreativ**, haben schnell neue Ideen? Wie ist es dann um die Umsetzung dieser Ideen bestellt? Sind Sie schnell von Ideen begeistert und dann gleich wieder aktiv in der Umsetzung dabei, obwohl Sie auch mal ausspannen wollten?
- Haben Sie Interesse an allem, was der Menschheit Kultur und Feinschliff verleiht?
- Erleben Sie, dass Sie sich auch abends nach einem langen Arbeitstag noch in interessante Gespräche verwickeln lassen, aus denen wieder neue Ideen entstehen, und Sie angeregt nachts nicht gut schlafen?
- Was lernen Sie alles in Ihrer **Freizeit**? Welche Dinge würden Sie gerne noch lernen? Kennen Sie es, dass Sie sich mit Ihren vielen Interessen häufig an den Rand der Erschöpfung bringen?
- Können Sie im Sitzen denken, oder ist es für Sie besser, wenn Sie sich dabei bewegen? Wie können Sie Stress am besten abbauen?
- Haben Sie ständig Ideen, kreative Gestaltungsideen und Verbesserungsvorschläge für alle möglichen alltäglichen Dinge?
- Wie genau informieren Sie sich, ehe Sie eine Entscheidung treffen, etwas kaufen oder etwas machen?

Welche Themen das Bewegungs-Empfindungs-Naturell in seinen Antworten auf diese Fragen typischerweise ansprechen wird, können Sie in **Tab. 18.4** nachlesen.

Tipps für die homöopathische Praxis Diese Menschen **tendieren ständig dazu, sich zu übernehmen.** Sie haben eine Idee und packen auch sofort an, um diese zu verwirklichen. Therapeutisch ist es wichtig, die Motive für diesen inneren Antrieb herauszufinden: Solange aus Freude, Spaß an der Sache und Interesse ein aktives Leben gestaltet wird, kann alles in Ordnung sein. Wenn es aber aus Angst, nicht zu genügen, noch besser zu werden, alles 100-prozentig zu machen zu einer Übersteigerung kommt, ist dieses Verhalten krank machend. Und auch die aktiven Bewegungs-Empfindungs-Naturelle brauchen immer wieder Pausen, zu denen man sie anregen sollte. Zeit für Ruhe und Entspannung erholt das Nervensystem und regt bei ihnen die kreativen Kräfte wieder an.

Homöopathisch kann man wieder an **tuberkulinische Mittel** denken, die immer Bewegung und Abwechslung brauchen und sehr unzufrieden sind, wenn sie diese nicht bekommen. Wir können auch an **Sepia** denken mit der hohen Empfindlichkeit und der Eigenschaft, dass sie sich nicht wehren können. Auch die idealistische Seite von **Carcinosinum** kann interessant sein, aber immer im Hinblick darauf, dass Patienten von einem Mittel nur profitieren, wenn auch der Zusammenhang mit der Symptomatik besteht.

Ebenso ist nach Scholten und Sankaran an die **Mittel aus der Silberserie** oder der **5. Reihe des Periodensystems** zu denken, die für Kreativität, schöpferische Prozesse und künstlerische Tätigkeiten stehen. Wie verwirkliche ich mein Potenzial? Wie erhalte ich meine Fähigkeiten und setze diese auch gewinnbringend ein? Was traue ich mir zu? Womit kann ich glänzen? Das sind Fragen, mit denen sich diese Menschen beschäftigen. Menschen der Silberserie brauchen viel Anerkennung, sind von der guten Meinung anderer abhängig und leisten häufig mehr, als sie können. Sie erschöpfen sich dabei, werden reizbar und können deshalb vielfältige körperliche Beschwerden bekommen. **Argentum muriaticum, Argentum nitricum, Palladium und Platinum** sind einige der geläufigen Mittel der Silberserie.

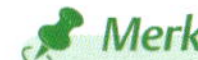

Merke

Achtung, wir behandeln in der Homöopathie keine „Typologien“, sondern kranke Menschen und zuallererst steht das körperliche Symptom mit allen seinen Modalitäten, in seiner Ausbreitung und Schmerzqualität etc. Die oben genannten Behandlungshinweise sind Denkanstöße, in der einen oder anderen Situation den Blick zu erweitern, um das heilende Mittel für den Patienten zu finden.

Praxistipp

Menschen des Bewegungs-Empfindungs-Naturells kann man raten, nichts anschieben zu wollen, was von alleine funktioniert.

Rubrikenauswahl

In folgende Rubriken könnte man einmal blicken, wenn wir ein **Bewegungs-Naturell** vor uns haben:

- Gemüt – Stimmung, Laune – wechselnd, wechselhaft
- allgemeines – abwechselnde Zustände
- Gemüt – Launenhaftigkeit, launisch
- Gemüt – froh – abwechselnd mit – Traurigkeit
- Gemüt – Ideen, Einfälle – Reichtum an, Klarheit des Geistes
- Gemüt – lebhaft, munter
- Gemüt – Ruhelosigkeit – Bett – treibt aus dem Bett
  Achtung: Dieses Symptom finden wir auch ganz häufig bei akuten Beschwerden, die den Menschen ständig in Bewegung halten. Völlig unabhängig von Typologien.
- Gemüt – Sprechen – Verlangen, mit jemandem zu
- Gemüt – Stimmung, Laune – veränderlich
- Gemüt – unzufrieden – allem; mit
- Gemüt – zerstreut
- Gemüt – neugierig
- Gemüt – Studieren, Lernen – einfach, fällt leicht
- allgemeines – Schwäche – Anstrengung, bei – agg. – geringe Anstrengung
- Gemüt – Erschöpfung; geistige – Lernen, Studieren; durch langes
- Gemüt – Lesen - agg.
- Gemüt – Erschöpfung; geistige – Lesen, durch

Bewegungs-Ruh-Naturell

In diesem Naturell sind die beiden Keimblätter Entoderm und Mesoderm gemischt. Es ist die **Verbindung von Dynamik und Stoff.** Im Bewegungs-Ruh-Naturell paart sich die dynamische Anlage des Bewegungs-Naturells mit der stofflichen und kraftspeichernden Anlage des Ruh-Naturells. Es sind große, kräftige, gespannte Menschen, die der Materie verhaftet sind und ihre Pläne in die Realität umsetzen (**Abb. 2.13**). Hier zählen **Zahlen, Daten und Fakten.** Harte Wirtschaftlichkeit, bei der es auf das Ergebnis ankommt, bestimmt ihr Handeln. Deshalb orientiert sich dieser Mensch an der Wirklichkeit, an allem Greifbaren. Diese Energie hilft, den Überblick zu behalten und instinktsicher den richtigen Hebel anzusetzen. Zufriedenheit entsteht, wenn Bestehendes erhalten, Bewährtes weitergegeben und Erarbeitetes als Kapital genutzt und gemehrt werden kann. Das führt oft zu wirtschaftlicher Tüchtigkeit und materiellem Besitz.

Diese Menschen haben eine aufrechte, energische Haltung, einen festen und bestimmten Gang. Ihre Verdauungskraft ist enorm. Sie sind leistungsstärker und widerstandsfähiger als das primäre Ruh-Naturell.

Aussehen/Körperbau Betrachten wir den gesamten Körperbau des Menschen (**Abb. 2.13**), fallen uns folgende Formen auf:

- Der **Körperbau** dieses Naturells ist groß, kräftig und robust. Sie beeindrucken durch ihre große und massige Erscheinung. Selten können sie auch klein sein, aber dann mit praller Körperform.
- Der **Knochenbau** ist fest und kräftig, sie haben nichts Feingliedriges oder Graziles. Die Körperhaltung ist straff, aufrecht, energisch, der Gang fest und bestimmt.
- Die **Haut** ist fest und grobporig, zwischen rötlich und bläulich getönt. Das Gewebe ist fleischig, fest und weniger empfindlich.

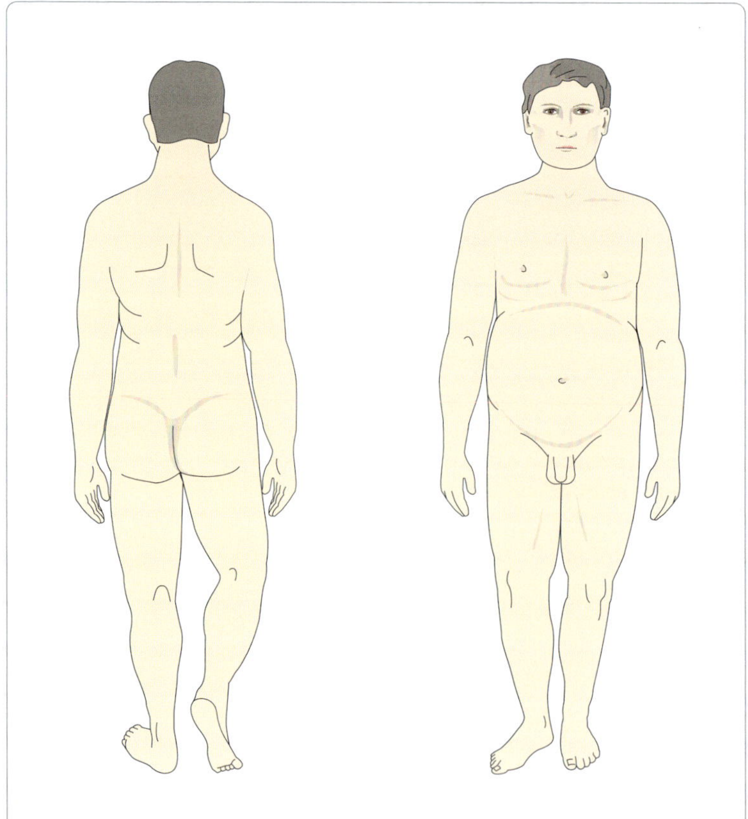

Abb. 2.13 Körperbau des Bewegungs-Ruh-Naturells.

- Die **Muskulatur** ist fest, gespannt und mit Polstern im Unterfettgewebe ausgestattet.
- Der **Rumpf** ist mächtig mit massiger Bauchfülle. Der Bauch des Bewegungs-Ruh-Naturells ist nicht weich, sondern prall und fest.
- Die **Schultern** sind kräftig, breit und fleischig.
- Der **Hals** ist fest, muskulös, kurz und fleischig.
- Das **Becken** ist kräftig und fleischig.
- Die **Gliedmaßen** sind lang, kräftig, muskulös, aber gepolstert an Armen und Beinen. Die Knochen sind robust und kräftig. Die Hände sind groß, fleischig, breit und massig. Die Handgelenke sind groß und gepolstert. Die Finger sind gerade, hart, fest, gespannt und mittellang. Es liegt mehr Knorpelbildung vor, besonders an den unteren und mittleren Fingerknoten.

Ausstrahlung Sie haben eine **gewichtige und leistungsbetonte** Ausstrahlung.

Körperbewegungen Sie sind imponierend. Der Gang hat Bodenhaftung und ihre Bewegungen sind getragen, langsam und mit kräftigen Schritten. Die Knie sind im Stand durchgedrückt, die Hüfte ist nach vorne geschoben, wodurch die Festigkeit des eigenen Standpunkts unterstrichen wird. Ein meist tief gelagerter Körperschwerpunkt betont das zusätzlich.

Stimme Sie ist kräftig, ruhig, getragen und wenig moduliert. Sie hat einen beruhigenden Charakter, strahlt Beständigkeit und Verlässlichkeit aus.

Mimik und Gestik Die Mimik ist ruhig und gesetzt, willensbetont, mit Kraft und zielgerichtet.

Gesicht/Kopfform Hier finden wir ein breites, kastenförmiges Gesicht vor, man nennt es auch das **„kastenförmige Breitgesicht“** (**Abb. 2.14**). Es ist ein muskulöses Gesicht mit Gewebsfülle. Die Hauptmasse des Gesichts liegt unter der Augenlinie.

Ohren Sie sind groß, markant, fest und fleischig, einfach strukturiert und massig mit großen Ohrläppchen. Ihre Größe ist ähnlich wie beim Bewegungs-Naturell, aber deutlich fleischiger.

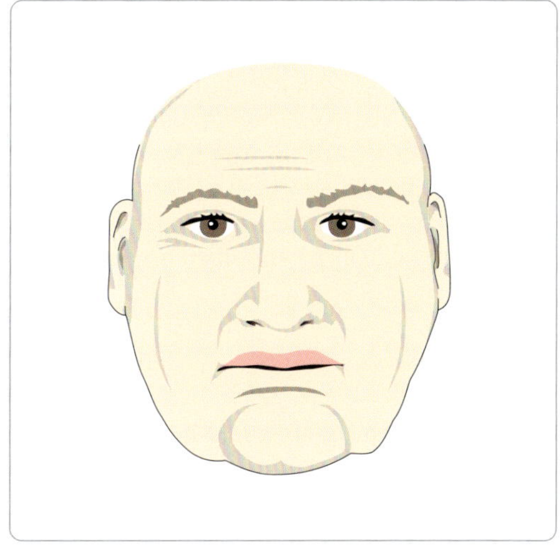

Abb. 2.14 Typische Gesichtsform des Bewegungs-Ruh-Naturells.

Wangen/Mittelgesicht Die Wangen und das Gewebe seitlich der Nase sind robust. Die Fülle ist fest und nicht weich.

Nase Sie ist gespannt, markant, kräftig und im unteren Teil fest und fleischig. Die Mitte ist herausgebogen und mit dem unteren Teil betont. Die Nasenwurzel ist weniger ausgeprägt.

Mund Der Mund ist groß und fleischig und eher wenig differenziert. Die **Unterlippe dominiert.** Auch am Mund tritt das Zarte zurück. Das Pallium ist robust, kräftig und fest. Das Philtrum ist oft flach.

Kinn und Unterkiefer Sie sind ebenfalls groß, fest und massig, hervortretend und mit Doppelkinn. Das gesamte Untergesicht ist voller Spannkraft, kraftvoll und fleischig.

Jochbeine Sie sind breit, fleischig und gepolstert.

Augen Sie sind klein bis mittelgroß und fest. Der Augenausdruck ist nüchtern, gespannt oder fixierend. Der **Blick ist realistisch und tatenfreudig.**

Stirn Sie ist breit, gespannt, nicht hoch und nicht fein. Die **Unterstirn ist betont, kräftig,** aber nicht markant.

Seitenhaupt Es ist kräftig, rund, weit gespannt und dominant. Die Kraft bei Stirn und Seitenhaupt liegt in den unteren und mittleren Teilen. Über Augen und Ohren sind die Formen gerundet und breit gespannt.

Oberhaupt Es ist weniger hoch aufgebaut.

Hinterhaupt Es ist dominant, kräftig gebaut und in allen Anteilen robust.

Hals Er ist fest, muskulös, kurz und fleischig.

Haare Sie sind kräftig, dick, voll und eher widerspenstig.

Nacken Er ist voll und stark.

Seelisch-geistige Veranlagung Bewegungs-Ruh-Naturelle zeigen in allen Körper- und Gesichtsformen **Fülle, Festigkeit und Straffheit.** Es ist das Naturell mit der meisten Kraft und so streben diese Menschen auch nach der Verwirklichung ihrer ökonomischen und tatkräftigen Anlagen. Sie sind **ruhige, beharrliche, nüchterne, lebenspraktische Menschen.** Sie sind Kraftnaturen, die bei aller Freundlichkeit und Verbindlichkeit immer die **Wirtschaftlichkeit** im Auge behalten, beruflich wie privat. Es sind die Realisten, die mit beiden Beinen fest auf der Erde stehen, die praktisch und klug vorgehen, und mit ökonomischem Gespür tatkräftig materielle Voraussetzungen für Unternehmungsgründungen schaffen, über die sie ökonomisch mächtig werden können. Sie verstehen es, aus Wissenschafts- und Kunstinstituten Erwerbsunternehmen zu machen, denn ihre Devise ist: Denken ist gut, doch Handeln ist besser. Sie nutzen Erfindungen, Verbesserungen und Neuerungen und spannen andere Personen, die Tüchtiges leisten, in ihren Dienst. Es kann passieren, dass diese Menschen nur in Kosten-Nutzen-Relationen denken. Für diese Menschen ist das Denken und Hinterfragen in einem stillen Raum keine Lebensperspektive. Hart sein im Nehmen und Geben ist ihr Weg, das Leben zu erfassen. Sie lieben in ihrem Umfeld einen pragmatischen, unproblematischen Umgang miteinander, in dem auch herzliche und menschliche Verbindungen entstehen können. Sie denken meist **gesellschaftskonform**, denn die Gesellschaft bietet Schutz und Sicherheit für den Einzelnen und die Gemeinschaft. Damit sind sie **willensstarke Menschen**, die sehr gut repräsentieren können und sich durchsetzen. Sie verfolgen ihre Ziele mit Stärke, Willenskraft und Ausdauer und **übernehmen gerne Verantwortung.**

Die straffe Körperhaltung, die gespannte Gesichtsmuskulatur und das feste Hautgewebe zeigen eine körperlich wie auch seelisch große **Widerstandskraft, Ausdauer und Tatkraft** mit starkem persönlichen Überzeugungsvermögen. Da die Anlagen im Mittelgesicht, den oberen Stirnregionen und dem Oberhaupt nicht rund und weich ausgebildet sind, können sie auch rücksichtslos werden.

Das Bewegungs-Ruh-Naturell hat **wenig Sinn für ideelle Werte.** Sie lassen sich bei ihrer Tätigkeit nicht von idealistischen Vorstellungen leiten. Feingefühl ist nicht ihre Stärke und Opposition dulden sie nicht. Doch sind es die ruhigen, verlässlichen, praktischen Menschen, in deren Nähe sie sich wohl und aufgehoben fühlen. Sie sind tatkräftig und schaffen damit Realitäten, die sie im Leben weiterbringen. Sie wissen, dass Handeln von „Hand“ kommt und nicht von „Mund“. Diese Menschen leben im **Hier und Jetzt** und strahlen Beständigkeit aus.

Wohlbefinden Sie lieben geselliges Zusammensein, wo sie unter vielen Menschen körperliche Genüsse und Geselligkeit erleben können und auch ihre geschäftlichen Netzwerke gestalten.

Gesundheit Es ist ein **überaus robustes Naturell**, das wenig Schlaf benötigt, sich schnell erholt und sich viele Ernährungssünden über einen langen Zeitraum leisten kann. Sport treibt es weniger, wenn, dann sollte auch der Sport den geschäftlichen Kontakten dienen. Bei der vielen Arbeit, dem schlechten Essen, dem wenigen Sport kann es sein, dass es sich übernimmt und Herz-Kreislauf-Beschwerden, erhöhten Blutdruck oder auch Darmerkrankungen bekommt.

Ernährungsverhalten Sie können **große Nahrungsmengen und schweres Essen erstaunlich gut verdauen.** Es sind die robustesten Menschen, die, ohne dass sofort gesundheitliche Probleme entstehen, auch mal über die Stränge schlagen dürfen, die unrhythmische Essenszeiten genauso wegstecken wie schwer verdauliche Zusammenstellungen der Mahlzeiten.

Lebenskraft Ihnen tut es gut, wenn sie sich **handwerklich betätigen** können, wenn sie mit ihrem Traktor-Rasenmäher ihr großes Grundstück mähen und auch ihr privates Leben ökonomisch gestalten können. Spazierengehen im Park oder Gärtnern sind Möglichkeiten, um Energie aufzutanken. Familie und Zuhause – Gemütlichkeit unter Freunden, Besuche bei Verwandten, Kinder – alles das sind Bereiche, in denen dieser Mensch auftanken kann. Unkomplizierte Menschen, die sich keinen Zwang antun, locker drauf sind und am Lagerfeuer sitzen, tun ihnen gut.

Lebensenergie Menschen, die zu viel zögern und zaudern, machen sie mürbe und kosten Kraft, ebenso wie Dinge, die kompliziert geredet werden, wenn jemand ständig Bedenken hat. Sie wollen entscheiden und handeln. Rastlosigkeit und fehlende Ruhepausen gehen auf Dauer auf die Gesundheit.

Freizeitverhalten Sie packen gern an, ob im Beruf oder in der Freizeit, und **heimwerken gerne**, am liebsten mit großzügigen Formen. Sie haben einen guten Sinn für das Praktische. Eine Kosten-Nutzen-Rechnung gehört zur Wesensart dieser Menschen. Sie interessieren sich für Finanzanlagen, Gewinnmaximierung und Erfolgsstrategien und nutzen jede Gelegenheit, ihre Netzwerke auszubauen.

Interessen/bevorzugte Berufe Das Bewegungs-Ruh-Naturell ist der **klassische Unternehmertyp und Unternehmensgründer** und sucht die leitende Tätigkeit. Wir finden es in vielen Führungspositionen und in der Politik. Es ist willensstark, repräsentiert gerne und liebt den Erfolg. Jemand, der die leitende Tätigkeit sucht oder ein Unternehmen gründet, ist auch bereit, Verantwortung zu übernehmen und ein Risiko einzugehen. Durch ihr Körpervolumen stoßen sie an keinen Widerstand. Sie lieben auch große Formen, große Räume und einen großen Aktionsradius. Überall, wo es gilt eine Konjunktur auszunutzen oder ein Geschäft zu machen, findet man diese schwer beleibten Menschen. Sie haben instinktiven Erwerbssinn, d. h., sie haben einen guten Riecher für Geschäfte. Das **Schaffen materieller Werte** hat für dieses Naturell eine große Bedeutung.

Sprachlicher Ausdruck Diese Menschen sprechen mit Kraft, deutlich und **nicht besonders gefühlsbetont.** Sie können aber durchaus auch nichts sagen mit vielen Worten, wenn sie damit ihre Machtposition bekräftigen wollen.

Fragen für die Anamnese In der homöopathischen Anamnese ist es hilfreich, die Patientinnen und Patienten nach den Verwirklichungsebenen in ihrem Naturell zu fragen. Das gibt uns Hinweise darauf, wie der Mensch seine Anlagen lebt, welche er ablehnt, wo evtl. Themen zum tieferen Verständnis verborgen sein könnten. Wenn ein Mensch eine Anlage nicht lebt, finden wir Gründe in der Biografie, die es sich oft zu erkunden lohnt.

- Haben Sie ein **Geschäft**? Träumen Sie von einem Geschäft oder haben Sie eine Geschäftsidee, die Sie praktisch umsetzen möchten? Seit wann befassen Sie sich, vielleicht auch nur unterschwellig, mit dem Gedanken, Ihr ökonomisches Talent und Ihre Kraft und Ausdauer für sich selbst einzusetzen?
- Kennen Sie es, dass Sie mit viel Energie und Kraft ausgerüstet sind und noch lange nicht ermüden in langen Sitzungen, wenn Ihre Kollegen erschöpft sind und eine Pause brauchen?
- Stehen Sie mit beiden Beinen auf dem Boden der Tatsachen?
- Ist Ihnen bewusst, dass Sie weniger Schlaf brauchen als andere Menschen, weil Sie sich schnell erholen und enorme Leistungsfähigkeit haben, auf die Sie sich verlassen können?

- Kennen Sie es von sich, dass Ihr Gespür für die Wirtschaftlichkeit von Projekten und Plänen immer sehr zutreffend ist und Sie Freude daran haben, Unternehmungen unter realistischen und ökonomischen Gesichtspunkten zu organisieren?
- Haben Sie Freude zu repräsentieren?
- Kann es sein, dass Sie auch von anderen so viel erwarten, wie Sie selbst leisten können, und Sie damit immer wieder im zwischenmenschlichen Bereich anecken und als unsozial angesehen werden?
- Kraft, Leistung, realer Sinn für das Materielle ist Ihre Stärke, dabei können Sie aber auch übertreiben und nur noch die Wirtschaftlichkeit im Auge behalten und zu viel von Ihren Mitmenschen erwarten. Ist Ihnen das bewusst?
- Kennen Sie es, dass Sie die Welt häufig pessimistisch betrachten, dass Sie denken, dass die Welt schlecht ist und eine Entwicklung zum Besseren nicht zu erwarten ist?
- Ist es Ihnen bewusst, dass Sie **viel kontrollieren,** weil Sie immer gut informiert sein wollen und ungern etwas dem Zufall überlassen, schon gar nicht, wenn die Gefahr bestünde, dass Sie sich blamieren könnten?

Welche Themen das Bewegungs-Ruh-Naturell in seinen Antworten auf diese Fragen typischerweise ansprechen wird, können Sie in **Tab. 18.5** nachlesen.

Tipps für die homöopathische Praxis Diese Patienten brauchen **keine psychologischen Erklärungen** für das, was man macht. Sie möchten eine praktische und wirkungsvolle Therapie, die nicht zu viel Zeit in Anspruch nimmt. Eine Anamnese, die nach Empfindungen und innerem Erleben fragt, ist für diese Menschen nicht angesagt. Darin sind sie nicht geübt, sie können nicht antworten und fühlen sich minderwertig. Durchaus antworten können sie auf **sehr realistische Fragen nach genauen Schmerzqualitäten, Erstreckungen, Modalitäten** und allen sehr praktisch nachvollziehbaren und zur Krankheit gehörenden Symptomen. Dennoch ist es aufgrund einer eher reduzierten Selbstwahrnehmung manchmal schwierig, genaue Symptome von ihnen zu erfahren, doch wenn sie nicht gleich antworten können, sind sie bereit, genaue Beobachtungsaufträge auch exakt auszuführen. Sie lieben Checklisten, was wann wie gemacht und beobachtet wird, und leisten so ihren Beitrag zur Heilung. Sie brauchen genaue Anweisungen für die Einnahme des Mittels, und wenn man nur 1 Globulus gibt, brauchen sie dazu eine kurze Erklärung, denn lieber nehmen sie gleich mehr oder regelmäßig etwas ein.

In ihren Reaktionen sind eher **nüchtern** und äußern sich vorsichtig und emotional zurückhaltend. Wir denken bei diesen entschlossenen und aktiven Menschen auch sehr an alle **Aurum-Verbindungen** und natürlich an **Sulfur und seine Verbindungen.** Nach Sankaran und Scholten ist an die **4. und 6. Reihe des Periodensystems** zu denken. Und auch an die **Eisenserie,** an sämtliche Ferrum-Verbindungen.

Rubrikenauswahl

In folgende Rubriken könnte man blicken, wenn man ein **Bewegungs-Naturell** vor sich hat:

- Gemüt – Angst – Geldangelegenheiten, um
- Gemüt – Furcht – Armut, vor
- Gemüt – Angst – Geschäfte, über
- Gemüt – Nüchternheit, Besonnenheit
- Gemüt – Gefühle, Emotionen, Gemütsbewegungen – beherrscht; vom Verstand, Intellekt
- Gemüt – Wille – große Willenskraft, Anstrengung des Willens
- Gemüt – Bestimmtheit
- Gemüt – Beharrlichkeit
- Gemüt – mutig
- Gemüt – Hartnäckigkeit, Beharrlichkeit
- Gemüt – Entschlossenheit
- Gemüt – Zorn – Widerspruch, durch
- Gemüt – Widerspruch – verträgt keinen Widerspruch
- Gemüt – Unduldsamkeit, verträgt bestimmte Dinge nicht
- Gemüt – Ehrgeiz – erhöht, vermehrt, sehr ehrgeizig
- Gemüt – Grobheit
- Gemüt – diktatorisch
- Gemüt – hartherzig, unerbittlich
- Gemüt – empfindlich – Mangel an Empfindlichkeit
- Gemüt – Sinne – abgestumpft, stumpf

Ruh-Empfindungs-Naturell

Dieses Naturell verbindet die zentralen Merkmale des Ruh-Naturells und des Empfindungs-Naturells in einer Kombination. Die kräftigen, weichen, runden, wenig gespannten Formen des Ruh-Naturells werden zarter und feiner (**Abb. 2.15**). Oder das zarte und feingliedrige und fast schwach wirkende Empfindungs-Naturell erhält mehr Fülle und Polsterung. Die Bewegungsanlage tritt in den Hintergrund.

Aussehen/Körperbau Betrachten wir den gesamten Körperbau des Menschen (**Abb. 2.15**), fallen uns folgende Formen auf:

- **Körpergröße/Habitus:** Der Körperbau ist voll und rundlich, wie beim Ruh-Naturell, aber insgesamt ist er verfeinert. Er ist klein bis mittelgroß, der Körperbau zeigt wenig Spannung. Er ist klein, rundlich (fleischig), dennoch aber weich und feingliedrig.
- **Rumpf:** Die Korpulenz des Ernährungstyps ist verfeinert. Der Leibumfang ist größer als der Brustumfang, aber nicht so massig wie beim Ruh-Naturell. Insgesamt ist der Körper weich, wenig gespannt, aber füllig.
- **Haut** und **Gewebe** sind weich, feinporig, gelblich-bläulich und viel zarter als beim reinen Ruh-Naturell. Die Hautfarbe ist hell zwischen Gelb und Bläulich mit lichter, heller und starker Ausstrahlung.
- Die **Muskulatur** ist schwach mit feinen Fettpolstern.
- Der **Knochenbau** ist wenig gespannt und feiner als beim Ruh-Naturell. Er ist nicht sehr belastbar.
- Die **Schultern** sind fleischig, aber abfallend.
- Der **Hals** ist weich, fleischig, kurz und fein.
- Das **Becken** ist fleischig, aber schmaler als beim Ruh-Naturell.

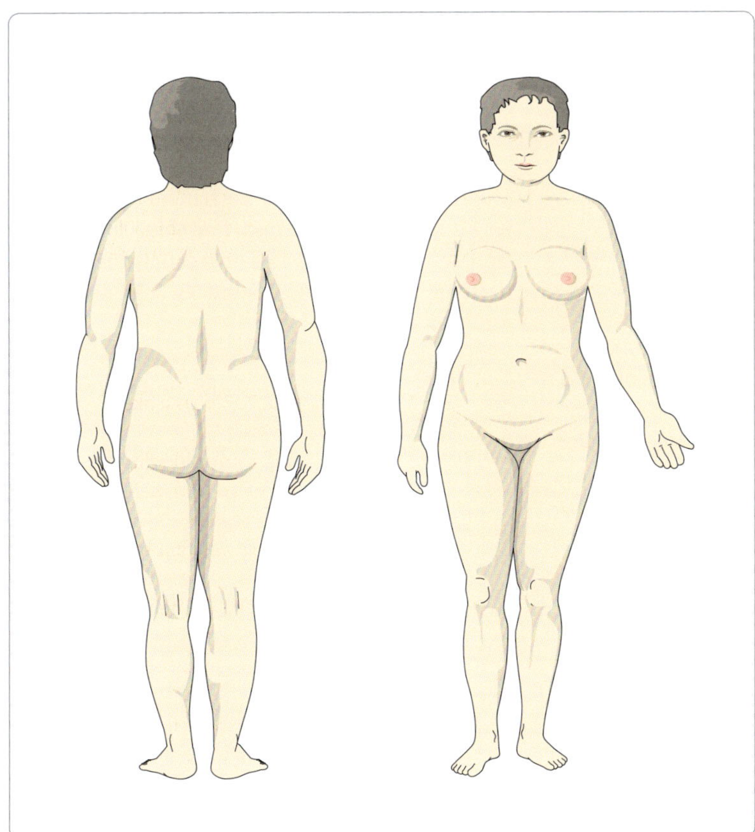

Abb. 2.15 Körperbau des Ruh-Empfindungs-Naturells.

- Die **Gliedmaßen** sind fein und kurz. Knochen und Muskeln sind weich eingebettet und treten nicht markant hervor. Die Hände und Handgelenke sind etwas gepolsterter als beim Empfindungs-Naturell. Die Hände sind fleischig, breit und weich. Die Finger sind zart mit länglichen Nagelgliedern.

Ausstrahlung Sie ist ruhig und geistig interessiert.

Körperbewegungen Man findet bei diesem fülligen Naturell erstaunlich **leichte, gewandte und elegante Bewegungen**, doch gehören sie nicht zu den großen Sportlern. Sie mögen leichte Bewegungen und sind oft die Genuss-Tänzer. Doch auch dieser Körper will nicht immerzu bewegt werden. Bei angemessener Bewegung kann sich dieses Naturell in eine ausgeglichene Richtung entwickeln. Bei zu wenig Bewegung kann es Anfälligkeiten des Bewegungsapparats geben, der Gelenke, Sehnen und Bänder.

Stimme Sie ist weich, lebhaft, der Mensch ist häufig sehr gesprächig und sehr ausführlich in seinen Erläuterungen.

Mimik und Gestik Diese Menschen haben eine weiche und lebhafte Mimik.

Gesicht/Kopfform Das Gesicht ist rund, aber schmaler als beim Ruh-Naturell (**Abb. 2.16**). Das Gesicht, das man in den psychophysiognomischen Termini als **„apfelförmiges Kleingesicht“** bezeichnet, ist nicht so robust, voll und wuchtig wie beim Ruh-Naturell. Es ist ein rundes Gesicht mit verfeinerten Merkmalen. Es ist ein eher breites Gesicht mit der stärksten Ausprägung im unteren Teil des Gesichts, wobei die Massenverteilung zwischen Oben und Unten relativ ausgewogen ist. Der Stirnschädel ist fein und rund.

Ohren Sie sind klein, weich, fein modelliert und fleischig. Die Ohrläppchen sind etwas füllig und eher etwas kleiner.

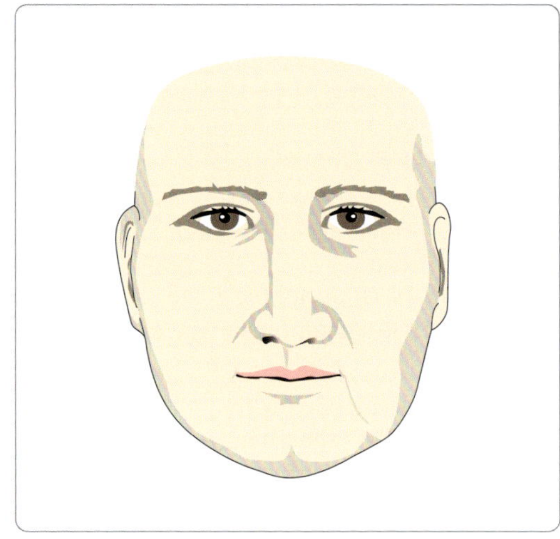

Abb. 2.16 Typische Gesichtsform des Ruh-Empfindungs-Naturells.

Wangen/Mittelgesicht Das Gesicht ist weich, mit quellenden Wangen und ausgeprägt modelliert.

Nase Sie ist weich, fein und im unteren Teil füllig betont mit einer knolligen Spitze. Die Nasenwurzel ist breit und ausgeprägt, der Nasenrücken ist schwächer.

Mund Er zeigt Fülle und Verfeinerungsmerkmale. Er ist fein, weich und fleischig. Die Lippen sind fein und füllig. Das Pallium ist fein, aber fleischig und kaum gespannt. Es liegt ein feiner Amorbogen vor.

Kinn Es ist fein und fleischig, ohne profilierte und kantige Knochenform. Es hat eine geringe Spannkraft und tendiert zum **Doppelkinn.**

Unterkiefer Er ist fleischig, aber feiner als beim Ruh-Naturell.

Jochbeine Sie sind fein und fleischig, aber sie haben keine Kraft, obwohl sie gut gepolstert sind.

Augen Sie sind mittelgroß und ausdrucksvoll mit weichem Blick.

Stirn Sie ist fein, rund, mittelhoch und wenig gespannt mit feiner breiter Unterstirn. Sie geht gerundet ins Oberhaupt über.

Seitenhaupt Es ist fein und rund.

Oberhaupt Es ist leicht gerundet.

Hinterhaupt Es ist weich und nur im unteren und mittleren Teil betont. Es zeigt **wenig Spannkraft**.

Hals Er ist eher kurz und füllig.

Haare Sie sind feiner als beim Ruh-Naturell. Ein gewisser Adel liegt über den weichen und vollen Formen, die häufig natürlich gewellt sind.

Nacken Er hat Volumen, aber auch Feinheit.

Handschrift Sie ist rund, weich und fein.

Seelisch-geistige Veranlagung Das Ruh-Empfindungs-Naturell sucht die **Verwirklichung der ökonomischen und der sensiblen Anlage**. Die praktischen Dinge des Lebens stehen im Vordergrund und paaren sich mit einer sensiblen Anlage und einer freundlichen, dem Menschen zugewandten, sozialen Einstellung. Ihr Bedürfnis ist es, für andere Menschen da zu sein, sich zu kümmern, dabei real-praktisch und auch ökonomisch vorzugehen. Sie sind fürsorglich, heiter, liebenswürdig, pragmatisch und geschäftstüchtig zugleich. Von ihnen gehen Ruhe und Geborgenheit aus und auch etwas geistig Lebhaftes. Sie nehmen **Anteil am anderen**, kümmern sich um das Wohl des anderen und so sind diese freundlichen, verständnisvollen Menschen auch überall beliebt.

Mit ihrem Ernährungsanteil können sie auch Entscheidungen aussitzen, nach dem Motto „Manches kann man besser erwarten". Der unruhige Empfindungsanteil bekommt etwas Ruhe und Schutz durch den Ernährungsanteil. Wenn die Spannung zu sehr nachlässt, besteht die Gefahr, dass sie phlegmatisch werden. Die Gefahr bei diesen Menschen ist, dass sie sich zu wenig abgrenzen und sich schlecht durchsetzen können.

Fragen für die Anamnese In der homöopathischen Anamnese ist es hilfreich, die Patientinnen und Patienten nach den Verwirklichungsebenen in ihrem Naturell zu fragen. Das gibt uns Hinweise darauf, wie der Mensch seine Anlagen lebt, welche er ablehnt, wo evtl. Themen zum tieferen Verständnis verborgen sein könnten. Wenn ein Mensch eine Anlage nicht lebt, finden wir Gründe in der Biografie, die es sich oft zu erkunden lohnt.

- Kennen Sie es, dass Sie anderen Menschen gerne ein warmes Plätzchen anbieten, sie versorgen und es ihnen so gemütlich und wohlig wie möglich gestalten?
- Bemuttern Sie gerne?
- Können Sie genügend Familienqualität um sich herum schaffen?
- Was bedeutet Ihnen häusliche Gemütlichkeit und Familienleben? Wie viel ist Ihnen das wert? Was tun Sie dafür?
- Wie geht es Ihnen mit vielen Menschen um sich herum?
- Wie gerne gehen Sie weg von Zuhause? Wie ist es mit Reisen?
- Stehen Sie gerne in der **Öffentlichkeit**? Oder fällt es Ihnen eher schwer? Lassen Sie lieber anderen Menschen den Vortritt und sorgen sich lieber im Hintergrund, dass alles gut läuft, dass jeder etwas zu essen und zu trinken hat und einen bequemen Stuhl findet?
- Sie können viel leisten, sind aber häufig sehr sozial eingestellt und denken weniger an sich selbst. Kennen Sie das? Wie können Sie sich im Berufsleben durchsetzen?
- Wie geht es Ihnen, wenn im **Kollegenkreis** viel Wechsel ist? Arbeiten Sie lieber in einem Großraumbüro oder lieber in einem kleinen Zimmer?
- Wie geht es Ihnen, wenn Sie unter **Druck** geraten? Zeitlich oder emotional?
- Gibt es Situationen, in denen Sie weinen?
- Können Sie ausmisten, wegwerfen und sich beschränken? Oder gehören Sie zu den Menschen, die alles irgendwie wieder recyclen wollen, für alles ein gutes Plätzchen finden wollen und viel sammeln?
- Wie vertragen Sie Umweltbelastungen, Elektrosmog und extreme Witterungen?
- Wie **schmerzempfindlich** sind Sie?

Welche Themen das Ruh-Empfindungs-Naturell in seinen Antworten auf diese Fragen typischerweise ansprechen wird, können Sie in **Tab. 18.6** nachlesen.

Wohlbefinden Für diesen Menschen ist **häusliche Gemütlichkeit** sehr wichtig. Es sind die **Nesthocker**, die gerne zuhause sind und Verantwortung für ein schönes Heim übernehmen. Sie lieben die Vertrautheit mit wenigen Freunden, mit denen sie sich gerne bei einem guten Essen und schönen Wein über soziale Projekte und Kultur unterhalten. Wenn sie das leben können, geht es ihnen gut.

Gesundheit Durch die große, weiche und sensitive Energie haben sie **weniger Widerstandskraft** und brauchen immer wieder genügend Ruhe. Sie nehmen die Atmosphäre der Umwelt sensibel auf und kommen dadurch schnell aus dem Gleichgewicht, wodurch auch ihre Gesundheit bald leidet. Ihr Nervenkostüm ist nicht immer sehr belastbar. Äußere Einflüsse, Elektrosmog, Staub, Lärm, Schmutz, disharmonische Einrichtungen oder Situationen wie ein schlechtes Bett können sie nervlich belasten. Sie leiden dann an Stimmungsschwankungen, Schlafstörungen, Immunschwäche, Verdauungsstörungen oder anderen nervlich-immunologischen Reaktionen. Die Reaktionen reichen von Herpes, Hauterkrankungen und Allergien bis hin zu häufigen Infekten oder neurologischen oder psychischen Störungen.

Ernährungsverhalten Diese Menschen sind **Genießer**, die ihre Nahrung sorgfältig wählen, wobei aber immer auch die praktische Seite des Lebens im Vordergrund steht. Ruhe, Ernährung und Bequemlichkeit sind wichtig. Das Essen soll gut und fein sein, muss aber nicht viel sein. Sie verbinden gerne Kultur und Essen. Man findet sie in **Feinkostläden**. Sie wissen, wann der Käse reif ist, welcher Wein wozu passt, kennen Unterschiede beim Bier und haben einen ausgeprägten Geschmackssinn. Sie lieben weich gekochte Nahrung, aromatische Kost, die fein gewürzt und liebevoll zubereitet ist. Sie gehören zu den Menschen, die immer Vorräte im Haus haben und immer unerwarteten Besuch empfangen könnten. Alle sind willkommen.

Lebenskraft Ein **harmonisches Umfeld**, miteinander singen und musizieren, lachen, gesellig sein und gepflegt essen, das ist der Rahmen, in dem diese Menschen sich entspannen, auftanken und sich erholen können.

Lebensenergie Streit, Ärger und Uneinigkeit können diese Menschen schlecht verkraften, besonders wenn die Probleme im familiären Umfeld auftreten oder in direkter beruflicher Umgebung stattfinden.

Freizeitverhalten Kochen, basteln, handwerken und schöne Dinge gestalten – sie machen alles gerne, was auch eine **gewisse Nützlichkeit** hat, was praktisch ist, was das Schöne und Sozialgesellige mit dem Praktischen verbindet. Sie sind gerne in sozialen Ehrenämtern tätig, lesen beispielsweise im Altersheim vor, kümmern sich um Bedürftige oder kochen im Kindergarten. Sie sind sehr beliebt, weil sie so herzlich und verständnisvoll sind.

Interessen/bevorzugte Berufe Das Gehirn dieser Menschen ist gut ernährt und sie können alles tun, was ausdauernde geistige Tätigkeit erfordert, die möglichst im Sitzen ausgeübt wird. Dabei können sie vielseitige Arbeiten mit viel Ruhe und Tüchtigkeit erledigen. Carl Huter bezeichnete dieses Naturell daher auch als den **„Typus des erfolgreichen – weil menschlichen – Bürokraten“**.

Daneben sind sie sehr begabt mit allem Kleinen, Zarten und Feinen. Sie können mit Blumen, Tieren, kleinen Kindern und alten Menschen sehr liebevoll umgehen. Sie sind für sämtliche **Tätigkeiten im sozialen Bereich** geeignet. Als Lehrer können sie aber in der heutigen Zeit auch überfordert sein, wenn sie mit randalierenden, ungebändigten Kindern konfrontiert sind. Sie sind eher für kleinere Gruppen geeignet und eher für die Grundschule als für höhere Klassen, weil da noch ihre Mütterlichkeit und ihr Versorgerinstinkt gefragt sind.

Auch in der Gastronomie, wo sich leibliche und kulturelle Genüsse verbinden, wie im Feinkost- oder Gourmetbereich, sind diese Menschen gerne tätig. Ebenso sind sie durch gute Fingerfertigkeit begabt im musischen Bereich und nicht selten findet man diese Menschen auch als Berufsmusiker in Orchestern. Ihre Devise lautet: Menschlichkeit führt zum Erfolg.

Sprachlicher Ausdruck Das Ruh-Empfindungs-Naturell spricht ruhig, fließend, hat eine angenehme Stimme und **spricht sehr gerne**. Es beschäftigt sich auch geistig mit vielen Themen, liebt die Geselligkeit und teilt gerne alles mit, was es bewegt. Es kann sich gut einfühlen, hat ein reiches Innenleben, hört Zwischentöne heraus und beteiligt sich durch „aha" oder „hmhm" zustimmend, fragend, lauschend, aber fast immer hörbar an einer Unterhaltung. Es findet immer schnell eine Möglichkeit, sich selbst wieder aktiv am Gespräch zu beteiligen.

Fragen für die Anamnese In der homöopathischen Anamnese ist es hilfreich, die Patientinnen und Patienten nach den Verwirklichungsebenen in ihrem Naturell zu fragen. Das gibt uns Hinweise darauf, wie der Mensch seine Anlagen lebt, welche er ablehnt, wo evtl. Themen zum tieferen Verständnis verborgen sein könnten. Wenn ein Mensch eine Anlage nicht lebt, finden wir Gründe in der Biografie, die es sich oft zu erkunden lohnt.

- Kennen Sie es, dass Sie anderen Menschen gerne ein warmes Plätzchen anbieten, sie versorgen und es ihnen so gemütlich und wohlig wie möglich gestalten?
- **Bemuttern** Sie gerne?
- Können Sie genügend Familienqualität um sich herum schaffen?
- Was bedeutet Ihnen häusliche Gemütlichkeit und Familienleben? Wie viel ist Ihnen das wert? Was tun Sie dafür?
- Wie geht es Ihnen mit vielen Menschen um sich herum?
- Wie gerne gehen Sie weg von Zuhause? Wie ist es mit **Reisen**?
- Stehen Sie gerne in der Öffentlichkeit? Oder fällt es Ihnen eher schwer? Lassen Sie lieber anderen Menschen den Vortritt und sorgen sich lieber im Hintergrund, dass alles gut läuft, dass jeder etwas zu essen und zu trinken hat und einen bequemen Stuhl findet?
- Sie können viel leisten, sind aber häufig sehr sozial eingestellt und denken weniger an sich selbst. Kennen Sie das? Wie können Sie sich im Berufsleben durchsetzen?
- Wie geht es Ihnen, wenn im Kollegenkreis viel Wechsel ist? Arbeiten Sie lieber in einem Großraumbüro oder lieber in einem kleinen Zimmer?
- Wie geht es Ihnen, wenn Sie unter **Druck** geraten? Zeitlich oder emotional?
- Gibt es Situationen, in denen Sie weinen?
- Können Sie ausmisten, wegwerfen und sich beschränken? Oder gehören Sie zu den Menschen, die alles irgendwie wieder recyclen wollen, für alles ein gutes Plätzchen finden wollen und viel sammeln?
- Wie vertragen Sie Umweltbelastungen, Elektrosmog und extreme Witterungen?
- Wie **schmerzempfindlich** sind Sie?

Welche Themen das Ruh-Empfindungs-Naturell in seinen Antworten auf diese Fragen typischerweise ansprechen wird, können Sie in **Tab. 18.6** nachlesen.

Tipps für die homöopathische Praxis Ein Ruh-Empfindungs-Naturell braucht zuallererst einen wohligen Platz, einen freundlichen hellen Raum, möglichst einen weichen, bequemen Stuhl und etwas zu trinken angeboten, vielleicht sogar noch kleine Snacks, von denen es knabbern kann. Die sollten aber so gewählt sein, dass sie nicht dick machen. Sie brauchen es, dass man eine **gute Atmosphäre** schafft und ihnen **Verständnis** entgegenbringt und für ein **harmonisches Verhältnis** sorgt. Sie brauchen erst ein bisschen Anlaufzeit, ein bisschen mehr Erklärung, was man mit ihnen macht, ein bisschen mehr Small Talk, damit sie mit dem Therapeuten warm werden. Bei Fragen nach Familie, Wohnung, Kindern etc. fühlen sie sich schnell angenommen.

Wir können an Mittel denken, die bekannt sind für ihr soziales Denken, für ihren Altruismus und für ihr großes Mitgefühl und Empfinden, z. B. **Natrium carbonicum, Carcinosinum, Causticum, Barium carbonicum** und natürlich noch viele andere mehr. Nach Scholten könnte man auch an **Chlor-Verbindungen** denken, bei denen es um das Ernähren und Versorgen geht. Wie in allen Kapiteln sind die homöopathischen Ideen nur kleine „Blitzlichter" auf das Thema, da die Fülle der homöopathischen Arzneimittel nie einer Konstitutionsbeschreibung der Psycho-

Physiognomik gerecht werden kann. Beide Systeme sind in ihrer Komplexität und Differenziertheit zu betrachten, doch hier und da Ideen für Verbindungen zu schaffen, entwickelt das vernetzte Denken und kann den eigenen Horizont erweitern.

Rubrikenauswahl

In folgende Rubriken könnte man blicken, wenn man ein **Bewegungs-Naturell** vor sich hat:

- Gemüt – Mitgefühl, Mitleid
- Gemüt – liebevoll, voller Zuneigung, herzlich
- Gemüt – Wohlwollen, Güte
- Gemüt – Schreckliches und traurige Geschichten greifen sie stark an
- Gemüt – Erregung – Hören von Schrecklichem; nach
- Gemüt – Erregung – schlechten Nachrichten, nach
- Gemüt – empfindlich – Grausamkeiten; beim Hören von
- Gemüt – empfindlich – Sinneseindrücke, gegen
- Gemüt – Erwartungsspannung – Lampenfieber
- Gemüt – Schüchternheit, Zaghaftigkeit – Öffentlichkeit; beim Auftreten in der
- Gemüt – Furcht – Auftreten in der Öffentlichkeit; vor dem
- Gemüt – Schüchternheit, Zaghaftigkeit – Öffentlichkeit; beim Auftreten in der – sprechen; in der Öffentlichkeit zu
- Gemüt – Schüchternheit, Zaghaftigkeit
- Gemüt – bittet – nichts; um
- Gemüt – Selbstvertrauen – Mangel an Selbstvertrauen
- Gemüt – antworten – unfähig zu antworten – verletzt wurde; wenn er emotional
- Gemüt – beeindrucken, empfänglich für Eindrücke; leicht zu
- Gemüt – Beschwerden durch – Erwartungsspannung
- Gemüt – geschäftig, betriebsam
- Gemüt – Harmonie – Verlangen nach
- Gemüt – naschen; Verlangen zu
- Gemüt – spät – zu spät; ist immer
- Gemüt – Ungerechtigkeit; erträgt keine

Das ist wiederum nur eine Reihe von Ideen zu Rubriken, in die man reinschauen kann. Wieder zeigt es sich, dass wir häufig mehrere Rubriken für die ähnliche Thematik finden. Von daher sollten sowohl die Bezeichnungen der Rubriken als auch die Mitteleinträge in der primären Literatur überprüft werden!

2.2.4 Polares Naturell

Zusätzlich zu den 6 bisher bekannten Naturellen hat Huter noch 2 sogenannte polare Naturelle beschrieben. Polar, weil sie die Pole **Harmonie** und **Disharmonie** symbolisieren und mit den Farben Schwarz und Weiß gekennzeichnet sind.

> *„Die harmonische wie auch die disharmonische Natur ist gewöhnlich nicht total harmonisch oder total disharmonisch, sondern sie liegen in der Nähe der höchsten Harmonie oder der niedrigsten Disharmonie. Es würde eine annähernd vollendete Harmonie nur in einem Ideal-Genie oder Gottmenschen, eine totale nur in einem Gottwesen denkbar sein. Vollendete Disharmonie kann nur im total Bösen, das unter dem Begriff Teufel gefasst wird, gedacht werden. Gott und Teufel sind daher die natürlichen mathematischen Endbegriffe."*
>
> Carl Huter

Auch polare Naturelle sind in der biologischen Entwicklung verankert. **Beim einen** sind die 3 Grundanlagen (Ernährung, Bewegung, Empfindung) **in harmonischer Weise** miteinander verbunden, sie kommen einigermaßen gleich stark und ausgeglichen zur Entwicklung. Die Gestalt weist damit proportionale Gleichmäßigkeit auf. Sie sind in der Arbeitsteilung miteinander verbunden. Hierbei spricht man vom harmonischen Naturell.

Beim anderen Typus sind die 3 Grundanlagen **unausgeglichen.** Die Gestalt weist proportionale Ungleichmäßigkeit auf, die Kräfte sind eher zersplittert. Dieser Mensch eckt überall an, er lebt oft mit sich und der Welt im Zwiespalt. Hierbei spricht man vom disharmonischen Naturell. Das darf man aber nicht werten. Diese Menschen können auch viel in Bewegung bringen. Sie haben den Mut, Dinge auszusprechen oder in künstlerischer Weise auszudrücken, die andere aus einem Harmoniebedürfnis heraus totschweigen. Um eine Wertung zu unterlassen, spricht man deshalb heute eher von „integrativen" oder „dissonanten bzw. desintegrativen" Naturellen, wobei sich diese Bezeichnung auf jedes Naturell beziehen kann, je nach gegenwärtiger Entwicklung.

Das Erkennen und Bewusstwerden dieser beiden Typen ist eine mögliche Anleitung, im eigenen Leben Harmonisierungsprozesse zu fördern.

Harmonisches Naturell

Hierbei handelt es sich um eine harmonische Mischung von Ernährung, Bewegung und Empfindung. Harmonie bedeutet **Gleichklang**, **Gleichmäßigkeit** und **Symmetrie** der Formen. Huter bezeichnete dieses Naturell so, weil alle Organsysteme in einer ausgewogenen Form miteinander verbunden sind. Keine Form ist dominant. Dieser Mensch ist weder zu dick noch zu lang, auch nicht empfindsam oder einseitig idealistisch. Die Formen, Maße und Farben stimmen zusammen.

Weiß ist die Farbe des harmonischen Naturells. Huter nahm dieses Naturell als den vollsten Grundton einer Persönlichkeit an und hat es daher mit der Farbe Weiß bezeichnet. Im harmonischen Naturell sind alle Naturelle in einer Individualität harmonisch vereinigt, so wie alle Farben in Weiß vereinigt sind. Weiß strahlt auf alles Licht gebend zurück. Dieses Naturell ist sehr selten. Es sind Menschen, die integrierend wirken, diplomatisch den Ausgleich suchen und ein gutes Selbstwertgefühl haben, ohne selbstgefällig zu sein.

Aussehen/Körperbau Betrachten wir den gesamten Körperbau des Menschen (**Abb. 2.17**), fallen uns folgende Formen auf:

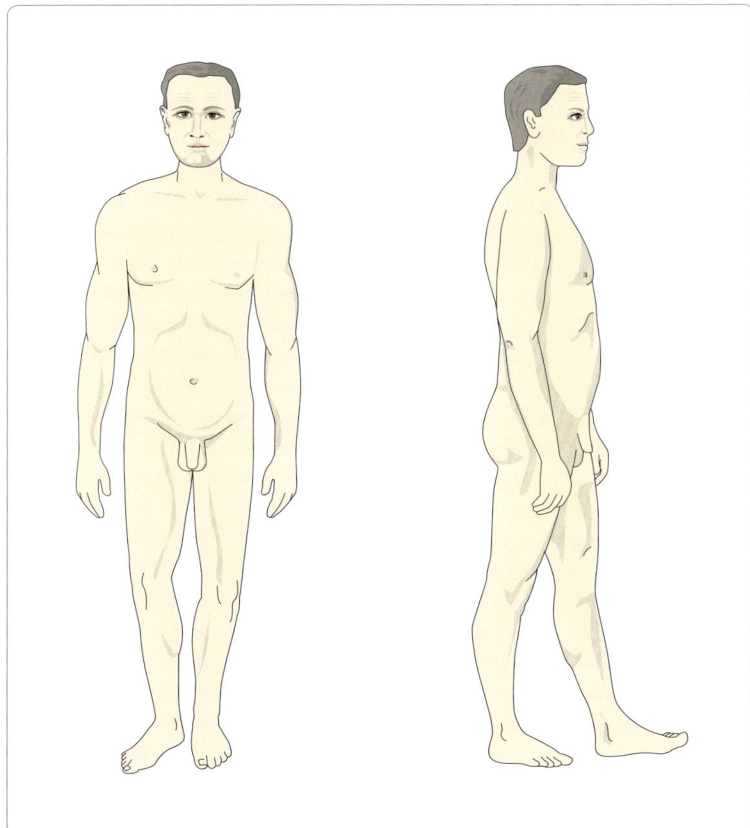

Abb. 2.17 Körperbau des harmonischen Naturells.

- **Körpergröße/Habitus**: Der Körperbau ist mittelgroß bis groß, nicht so zierlich, sondern von voller, kräftiger und gut proportionierter Gestalt, gleichzeitig aber fein durchgebildet. Das harmonische Naturell muss ein bisschen Körperfülle haben.
- Die **Haut** zeigt eine differenzierte Farbigkeit. Sie ist fein und kernig. Sie hat eine frische, angenehme Ausstrahlung und gute Spannkraft. Sie ist rein, die **Gewebe** sind gesund, haben einen frischen Ausdruck und große Elastizität.
- Die **Muskulatur** ist ausgewogen und kräftig, aber nicht hart, sondern hat noch etwas Feines.
- Die **Gliedmaßen** sind proportional zum Körper. Die Knochen sind in gleichmäßigen Proportionen. Sie sind fein gebildet, aber nicht schwach.
- Der **Rumpf** zeigt eine mittlere Breite, ist fein und weich.
- Die **Schultern** sind nicht schmal, nicht breit, haben aber Kraft und Fülle.
- **Nacken** und **Hals** sind kräftig gebaut, elastisch und schön geformt. Der Hals, in dem die Körpersäfte zum Kopf aufsteigend zusammenlaufen, ist kraftvoll, sehnig, füllig und wohlproportioniert.
- Die **Haltung** zeugt von innerer Freiheit, Ausgeglichenheit und gesundem Selbstwertgefühl.
- Die **Hände** sind fein, kräftig und mit feinen Polstern. Die Handgelenke haben feine Polster.

Ausstrahlung Sie ist ruhig, ausgeglichen und hat etwas Würdevolles.

Körperbewegung Dieses Naturell hat einen ruhigen, festen und zugleich federnden Gang, der von Durchlässigkeit der Gelenke zeugt.

Stimme Sie ist ruhig und hat meist einen warmen Ton.

Mimik und Gestik Gestik und Mimik sind ausgeglichen. Das gesamte Gesicht ist sehr ausdrucksvoll.

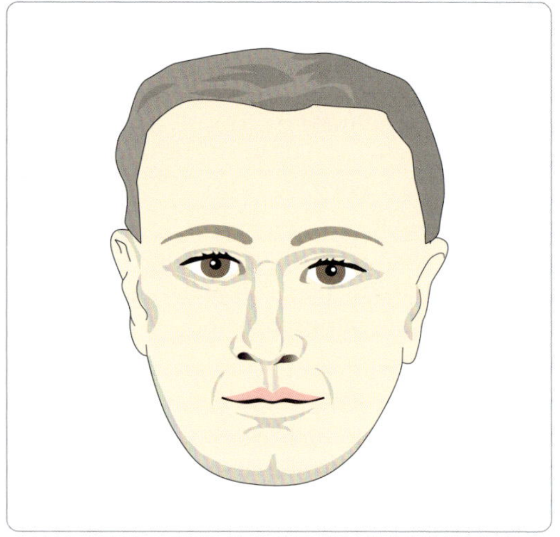

Abb. 2.18 Typische Gesichtsform des harmonischen Naturells.

Gesicht/Kopfform Die Kopf- und Oberhauptbildung ist breit und allseitig abgerundet, der Kopf ist von mittlerer Länge und Breite (**Abb. 2.18**). Kopf-, Hals- und Gesichtsbau sind ebenfalls ausgeglichen. Unterhalb des Augendurchmessers liegt ungefähr so viel an Formenmasse wie oberhalb. In der Dreiteilung des Gesichts sind alle Teile annähernd gleich groß. Das Gesicht ist außerdem von guter Breite und sehr ebenmäßig gebaut. Der Schädel ist von mittlerer Länge und Breite.

Ohren Sie sind wohlgeformt, nicht zu groß und nicht zu klein, nicht zu fleischig, zu knorpelig oder zu zart. Sie stehen mäßig ab. In der Dreiteilung sind sie gleichmäßig proportioniert.

Wangen/Mittelgesicht Die Wangen sind quellend, lebenswarm getönt und zeigen starke Empfindungsfähigkeit und menschliche Wärme.

Nase Sie ist auch in allen Teilen **gleichmäßig kräftig** entwickelt. Der Mensch hat eine wohlgeformte Nasenspitze und einen feinen Nasenrücken, der nicht schwach ist, sondern mit Spannung und Fülle versehen ist. Die Nasenwurzel ist breit.

Mund Er ist mehr fleischig als schmal oder zart. Der Mund ist schön geschwungen, gleichmäßig proportioniert und trotz der Fülligkeit fein. Das Pallium hat eine mittlere Länge, ist fein, kräftig bis fleischig.

Kinn und Unterkiefer Sie sind kräftig, gleichmäßig und schön gerundet. Der Unterkiefer ist in seiner gerundeten Form gleichmäßig mit einer markanten Schwingung.

Jochbeine Sie sind gleichmäßig und eingebettet.

Augen Sie sind mittelgroß bis groß und schön leuchtend. Der Blick ist klar, offen, ruhig, lebendig und weitblickend, aber weich. Die Augenumrahmung und die Brauen zeigen in allen Teilen einen schönen Schwung und eine ebenmäßige Ausbildung.

Stirn Sie ist mittelhoch, gleichmäßig fein in den Regionen. Die Unterstirn ist leicht betont. Die Kopf- und die Oberhauptbildung sind breit und allseitig abgerundet.

Seitenhaupt Es ist in seinem unteren, mittleren und oberen Teil von guter Breite, Rundung, Plastik und Höhe. Der Seitenkopf ist gleichmäßig, keine Partie ist stärker als eine andere betont.

Oberhaupt Es ist in allen Bereichen schön gerundet.

Hinterhaupt Es ist voll, schön ausgewölbt und wohlproportioniert.

Hals Er ist fein und in Länge und Volumen ausgewogen.

Haare Sie sind mitteldick, füllig und häufig gewellt.

Nacken Er ist mitteldick, nicht zu fleischig, aber kräftig.

Handschrift Sie ist fein, rund, dynamisch und ausgeglichen.

Seelisch-geistige Veranlagung Die Anlage entspricht der Form und so erleben wir die integrativen Naturelle als **sehr verantwortungsbewusste und ausgleichende Menschen**, die es verstehen, diplomatisch vorzugehen.

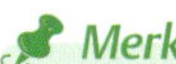

Merke

Nur weil alle Anlagen ungefähr in gleicher Verteilung vorhanden sind, heißt es nicht, dass wir ein harmonisches Naturell vor uns haben. Die Ausstrahlung muss beachtet werden, sonst lebt der Mensch seine Anlagen in Phasen!

Das gesamte Erscheinungsbild ist offen und klar, geistesgegenwärtig und würdevoll, aber auch fest und bestimmt, woraus ein kraftvoller und gesunder Lebensgeist spricht. Die Menschen haben einen **natürlichen körperlichen und geistigen Adel**. Sie haben ein **gesundes Selbstwertgefühl** und eine **angenehme Ausstrahlung**. Sie kennen ihre Stärken und brauchen nicht ständig Bestätigung von außen, sind damit sehr authentisch und werden entsprechend respektvoll behandelt. Es geht ihnen nicht um die Anerkennung einer Leistung oder ihrer Person, sondern darum, einen guten Beitrag zum Ganzen zu bringen. Das humanitäre Denken herrscht bei diesem Naturell vor und wird in vielseitiger geistiger und körperlicher Tätigkeit gelebt.

Die Menschen denken und handeln universell. Sie wollen einen Realitätsbezug schaffen, schauen sich die Themen, um die es geht, persönlich an und entnehmen die Informationen nicht nur dem Papier. Sie bleiben **objektiv**, wenn sie Situationen beurteilen, wirken aussöhnend, verbindlich und verlieren nie ihre Ziele aus den Augen. Sie sind **bereit zum Kompromiss** und suchen **Lösungen, die für alle tragbar sind**, um ein Gleichgewicht herzustellen. Sie unterliegen keinen starken Gefühlsschwankungen und wirken beruhigend auf ihre Umwelt. Sie leben eine **hohe soziale Kompetenz** und begegnen dem anderen grundsätzlich wohlwollend. Sie drängen sich nicht in den Vordergrund.

Sie sind fortschrittlich und integrieren auch das Alte sinnvoll. Sie sind für den Fortschritt, aber in dem Sinne, dass vom alten Zustand nicht

Gutes zerstört wird. Sie meistern das Leben kraftvoll und finden den Ausgleich in sich selbst. Gleichzeitig ist dieser Mensch **vielseitig veranlagt** und **sehr begabt**. Er ist an vielem interessiert und versucht, in allem den goldenen Mittelweg zu gehen. Er ist idealistisch und gleichzeitig realistisch eingestellt und versucht, beides in Harmonie zu bringen. Er neigt zu natürlicher innerer Religiosität, lässt aber auch Andersdenkende gelten. Sein Leitbild ist die Harmonie und Steigerung aller Kräfte. Es sind Menschen, die viel Verständnis für alles mitbringen und unterschiedliche Parteien miteinander verbinden können. Sie sind gut als Mediatoren geeignet.

Merke

Wir dürfen einen Menschen des harmonischen Naturells nicht verwechseln mit einem, der immer alles harmonisch haben möchte und dadurch weniger authentisch lebt, weil er Disharmonie nicht verträgt.

Wohlbefinden Dieses Naturell mag **sportliche Betätigung**, aber keinen Extremsport, gute Unterhaltung über Kultur und soziale Themen genauso wie über Wissenschaft und Technik. Es hat ein umfassendes Interessengebiet und ist immer offen für Neues.

Gesundheit Diese Menschen leben sehr ausgewogen, **neigen nicht zu Extremen** und haben deswegen weniger Probleme mit der Gesundheit. Wenn sie krank werden, sind sie bereit, ihre Lebensgewohnheiten so zu verändern, dass sie wieder gesund werden, ihre Ernährung anzupassen, sich mehr zu bewegen und sich geistig auszurichten. Allerdings kann die Suche nach Selbsterkenntnis hin und wieder mit schweren Krisen einhergehen und in solchen Phasen auch eine Neigung zu Allergien und Autoimmunerkrankungen nach sich ziehen.

Ernährungsverhalten Sie lieben **Mischkost**, auch hier keine Extreme, achten aber auf ihre Ernährung und können maßhalten. Sie sind offen für Beratungen, folgen gerne Empfehlungen, ohne ihr Gefühl für sich selbst dabei zu verlieren.

Lebenskraft Diese Menschen haben Kraft und können auf sich achten, darauf, was ihnen bekommt und was ihnen Kraft raubt. Sie kommen selten in ein Burn-out, weil sie rechtzeitig merken, was sie anstrengt, und sie können diese Situationen meiden. Sie lieben den Ausgleich in allem und stärken sich dadurch auch selbst.

Lebensenergie Dieser Mensch ist ausgeglichen, er kennt seine Grenzen, kann auf sich achten und für sich sorgen, so dass er selten in eine Schieflage seiner Lebensenergie gerät.

Freizeitverhalten Das harmonische Naturell hat **vielseitige Interessen** und geht in keiner Weise ins Extreme.

Interessen/bevorzugte Berufe Diese Menschen sind **bestens für Führungspositionen geeignet**, da sie integrative Fähigkeiten besitzen, verbindlich und einsichtsvoll sind. Sie beachten viele Gesichtspunkte, gehen über menschliche Schwächen hinweg und können zwischen verschiedenen Menschen vermitteln. Sie führen, ohne ihren Willen durchzusetzen. Gleichzeitig sind sie sind **sehr tolerant** und wirken aufbauend auf ihre Umgebung. Aufgrund der eigenen Anlage drängt sich dieser Mensch jedoch nicht vor, er bleibt oft bescheiden im Hintergrund.

Kommunikation Sie haben eine schöne, gewählte und harmonische Sprache. Sie **legen Wert auf Ausdruck und Sprache**, auf Wortwahl und die Art und Weise, wie man Sprache benutzt. Flapsige oder nicht zutreffende Ausdrücke empfinden sie fast als schmerzhaft. Die Sprachmelodie ist harmonisch und wirkt wohltuend auf den Zuhörer, ohne ihn einzulullen. Sie wirkt ausgleichend, freundlich und anregend.

Fragen für die Anamnese Harmonische Naturelle sind in der Sprechstunde selten, weil sie im Leben gut zurechtkommen und keine Probleme kreieren. Sie leben ausgeglichen und gesund und werden daher nicht so häufig krank. Wenn sie krank sind, ist die Anamnese mit ihnen einfach, weil sie bereit sind, sich selbst zu reflektieren. Sie können eigene Fehler wahrnehmen, sich ohne Hysterie gut beobachten und differenziert mitteilen, was in ihnen los ist.

In der homöopathischen Anamnese ist es hilfreich, die Patientinnen und Patienten nach den Verwirklichungsebenen in ihrem Naturell zu fragen. Das gibt uns Hinweise darauf, wie der Mensch seine Anlagen lebt, welche er ablehnt, wo evtl. Themen zum tieferen Verständnis verborgen sein könnten. Wenn ein Mensch eine Anlage nicht lebt, finden wir Gründe in der Biografie, die es sich oft zu erkunden lohnt. Mögliche Fragen:

- Wie würden Sie sich im Umgang mit Ihren Mitmenschen beschreiben? Welche Rolle nehmen Sie in Gruppen privat oder auch beruflich ein?
- Welche Sportarten machen Sie am liebsten?
- Wofür interessieren Sie sich in Ihrer Freizeit?
- Wie gehen Sie in problematischen Situationen vor?

Welche Themen das Harmonische Naturell in seinen Antworten auf diese Fragen typischerweise ansprechen wird, können Sie in **Tab. 18.7** nachlesen.

Tipps für die homöopathische Praxis Der Umgang mit diesen Menschen ist einfach, weil sie offen und verständnisvoll sind und eine **große Compliance** aufweisen. Sie erwarten aber auch eine differenzierte Aufklärung über das, was man macht. Sie möchten wissen, wie die Therapie funktioniert und auf was sie zu achten haben. Sie sind kritische Beobachter, die nicht himmelhochjauchzend von einer neuen Therapieform begeistert sind, sondern erst prüfen, wie die Wirkung tatsächlich ist. Sie sind offen und interessiert an der Auseinandersetzung und Reifung mit sich selbst und den eigenen Themen. Häufig werden diese ausgeglichenen Menschen nicht schwer krank und wenn, dann regenerieren sie sich schnell wieder oder sind einfach zu therapieren.

Disharmonisches (unausgeglichenes, desintegratives, widerspruchsvolles) Naturell

Unter diesem Typ finden wir hochinteressante Menschen, **Individualisten**, Menschen, die Veränderungen in Gang bringen, die aber **körperlich, seelisch und geistig unausgeglichen** sind. Die 3 Organsysteme dieser Menschen und das Kräfteverhältnis sind nicht harmonisch miteinander verbunden, sondern stehen in starken Spannungen, die sich körperlich in Asymmetrien zeigen. Es kann ein Organsystem mit einem 2. Organsystem oder es können alle 3 Systeme in stark ungleichem, nicht aufeinander abgestimmtem Verhältnis stehen. Die äußeren Spannungen spiegeln die inneren Spannungen in Form von **Zerfahrenheit, Unausgeglichenheit, Sprunghaftigkeit und Ruhelosigkeit** wider. So kann z. B. die Anlage des Bewegungssystems stark sein, die geistige Neigung aber ebenso stark zu Ruhe und Ernährung tendieren. Genauso wie das rein harmonische Naturell selten vorkommt, sind auch ausgeprägt dissonante Naturelle nicht häufig.

Das disharmonische Naturell ist nicht hässlich oder böse, sondern es ist disharmonisch im Zusammenklang der Farben, Maße und Formen. Dabei kann es wie alle anderen auch sehr attraktiv und liebevoll sein. Die unausgeglichene Anlage ist hauptsächlich an der Ausstrahlung erkennbar. Vergleichbar mit der Musik gibt es für unsere Ohren harmonische Klänge und disharmonische Klänge, wobei die disharmonischen Klänge auch zu einem harmonischen Musikerlebnis führen können.

Wenn im Gesamtbild der Erscheinung Unausgeglichenheit hervortritt, sei es in Form, Farbe, Ausdruck oder Bewegung, hat man deswegen noch nicht das unausgeglichene Naturell vor sich. Jeder Mensch hat mehr oder weniger starke Merkmale von Unausgeglichenheit in Gesicht- und Körperform. Daraus ergeben sich eine natürliche Innenspannung und Antriebsimpulse. Zur Kennzeichnung dieses Naturells müssen sich **etwa 5–7 Unstimmigkeiten deutlich** abheben und hervortreten. Solange das nicht der Fall ist, handelt es sich lediglich um eine gewisse unausgeglichene Richtung, die bei vielen Personen zu beobachten ist. Kein Mensch hat z. B. ein völlig symmetrisches Gesicht.

Wissenswert

Es gibt kein Verbrechernaturell

Durch das desintegrative Naturell geriet die Psycho-Physiognomik in Verruf, weil vom dissonanten Naturell abgeleitet in mancher Literatur vom „Verbrechernaturell" gesprochen wurde. Es gibt jedoch kein Verbrechernaturell! Jedes Naturell kann infolge von körperlichen, seelischen und geistigen Überlastungssituationen so disharmonisch werden, dass es in der Folge zu impulsiven und destruktiven Handlungen bereit ist, die von kleineren Schikanen bis hin zu einem Verbrechen führen können.

Aussehen/Körperbau Grundsätzlich finden wir bei diesem Menschen **sehr viele spitze, kantige und scharf geschnittene Formen und Konturen.** Auffällig sind häufig die starken **Asymmetrien** der linken und rechten Gesichts- und Körperhälfte.

Betrachten wir den gesamten Körperbau des Menschen (**Abb. 2.19**), fallen uns folgende Formen auf:

- **Körpergröße/Habitus:** Die körperliche Form bildet sich entsprechend der inneren Unausgeglichenheit des Kräftecharakters. So gibt es sehr viele verschiedene Erscheinungsformen dieses Naturells. Die Menschen können klein, mittelgroß oder groß sein. Es bilden sich keine ebenmäßigen, sondern unausgeglichene Körperformen. Überall dort, wo die einzelnen

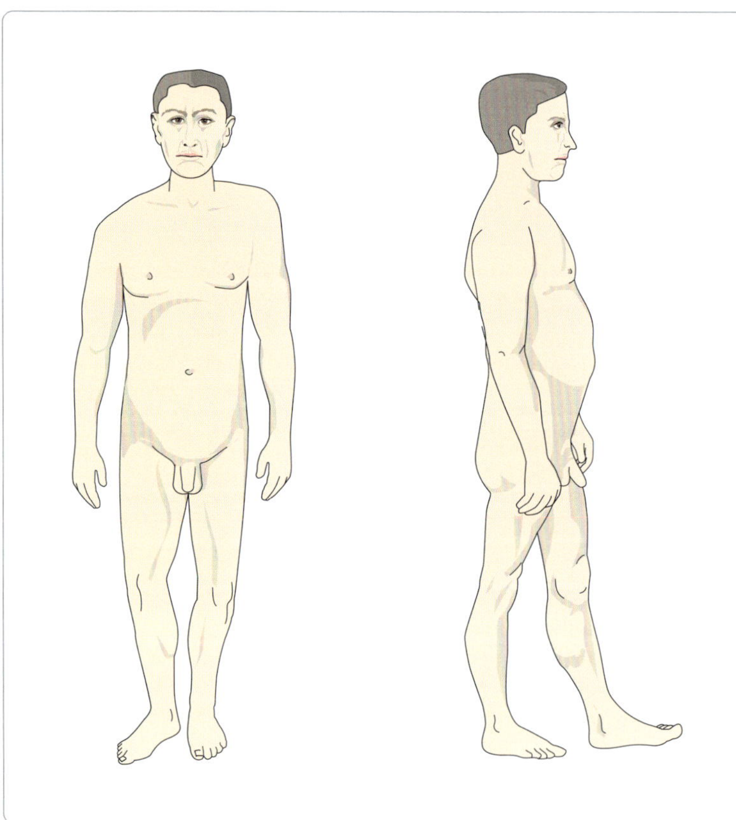

Abb. 2.19 Beispielhaft der Körperbau des disharmonischen Naturells. Dieses Naturell gibt es in sehr vielen unterschiedlichen Varianten.

Formen untereinander nicht durch einheitliche Form und Ausdruck gekennzeichnet sind, haben wir eine Erscheinungsform der Unausgeglichenheit vor uns. Es fehlt die Struktur. Der Körperbau des unausgeglichenen Naturells kann schwerfällig, plump, unelastisch, aber auch verkrampft, verzerrt und unruhig wirken. Eine schiefe Haltung, gewundene, überspannte oder holprige Bewegungsabläufe sind Anzeichen innerer Unausgeglichenheit. Er kann übermäßige Weichheit neben sehr harten Formen aufweisen, gleichzeitig unruhig wirken und unbeweglich sein. Dieser innere Kräftecharakter bewirkt auch überbreite oder extrem dürre Formen.

- **Haut** und **Gewebe** sind unausgeglichen, fein bis grob, wirken schmutzig, hölzern, ledern oder sie sind wie von Wetterleuchten durchzogen, extrem wechselnd in den Farben, eher grau oder dunkel abgetönt.
- Die **Haare** sind mit vielen Wirbeln versehen, eher stumpf und matt.
- Das Verhältnis von **Gliedmaßen** zum Körper ist unproportional. Sie wirken klobig, steif und scheinen nicht zum Körper zu passen.
- Die **Muskulatur** ist unausgeglichen.
- Der **Knochenbau** zeigt unterschiedliche und ungleichmäßige Proportionen.
- Der **Rumpf** ist ungleichmäßig und passt nicht zur übrigen Körperform.
- Die **Schultern** sind unregelmäßig proportioniert: eine höher, eine tiefer. Dies macht oft die krumme Haltung aus.
- Der **Hals** ist unpassend zum Körper.
- Das **Becken** zeigt unausgewogene Proportionen und Schiefstellungen.
- Ihre **Kleidung** passt nicht zum Körperbau.
- Die **Hände** sind unproportional und unausgewogen. Die Handgelenke sind unproportional.

Ausstrahlung Sie ist **unausgeglichen**, sprunghaft und unruhig.

Körperbewegungen Sie sind **zackig, eckig, holprig und zu schnell.** Sie sind abrupt, ruckartig oder schleichend und lauernd, sie können zögernd oder plötzlich hervorbrechend sein.

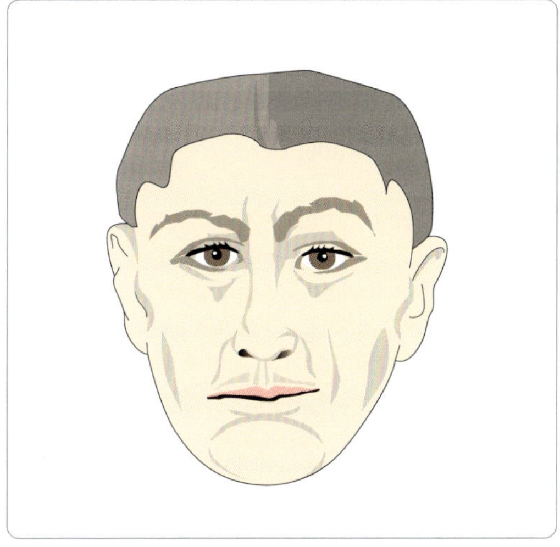

Abb. 2.20 Typische Gesichtsform des disharmonischen Naturells.

Mimik und Gestik Sie ist unausgeglichen und unruhig. Die Stimme ist bestimmt, dabei betont laut oder leise. Sie kann schrill und künstlich spitz klingen, auch schneidend, theatralisch oder dramatisch. In allen Fällen klingt sie **nicht sehr natürlich**.

Gesicht/Kopfform Die Form von Gesicht und Kopf ist grob und schwer, eckig bis kantig (**Abb. 2.20**). Das Gesicht ist häufig schief, hervorstechend und von unausgewogener Form. Der Schädel kann niedrig sein oder auch sehr hoch und wird häufig nach oben zu schmal. Der Schädel ist unausgeglichen in seiner Form.

Ohren Sie können **verschieden** sein, unterschiedlich hoch angesetzt, abstehend, eckig, ungleichmäßig, zu hart, gespannt und im unteren Teil schwer. Sie wirken so, als ob sie nicht zum Kopf passten.

Wangen/Mittelgesicht Sie sind symmetrisch oder unproportioniert. Die Wangen sind häufig flach und kühl mit starken, hervorstehenden Jochbeinen.

Nase Sie ist hart geformt, häufig schief, in allen Teilen ungleichmäßig entwickelt, und wenn man sie im Profil betrachtet, sieht man, dass sie häufig zusammen mit Mund und Kiefer das Übergewicht gegenüber dem Stirnbau hat.

Mund Er ist breit mit eckigen, scharf geschnittenen Lippen. Er ist **ungleichmäßig proportioniert**, zu groß, zu klein, zu üppig oder schief. Die gesamte Mundbildung ist nicht locker, frei und natürlich. Das Pallium ist fest und die Mundwinkel sind häufig nach unten gezogen.

Kinn, Unterkiefer und Jochbeine Alle Gesichtsknochen sind eckig, kantig und ungleichmäßig. Es besteht eine Dominanz der Körperlichkeit gegenüber den Geistes- und Gefühlskräften. Das Kinn kann grob und vorspringend oder fliehend sein.

Augen Sie sind klein bis groß, aber unruhig, rasch wechselnd, gespannt, stechend und fixierend in der Emotion. Die Augenformen sind oft ungleich. Oft liegen starke Augenbrauen vor. Der Blick ist meist hart, streng und fixierend.

Stirn Sie zeigt zerklüftete ungleichmäßige Formen und kann extrem unausgeglichen sein. Sie ist zu hoch, zu eckig, zu flach, zu breit oder zu fliehend. Die Unterstirn ist unproportioniert.

Seitenhaupt Über den Ohren ist die Formbildung ungleich, zu breit oder zu schmal. Häufig geht der Kopf in der Ohrengegend übermäßig in die Breite.

Oberhaupt Es ist **asymmetrisch** und unausgewogen.

Hinterhaupt Es ist unausgewogen, weist starke Haarwirbel und abstehende, störrische Haare auf.

Hals Er passt ebenfalls nicht zu den übrigen Körperformen.

Haare Sie können unterschiedliche Strukturen haben und struppig bis abstehend sein. Sie können viele Wirbel haben, matt oder ölig sein. Sie wirken immer unausgewogen.

Handschrift Sie ist schlecht lesbar und zeigt ein unruhiges Schriftbild.

> *(i) Wissenswert*
>
> In der Regel möchte sich der Mensch harmonisch gestalten und seine Unstimmigkeiten bewusst oder unbewusst durch Kosmetik und Kleidung ausgleichen. Dies ist einer der Gründe, warum sich die Schönheitschirurgie immer größerer Beliebtheit erfreut. Gleichzeitig wirkt der Mensch langweilig, wenn alles in harmonischen Proportionen angelegt ist.

Seelisch-geistige Veranlagung Es sind Menschen, die Veränderungen in Gang bringen, etwas Bestehendes ablegen und sich eine neue Form suchen, etwas umgestalten. Dabei können alle Veränderungen konstruktiv und destruktiv gelebt werden. Sie können eine Vision entwickeln und aktiv agieren und dabei zum Leitbild für andere werden. Es sind **visionäre Querdenker**, die auch unbequeme Entscheidungen treffen können.

Diese Menschen hält es nicht zuhause. Sie brauchen die Bühne der Öffentlichkeit, lieben das Außergewöhnliche und lieben alles, was schräg und extrem ist. Sie haben die Fähigkeit, Dinge anzugehen, als positiven Ausdruck von Aggression. Die Bewegung, die daraus entsteht, ist nichts Ruhiges und Kontinuierliches, sondern unruhig und neigt zu Übertreibungen. Diese Menschen sind **unausgeglichen**, ihnen fehlt die innere Balance und so können sie unruhig wirken und gleichzeitig unbeweglich sein. Es kann durchaus sein, dass es zu impulsiven Entladungen kommt, wenn dieser Mensch zum Widerspruch herausgefordert wird und dann leicht über das Ziel hinausschießt. Der Umgang mit diesen Menschen ist oft schwer, weil sie **widersprüchlich in ihrem Charakter** sind. Herzliche und menschliche Beziehungen bedeuten für sie nicht viel und so sind sie bei der Lebensbewältigung oft extrem und messerscharf in ihrem Verhalten. Sie leben wie ein autarker eigener Minikosmos und legen auf Anteilnahme keinen Wert. Ihr Verhalten führt nicht selten zu scharfen Brüchen in der eigenen Biografie.

In energieschwachen, pessimistischen Phasen fällt es diesen Menschen schwer, über längere Zeit an aufbauenden Gedanken und Handlungen Anteil zu nehmen. Sie können zu unüberlegten, spontanen Handlungen neigen. Es bricht immer wieder die Neigung zu harter Kritik, Pessimismus und egoistischem Verhalten hervor. Es zeigt sich, dass solche Menschen zu einseitigem und stark schwankendem Denken neigen. Sie neigen dazu, **hart und negativ kritisch** in ihren Gedanken, ihren Gefühlen und Worten zu sein, was sich in ihrem gesamten Erscheinungsbild zeigt. Für gute Ratschläge sind sie meist unzugänglich, ihr Seelenleben ist hart, unsensibel und reagiert erst auf stärkere Reize.

Wissenswert

Die große Innenspannung, die bei Menschen des disharmonischen Naturells vorhanden ist, kann eine wichtige Kraft sein, die zur Veränderung des Bestehenden drängt. Steht diese elektrische Spannung unter feiner Strahlung, versuchen die Menschen nach einem Ideal zu streben. Sie wirken nicht zerstörerisch. Sie können zu außerordentlich eigenwilligen, interessanten und schöpferischen Naturen werden, wie Sokrates, Michelangelo oder Beethoven.

Sozialverhalten. Die soziale Kompetenz dieser Menschen ist **nicht besonders ausgeprägt.** Sie sind im Zusammenleben mit anderen Menschen hart, können sich schlecht in den anderen einfühlen. So wirkt ihr Handeln egoistisch und im Team demotivierend. Sie sprechen sehr direkt an, was ihnen missfällt, und sind absolut kompromisslos. Sie besitzen oft viel Kraft und erwarten von den anderen auch, dass sie sich genauso einsetzen. Sie sind mit sich selbst und anderen unzufrieden. Es fällt ihnen schwer, konstante Beziehungen zu halten. Sie haben wenig Freunde.

Kritik. Lässt sich ein Mensch in dieser Grundhaltung gehen oder fördert er diese durch eine ihm entsprechende Lebensweise, neigt er immer mehr zu **grober Kritik**, zerstört dabei viel Gutes und verbreitet Unfrieden und Zank. Je mehr ein Mensch mit viel unausgeglichenen Anlagen in die Überarbeitung gerät, desto schwerer fällt es ihm, aufbauend und ermutigend in seinem Umfeld zu wirken.

Kreativität. Durch die Spannung entsteht auch Kreativität. Schafft es ein Mensch in diesem Naturell durch bewusste Lebenshaltung, langsam seine innere Zerrissenheit zu überwinden und das stark zur Veränderung neigende innere Potenzial in positive Bahnen zu lenken, kann er für sich und seine Mitmenschen Ansporn zu aktiver und positiver Entwicklung sein.

Phlegmatisch. Durch das phlegmatische Temperament können Disharmonien immer wieder gemildert werden.

Materielles Denken. Seine Charakterstruktur kann ihn zur Überschätzung des Äußerlichen und Materiellen führen. Umgekehrt kann die Überschätzung des Äußerlichen jeden Menschen zu innerer Unausgeglichenheit bringen. Zusammengefasst und überspitzt könnte man sagen, dass dies Menschen sind, die ungeduldig sind, hastig und überstürzt handeln. Es ist der Hecht im Karpfenteich, der fähig zu heftigen Disputen ist, der aufgrund der einseitigen Begabung fanatisch werden kann und sich leicht an eine Sache verliert.

Wissenswert

Desintegrative Menschen sind die anregendsten, die wir haben, da sie Impulse für Veränderungen setzen und bereit sind, Chaos zu stiften, um daraus etwas Gutes zu schaffen. Wir müssen die disharmonischen Naturelle integrieren, sie in ihrem Veränderungswillen anerkennen, sie achten und ihnen Raum zur Entfaltung geben. Durch Bewusstseinsarbeit und Selbstreflexion kann der Mensch viel zur Veränderung seiner Ausstrahlung und langfristig auch seiner Formen beitragen.

Wohlbefinden Diesen Menschen geht es gut, wenn sie ihre Überspannung durch körperliche Aktivität ausgleichen können. Wir leben auch in einer Zeit, die sehr unruhig ist, zu destruktivem Verhalten neigt und sich insgesamt in einer Neuorientierung befindet. Deshalb profitieren viele Menschen von einem mäßigen, aber regelmäßigen Ausdauertraining.

Gesundheit Aufgrund der **inneren Zersplitterung** können sich oft langwierige **körperliche und geistige Leiden** bilden. Sie neigen zur **Sucht** in unterschiedlichsten Bereichen wie Drogen, Arbeit oder Sex. Es ist alles unausgewogen. Sie haben extreme Neigungen, können fanatische Asketen sein oder Menschen, die Extremsportarten lieben.

Ernährungsverhalten Sie neigen zu Extremen: vom fanatischen Rohköstler bis hin zum Genussmenschen, der viel Alkohol und schlechte Nahrung zu sich nimmt.

Lebenskraft Diese Menschen stabilisiert man am besten durch **Bewegung**, durch Sport, aber eben keinen Extremsport, keine extremen Fitnessübungen, sondern möglichst durch Ausgleichssport, der immer mehr verfeinert angeboten wird. Man muss sehen, dass man sie in die Verfeinerung wie **Yoga, Tai-Chi, Qigong** und Ähnliches bringt. Auch **Tanz** kann sehr gut geeignet sein, wenn es eine Form ist, bei der es nicht um Leistung, sondern um Freude, Klarheit und Körperkonzentration geht. Sie müssen körperlich eine Veränderung schaffen. Eine andere Möglichkeit ist **Musizieren**. Sie spielen am liebsten Schlagzeug oder machen sonstige dynamische, kreative Musik.

Ebenso ist es wichtig, sie von der Ernährung her zu entsäuern. Sie essen am liebsten Fleisch und sollten daher mehr an **basische Ernährung** herangeführt werden. In diesem Sinne sind alle Anwendungen, die entsäuern, hilfreich: Fußbäder mit Basensalz, Salzwickel, Bürstenmassagen, Bäder etc.

Progressive Muskelrelaxation, autogenes Training, achtsame Körperarbeit – alles das sind Dinge, die dem Menschen helfen, sich auszugleichen. Es ist gut, wenn sich diese Menschen für eine gute Sache einsetzen können und ethische Verantwortung übernehmen, z. B. für Umwelt, soziale Einrichtungen, Stiftungen. Wenn sie erschöpft sind, regenerieren sie sich schnell wieder bei ein bisschen Extravaganz, einer Portion Luxus; ein kleines Highlight, das macht diese Menschen wieder fit. Ein Spaziergang bei Vollmond mitten in der Nacht – etwas Ungewöhnliches, das Freude macht, tut diesen Menschen gut, gibt ihnen Energie und baut sie auf. Es sollte immer ein bisschen der Kitzel des Abenteuers dabei sein, aber eben nicht zu viel.

Sie sind **Individualisten** und haben häufig die Aufgabe, Kontakte stabil zu halten und zu pflegen. Diesen Menschen tun auch intensive Filme mit moralischen Abgründen gut, subtile Dramen, unorthodoxe Musik und grenzwertige Kunstwerke. Das inspiriert ihren Geist und verleiht ihrer Seele Flügel. Ihnen tut eine Umgebung gut, die schön schräg ist. Sie tanken unter schrillen Menschen Kraft auf.

Lebensenergie „Und täglich grüßt das Murmeltier" – regelmäßiger, routinierter Alltag ist ihnen zu langweilig. Zu viel Harmonie und Nähe schwächen ihre Energie, da sie Freiräume und eigene Grenzen brauchen. Auch Abhängigkeit schwächt sie. Freiheit und Unabhängigkeit gehören zu den großen Lebenswerten. Es gilt das Motto: „Über den Wolken muss die Freiheit wohl grenzenlos sein."

Freizeitverhalten Sie können in Gesellschaft sehr interessant sein, weil sie interessante Themen und Fragen aufwerfen, vor nichts zurückscheuen, unterhaltsam sind und gerne im Mittelpunkt stehen. Sie können sich auch berufen fühlen, die Welt zu verändern. Sie stiften aber auch Unruhe und üben gerne Macht über andere Menschen aus. Sie lieben Extremsportarten.

Exkurs

Dissoziale Persönlichkeitsstörung

Die Charakteranlagen des disharmonischen Naturells können auch mit den Beschreibungen der dissozialen Persönlichkeitsstörungen verglichen werden, wie sie Tjado Galic herausarbeitete: Die dissoziale Persönlichkeitsstörung zeichnet sich durch hohe Impulsivität und unzureichende Reflexionsfähigkeit aus. Die hohe Aggressionsbereitschaft bei geringfügigen Anlässen lässt sie schnell gewalttätig werden und ist mit sprunghaftem Verhalten verbunden. Konfliktträchtige Situationen werden nicht vorausschauend wahrgenommen, sondern einfach durchlebt. Es fehlt die Fähigkeit, alternative Lösungen zu entwickeln. Tiefer geschaut mangelt es an Einfühlungsvermögen und Mitgefühl. Der Betreffende nimmt nur sich in seiner Bedrängung wahr und reagiert dies aus.

Jugendliche mit dissozialem Verhalten beschreiben ihr Leben gern „als zu wenig interessant und spektakulär". Sie sind auf der Suche nach Anreizen, neuen Risiken, einzig, um starke Gefühle zu durchleben, wodurch sie sich häufig in Gefahrensituationen begeben. Dabei kann eine pathologische Angstfreiheit bestehen, sodass waghalsige Manöver wie U-Bahn-Surfen ausgeführt werden, ohne Rücksicht auf die Gefährdung anderer Personen zu nehmen. Gerade mangelnde Einsicht und manipulatives Verhalten sind mit hoher Egozentrizität gepaart ungünstige prognostische Faktoren.

Kriterien für eine dissoziale Persönlichkeitsstörung (nach * ICD10 und ** DSM-IV):

- dickfelliges Unbeteiligtsein gegenüber den Gefühlen anderer*
- verantwortungslose Missachtung sozialer Normen, Regeln und Verpflichtungen*
- mangelnde Bereitschaft, Verpflichtungen nachzukommen**
- langfristige Beziehungen können nicht aktiv aufrechterhalten werden*
- fehlendes Schuldbewusstsein, kein ausreichendes Lernen aus Erfahrung*
- fehlende Reue**
- niedrige Frustrationstoleranz mit Bereitschaft zu aggressivem Verhalten*
- hohe Reizbarkeit, mehrfach in Schlägereien und Überfälle verwickelt**
- Neigungen, andere zu beschuldigen und vordergründige Rationalisierung für eigenes Fehlverhalten anzubieten, wodurch es zu Konflikten mit anderen kommt*
- skrupelloses, bewusstes Lügen und Betrügen anderer zum eigenen Vorteil**
- Missachtung von Sicherheit in Stresssituationen**

Wichtige Diagnose und Differenzialdiagnose

Bei Jugendlichen ist die wichtigste Differenzierung die einfache Störung des Sozialverhaltens, der es an den anhaltenden sozialen Aktivitäten fehlt. Auch besteht eher die Fähigkeit zur „Einsicht im Nachhinein", da die Fähigkeit zur Empathie nicht so tiefgreifend gestört ist. Dissoziale Störungen sind häufig mit narzisstischen Persönlichkeitsstrukturen gekoppelt. Betreffenden mit vorwiegend narzisstischen Persönlichkeitsstrukturen mangelt es ebenfalls an einem ausreichenden Einfühlungsvermögen. Dafür fehlen gewaltbereite Impulsivität und delinquente Aggressivität. Die übrigen Elemente dissozialen Verhaltens überlappen sich häufig.

Interessen/bevorzugte Berufe In allen Bereichen, in denen es um **Reformen, Erneuerungen und Veränderungen** geht, ist dieses Naturell aktiv. Sie können durchaus erfolgreiche Oppositionsführer oder Personalvertreter sein. Sie können tüchtig und fleißig sein, aber sie sind selten gewissenhaft und ausdauernd. Entsprechend ziehen sie auch immer wieder Unglück an. Immer wieder läuft in ihrem Leben etwas schief. Ihre uneinheitlichen Impulse erschweren jede klare Zielsetzung. Der Wille und die Schaffenskraft sind starken Schwankungen unterworfen.

Sprachliche Ausdrucksfähigkeit Sie reden schnell und springen unvorbereitet von einem Thema zum anderen. Sie benutzen gerne Fachbegriffe, viele Substantive und sind in ihrer Wortwahl nicht immer sehr gewählt, können auch eine derbe und ausfällige Ausdrucksweise mit Kraftworten und sehr bildreichen klaren, aber nicht sehr sensiblen Ausdrücken verwenden. Disharmonische Menschen erkennt man häufig an ihrer **Stimme**, die **schrill, metallisch und durchdringend** ist und meist laut und aufdringlich klingt. Sie kann auch etwas subtil Suggestives, Beschwichtigendes oder Manipulierendes haben. Häufig wechselt die Stimme von einem Extrem zum anderen und hat wenig Klangkonstanz.

Fragen für die Anamnese Man muss bei diesen Menschen erreichen, dass sie bereit sind, ihre verdrängten Gefühle wahr zu nehmen. Damit können sie weicher werden und haben es weniger nötig, ständig die eigene Macht auszuspielen und sich selbst groß darzustellen. Bei diesen Menschen muss man sich sehr gewählt ausdrücken, weil sie schnell alles falsch verstehen und der innere Widerspruch sofort kommt. Sie haben keine Scheu, auch den Therapeuten zu kritisieren oder verbal anzugreifen.

In der homöopathischen Anamnese ist es hilfreich, die Patientinnen und Patienten nach den Verwirklichungsebenen in ihrem Naturell zu fragen. Das gibt uns Hinweise darauf, wie der Mensch seine Anlagen lebt, welche er ablehnt, wo evtl. Themen zum tieferen Verständnis verborgen sein könnten. Wenn ein Mensch eine Anlage nicht lebt, finden wir Gründe in der Biografie, die es sich oft zu erkunden lohnt. Mögliche Fragen:

- Kennen Sie es von sich, dass Sie einen hohen **Perfektionsanspruch** haben und häufig mit allem unzufrieden sind – mit anderen Menschen und mit sich selbst?
- Sind Sie begeistert von allem, was nicht der Norm entspricht, von revolutionären Ideen, inspirierenden Gedanken und extravaganten Menschen?
- Kennen Sie es, dass Sie ein hohes kreatives Potenzial einbringen und sich und Ihre Mitmenschen zu aktiver und positiver Entwicklung anregen?
- Kennen Sie es, dass Sie von anderen für besonders charismatisch gehalten werden?
- Wie häufig erleben Sie **Phasen von Unausgeglichenheit**, in denen Sie mit nichts zufrieden sind und am liebsten alles kurz und klein schlagen würden?
- Sind Sie geduldig, wenn sich Dinge nicht so entwickeln, wie Sie es sich vorstellten?

Welche Themen das Disharmonische Naturell in seinen Antworten auf diese Fragen typischerweise ansprechen wird, können Sie in **Tab. 18.8** nachlesen.

Tipps für die homöopathische Praxis Diese Patienten brauchen **viel Verständnis, Liebe und eine klare Führung**. Häufig finden wir Bindungsschwierigkeiten im frühen Kindesalter. Es ist deshalb für den Therapeuten wichtig, dass er nicht auf Übertragungsthemen, die unweigerlich auftauchen, einsteigt. Für Therapeuten sind diese Patienten immer wieder eine Herausforderung und es kann durchaus wichtig sein, die auftauchenden Themen in eigenen Supervisionen zu reflektieren. Die Versuchung, in die Gegenübertragung zu gehen, ist gerade mit solchen Patienten besonders groß.

Homöopathisch denken wir an **syphilitische Mittel**, doch Achtung: Fast jedes Mittel kann syphilitische Anteile haben! Man denkt natürlich an **Mercurius-Verbindungen**, aber auch an **Hyosyamus, Veratrum album, Tarentula hispanica, Chamomilla und Nitricum acidum**. Dr. Vijayakar denkt noch an **Morphinum**, das mit Belladonna verwandt ist, bei sehr lauten und disharmonischen Personen, die sich dadurch auszeichnen, dass sie häufig lachen, ein rotes Gesicht haben und sehr hartherzig sind. Sie neigen dazu, zu lügen, und sehen vorzeitig gealtert aus. Vielleicht ist dies manchmal eine Idee, wenn alles andere nicht weiterhalf?

Rubrikenauswahl

In folgende Rubriken könnte man blicken, wenn man ein **Bewegungs-Naturell** vor sich hat:

- Gemüt – tadelsüchtig, krittelig
- Gemüt – tadelt andere
- Gemüt – streitsüchtig
- Gemüt – beschimpfen, beleidigen, schmähen
- Gemüt – Grobheit
- Gemüt – antworten – höflich sein; kann nicht
- Gemüt – antworten – kurz angebunden
- Gemüt – unhöflich
- Gemüt – verleumden, Neigung zu
- Gemüt – Unverschämtheit
- Gemüt – fluchen
- Gemüt – verächtlich
- Gemüt – zynisch
- Gemüt – boshaft – verletzt die Gefühle anderer Menschen
- Gemüt – reißt an etwas – Gegenstände; zerreißt
- Gemüt – Destruktivität, Zerstörungswut
- Gemüt – unzufrieden – immer

3 Temperament

3.1 Allgemeines

Anhand der dargestellten Beschreibung der Naturelle ist es möglich, Körper- und Gesichtsformen bei der Einschätzung der Charakterneigungen eines Menschen zu nutzen. Zusätzlich gibt es die Einteilung in die Typologie der Temperamente. Sie ist aus dem Altertum bekannt und prägte lange Zeit die Betrachtung und Einschätzung von Menschen in Bezug auf ihre Gesundheit. Das **Temperament** beschreibt die **Art und Weise, wie ein Lebewesen agiert und reagiert**. Es ist die individuelle, emotionale Verhaltensweise, die sich aus triebgesteuerten und motorischen Reaktionen zusammensetzt. Mit „Temperament" umschreibt man Verhaltensmerkmale wie:

- Tempo von Bewegungen
- Ausdauer
- Stimmung

Das Temperament kennzeichnet die Art eines inneren Reizzustands oder das auf äußere Reize reagierende Verhalten eines Lebewesens. Unter Temperament hat man die Schnelligkeit oder Langsamkeit einer Bewegung zu verstehen. Im Temperament eines Menschen zeigt sich die **Reaktionsweise** auf von außen kommende Reize. Darin zeigt sich die Ablaufgeschwindigkeit von Reaktionen, die man auch an der Mimik und Gestik eines Menschen sehen kann. Das Temperament kennzeichnet nicht die konstante Energie, die eine Individualität im Wesensgrundton in sich birgt. Diese finden wir eher im Naturelltypus wieder. Da unsere Gefühlslage, wenn sie gesund ist, niemals konstant ist, sondern häufiger am Tag wechselt, ändert sich auch entsprechend der inneren Gestimmtheit das Temperament.

Etymologisch wurde das Wort „temperamentum" im 16. Jahrhundert im Sinne von „ausgeglichenes Mischverhältnis" in der Pharmazie verwendet. In der Humoralpathologie, die von Hippokrates bekannt ist, wurde mit diesem Begriff das Verhältnis der Körpersäfte zueinander beschrieben. Im 17. Jahrhundert erhielt dieser Begriff die heutige Bedeutung.

Hippokrates von Kos (460–377 v. Chr.) gilt als Begründer der westlichen Medizin. Er war der erste herausragende Vertreter der **Humoralmedizin** (lat. *humor* Flüssigkeit, Saft). Die theoretische Grundlage seines Therapiekonzepts basiert auf der **Vier-Säfte-Lehre** (Blut, Schleim, gelbe und schwarze Galle) sowie den entsprechenden **Temperamenten** (Choleriker, Sanguiniker, Melancholiker und Phlegmatiker). Aus den Begriffen „Tempo" und „temporär" können wir auch die zeitliche Korrelation ableiten. Eine ausgeglichene harmonische Mischung und Verteilung der Körpersäfte wird als Grundlage der Gesundheit verstanden. Unter Krankheit verstand man das Überwiegen eines Saftes. Bis ins ausgehende Mittelalter galt die Humoralmedizin als unumstößliches Dogma. Erst **Paracelsus** stellte dieses Denksystem infrage. Er lehnte die „Vier-Säfte-Lehre" als einziges Erklärungsmodell der Krankheitsentstehung ab. Er erkannte, dass **auch kosmische Einflüsse, Umweltfaktoren und psychosoziale Gegebenheiten krank machend** sein können.

3.1.1 Vergleich Naturell und Temperament

Man könnte das **Naturell** mit dem **inneren Grundton** vergleichen und das **Temperament** mit dem **gereizten Zustand**, mit dem Tempo, in dem sich ein Naturell schnell oder langsam bewegt. Ähnlich wie in der Musik betrachten wir Ton und Tempo. Die Töne in der Musik können in lebhafte oder langsame Bewegung versetzt werden. Ebenso kann der Grundton der menschlichen Persönlichkeit, das Naturell, in ruhigem oder lebhaftem Temperament auftreten. Das Tempo in der Musik ist eine Eigenschaft der Tonbewegung. Das Temperament beim Menschen ist eine Eigenschaft der Naturellbewegung, nie aber ist das Tempo dasselbe wie der Ton.

Jedes Naturell kann und soll alle Emotionen leben. So kann und soll **auch das Temperament immer wieder wechseln**, wobei der Wechsel bei ausgeglichenen Menschen fließender und angenehmer ist und bei unausgeglichenen Menschen sprunghafter und unberechenbarer. Es kann ein und derselbe Mensch unabhängig von seinem Körperbautypus morgens sanguinisch, also unbesorgt fröhlich, mittags cholerisch, d. h. energisch und feurig, nachmittags phlegmatisch-ruhig und abends melancholisch, also nachdenklich und tiefernst, sein. Das Temperament kann relativ schnell wechseln.

Wissenswertes

Ist ein Temperament konstant, führt dies zu Erkrankung. Es ist gesundheitsfördernd, wenn wir hin und wieder unsere Emotionen spontan herauslassen und uns Zeit zum Faulenzen, Nachdenken und für fröhliche Ausgelassenheit geben. Je mehr sich die Temperamente in uns mischen, umso vitaler sind wir und umso mehr Vielfalt und Freiheit können wir erleben.

3.1.2 Temperament im Altertum

Die Namen, die heute für die Temperamente verwendet werden, stammen von den Römern. Der römische Arzt **Galen** verglich die Temperamente mit den Elementen Luft, Feuer, Wasser und Erde. Die Namen sind daher symbolisch zu sehen. Wir benennen folgende Temperamente:

- das **sanguinische** (leichtblütige), gleicht der Luft, leicht beweglich
- das **cholerische** (gallige), gleicht dem Feuer, feurig im Tempo aller Handlungen
- das **phlegmatische** (fette), ruhig-weich-fließend wie das Wasser
- das **melancholische** (schwarzgallige), gleicht dem Erdmineral, tief, fest und sehr langsam

3.1.3 Temperament in der Psycho-Physiognomik

Die in diesem Kapitel abgebildeten Temperamente stammen von **Lavater** (**Abb. 3.1**). Er ging wohl noch davon aus, dass die Temperamente ebenso wie die Naturelle eine gleichbleibende Kopf- und Gesichtsform herausbringen. Huter sah die Temperamente als **Ausdruck von sich wechselnden emotionalen Reaktionen auf äußere oder innere Reize**. Diese Temperamente können demnach nicht an Körper- und Kopfformen ablesbar sein. Dennoch ist es so, dass sich meist nur 1 oder 2 Temperamente abwechseln und dass die Emotionen, die uns häufig innerlich bewegen, die unsere Mimik und Gestik beeinflussen, sich im Laufe der Zeit auch als mimische Formen und als Körperhaltung einprägen.

Merke

Wir können Temperamentsanlagen in der Mimik, im Ausdruck sowie in der Körperhaltung erkennen und benennen.

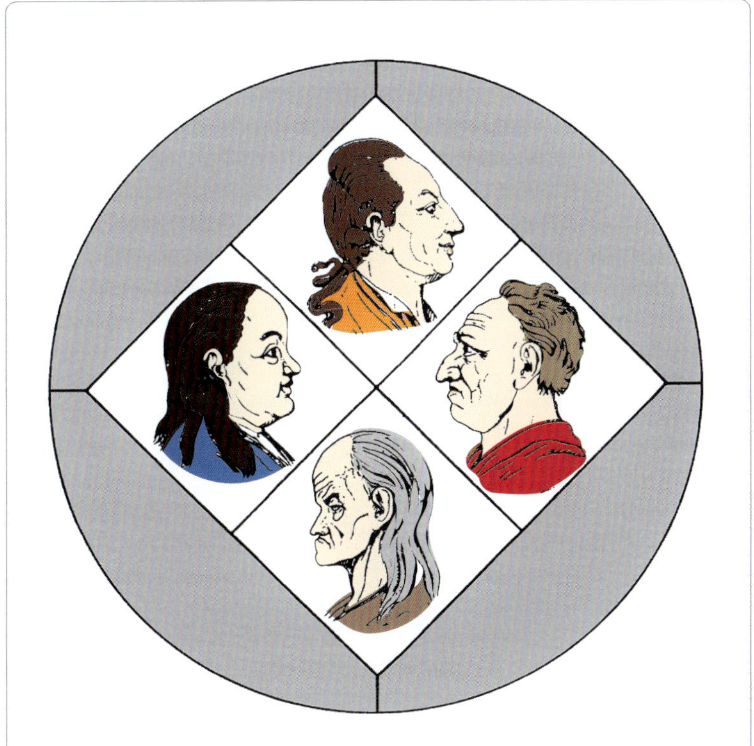

Abb. 3.1 Die 4 klassischen Temperamente nach Lavater – links: Cholerik, rechts Melancholie, oben Phlegma und unten Sanguiniker (basierend auf Daten von Huter [18]).

So kennen wir auch bei den Temperamenten ähnlich wie bei den Naturelltypen gemischte Formen:

- sanguinisch-phlegmatisches Temperament
- sanguinisch-cholerisches Temperament
- cholerisch-melancholisches Temperament
- phlegmatisch-cholerisches Temperament
- phlegmatisch-melancholisches Temperament
- sanguinisch-melancholisches Temperament

Die Temperamente werden heute noch in der astrologischen Betrachtung des Menschen beachtet und zur Analyse herangezogen. Letztlich können wir im Horoskop eines Menschen auch diese Temperamentsverteilung am besten einschätzen, weswegen wir an dieser Stelle auch die Sternzeichen und Häuser bei den Temperamenten benennen wollen.

3.2 Vier Temperamente

3.2.1 Sanguinisches Temperament

Bei Lavater hat das sanguinische Temperament den längeren Schädel, die längere Nase und eine kräftigere Unterstirn als das melancholische (**Abb. 3.1**). Die **Stirn** ist **fliehend und zurücktretend**. Er fühlt sich **ethisch und sozial nicht sehr verantwortlich** und kann **nicht gut gemütsmäßig mitempfinden**.

Astrologische Entsprechung Astrologisch würden folgende Häuser und Zeichen zugeordnet werden:

- Luftzeichen: Zwilling, Waage und Wassermann
- Häuser: 3, 7 und 11

Dieses Temperament wurde dem Element Luft zugeordnet, die leicht und beweglich ist. Genauso ist der Mensch im vorwiegend sanguinischen Temperament. Der Mensch ist voller **Optimismus**, er ist leichtblütig: ein „Luftikus" – heute hier, morgen dort. Er ist lebhaft, leicht, beweglich, heiter und fröhlich. Er passt sich jeder Lebenslage ohne Mühe an. Er ist der lebensfrohe, extrovertierte und tendenziell sprunghafte Mensch.

Stärken Seine Stärke ist die **Leichtigkeit**, mit der er sich jeder Situation anpasst, mit Menschen umgeht und sich einfügt. Dieser Mensch ist in Gemeinschaft sehr beliebt. Er nimmt das Leben von der leichten Seite, ist ohne ängstliche Bedenken, tritt frei und unbefangen an die Aufgaben des Lebens heran. Im sanguinischen Temperament ist der Mensch eindrucksfähig, aufgeschlossen, feinfühlig, anpassungsfähig und bildsam. Er hat eine schnelle Auffassungsgabe und stets neue Ideen. Er ist schnell begeistert, genießt das Leben, packt schnell etwas an und verbreitet in seiner Unbekümmertheit Zuversicht und gute Laune. Diese Menschen nehmen die Umwelt eher schwach, flüchtig und ungleichmäßig wahr. Unangenehmes vergessen sie leicht. Sie brauchen immer wieder einen Nachschub an neuen Eindrücken.

Schwächen Als Schwäche kann man seine **teilweise oberflächliche und unkonzentrierte Arbeitsweise** betrachten. Trotz einer großen Gefühlsansprechbarkeit ist dieses Temperament im Erleben eher schwach, flüchtig und ungleichmäßig. In diesem Temperament will man von Sorgen und Problemen nichts wissen. Es kann sein, dass der Mensch mit diesem Temperament bodenlos faul ist. Er hat 1000 Dinge zu tun und drückt sich mit seiner Geschäftigkeit in nützlichen und angenehmen Dingen vor der notwendigen Pflicht. Er spielt sich auf, blendet und schaut unschuldig drein. Es fehlt ihm Ausdauer, Gründlichkeit, Fleiß, Gewissenhaftigkeit und Durchhaltevermögen, wenn etwas unangenehm und schwer ist. Er fängt viele Dinge begeistert an, führt sie aber kaum zu Ende. Er handelt leicht gedankenlos, leichtsinnig und ist unkonzentriert. Es wird ihm oft von Kindheit an zu leicht gemacht.

Mimik und Gestik Dieses Temperament ist durch eine **zwanglose, frische und fröhliche Körperhaltung** gekennzeichnet. Die Muskeln und die Haut sind elastisch, die Sprache ist lebhaft und warm. Der offene Blick nimmt das Heitere auf und gibt es wieder. Meist sind Stirn und Wangen glatt und lebenswarm angehaucht. Die Lippen sind lose.

Sonstiges Sanguinische Menschen schaffen es, Schicksalsschläge glücklich zu überleben. Kinder sind, wenn sie unbelastet und glücklich aufwachsen, in den ersten 7 Jahren überwiegend sanguinisch. Das ist die Phase, in der sie viel ausprobieren, sich selbst kennenlernen und Ermutigung bekommen. Körperlich wird der Sanguiniker leicht von der Schwindsucht befallen.

3.2.2 Phlegmatisches Temperament

In der Zeichnung bei Lavater hat dieses Temperament den **kürzesten Schädel**, was von schwacher Tatkraft zeugt (**Abb. 3.1**). Überwiegt dieses Naturell, kann es körperlich zu **Fettsucht** kommen, auf der seelischen Ebene zu **Apathie**. Im Körper ist es das Zeichen der Verschleimung – kalt und feucht.

Astrologische Entsprechung Astrologisch würden folgende Häuser und Zeichen zugeordnet werden:

- Wasserzeichen: Krebs, Skorpion und Fisch
- Häuser: 4, 8 und 12

Krebs und Fisch sind eher gelöste Innerlichkeitsmenschen, bei Skorpionen ist noch mehr Spannung vorhanden. Das phlegmatische Naturell wurde im Altertum dem Element Wasser zugeordnet, das ruhig und weich fließend ist. So lebt auch der Mensch in diesem Temperament. Er ist voller Ruhetriebe. Seine Grundstimmung ist gleichmäßig. Er bewahrt äußeren Ereignissen gegenüber Gleichmut. Im Allgemeinen ist er mit sich und der Welt zufrieden. Er ist **gutmütig, freundlich, verträglich, nachgiebig und tolerant**. In diesem Temperament ist der Mensch still und passiv, schwer erregbar, sogar bis hin zu gleichgültig, träge und schwerfällig. Er ist die personifizierte Ruhe und Gelassenheit, nichts kann ihn aus seinem Tritt bringen. Er liebt die Ruhe und mag störende, aufwühlende Erlebnisse nicht. Er ist eher etwas lässig und bequem. Er verhält sich passiv abwartend und nimmt die Dinge, wie sie kommen hin. Er geht träge durch den Tag. Er lässt die Dinge an sich herankommen und prüft in Ruhe und ohne Hast.

Stärken Seine Stärke ist die **Ausgeglichenheit**, sein **unbestechliches Urteil** und seine **Objektivität**. Wenn alle anderen in Panikstimmung sind, von Gefühlen und Leidenschaften zerrissen sind, bleibt ein Mensch in dieser Temperamentslage nüchtern. Er bewahrt kaltes Blut und klaren Kopf. Wenn er in Affekt gerät, was selten geschieht, ist seine Ruhe schnell wiederhergestellt. Wenn er etwas sagt, hat es Hand und Fuß. Er wird nicht übertreiben und zugeben, wenn er etwas nicht weiß. Es dauert lange, bis er sich zu einem Entschluss durchgerungen hat. Dann aber hält er daran fest, teils aus Zähigkeit, teils aus passivem Kleben und teils aus Bequemlichkeit. **Entscheidungen sind nicht sein Ding.** Er tut sich schwer damit, hat meist nur wenig Ehrgeiz und findet sich mit den Dingen ab, wie sie sind. Er hat keine Machtbestrebungen. Seine Ziele erreicht er auf Umwegen. „Das ist halt so", „Da kann man eh nichts machen" sind Sätze, die man von ihm hört. Ist er von einer Aufgabe oder einem Hobby erfasst, bekommt man ihn davon nicht los. Seine Befähigung ist einseitig, weil ihn anderes nicht interessiert.

Schwächen In diesem Temperament bleibt man für die Belange, Gefühle und Leiden anderer **gleichgültig**. Vorwürfe und Erziehungsmaßnahmen interessieren ihn nicht, er reagiert nicht darauf. Erfolg ist ihm gleichgültig. Er verfolgt seine eigenen Interessen. Der Mensch kann träge, lethargisch bis hin zu apathisch werden.

Mimik und Gestik Die Gesamthaltung wirkt **schwerfällig** und **unbeweglich**. Muskeln und Haut sind weich, Stirn und Haare zeigen Ruhe. Das Gesicht ist spannungslos und ruhig. Der Blick verrät Gleichmut und Gelassenheit. Er kann träge, schläfrig und matt wirken. Aus den Augen sprüht weder Trauer noch Freude, sie haben einen ruhigen, aber auch bestimmten Ausdruck. Die Sprache ist ruhig, langsam und ohne besondere Betonung. Mimik und Körpersprache sind ruhig und bedächtig.

3.2.3 Cholerisches Temperament

Bei Lavater hat es den **längsten Schädel**, der für **starke Tatkraft** steht (**Abb. 3.1**). Dies zeigt sich ebenso in der großen und konvexen Nase. Bei vorwiegend cholerischer Disposition kommt es zu Herzkrankheiten, Abmagerung und auf der seelischen Ebene zu Manie und Tobsucht.

Astrologische Entsprechung Astrologisch würden folgende Häuser und Zeichen zugeordnet werden:

- Feuerzeichen: Widder, Löwe und Schütze
- Häuser 1, 4 und 9

Das Temperament wurde dem Element Feuer zugeordnet. In diesem Temperament ist der Mensch voller Tattriebe. Es ist das gallige Temperament, d. h., es ist heftig, feurig, aufbrausend, reizbar und impulsiv. In dieser Stimmung ist der Mensch von Affekten gesteuert. Es läuft ihm leicht die Galle über. Die Menschen sind leicht reizbar, kommen stark aus sich heraus und verteidigen ihre Meinung mit heftigem Tonfall und lebhafter Gestik. Der Choleriker ist **stark Ich-betont, rechthaberisch, herrschsüchtig und unduldsam**. Am besten ist mit ihm auszukommen, wenn man nachgibt. Er neigt dazu, auf Schmeichler hereinzufallen. Die Menschen verbreiten wenig Gemütlichkeit und können nicht mit Stimmungen, Gefühlen und Atmosphäre umgehen.

Stärken Menschen, die häufig in diesem Temperament leben, sind die geborene Führernatur. Sie sind **ehrgeizig**, haben einen **scharfen Verstand**, einen **starken Willen** und können andere mitreißen. Es sind die Tatkräftigen, für die keine Herausforderung zu groß ist.

Schwächen Läuft etwas nicht nach ihrem Willen, können sie schnell **gereizt** reagieren. Sie werden dann **jähzornig**, **explosiv** und regen sich schnell auf. Sie sind **impulsiv** und **unberechenbar**. Ihre inneren Spannungen verlangen unmittelbares Abreagieren. Im Zorn können ihre Worte eine verletzende Schärfe bekommen. Der Mensch kann sehr von sich eingenommen sein, will immer recht haben und neigt zum Starrsinn.

Mimik und Gestik Die Körperhaltung ist **fest, bestimmt und energisch**. Muskeln und Haut sind in straffer Spannung. Stirn und Gesicht sind durch die intensive Auseinandersetzung mit dem Leben faltenreich. Wir finden eine steile Falte auf der Stirn, die immer wieder **Zornesfalte** genannt wird. Die Schläfenadern sind geschwollen. Der Blick ist fest und feurig. Die Augen sind aggressiv-glänzend. Dabei ist das Weiße im Augapfel meist gerötet, die Nasenflügel vibrieren lebhaft. Die in der Ruhe fest geschlossenen Lippen werden beim Sprechen schnell bewegt. Die Stimme ist energisch und kraftvoll. Mimik und Gebärden sind lebhaft, energisch und zeigen sein bestimmtes und klares Auftreten, das keine Widerrede duldet.

3.2.4 Melancholisches Temperament

Der Melancholiker wird oft **leber- und verdauungsleidend**. Auf der seelischen Ebene hat er die **Tendenz zur Depression und zur Melancholie**. Bei Lavater sehen wir die vorgedrängte Oberstirn, den trüben Blick und die unfrohe Lippenstellung (**Abb. 3.1**).

Astrologische Entsprechung Astrologisch würden folgende Häuser und Zeichen zugeordnet werden:

- Erdelemente: Stier, Jungfrau und Steinbock
- Häuser 2, 6 und 10

Ihm entspricht die schwarze Galle der Humoralpathologie. Diesem Temperament wurde das Element Erde, die tief, schwer, fest und langsam ist, zugeordnet. So lebt auch der Mensch in dieser emotionalen Verfassung voller **Pessimismus**. Er nimmt sein Leben schwer, ist ernst, nachdenklich und sehr verantwortungsbewusst. Schwere Erlebnisse in der Kindheit können einen Menschen sehr prägen und die normalerweise heitere Stimmung in Lebensernst verwandeln.

Er neigt dann dazu, an seine Lebensführung zu strenge Forderungen zu stellen, und erwartet zu viel von sich. Der Melancholiker **grübelt viel**, bohrt im Denken in die Tiefe und will den Dingen auf den Grund gehen. Dabei ist er **traurig und verdrießlich**. In diesen Zeiten sieht man nur die Probleme und empfindet alles als schwer und erdrückend. Man erwartet von allen Seiten noch mehr Schwierigkeiten und neigt dazu, zu verzagen, trübsinnig und misstrauisch zu werden. Ein Mensch in dieser Temperamentslage ist das Gegenteil des Sanguinikers. Er liebt die Stille und verabscheut die lärmende Lustigkeit. Er kann nicht geschickt und selbstsicher auftreten, sondern ist schwerfällig und schwierig im Umgang. Er besitzt ein **empfindsames Gemüt**, ist sehr empfindlich und leicht eingeschnappt. Es braucht Zeit, bis man mit ihm warm wird.

In seinen Antworten entdeckt man Reife und Erfahrung. Er ist **übertrieben fleißig, sehr gewissenhaft und pedantisch**. Er weigert sich, immer wieder neue Eindrücke aufzunehmen, und beschränkt sich auf die wichtigen. Im Leistungsbereich darf keine rasche Umstellung und Anpassung erwartet werden, dafür aber Fleiß, Ausdauer, Gründlichkeit, Sorgfalt und Gewissenhaftigkeit.

Stärken Im Gespräch mit diesem Naturell entdeckt man häufig **Reife und Tiefe** in seinen Antworten, wodurch sie sehr bereichernd sein können und reflektierte Gespräche ermöglichen. Mit seiner Feinfühligkeit, seinem Verständnis und seiner Güte kann es viel Gutes tun. Bekommt es Anerkennung für die tiefe Empfindsamkeit seiner Seele und feste Grundsätze, kann es sich stabilisieren und mehr Selbstsicherheit erlangen. Hinter seiner Verschlossenheit finden wir Gemütstiefe und häufig einen kleinen Dichter. Wenn es der Mensch gelernt hat, diese ihm eigene Temperamentsanlage anzunehmen, zeichnen ihn ruhige Heiterkeit und verstehende

Güte aus. Er hat gelernt, Unrecht zu ertragen. Er zerbricht nicht, sondern bemüht sich, seinen Teil zu tragen. Im kleinen Kreis zuhause ist er lustig und ausgelassen.

Schwächen Melancholiker sind die **typischen Miesmacher und Spielverderber**, wenn ihnen etwas nicht passt. Sie sind passiv und verschlossen (man schaut sich schon lieber nach anderen um). Sie sind nachtragend, schüchtern und empfindlich.

Mimik und Gestik Der Mensch hat **starke Gefühle**, eine tiefe und nachhaltige von Gleichmäßigkeit gekennzeichnete Erlebnisfähigkeit mit einem kraftlosen Bewegungssystem. Die Körperhaltung ist lose und schlaff, die Muskeln sind kraftlos und ohne Spannung. Die Haut ist blutleer. Die typische Stirnform zeigt vom vielen intensiven Grübeln Falten. Der Blick ist in sich gekehrt, matt und wehmütig. Die Augen sind oft groß. Der Mund hat einen bitteren Zug. Er sieht **ängstlich, traurig und ernst** aus. Die Sprache ist zögernd, monoton, bedächtig und vorsichtig.

3.2.5 Eigenschaften der 4 Temperamente nach Huter

In **Tab. 3.1** findet sich eine Übersicht über die 4 Temperamente im Vergleich.

Temperamentsreaktionen entstehen auch aus **bestimmten Lebenssituationen** oder **Lebenseinstellungen.** Zufriedene Menschen neigen eher zu sanguinischem Verhalten und unzufrie-

Tab. 3.1 Eigenschaften der 4 Temperamente nach Huter (basierend auf Daten aus Castrian [5]).

	Choleriker gespannter Außenmensch	Melancholiker gespannter Innenmensch	Phlegmatiker entspannter Innenmensch	Sanguiniker entspannter Außenmensch
Charakteristik	• Macher, Tattriebe • zu energischer Bewegung neigend	• voller Pessimismus • zurückgedrängter Bewegungsimpuls	• gewissenhaft • Ruheneigung	• voller Optimismus • zu lebhafter Bewegung neigend
positiver Zustand	• impulsiv • schwungvoll • durchsetzungsstark • laut • schnell • intensiv • dynamisch • energisch • aktiv • willensbetont • heißblütig • leidenschaftlich • wuchtig • kraftvoll • hitzig	• ernst • nachhaltig • gleichmäßig • ausdauernd • gründlich • sorgfältig • teilnahmefähig • duldsam • verinnerlicht • tiefsinnig • gewissenhaft • vorsichtig • rücksichtsvoll	• gleichmütig • (Seelen-)Ruhe • ruhig • bedächtig • gleichmäßig • geduldig • unerschütterlich • anspruchslos • nachgiebig • gutmütig • schweigsam • ausgeglichen • verträglich • zufrieden	• lebhaft • aktiv • optimistisch • zuversichtlich • genießerisch • unbekümmert • beschwingt • mitteilsam • ausdrucksstark • gesprächig • impulsiv • schwungvoll • leidenschaftlich • sorglos • anpassungsfähig • gesellig • rasch • schnell entfacht • motorisch • elastisch

▸ **Tab. 3.1** Fortsetzung.

	Choleriker gespannter Außenmensch	**Melancholiker gespannter Innenmensch**	**Phlegmatiker entspannter Innenmensch**	**Sanguiniker entspannter Außenmensch**
negativer Zustand	• gereizt • unzufrieden • empfindlich • ungeduldig • unberechenbar • rücksichtslos • aggressiv • herrschsüchtig • rechthaberisch • unversöhnlich • nachtragend • explosiv • sprunghaft • unbeherrscht • jähzornig • draufgängerisch • empfindlich	• sorgenvoll • ängstlich • unsicher • verzagt • schuldbewusst • selbstquälerisch • misstrauisch • pessimistisch • schwerblütig • schwermütig • traurig • trübsinnig • bekümmert • labil • gekränkt • zögernd • mutlos • grüblerisch • geschwächt	• spärlich • willensschwach • einförmig • passiv • kaltblütig • gleichmütig • abwartend • verharrend • entschluss-schwach • pedantisch • träge • schwunglos	• laut • unüberlegt • oberflächlich • unkonzentriert • ungenau • ungleich-mäßig • leichtblütig • leichtmütig • flüchtig • gedankenlos • leichtsinnig • flatterhaft • unüberlegt • unbesonnen • oberflächlich
extrem	• Manie • Tobsucht • Dominanz	• Trübsinn • Depression • Isolation	• Apathie • Gleichgültigkeit	• Hysterie • Albernheit

dene zu melancholischem oder cholerischem Verhalten. Cholerische und melancholische Reaktionen sind häufig auch Folgen von **Stresssituationen**, wie wir sie heute auch bei Erschöpfungsdepression und Burn-out kennen.

Merke

Die Temperamentslehre genügt nicht, um komplizierte charakterologische und psychologische Probleme zu lösen. Die verschiedenen Temperamente sind nur ein Teilgebiet der Psycho-Physiognomik.

Das Temperament beeinflusst unser soziales und zwischenmenschliches Leben sowohl beruflich wie privat. Das Temperament zu **wechseln** ist eine **gesundheitliche Bedingung**. Ein gesunder Mensch hat die Temperamente im Wechsel. Meist stehen bei einer Person 1 oder 2 Reaktions- oder Temperamentsrichtungen im Vordergrund, ohne deswegen konstant zu sein. Schon Galen definierte Gesundheit als ein Gleichgewicht zwischen den warmen und kalten, den trockenen und feuchten Kräften.

3.3 Therapeutische Hinweise

Merke

In der Psycho-Physiognomik spricht man von Temperament, wenn man vom Tempo und der Art und Weise spricht, wie etwas geschieht. Man meint nicht die Gestalt und Erscheinung eines Typs. Wie reagiert der Mensch – wie schnell, wie langsam? Wie laufen seine emotionalen Reaktionen ab, beispielsweise heiter, optimistisch, zornig, gereizt oder ärgerlich?

3.3.1 Temperament und Krankheit

Wird ein **Temperament konstant**, führt das auf der psychischen Ebene zu folgenden beispielhaften Erkrankungen:

- Melancholie führt zu **Schwermut (Depression)** und dauernder Gemütsverstimmung.
- Phlegma wird zu **Apathie**, eine der Melancholie verwandte Geisteskrankheit.
- Cholerik führt zu **Manie und Tobsucht**.
- Sanguinik führt zu **Fantasierlust des närrischen Größenwahns oder des manischen Singsangs**.

Als **körperliche Folgen** sehen wir, dass

- der einseitige Phlegmatiker zur **Fettsucht** neigt,
- der Choleriker zur **Abmagerung** neigt,
- der Sanguiniker von **Tuberkulose** befallen wird und
- der Melancholiker **leber- und verdauungsleidend** wird.

3.3.2 Sanguiniker

Dieser heitere, sorglose Mensch **braucht in jungen Jahren etwas Struktur**. Da ihm alles sehr leichtfällt und er heiter, fröhlich und hilfsbereit ist, muss man darauf achten, dass er immer wieder gefordert wird, etwas zu tun, was anstrengend ist, das Angefangene zu Ende zu bringen. Diese Menschen haben viele Interessen. Die Gefahr ist groß, dass sie vieles anfangen und nichts zu Ende führen, was in der Lebensgestaltung Probleme machen kann. Wenn die Grundlagen für Nachhaltigkeit in der Kindheit nicht gelegt wurden, kann dies später häufig in Therapien und Coachings nachgeholt werden.

Für den **alten Menschen** ist es ein Geschenk, wenn er häufig im sanguinischen Temperament verweilen kann. Dies ist gerade nach einem anstrengenden Leben der Fall, das nie nur geordnet und schön verlief, sondern immer mit Schicksal und Schwierigkeiten verbunden war. Es ist ein großes Glück, wenn man immer wieder in heiterer Gelassenheit auf das Leben blicken kann. Der Satz „Ihr sollt werden wie die Kinder" bringt hier weiteres Verständnis.

(i) Rubrikenauswahl

Sanguinische Menschen ähneln Kindern, die neugierig fragen, häufig nicht sehr gründlich denken und von einem Thema zum anderen springen. Man könnte auch an ein ungewöhnliches Mittel denken wie Ambra grisea: Menschen, die dieses Mittel brauchen, sind bekannt als introvertiert und verlegen, aber sie sind auch sehr neugierig und springen von einem Thema zum anderen. Sie stellen viele Fragen, schnappen etwas aus der Antwort auf und fragen an der Stelle weiter, aber ohne Tiefe. Eine Frage folgt der anderen in schneller Abfolge. Hier könnte man in folgende Rubriken blicken:

- Gemüt – lustig, fröhlich
- Gemüt – Delirium – heiter, fröhlich
- Gemüt – lebhaft, munter
- Gemüt – Spaßen
- Gemüt – Vergnügen
- Gemüt – optimistisch
- Gemüt – zufrieden
- Gemüt – verschiebt alles auf den nächsten Tag
- Gemüt – Faulheit
- Gemüt – Verantwortung – Abneigung gegen
- Gemüt – Heirat – unerträglich; der Gedanke an Heirat scheint
- Gemüt – Pläne – macht, schmiedet viele Pläne
- Gemüt – Hoffnung, voller
- Gemüt – mutig
- Gemüt – Glücksspiele – Spielleidenschaft
- Gemüt – offenherzig
- Gemüt – mitteilsam, gesprächig
- Gemüt – Selbstsucht, Egoismus
- Gemüt – neugierig
- Gemüt – unbesonnen, unachtsam

Diese Rubriken stellen eine Auswahl dar, ein Blick in weitere Rubriken kann durchaus lohnend sein!

3.3.3 Phlegmatiker

Ein Mensch, der überwiegend im phlegmatischen Temperament ist, **wird sehr gleichgültig gegenüber allen äußeren Einflüssen und Umständen**. Es ist unter Umständen nicht einfach, an diesen Menschen heranzukommen, und meist bedarf es erst einer persönlichen Krise, damit er sich helfen lässt.

ⓘ *Rubrikenauswahl*

Homöopathisch entspricht der **Phlegmatiker** auf der emotionalen Ebene sehr dem psorischen Miasma. Hier lohnt sich ein Blick in folgende Rubriken:
- Gemüt – Untätigkeit
- Gemüt – Gleichgültigkeit, Apathie
- Gemüt – Seelenruhe, Gelassenheit
- Gemüt – still sein, seine Ruhe haben; möchte – Ruhe und Stille; verlangt nach
- Gemüt – Unentschlossenheit, Schwierigkeit, Entscheidungen zu treffen
- Gemüt – Wille – Willensschwäche
- Gemüt – Initiative, Unternehmungsgeist; Mangel an

3.3.4 Choleriker

Menschen in diesem Temperament neigen zu **überschießenden Reaktionen**. Sie regen sich sehr schnell auf und verbrauchen damit ständig enorm viel Energie. Durch die Schwäche, die sich daraus ergibt, werden sie noch reizbarer. Sie neigen zu **Herz-Kreislauf-Erkrankungen**, **Bluthochdruck** und können, je nach Anlage und Kraft, auch ausbrennen. Cholerische Reaktionen sind heutzutage oft eine Folge von Stress/Zeitdruck, zu wenig Schlaf und zu viel Arbeit, über die man nicht mehr hinaussieht. Deshalb sind für solche Menschen alle Therapien hilfreich, die Spannungen abbauen, helfen, zu sich zu kommen und den eigenen Körper wahrzunehmen. Jede Form von **Ausgleichssport, Körpertherapie** oder **Massage** und **Physiotherapie** kann sinnvoll sein. Dabei sollte aber immer der Fokus auf einem bewussteren Umgang mit dem eigenen Körper liegen. In Psychotherapie und Gesprächstherapie können darüber hinaus auch die Ängste realisiert und bearbeitet werden, die häufig hinter diesem enormen inneren Leistungsdruck stehen.

Wenn ein Empfindungs-Naturell vorherrschend in der cholerischen Gefühlslage ist, schwächt das die zarten Nerven des Empfindungsmenschen auf Dauer sehr und es wird krank.

ⓘ *Rubrikenauswahl*

Cholerische Menschen sind sehr reizbar. Sie wollen sich deshalb nicht wiederholen oder zweimal dasselbe gefragt werden. Hier lohnt sich ein Blick in folgende Rubriken:
- Zorn, wenn er antworten muss
- Gemüt – mürrisch
- Gemüt – Reizbarkeit, Gereiztheit
- Gemüt – heftig, vehement
- Gemüt – Wildheit
- Gemüt – Raserei, Tobsucht, Wut
- Gemüt – Zorn – antworten muss; wenn er
- Gemüt – Zorn – Widerspruch, durch

3.3.5 Melancholiker

Bei Menschen, die überwiegend in diesem Temperament leben, geht es darum, **mehr Freude im Leben zuzulassen**. Dazu gehören u. a. auch das Singen und das Lachen. Beides kann man ein wenig trainieren, wenn es nicht so leicht von alleine gehen will. Man könnte sehr melancholischen Menschen einen Kurs in Lach-Yoga empfehlen. Über das Lachen lösen sich häufig auch Tränen. Tiefe Schichten der inneren Traurigkeit kommen damit in Bewegung, dürfen sich verändern und zu tieferer Lebensfreude führen. Häufig stecken hinter dem melancholischen Temperament **traumatische Kindheitserfahrungen** oder **emotionale Überlastungssituationen**, beruflich oder privat.

Mehr Freude im Leben zuzulassen, ist auch eine Übung, indem man sich selbst die kleinen Freuden des Alltags – kleine Glücksmomente – bewusst macht. Melancholische Menschen brauchen dazu eine Anleitung, beispielsweise indem man ihnen als Aufgabe gibt, sich täglich kleine, einfache Freuden zu notieren und vielleicht ein Freudetagebuch zu schreiben, in das sie die erfreulichen Dinge des Tages notieren. So ein Tagebuch könnte zu einer Kraftquelle werden, die dazu beiträgt, dass die angenehmen Seiten des Lebens wachsen dürfen.

Solche **Freuden** könnten z. B. sein:

- Das Zwitschern der Vögel.
- Die Sonnenstrahlen, die ins Zimmer kommen.
- Etwas, das einem an diesem Tag gut gelungen ist: eine Mahlzeit zubereiten, eine technische Fertigkeit, die man noch nie zuvor gemacht hat u. Ä.
- Freude über die Unbeschwertheit und Tapsigkeit von Kindern und Tieren.
- Fotos, Gedichte, Sätze und Begegnungen.

Rubrikenauswahl

Für Menschen im **melancholischen Temperament** denken Homöopathen beispielsweise an folgende Verbindungen:

Natrium und seine Verbindungen: Sie sind introvertiert aufgrund von Überempfindlichkeit, die sie Abstand zu anderen halten lässt. Sie sind still, schweigsam und mögen keine Gäste haben. Sie ziehen sich in die Einsamkeit zurück und brüten über den Geschehnissen. Sie halten sich von den Menschen fern, damit sie nicht noch einmal verletzt werden.

Magnesium-Verbindungen: Auch diese Mittel sind introvertiert, jedoch mehr durch Trägheit. Menschen, die eine Magnesium-Verbindung benötigen, ziehen sich nicht zurück und grübeln, sie neigen vielmehr dazu, Verletzungen einfach hinzunehmen. Sie sind empfindlich gegen Grobheiten, fühlen sich schlecht, aber sie sind schüchtern und wollen unbedingt Harmonie. Sie fürchten, Kind und Kegel zu verlieren und dann ohne Freunde, verlassen dazustehen.

Ammonium und Ammoniumverbindungen: Menschen, die ein Mittel aus dieser Gruppe benötigen, sehen ernst aus. Sie haben Falten auf der Stirn zwischen den Augenbrauen, sind aber gleichzeitig feinfühlig. Sie sind sehr introvertiert, trauen sich wenig zu und haben das Gefühl, immer wieder im Leben zu kurz gekommen zu sein. Physisch findet man den Mangel häufig auch in verkürzten Sehnen.

Hier lohnt sich ein Blick in folgende Rubriken:

- Gemüt – Nachdenklichkeit
- Gemüt – brütet, grübelt
- Gemüt – verweilt – vergangenen unangenehmen Ereignissen; bei
- Gemüt – gewissenhaft, peinlich genau in Bezug auf Kleinigkeiten
- Gemüt – Sorgsamkeit, Sorgfalt
- Gemüt – geheimnistuerisch, verschlossen
- Gemüt – Gedichte, Verse, Reime – macht
- Gemüt – Schreiben – Verlangen nach
- Gemüt – Kummer, Trauer – still
- Gemüt – beleidigt, leicht
- Gemüt – empfindlich – Kritik; gegen
- Gemüt – Antworten – denkt lange nach
- Gemüt – Langsamkeit
- Gemüt – hochmütig, arrogant
  Diese Menschen wirken nach außen hin häufig arrogant, wobei dies eine Kompensation der dahinterliegenden Schüchternheit ist.
- Gemüt – Schüchternheit, Zaghaftigkeit
- Gesicht – gerunzelt (*Das viele Grübeln und Sinnieren zeigt sich im Laufe der Zeit auch in entsprechenden Faltenbildungen im Gesicht. Doch Vorsicht, denn es gibt auch Menschen, die sehr heiter sind, aber eine genetische Anlage zur frühen Faltenbildung haben.*)

4 Kräfte im Menschen

4.1 Kraft-Richtungs-Ordnung

„Kraft-Richtungs-Ordnung“ ist ein von Carl Huter geprägter Begriff, der den **Schlüssel zur physiognomischen Analyse** liefert. Er erweitert das System der Typenbeschreibung um eine weitere Differenzierung, hebt das System aus einer reinen Typenbeschreibung heraus und differenziert, indem die momentane Ausstrahlungsqualität der zu betrachtenden Person mit Begriffen benannt wird.

Huter beobachtete, dass zur Menschenkenntnis nicht nur eine differenzierte Formenkenntnis gehört, sondern dass dazu die Wahrnehmung der **Ausstrahlungsqualität** wichtig ist. Neben der Form nehmen wir immer auch eine Stimmung wahr: Wir nehmen wahr, ob uns der andere „strahlend“ oder „dumpf“ erscheint, ob er einen „geordneten“ oder „chaotischen“ Eindruck auf uns macht. Und wir nehmen wahr, ob uns der andere sympathisch oder unsympathisch ist, je nachdem, welche Anlagen wir selbst mitbringen. Grundsätzlich reagiert jeder Mensch zunächst einmal auf die Ausstrahlung seines Gegenübers.

Huter war sehr hellfühlig und entwickelte mithilfe seiner Sensitivität und seiner Naturbeobachtung ein System, mit dessen Hilfe es möglich ist, unterschiedliche Ausstrahlungsqualitäten zu benennen und zu interpretieren. Dieses System nannte er die **Kraft-Richtungs-Ordnung** (**Abb. 4.1**). Es behandelt die Energien, die im Verborgenen wirken, aber über die Ausstrahlung eines Menschen wahrnehmbar werden. Dieses Thema ist das am schwersten zu fassende in der Psycho-Physiognomik, bildet aber das Kernstück der physiognomischen Analyse. Mithilfe dieser Kenntnis kann viel differenzierter eine Bedeutungsformulierung für eine Form gefunden werden. Letztlich wirken Energien formbildend und wir müssen alle Formen immer im Kontext betrachten.

Diese Qualitätswahrnehmung von Formen bietet die Möglichkeit, der Individualität des Menschen auf höchstmögliche Weise gerecht zu werden, da wir nun mit der Psycho-Physiognomik ein **vielschichtiges Kombinationsmodell** zur Verfügung haben:

- Formwahrnehmung im Körper – Naturellbestimmung mit der Möglichkeit, die Abweichungen bereits im Körperbau zu benennen
- Formwahrnehmung im Kopf – Naturellbestimmung und Kombination mit dem Kopf und wiederum der Möglichkeit, Unterschiede von Körper und Kopf und Abweichungen zu benennen
- Ausstrahlungsqualität von Körper, Kopf und allen Teilen des Gesichts und des Schädels

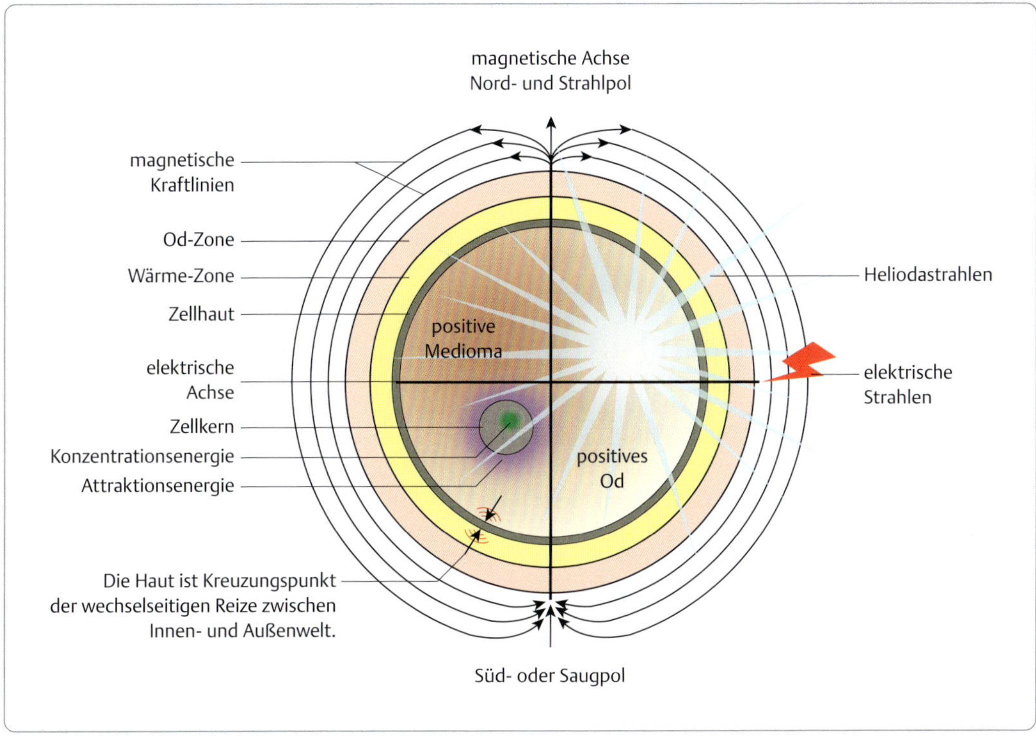

Abb. 4.1 Kraft-Richtungs-Ordnung der Zelle (basierend auf dem Grundlagenwerk von Huter [18]).

Merke

Je nachdem, welche Energie bei einem Menschen vorrangig vorhanden ist, entwickeln sich seine Grundformen. Deshalb sollte die Kraft-Richtungs-Ordnung berücksichtigt und ständig studiert werden. Energien wirken formbildend.

Die Begrifflichkeiten entlehnte Carl Huter aus der Physik und entwickelte neue dazu, die aber alle heute überdacht und interpretiert werden müssen. Zur Übersichtlichkeit des Systems werden in diesem Kapitel die Huter'schen Begriffe beibehalten. Wir lassen uns mit dieser Betrachtungsweise auf eine Ebene ein, die unser materiell geprägtes Verständnis erweitert, und nähern uns energetischem und philosophischem Denken und damit den grundlegenden Fragen unseres Daseins: Wie ist die Welt entstanden, was ist des Lebens Sinn?

Huter versucht mit der Theorie der Kraft-Richtungs-Ordnung, die **Frage nach der Ausstrahlung** zu beantworten. Wie ist der Mensch in seiner Befindlichkeit und in seiner Stimmigkeit in dem Moment der Betrachtung? Huter beobachtete, dass hinter jeder anorganischen Materie auch Kräfte wirken, die jeweils eine andere Ausstrahlungsqualität haben. Ein Laubwald wirkt beispielsweise anders auf uns als ein Nadelwald, das Meer anders als das Hochgebirge und ein See anders als das Meer. Es gilt, diese unterschiedlichen Energien zu erkennen und zu benennen, um sie beim Menschen anwenden zu können.

Merke

Wir gehen bei der psychophysiognomischen Betrachtung stets so vor, dass wir zuerst die einzelne Form sehen, dann die Modellierung der Form, die Spannung der Haut, ihre Färbung und schließlich ihre Strahlung.

Mit dem ganzen System ist auch die Betrachtungsweise der Natur und die daraus entstandene Philosophie Carl Huters verbunden. In diesem Buch möchten wir uns auf die Beschreibung der Kräfte beschränken. Wer weitere philosophische Hintergründe erhalten möchte, dem seien die Bücher von Wilma Castrian empfohlen.

4.2 Zehn Kräfte nach Huter

Huter unterscheidet 10 Kräfte, die im Menschen wirken. Kräfte, die wir in der Beobachtung eines Menschen immer wieder wahrnehmen, differenzieren und kombinieren müssen, um dem Menschen gerecht zu werden:

- Konzentrationsenergie
- Attraktionsenergie
- Magnetismus
- Elektrizität
- gebundene Wärme
- strahlende oder fliehende Warme
- Od
- Hartod oder Medioma
- positive Helioda
- negative Helioda

Das sind komplizierte Namen, die wir aus heutiger Sicht in anderen Lebensbereichen kennen und die deshalb erklärt werden müssen. Wir halten uns an die Benennungen von Carl Huter und unternehmen den Versuch, dieses theoretische Thema praxisnah aufzuarbeiten. Die **wichtigsten und am leichtesten einzuprägenden Kräfte** sind dabei

- Konzentrationsenergie
- Attraktionsenergie
- Magnetismus
- Elektrizität
- Helioda
- Od
- Medioma

Die **Wärmeenergien** lassen sich von den anderen Kräften ableiten. Es sind keine eigenen Kräfte, sondern Erscheinungsformen der Materie über die Wirksamkeit der Kräfte. Wärme ist die Folge von energetischen Tätigkeiten im Organismus, da in allen chemischen und dynamischen Prozessen Wärme entsteht. Dabei ist es grundlegend, dass alle Menschen alle Energien in sich tragen, jedoch unterschiedlicher Verteilung.

Wenn wir den Vitalitätsstatus der Kräfte benennen wollen, stellen wir uns folgende Fragen:

- Welche Kräfte sind stabil und dauerhaft?
- Welche Kräfte treten spontan auf?
- Welche Kräfte müssten aufgrund der Konstitution verbessert werden?

4.2.1 Konzentrationsenergie

Physikalisch gesehen entspricht die Konzentrationsenergie der **Kohäsionskraft** (lat. *cohaerere* zusammenhängen). Diese bewirkt einen Zusammenhalt zwischen Atomen oder Molekülen und so beispielsweise die Oberflächenspannung des Wassertropfens.

Konzentrationsenergie, wie wir sie in der Psycho-Physiognomik beschreiben, entstand ursprünglich aus dem Impuls zur Sammlung, aus dem Impuls nach innen zu gehen, aus der Sehnsucht nach Nähe voneinander sympathischen Teilchen. Alles, was sich leben will, muss erst nach innen gehen. Sie **konzentriert alles Geistige und mit ihm alle Informationen der Materie auf einen Mittelpunkt hin und hält sie dort fest**. Konzentration ist die erste formbildende Kraft, aus der alles Spätere entsteht. Aus ihr entstehen alle weiteren Energien. Sie ist rein geistiger Natur.

Konzentration bedeutet, die **Aufmerksamkeit auf ein bestimmtes Objekt, auf eine Tätigkeit, aber auch auf die eigene Innerlichkeit** zu erhöhen. Vollkommen-im-Hier-und-Jetzt-Sein erfordert Konzentration. Konzentrationsenergie ist daher auch nötig in körperlichen Achtsamkeitsübungen, z. B. im Yoga und in unterschiedlichen Formen der Meditation. Sie öffnet einen Raum der Innerlichkeit, der sich nicht mit technischen, mechanischen oder stofflichen Möglichkeiten erreichen lässt. Immer mehr wissen wir heute die körperliche, geistige und seelische Wohltat zu schätzen, wenn Menschen in Stressphasen des Lebens zur Ruhe kommen, wenn sie nach innen gehen können, sich sammeln, ganz gewahr ihrer selbst werden und so mit sich bewusst sein können.

Konzentration ist die **geistige Beschäftigung mit dem gegenwärtigen Moment**, wahrnehmen, was körperlich, geistig und emotional in mir vorgeht. In unserer Welt, in der durch Radio, Telefon, Fernsehen, Werbung, Verkehr etc. ununterbrochen zahlreiche Eindrücke und Reize auf uns einwirken, gehört die Konzentrationsenergie zu dem, was wir immer wieder bewusst schulen sollten. Dies ist durch **Meditation, Stillsitzen, geistige Sammlung und Nach-innen-Gehen** möglich.

Wissenswert

Je deutlicher man sich das, womit man sich beschäftigt, bildhaft vorstellen kann, desto besser kann man sich konzentrieren. So werden in heutigen Konzentrationsübungen häufig Bilder entwickelt, um sich Dinge zu merken. Es ist auch hilfreich, sich Visionen oder wichtige Schritte im Leben bildhaft vorzustellen.

Konzentration und Ruhe gehören zusammen. In der inneren Ruhe können sich konzentrierte Gedanken auf ein bestimmtes Thema hin entwickeln. Es braucht nicht die Stille der Außenwelt zu sein, aber es muss **innere Ruhe** gewonnen werden. Mit ihr beginnt man, Gedanken zu fixieren über ein Thema, das einen beschäftigt. Wichtige Entscheidungen können wir nur dann für uns richtig treffen, wenn wir uns aus dem Alltagsgeschehen herausnehmen und nach innen hören lernen. In der Stille liegt die Kraft.

Körperausdruck

Die Information dieser Energie bestimmt die **Gestalt**. Es ist eine von außen nach innen zentralisierend wirkende Kraft, die alles anzieht und eine Kugelgestalt bildet (**Abb. 4.2**). Sie führt zu stofflich dichten und schweren Formen. Wäre sie allein wirksam, würde sie eine Kugelgestalt von kleinem Umfang und ungeheurem Gewicht hervorbringen, alles binden, nichts entlassen.

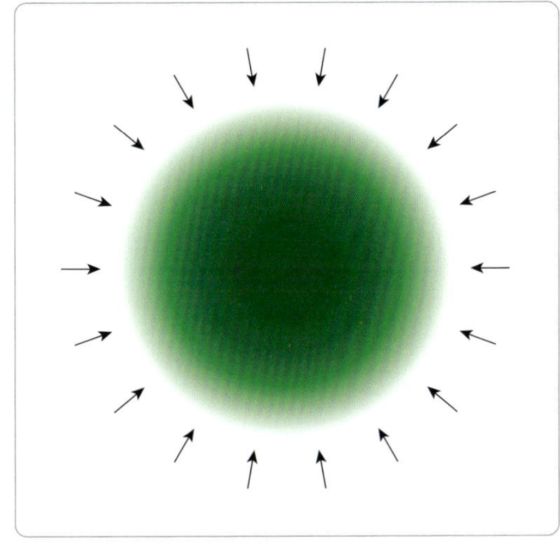

Abb. 4.2 Konzentrationsenergie.

So wirkt Konzentrationsenergie im Körper besonders **formbildend in allen Rundformen und Speicherdepots der menschlichen Gestalt:** in Muskeln, Kugelgelenken, Leibformen (Bauch- und Nabelmittelpunkt). Diese Energie wirkt besonders stark zwischen den Augenbrauen (Nasenwurzel) als geistige Konzentration und am mittleren Hinterhaupt (Körperkonzentration). Konzentrieren wir uns geistig stark auf ein Thema, spüren wir diese Anstrengung körperlich am ehesten an der **Nasenwurzel**. Doch Konzentrationsenergie ist überall beteiligt und zeigt sich somit im gesamten Ausdruck der Person.

Wirkung

Alle Kräfte können in psychologische Qualitäten übersetzt werden. Konzentrationsenergie stärkt jede Gestalt, jede Funktion, jede psychologische Situation völlig wertfrei. Konzentration bedeutet **Ruhe** und **In-der-Mitte-Sein**. Sie ermöglicht Sammlung und richtet sich auf ein inneres Zentrum. Man nimmt nichts von seiner übrigen Welt wahr. Konzentration fördert die Ausdauer und stellt eine Stärkung des Geistes, der Willenskraft und der Kontrolle dar.

Steckbrief

Konzentrationsenergie

- kann verstärkt werden durch:
  - innere Ruhe
  - aufmerksame und differenzierte Wahrnehmung über alle unsere Sinnesorgane
  - Arbeit an unserer Körperhaltung
  - Bewusstsein in unseren Bewegungen und im Atem
  - Schach und Sport, Yoga und Feldenkrais
  - Getreidenahrung
  - Steigerung der Vorstellungskraft
- kann vermindert werden durch:
  - Lockerung und Entspannung
  - Wasserbehandlung
  - lockere Unterhaltung und Humor
  - sich gehen lassen
  - Bewegungsübungen nach anstrengenden Konzentrationsphasen

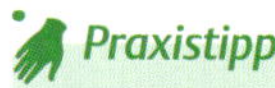

Praxistipp

Konzentrationsschwäche

Leidet ein Mensch unter Konzentrationsschwäche, ist es wichtig, zu viel Abwechslung, Angebote und Tempo aus dem Alltag herausnehmen. Der Mensch sollte die Dinge achtsam erledigen und sich Raum und Zeit zum Essen, Spielen, Arbeiten und Leben nehmen. Regelmäßige sportliche Aktivitäten, die zum Typ passen, sind sinnvoll. Ablenkende Quellen sollten bewusst wahrgenommen werden, der Mensch sollte sich für das entscheiden, was ihm jetzt wichtig ist.

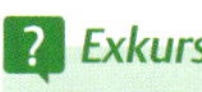

Exkurs

Konzentrationsschwäche

Sie ist ein hervorstechendes Merkmal unserer reizüberfluteten Zeit. Kinder werden mit vielen Angeboten gefördert, gefordert und häufig schon früh überfordert. Sie kommen kaum zur Ruhe und werden mit ausgeklügelten Spielsachen ständig angeregt. Konzentration, d. h. Beschäftigung mit einem Ding, einem Spiel oder einem Gegenstand der Fantasie, findet kaum noch statt. Wenn diese Sammlung nicht rechtzeitig eingeübt wird, kann es sein, dass zur Schulzeit nicht genügend Konzentrationskraft vorhanden ist. Was nicht eingeübt wurde, kann nicht ausreichend vorhanden sein, wenn es gefordert wird, wie es später in der Schule geschieht.

4.2.2 Attraktionsenergie

Attraktionsenergie entspricht der **chemischen Bindungskraft zwischen den Atomen** (**Abb. 4.3**), der Adhäsionsenergie der Chemie (Anhaftung von Folien an einer glatten Oberfläche) sowie der Gravitations- oder Schwerkraft der Physik. Sie wurde von Carl Huter als eine Kraft beschrieben, die sich bildet, wenn **durch Hautabgrenzung individuelle Entwicklung ermöglicht** wird. Sie ist eine Anziehungskraft, die sich aus der Individualität meldet. Es ist eine Kraft, die Aufmerksamkeit erzeugt, die sich zur Geltung bringen kann, die sich nicht nur zu Wort meldet, sondern auch gehört wird.

Konzentrations- und Attraktionsenergie sind sehr verwandt, doch die Attraktionsenergie wird erst im Individuum wirksam.

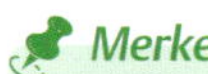

Merke

Konzentration wirkt universell. Attraktion wirkt individuell.

Attraktion entsteht aus tiefer Konzentration und wirkt ausschließlich im Körper. Wenn ein Individuum seinen eigenen inneren Raum ausfüllt und gestaltet, kann sich die Attraktionsenergie voll entfalten. Die Anziehung entsteht durch die **„Ich-Stärke“** bzw. durch die Individualkraft, die nach außen strahlt.

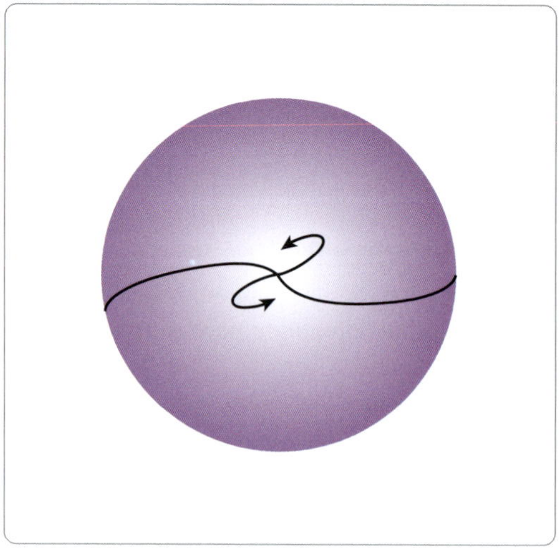

Abb. 4.3 Attraktionsenergie.

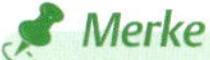

Merke

Attraktionsenergie teilt sich mit in der Authentizität einer Person.

Körperausdruck

Diese Energie bildet **gespannte Formen und einen intensiven Ausdruck**. Spezielle Ausdrucksareale dafür gibt es nicht.

Wirkung

Attraktionsenergie ist **eine von innen wirkende Anziehungskraft,** die den individuellen Charakter eines Menschen prägt und erhält.

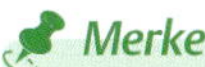

Merke

Die körperliche Attraktionsenergie wirkt körperlich anziehend, die geistige Attraktionsenergie wirkt über den Geist anziehend.

Die Attraktionsenergie macht anziehend, erotisch und hat eine starke Suggestionskraft. **Menschen mit einer ausgeprägten Attraktionsenergie wirken charismatisch und ziehen bereits Aufmerksamkeit auf sich,** wenn sie einen Raum betreten. Sie haben **das „gewisse Etwas“**. Man bewegt sich gerne auf diese Menschen zu und orientiert sich an ihnen.

Steckbrief

Attraktionsenergie

- kann verstärkt werden durch:
  - Getreidenahrung, Rohkost
  - Konzentration, auch gegen eigene Widerstände
  - Selbstbeherrschung und mentale Selbstkontrolle
- kann vermindert werden durch:
  - Wärmebehandlung
  - weiche, gekochte Speisen
  - Zuhören
  - leichte Lektüre
  - Lockerlassen, Entspannung und Sich-gehen-Lassen

4.2.3 Physiologischer Magnetismus

Aus Konzentrationsenergie (S. 94) entsteht **Magnetismus** (**Abb. 4.4**). Magnetismus kennen die meisten noch aus dem Physikunterricht. Ein Magnet hat bestimmte Gesetzmäßigkeiten, Eisenspäne anzuziehen oder abzustoßen. Man kann einen Magnetstab teilen, so oft man will, die Richtung der Anziehungs- und der Abstoßungskraft bleibt immer dieselbe. Damit bleibt auch der Mittelpunkt gewissermaßen immer derselbe, was uns eine gewisse Mittelpunktsenergie aufzeigt.

Auch unsere Erde ist durch ihre magnetischen Kraftspannungslinien geschützt, sodass sich alles Leben ruhig auf ihrer Oberfläche abspielen kann. Zwar sind physikalischer und physiologischer Magnetismus nicht dasselbe, doch sind beide in ihrem Wesen verwandt. Magnetismus **wirkt unsichtbar** und hat einen **anziehungsintensiven Mittelpunkt**.

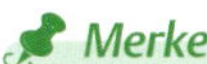

Merke

Konzentrationsenergie strebt zur Ruhe, Magnetismus strebt zur Festigkeit. Die Konzentrationsenergie ist eine festigende Kraft.

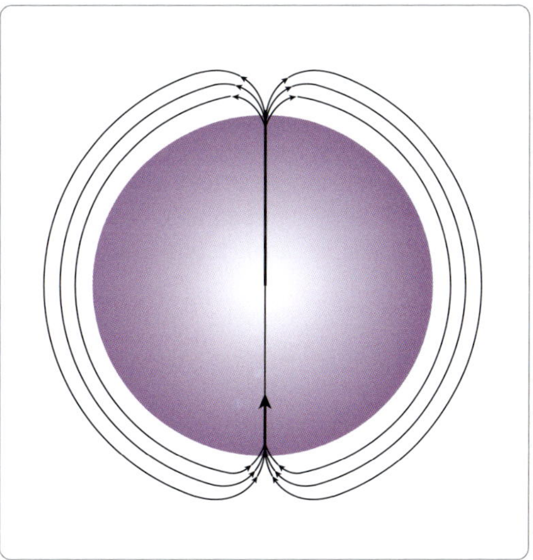

Abb. 4.4 Magnetismus.

Die gespannten inneren Kräfte suchen sich einen **Weg vom Zentrum nach außen**. Es bildet sich ein **positiver Strahlpol.** Infolge der Gravitation suchen die Kräfte wieder in das Innere des Körpers zu gelangen, was am leichtesten da möglich ist, wo der positive Strahlpol am schwächsten wirkt, nämlich am entgegengesetzten Punkt. So entstand der **magnetisch negative Saugpol.** Durch den Fluss der Kräfte vom Strahlpol zum Saugpol und vom Saugpol durch das Zentrum des Körpers hindurch wieder zum Strahlpol bildeten sich die magnetischen Kraftspannungslinien und die magnetische Richt- oder Längsachse der Körper.

Magnetismus ist die einheitlich gerichtete Kraft. Alles, was in der magnetischen Achse liegt, strebt zur Einheit, zur Synthese. Ohne diesen festhaltenden, ansaugenden, erhaltenden Energieanteil würde sich die Individualität auflösen. **Magnetismus begegnet uns als Anziehungskraft, als Sympathie oder Antipathie.** Menschen, die sich unbekannt sind, geben einander Signale, wie sie sich nähern dürfen. Abwehr und Schutz werden durch die magnetische Energie gelenkt.

Körperausdruck

Magnetismus findet sich in **langgestreckten Formen**. Wir finden ihn in allen Organen, die eine Längsform aufweisen, sowie in Knochen, Muskeln, Nase, Ohren und Pallium. Ist diese Kraft sehr ausgeprägt, lässt sich eine Spannkraft in der Muskulatur, den Sehnen und im ganzen Körper spüren. Der Mensch hat feste Formen, kräftige Beine mit viel Ausdauer, eine aufrechte Haltung und einen gespannten, energischen Gang. Das Gesicht ist länglich und knochig, eher hager mit deutlich sichtbarer Haut- und Knochenspannung. Das Gewebe wirkt kalt und straff. Die Haut ist gerötet.

Wirkung

Magnetismus wirkt wie ein **schützender Mantel um den Körper** (**Abb. 4.5**). Er wirkt lebenserhaltend und lebensstärkend. Er stärkt und erhält die Individualität, schafft Eigen-Sicherheits-Gefühl. Durch diese Kraft erhalten wir selbsterhaltende Schutz- und Spannkraft. Sie kann uns vor zu sensibler Reizaufnahme schützen.

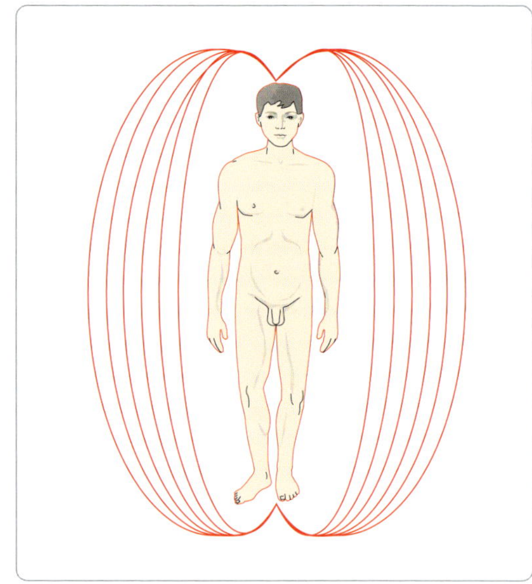

Abb. 4.5 Magnetismus – Mensch.

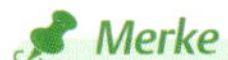

Merke

Magnetismus ist eine wichtige Kraft für das Empfindungs-Naturell. Es kann sonst von der Reizaufnahme überflutet und auch krank werden. Wird der Magnetismus übermäßig stark, schwindet auch die feine Geisteskraft.

Magnetismus verleiht **Festigkeit, Dominanz, Ausdauer und Unabhängigkeit**. Hierdurch wird das eigene Ich gestärkt und das egoistische Prinzip Selbstzucht, Disziplin und Strenge verkörpert. Mit magnetischem Egoismus bildet der Mensch sich als **Persönlichkeit** heraus. Menschen mit einem starken Magnetismus haben auch eine starke Persönlichkeit und können selbstbewusst auftreten. Dabei besteht allerdings die Gefahr, dass sie andere überrollen oder zu dominierend auftreten. Sie sind charakterfest und können sich gut selbst behaupten. Ihnen liegt das **sachliche Erfassen von Daten, Fakten und logischen Zusammenhängen**. Dagegen sind sie **weniger zugänglich für psychologische Fragestellungen**, zu denen man am ehesten über Erlebnisse und Erfahrungen einen Zugang bekommt.

Steckbrief

Physiologischer Magnetismus

- kann verstärkt werden durch:
  - Roggen, Wurzeln, eisenhaltige Nahrungsmittel und weniger Flüssigkeit
  - Sport wie Laufsportarten, Beinübungen und Rückenschulung
  - Reisen
  - Abhärtung (Heiß-kalt-Duschen)
  - Willensübungen, Organisieren, Planen, hartes und zielbewusstes Arbeiten
  - Ermutigen, Unterstützen und Würdigung von Mitmenschen
- kann vermindert werden durch:
  - Ruhe und Schlaf
  - gekochte Speisen und flüssige Nahrung
  - lockere Bewegungen
  - Zerstreutheit
  - leichte Musik
  - wenig Unterstützung und Anerkennung (bei Kindern)

Menschen, die starke magnetische Energien in Körperform oder Spannung zeigen, sollten lernen, nicht gleich zu werten, auch andere Meinungen zählen lassen. Sie sollten sich einordnen und für neue Blickwinkel öffnen.

4.2.4 Physiologische Elektrizität

Magnetismus (S. 97) bildet ruhende Kraftfelder in einem geschlossenen Kreislauf. Elektrizität (**Abb. 4.6**) **strebt** hingegen **nach Entladung der aufgestauten Energie**. Elektrische Naturphänomene wie Blitz und Donner zeigen oft beeindruckend, mit welcher Kraft sich elektrische Energie entladen kann. Aber auch für die Informationsübertragung im Nervensystem, die Funktionserhaltung unserer inneren Organe braucht es Elektrizität.

Spricht man in der Physiognomik von Elektrizität (**Abb. 4.7**), ist damit das Streben nach Energieentladung und die Übertragung auf den Menschen gemeint, das Streben nach Veränderungen, evtl. auch nach einer plötzlichen Entladung. Alles, was im Körper Breitenachsen ausbildet, stärkt die physiologische Elektrizität des Menschen.

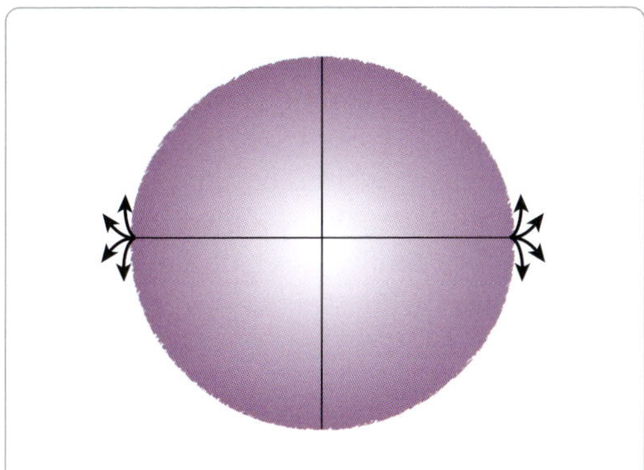

Abb. 4.6 Elektrizität.

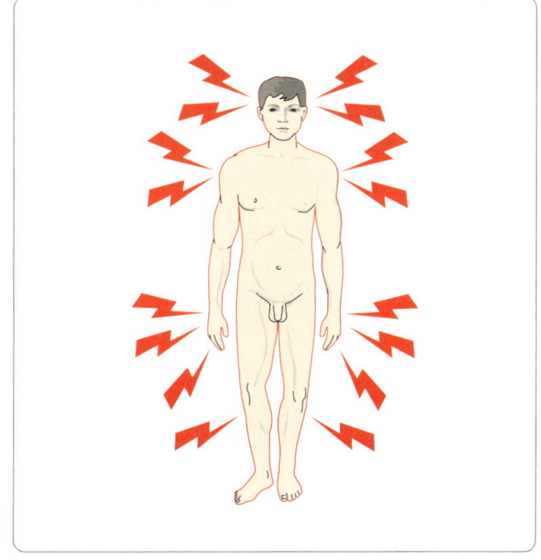

Abb. 4.7 Physiologische Elektrizität.

4

Körperausdruck

Alles, was **breit, eckig, hart, gedrungen und gespannt** ist, betont Elektrizität. Beispielsweise breite Jochbeine, ein breiter Mund (S. 152), ein breiter Unterkieferbogen, breite Schultern und ein breites Becken, wobei jeder Bereich wieder separat gelesen wird. Auch **Disproportion**, also unregelmäßige Körperformen, schiefe Formen und sehr auffallende Einseitigkeiten, sind Hinweise auf Elektrizität im Menschen. Ein weiterer Hinweis sind auffällige Färbungen, sogenannte Wetterleuchten im Gewebe, das unruhig gespannt ist.

Wirkung

Menschen mit viel elektrischer Energie bringen Veränderungs- und Gestaltkraft sowie eine hohe Bereitschaftsenergie in Prozesse ein. Sie nehmen häufig eine **kritische Haltung** ein, gehen gerne in **Opposition**, können aber auch sehr konstruktiv Kritik üben. Häufig bringen sie etwas in Bewegung, was gar nicht bewegt werden will. Elektrizitätsenergie ist aber auch eine Bereitschaftsenergie, eine Arbeit zu tun, die man nicht mag. Es ist eine, je nach Motiv, entwicklungsfördernde oder auch destruktiv wirkende Widerstandskraft.

Von Menschen mit ausgeprägten Breitenachsen, in denen die Elektrizität deutlich wirkt, darf man auch mehr **Oppositionslust** erwarten. Sie sind bereit, sich mit sozialen Prozessen auseinanderzusetzen, interessieren sich für Neues, sind aber auch unruhiger, unberechenbarer und häufig schnell reizbar und unausgeglichen. Sie leben nach eigenen Gesetzen und wollen sich nichts sagen lassen.

Steckbrief

Physiologische Elektrizität

- kann verstärkt werden durch:
  - Abwehr steigernde Pflanzen wie Hagebutten, Sanddorn oder Schlehe
  - sportliche oder handwerkliche Arm- und Schultertätigkeit
- kann vermindert werden durch:
  - konzentrierte Körperarbeit
  - Kneippkuren
  - vegetarische Ernährung
  - Yoga oder andere zentrierende Körperarbeit

4.2.5 Wärme

Im Zusammenhang mit physikalischen und chemischen Prozessen im Körper entsteht Wärme unterschiedlicher Qualität, die auch nach außen strahlen kann und für andere Menschen spürbar wird (**Abb. 4.8**). Wärme ist ein **Produkt der inneren Prozesse**. Das zeigt sich mit der Dichte der Gewebe. Wärme korrespondiert mit Magnetismus (S. 97), Od (S. 102), Medioma (S. 104) und Helioda (S. 104). Sie spielt deswegen bei der Benennung der Kräfteverhältnisse in einem Körper eine untergeordnete Rolle.

Carl Huter beschrieb die Wärmeenergien als Kräfte, sodass wir sie der Vollständigkeit halber bei den Kräften eingeordnet haben. Streng genommen sind es jedoch keine Kräfte, sondern **Erscheinungsformen der Materie über die Wirksamkeit der Kräfte.** Es sind keine ausstrahlenden Kraftfelder, sondern **Folgen energetischer Tätigkeiten.** In allen chemischen und dynamischen Prozessen entsteht Wärmeenergie.

Gebundene Wärme

Die Wärmeenergien werden nur der Vollständigkeit halber wiedergegeben. Gebundene Wärme (**Abb. 4.9**), die aus den wechselseitigen Pressungen und Lockerungen, Verdichtungen und Spannungen der bereits erwähnten Kräfte entsteht, kann **nicht von innen nach außen abgegeben werden**. Es kommt zum Stau.

Die gebundene Wärme beteiligt sich an der **Bildung von kompakten Gewebestrukturen**, die eine geringe Stoffwechseltätigkeit aufweisen, wie Knochen und Knorpel.

Körperausdruck

Gebundene Wärme bewirkt und fördert auf der körperlichen Ebene eine **kompakte Gewebestruktur**. Die Energie ist besonders stark in den Organen und damit mehr als Innenwärme wirksam. Das Gewebe ist zusammengezogen, wirkt geschlossen und ist wenig durchblutet. Bei Vorherrschen dieser Kraft bestehen oftmals ein **schlechter Stoffwechsel** und **Probleme bei Ausscheidungsvorgängen**, was auch zu Krankheiten führen kann. Der Körper ist mager und hart. Die innere Temperatur ist häufig leicht erhöht,

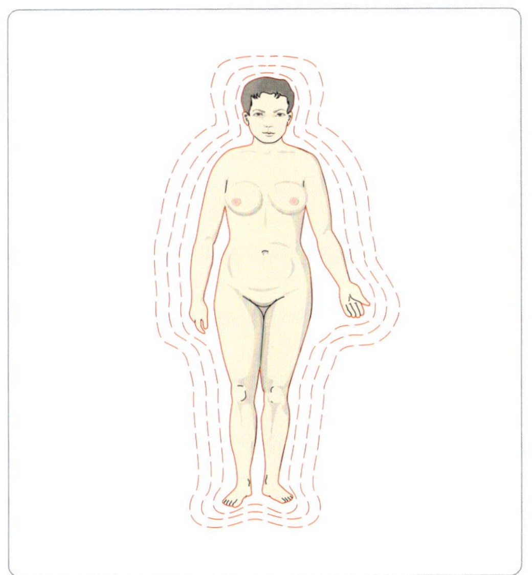

Abb. 4.8 Wärme.

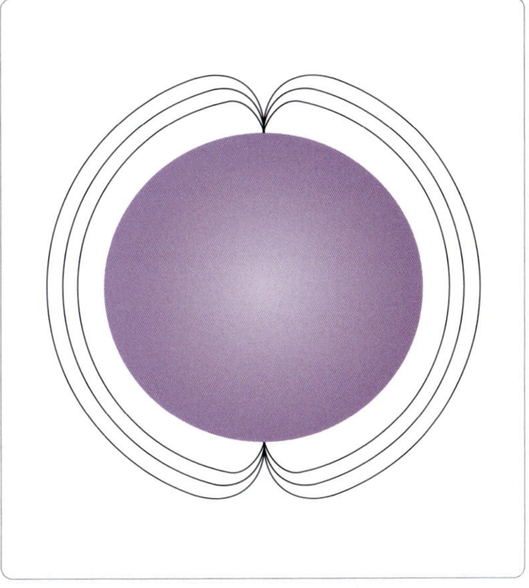

Abb. 4.9 Gebundene Wärme.

die Haut dagegen kühl, straff und wenig elastisch.

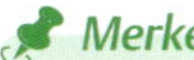

Merke

Die Gefahr ist, dass die Patienten mit gebundener Wärme häufiger und ernster erkranken, weil Krankheitsstoffe schlecht ausgeschieden werden können.

Wirkung

Es findet sich häufig ein **kühleres Kontaktverhalten**. Die Menschen sind distanziert und emotional zurückhaltend. Sie haben große Freude an Sachlichkeit und Prägnanz. Teilweise können sie auch egoistisch und kaltherzig sein. Die Energie verhindert Kommunikation nach außen und begleitet damit auf psychologischer Ebene die Egozentrik.

Steckbrief

Gebundene Wärme

- kann verstärkt werden durch
  - Lesen trockener Fachliteratur
  - Fakten-Denken
  - Rückzug, aber: Je mehr sich jemand allerdings zurückzieht, desto stärker wird die gebundene Wärme, und desto schwieriger ist es, mit anderen in Kontakt zu treten.
- kann vermindert werden durch:
  - Humor, Heiterkeit
  - Musik, Tanz
  - Geselligkeit
  - Kreativität
  - Sonne, Wasser und Luft
  - Sauna

Strahlende oder fliehende Wärme

Die strahlende Wärme (**Abb. 4.8**, **Abb. 4.10**) ist die Wärme, die sich bildet, wenn der **Stoffwechsel in Tätigkeit** ist. Es ist keine Strahlung, sondern der Transport der Feinstoffe nach außen. Sie strahlt nach außen, kommt beim Gegenüber an und bewirkt dort etwas.

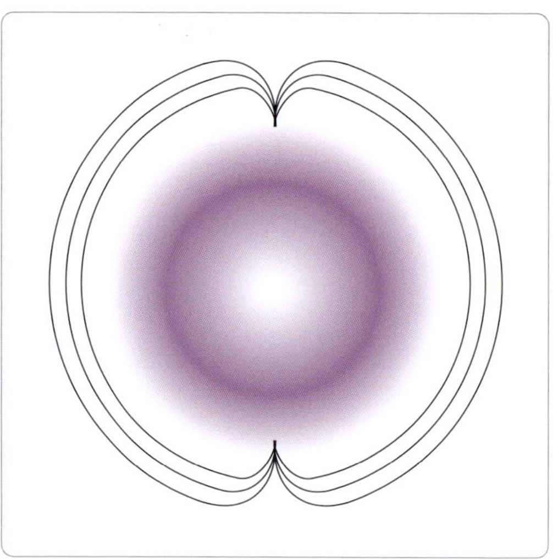

Abb. 4.10 Strahlende Wärme.

Körperausdruck

Das Gewebe wirkt **weich und offen**. Die Haut ist lebhaft durchblutet, rosig und warm durchstrahlt. Die Menschen schwitzen leicht und werden **selten ernstlich krank.**

Wirkung

Es zeigt sich ein kontaktfreudiges Verhalten und Freude an kommunikativem, kooperativem Sozialverhalten. Menschen, bei denen diese Kraft stark ausgeprägt ist, sind **besonders warmherzig, weich, mitteilsam, aufgeschlossen, ausgleichend und vermittelnd**.

Steckbrief

Strahlende Wärme

- Kann verstärkt werden durch:
  - Geselligkeit
  - lockere Unterhaltung
  - Humor
  - Kontakte
  - Kreativität
  - alle stoffwechselanregenden Anwendungen
- kann vermindert werden durch:
  - Yoga
  - Einsamkeit
  - Raum für sich
  - Distanz zur Außenwelt

4.2.6 Od

Mit dem Begriff „Od" (**Abb. 4.11**, **Abb. 4.13**) wird ein **Feinstoff** bezeichnet, der **den Stoffwechsel reguliert und vor dem Körper ein mildes, lindes wolkenartiges Feld von ca. 1–2 m aufbaut**. Od ist keine aktive Energie. Sie ruht in sich, ist ausgleichend und verhalten. Od ist als Bestandteil der Aura ein lösendes, auflösendes und verbindendes Element. Es ist eine mütterliche Essenz, die stark im Ruh-Naturell wirkt, die Nähe und Liebe ausstrahlt. Es ist eine Energie der Hingabe, der tragenden Geduld, der Umhüllung und der Einordnung des Schmerzes.

Od ist **für die chemische Aufschlüsselung der Nahrung verantwortlich**. Alles, was wir von außen nach innen nehmen, wird umgewandelt in eine artgleiche Form. Dies geschieht durch Od. Das Od durchdringt die aufgenommenen Speisen, löst die chemischen Stoffe und verhilft zum Neuaufbau der Substanzen. Es unterstützt den Stoffwechsel.

Körperausdruck

Od zeigt sich in **weichem, lockerem Gewebe und runden Formen.** Es bildet den Bauchraum und die Dickenachse aus und zeigt sich in weicher, eindrucksfähiger Haut mit glattem und feinem Aussehen, zarten Haaren und einer lockeren Gewebsspannung. Im Gesicht erkennen wir Od v. a. an Wangen und Nasenspitze. Der Duft, der von einem kleinen Baby ausgeht, ist Feinod. Od hat Wärme, aber keine Hitze.

Huter untersuchte das von Reichenbach entdeckte Od und stellte fest, dass es in Wirklichkeit **2 Arten** gibt. Er nannte sie **Medioma** (S. 104) (**Abb. 4.12**, **Abb. 4.13**) und **Od** (**Abb. 4.11**, **Abb. 4.13**). Diese 2 Qualitäten stehen sich in ihrem Wesen und Wirken polar gegenüber. Sie bilden im lebenden Körper eindeutige Polaritäten.

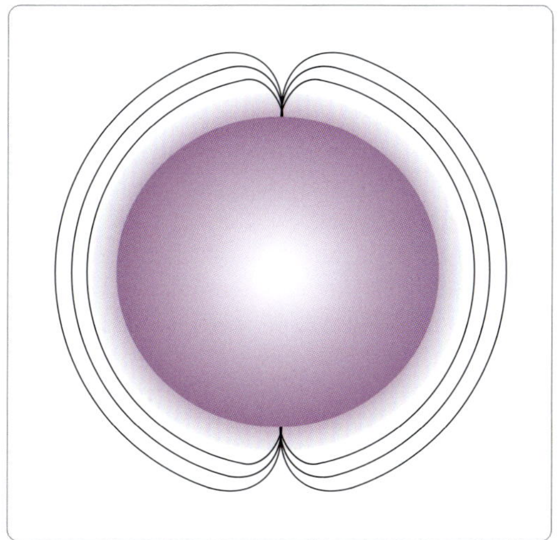

Abb. 4.11 Od.

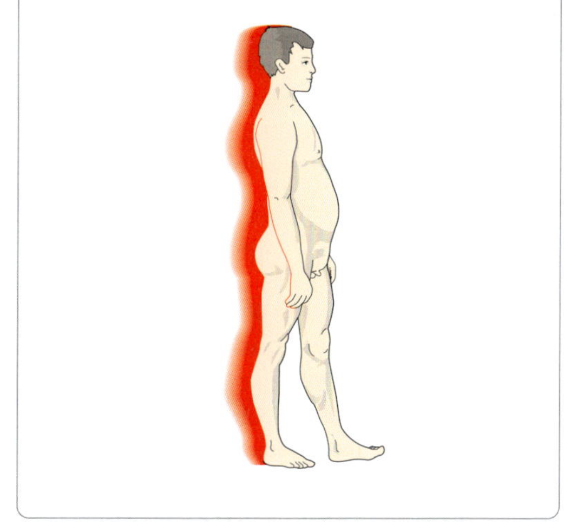

Abb. 4.12 Medioma.

Wirkung

Menschen mit starker odischer Energie sind **warmherzig, mitfühlend und Idealen zugeneigt**. Man fühlt sich angenommen. Sie sind harmoniebedürftig, vermittelnd, kontaktfreudig, haben Freude an Gemütlichkeit und Bequemlichkeit. Sie sind häuslich, bewahren, nähren, pflegen gerne und haben einen Sinn für Wirtschaftlichkeit und Ökonomie. Od-Qualität ist **ausgleichend, aber nie aktiv eingreifend.**

Steckbrief

Od

- kann verstärkt werden durch:
  - Ruhen
  - bewusstes Zeitmanagement
  - Ruhe beim Essen und Genießen, danach kurze Entspannung
  - ausreichendes Trinken
  - reichlichen Schlaf
  - Humor
  - Lachen
  - Plaudern
  - Kreativität
- kann vermindert werden durch:
  - körperliche Arbeit
  - wenig warme/flüssige Nahrung
  - Sport
  - Disziplin
  - Willensanspannung
  - Faktensuchen
  - Terminsetzung
  - Zielsetzung

4.2.7 Hartod (Medioma)

Die Medioma (**Abb. 4.12**, **Abb. 4.13**) **fördert chemische Verbindungsprozesse und wirkt verfestigend auf Körpergewebe.** Hartod wurde von Huter als Mutterstoff der chemischen Materie beschrieben.

Körperausdruck

Medioma **bildet im Körper füllige, kugelige, konvex-plastische und muskulöse Formen**. Wir finden diese typischerweise mehr auf der rechten Körperseite und der Rückseite des Körpers. Das Gewebe ist fest, fleischig, muskulös, nicht weich, sondern grob und prall, gespannt, undurchlässig, von der Färbung eher violett und kühl. Wenn man diese Menschen berührt, prallt man regelrecht an der Festigkeit der Muskulatur ab. Der Stoffwechsel ist oft gestört oder träge, es kann zu pathologischen Verdichtungen kommen. Die Menschen neigen zu **Speicherkrankheiten**.

Wirkung

Medioma sympathisiert stark mit der Materie. Ein stark ausgeprägtes Medioma führt zu **Unempfindlichkeit, Kühle und Verschlossenheit.** Die Menschen sind sachlich, klar, machtstrebend und hart. Sie haben große Freude an realer Wirtschaftlichkeit und legen eine große Dauerenergie an den Tag. Für feine Gefühle sind sie eher schwer zugänglich.

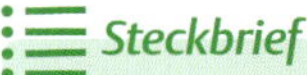

Hartod (Medioma)

- kann verstärkt werden durch:
  - Kraftsport
  - Leistungsschwimmen
  - Anstrengung
  - einfache, eher derbe Nahrung
- kann vermindert werden durch:
  - weiche Gefühle zulassen
  - Anteilnahme und Du-Denken in sich schulen
  - leichte Speisen
  - Übungen für Flexibilität und Lockerheit

Mediomische Qualität kann sich **mit mehr Liebe zu mehr Strahlung** entwickeln. Das gibt eine Harmonisierung, einen Ausgleich und die Bereitschaft zum Lernen, zur Veränderung. Sonst wird ein Mensch mit einer starken Medioma immer fester, härter, enger (bis hin zu engstirnig) und macht immer mehr Fehler. Die Gefahr, krank zu werden, steigt.

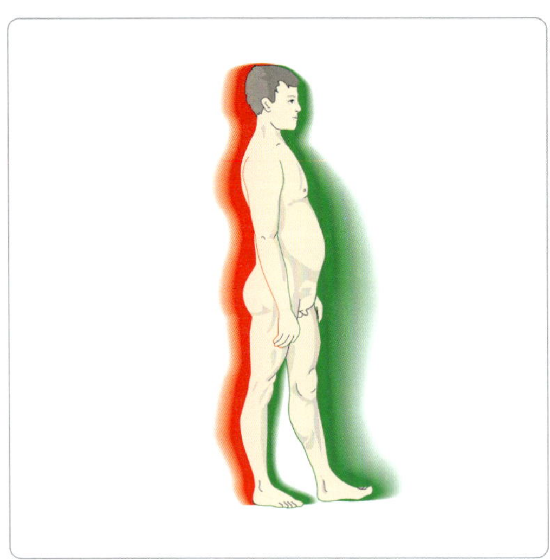

Abb. 4.13 Medioma (rot) – Od (grün).

4.2.8 Helioda

Sie ist die **Lebenskraft der Zelle, die Impuls- und Antriebskraft, die Lichtenergie.** Es ist eine **seelisch-geistige Energie**, für die es ca. 700 verschiedene Begriffe gibt. Huter lebte in dem Glauben, dass er sie entdeckt habe, aber sie wurde schon lange vor ihm beschrieben. Die Entdeckung der Lichtenergie ist uralt. Die Physiologen Kölleker und Stöhr beschrieben sie zuerst physiologisch. Sie entdeckten die Lichtenergie in der Zelle, die die eigentliche Leitenergie ist. Schon Newton unterschied phänomenales Licht (physikalisch) und numinales Licht (Gottwirksamkeit, eine Energieform, die geistige Qualität hat).

Merke

Huter bezeichnete die abstrahlende Empfindungsenergie als Helioda, die in dieser Form nur im lebenden Organismus vorkommt. Helioda kann über alle Kräfte regieren.

Erst im lebenden Körper kann sich die Empfindungsenergie so stark konzentrieren, dass sie zum Selbstbewusstsein gelangt und die Vorherrschaft über die anderen Stoffe und Kräfte erreicht. Durch geistige Klarheit und Kraft ist die Helioda (**Abb. 4.14**) in der Lage, sämtliche Anlagen, Stärken und Richtungen der formbildenden Kräfte zu begleiten. Die Form und besonders die Ausstrahlung des lebenden Körpers ist das Produkt der geistigen Energie, die ihn beseelt. **Diese Energie ist feiner als Licht und kann kleinste, feinste Materieteilchen zum Schwingen bringen, sodass sie leuchten.** Sie durchdringt die gesamte Materie. Sie ist die geistige Schöpferkraft, die ihr eigenes Empfinden hat.

Carl Huter entdeckte durch seine Hellfühligkeit, dass Augen, Kopf, Kehlkopf, Geschlechtsorgane, Fingerspitzen und Füße besonders stark heliodisch strahlen. Diese **Lebenslicht-Strahlkraft**, die Helioda, ist eine Empfindungsenergie. Sie ist vergleichbar mit dem chinesischen Chi, mit dem indischen Prana und mit der Orgon-Energie von Reich. Alle Lebewesen sind durch diese göttliche Energie miteinander verbunden. Sie trägt das kreative Liebes- und Lebensprinzip in sich.

Helioda ist die v. a. eine **qualitativ verfeinernd wirkende Energie**, die beim Menschen auch verfeinerte und windungsreiche Formen bildet. Helioda ist die ordnende Energie, die aber nicht durch Struktur und Disziplin ordnet, sondern durch Liebe. In der Gegenwart heliodischer Kraft wird man ruhig, sanft und klar. Sie wirkt liebevoll, gütig und begleitend in ihrem Umfeld.

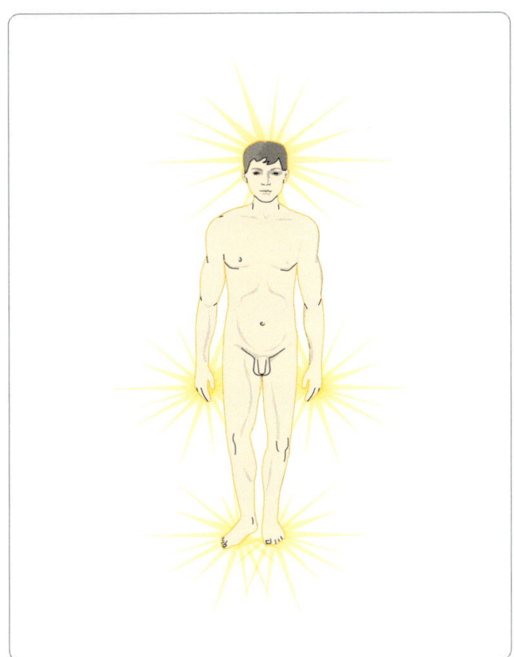

Abb. 4.14 Helioda.

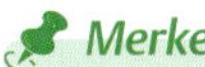

Merke

Lichtenergie trägt die Information für Gesundheit.

Strahlende Helioda

Strahlende Helioda bezeichnet die **positive, von innen nach außen strahlende Helioda**. Diese Strahlen sind Fernstrahlen, die ziemlich weit wirken.

Körperausdruck

Es finden sich feine, strahlende und ausdrucksstarke Formen. Die Haut ist leicht rosa verfärbt. Das Gewebe hat eine leichte Wärme und wirkt leuchtend. **Helioda zeigt sich in feinen, differenzierten Formen.** Wir sehen eine feine Ausstrahlung im Gesicht und eine feine Strahlung im gesamten Hautgewebe. Der Körperbau ist geschmeidig, zart, mit weichen Formen und Proportionen. Menschen mit einer ausgeprägten Helioda haben häufig große, schöne Augen, eine feine Nase, einen edel geschwungenen Mund und ein schön differenziertes Ohr. Im Verlauf des Oberlippenschwungs, an der Nasenwurzel und über den Augenbrauen ist ein heller Schimmer sichtbar. Helioda wirkt hauptsächlich im sympathischen Nervensystem.

Wirkung

Menschen mit einer strahlenden Helioda wirken **schöpferisch, heilend, ordnend, gestaltend, kreativ, fein anregend und vertiefend**. Sie sind mitteilsam, begeisterungsfähig, inspirierend, haben eine rasche Auffassungsgabe und Reaktionsfähigkeit sowie großes Interesse an Bildung. Sie möchten sich in ihrer Individualität entwickeln und schöpferisch entfalten. Sie strahlen nach außen und wirken positiv auf ihre Mitmenschen. Sie lieben es zu dekorieren und zu verschönern.

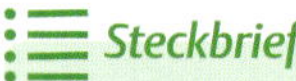

Strahlende Helioda

- kann verstärkt werden durch:
  - naturbelassene Nahrung
  - Gehirnnahrung (Walnüsse, Blumenkohl)
  - feine Obstsorten
  - Südfrüchte, die viel Sonne aufnahmen
  - fein gewürzte Nahrungsmittel
  - alles Feine und Differenzierte in der Kochkunst
  - differenzierte Verarbeitung von verschiedenen Umweltreizen
  - anregende Diskussionen
- kann vermindert werden durch:
  - harte Körperarbeit
  - schwere Nahrung
  - Kummer, Leid, Schmerz und Krankheit
  - Gewalt
  - Indifferenz
  - Tragik

Insgesamt gilt: Durch Liebe und Freude, durch Glück und Wohlbefinden und besonders auch durch Dankbarkeit wird diese Kraft gestärkt, sodass sie aus dem ganzen Ausdruck, besonders aus den Augen, leuchtet.

Aufnehmende Helioda

Die negative oder vielmehr aufnehmende Helioda wirkt in der inneren Welt. Sie ist die **Kraft, die im Inneren bewahrt und entwickelt**.

Körperausdruck

Es zeigen sich eine blass-weißlich-gelbliche Haut sowie **weiche Formen**, die fein differenziert sind.

Wirkung

Bei Dominieren der aufnehmenden Helioda finden wir **sehr empfindsame, feine und sensible Menschen**, die liebevoll und aufnehmend sind. Die Kraft beeinflusst die Emotionen, das Gefühls- und Empfindungsleben, sie wirkt empfindend und fühlend. Diese Menschen sind **sehr bescheiden, hilfsbereit und ehrlich.** Die aufnehmende Helioda bildet die Form von innen heraus. Empfindungen werden wissend erfahren. Die Menschen haben oft eine besondere Hellfühligkeit und ein feines inneres Strahlen.

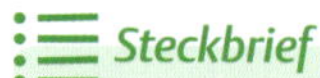

Aufnehmende Helioda

- kann verstärkt werden durch:
  - Speisen, die den Magen nicht belasten – sprich naturbelassene Nahrung, Obst und Beeren
  - Licht und Sonne
  - schöpferische und reproduzierende Tätigkeiten
  - Musik hören
  - horchen, lauschen, einfühlen und beobachten, ohne selbst zu reagieren
  - feine Körpertätigkeiten
  - feine Körpertherapien, Meditation und Gebet
- kann vermindert werden durch:
  - harte Körperarbeit
  - Leistungssport
  - schwere Nahrung
  - Gewalt, Härte, Rohheit und Brutalität
  - Äußerlichkeiten
  - stumpfer Konsum
  - schlechte Laune

Wenn ein sanftes und gütiges Wesen ständig Hiebe bekommt, wird es hart oder es kann krank und unglücklich werden. Menschen mit schwach ausgeprägter Helioda lassen sich schnell vom Negativen beeinflussen. Es fehlt ihnen an Erkenntnis- und Verbesserungssinn.

4.3 Therapeutische Hinweise

Wenn Od (S. 102) und Helioda (S. 104) gut ausgeprägt sind, kann sich ein Mensch gut in sein Gefühl fallen lassen. Die Menschen können sich gut auf ihren **Instinkt** verlassen. Sie haben großes **Vertrauen in die eigenen Entscheidungen.**

Alle Kräfte beeinflussen sich ständig gegenseitig und in jedem Naturell sind bestimmte Kräfte vorrangig wirksam. Es gilt zu erkennen und zu sehen, wie sich der Ausdruck eines Menschen im Laufe eines Gesprächs oder im Laufe der Behandlung verändert.

Im Vorherrschen einzelner Kräfte liegt immer ein **Entwicklungsauftrag für den Menschen**, den es zu erkennen gilt, damit wir lernen können, die Menschen auf ihrem Weg zu unterstützen. Es geht darum, dass der Mensch immer strahlender, heiler und freier werden darf. Wenn der Mensch sich wohlfühlt, stimmt seine Energie. Das ist zu sehen, zu hören und zu fühlen. Jeder, der mit Menschen zu tun hat, sollte sich in dieser Wahrnehmung verfeinern, um die Reaktionsmuster und den Menschen besser zu verstehen. **Daher ist das Beobachten der Kräfte im Menschen ein sehr guter Verlaufsparameter für die Behandlung.** Der Mensch sollte die Kräfte, die zu seinem Naturell passen, leben und sich gleichzeitig immer mehr verfeinern, wach werden für größere Zusammenhänge und Verantwortung übernehmen.

Der „höhere Zweck" unseres Daseins ist im System von Carl Huter sehr schön mit der Helioda-Energie (S. 104) beschrieben, mit der Kraft, die alles, was ist, in Liebe trägt und verbindet.

> *„Da alles, was ist, durch die Liebe entstanden ist und eine Vervollkommnung des Lebens nur durch die Liebe möglich ist, so gibt es auch keine Geistes- und Erkenntniskraft, kein Studium und keine Wahrheitserkenntnis ohne Liebe."*
>
> Carl Huter

An der Strahlung des Menschen können wir erkennen, wie es um ihn steht. So ist die Ausstrahlung deutlich mehr in der Analyse eines Menschen zu gewichten als die Form. Gleichzeitig erfordert es sehr viel Übung und Feingefühl, diese wahrzunehmen und benennen zu lernen.

Teil 2
Einzelne Formelemente

5 Nase

5.1 Allgemeines

Die Nase befindet sich in der Mitte des Gesichts (**Abb. 5.1**) und da es im ganzen Tierreich kein Tier gibt, das eine ähnlich individuell geformte Nase hat, ist davon auszugehen, dass die Nase und ihre Form für die psychophysiognomische Interpretation eine zentrale und individuelle Bedeutung haben. Aus diesem Grund zeigt die Nase **spezifisch menschliche Merkmale** an, wodurch der Mensch über die Tierwelt hinausragt.

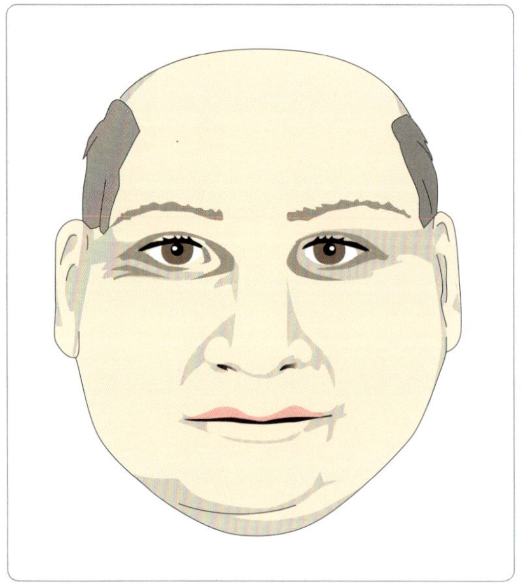

Abb. 5.1 Rundes Gesicht und Nase in der Mitte.

Durch ihre zentrale Lage dient die Nase zunächst als **Proportionshilfe**, um das Gesicht in 2 Teile zu gliedern, die Länge der oberen und die Länge der unteren Gesichtshälfte einzuschätzen. Ist die obere Gesichtshälfte dominierend, ist die Neigung zur gedanklichen und geistigen Informationsverarbeitung stärker. Ist die untere Gesichtshälfte dominierend, ist die Neigung, Ideen in die Tat umzusetzen und praktische Organisation zu betreiben, stärker.

Die Nase des Menschen wächst und entwickelt sich lebenslänglich. Sie modelliert sich unablässig zwischen Säuglings- und Greisennase, entsprechend unserer körperlichen und seelisch-geistigen Entwicklung. Sie ist der Teil des Knochensystems, das am weitesten aus dem Gesicht heraus ragt, und so laufen an ihr die motorischen und psychischen Kräfte zusammen und bilden sie fortwährend.

5.1.1 Ausdrucksbedeutung

An der Nase kommt der **individuelle, charakteristische Wille** zum Ausdruck (**Abb. 5.2**). Ihre Form gibt Auskunft über Willen zur Selbstverwirklichung und damit über den Charakter des Menschen.

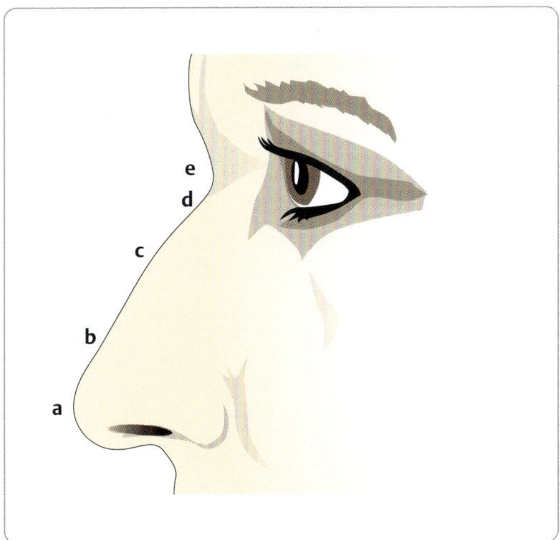

Abb. 5.2 Ausdruckszonen der Nase: **a** Genuss, **b** Gemüt, **c** Wille, **d** Geist, **e** Konzentration.

Die Nase zeigt also:

- **Konzentrationskraft**
  - geistige Selbstverwirklichung durch das Denken
  - freien geistigen Willen, der die Persönlichkeit ausmacht. Dieser entwickelt sich durch Konzentration bei der Wahrnehmung, beim Denken und beim Wiedergeben
- **Disziplin und Fleiß** und damit Selbsterziehung
  - Entwicklungsstand des Menschen
  - wer präzise Leistungen erbringt, hat eine präzise Nasenlinienführung, ein präzises Profil und zeigt die Bereitschaft zu Disziplin und Selbsterziehung
  - Ist dieses Profil nicht klar, ist der Nasenrücken eingedellt, weich und unausgeprägt, dann ist der Impuls zur Selbsterziehung schwach, der Mensch ist auf eine Erziehung von außen angewiesen.
- **Darstellungskraft**
  - wie sich ein Mensch repräsentiert
  - wie er sich mit seinem individuellen charakteristischen Willen durch planmäßiges Handeln zur Geltung zu bringen versucht
  - planmäßiges Vorgehen in die Zukunft zeichnet den Menschen aus
  - der Lebensplan ist in der Nase physiologisch und psychologisch angelegt und ausdeutbar
- **Gemütsleben und einfühlsame Fähigkeiten**
  - Gemüt eines Menschen – darunter verstehen wir in der Psycho-Physiognomik eine Bereitschaft, mitzufühlen mit anderen, Empathie mit sich selbst und anderen, eigene Gefühle wahrnehmen und damit umgehen.
  - seelische Kraft und die Beeindruckbarkeit im Gefühlsleben
- **Willen zur Lebenserhaltung**
  - wie ein Mensch aus seinem Instinkt, seinem Bauchgefühl lebt
  - Bedürfnis nach sinnlichem und lebenserhaltendem Genuss
- Feinheit der Nase zeigt die **Qualität der Geistesrichtung**

Was kann man an der Nase beobachten?

- Form und Größe
- Spannung der Haut
- Qualität der Haut
- Dicke/Fülle der Haut
- Farbe der Haut
- Verhältnis der Nasengröße zum Kopf- und Gesichtsbau und zum gesamten Körperbau
- mimische Phänomene: Nase rümpfen, …

5.1.2 Eindrucks- und Ausdrucksfähigkeit

Bei einer gedachten **Zweiteilung** der Nase erkennen wir am unteren Teil eher die **Eindrucksfähigkeit** und am oberen Teil eher die **Ausdrucksfähigkeit** eines Menschen. Wie viel Einfühlungsvermögen und wie viel Ausdrucksfähigkeit bringt ein Mensch mit? Ein sozialer Mensch muss zuhören können, im richtigen Maße etwas sagen und sich in die Gesellschaft einbringen können.

Wir lesen an der Nase auch das **Verhältnis von Lern- und Wiedergabefähigkeit** ab. Ein eindrucksfähiger Mensch ist in der Lage, sich unvoreingenommen Dingen hinzugeben. Ein ausdrucksstarker Mensch sondiert Eindrücke, möchte willensbetont und planerisch vorgehen. Man kann an Form und Qualität der Nase ablesen, in welchem Maße der Verstand die instinktiven Bedürfnisse zulässt. So sehen wir an der Nase den Selbstverwirklichungswillen, den Darstellungsdrang, das Wollen, die seelische Kraft und die Mentalität eines Menschen.

5.1.3 Naturelltypische Nasen

Die Nasen der 3 Primärnaturelle sind in **Abb. 5.3** dargestellt.

Ruh-Naturell

Es hat eine **kurze bis mäßig lange, fleischige, weiche Nase** im mittleren und unteren Bereich und eine **dicke, gerundete Nasenspitze**. Der Nasenrücken ist nicht nach außen gewölbt. Der Mensch möchte seine **leiblich-seelischen Bedürfnisse** befriedigen, es zeigt sich darin das Interesse an gutem Essen und Trinken. Bewegung und Aktivität stehen nicht im Vordergrund und das Interesse an psychischen Themen ist weniger aktiv.

Empfindungs-Naturell

Es hat eine **kleine, feine, zarte Nase mit der Betonung der Nasenwurzel** und eine **dünne Nasenspitze**. Es ist die Nase des Gefühls- und Innerlichkeitsmenschen mit **psychologischem Einfühlungsvermögen** und **Interesse an psychologischen Themen**. Die Feinheit zeigt die Qualität der geistigen Ausrichtung. Ein Empfindungs-Naturell mit einer kräftigen Nase versteht es besser, sich selbst zur Geltung zu bringen. Es kann sich damit aber auch überfordern und mehr tun, als es körperlich leisten kann.

Bewegungs-Naturell

Es hat eine **lange und harte Höckernase**. Die **Nasenspitze** ist **mäßig stark**, oft etwas dünner. Der Mensch bringt sich stark zur Geltung, ist mit sich und den anderen hart. Diesen Nasen wird ein **Organisations-, Gestaltungs- und Repräsentationstalent** zugeschrieben.

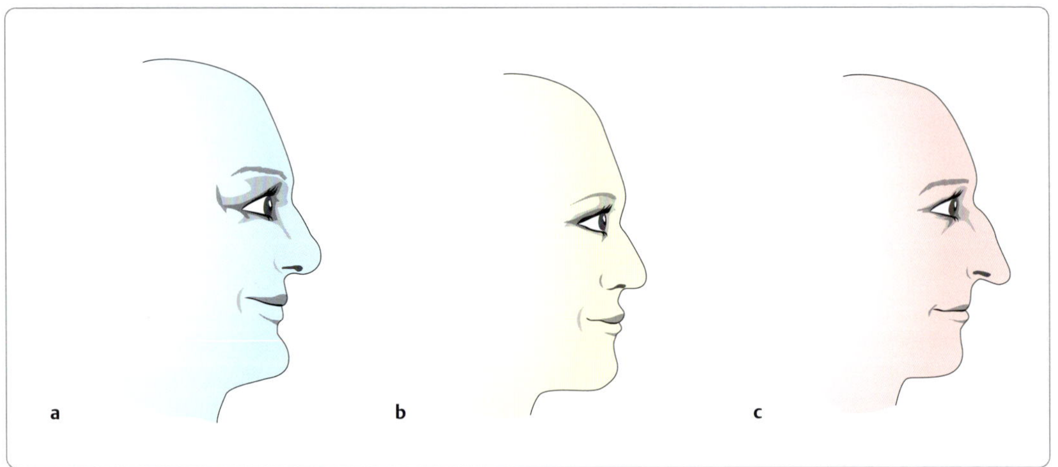

Abb. 5.3 Wichtige Ausdruckszonen der Nase.
a Ruhe.
b Empfindung.
c Bewegung.

5.2 Untere Nase/Nasenspitze, Nasenflügel, Nasensteg

An der Nasenspitze kommen die Grundfunktionen für das Leben zum Ausdruck, die Tätigkeit der

- Atmungsorgane,
- Stoffwechselorgane (Magenzustand, Verdauung, die Art des materiellen und physischen Genusses),
- Sexualorgane.

Die Funktionen der unteren Nasen sind von Natur aus mit **Genuss** verbunden, um sicherzustellen, dass der Mensch diese lebensnotwendigen Handlungen auch wirklich ausführt (**Abb. 5.4**).

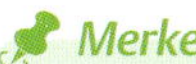

Merke

Instinktiver Genusswille, Geschmack und Ernährungswille kommen an der unteren Nase zum Ausdruck. Die Intensität, mit der der Genuss gelebt wird und die lebensnotwendigen Handlungen ausgeführt werden, ist an der Spannung, Strahlung, Färbung und Modellierung der Haut zu sehen.

Wenn diese Grundfunktionen (Atmungs-, Stoffwechsel-, Sexualorgane) alle aus sich heraus gut funktionieren, haben wir es mit einem **instinktsicheren Menschen** zu tun. Beim Säugling ist die untere Nase bereits angelegt, zunächst rund und ausgeglichen. Er möchte körperlich-seelisches Wohlbefinden, so sind ihm der Saug- und Greifreflex angeboren. Bei Unzufriedenheit schreit er lautstark, um auf seine Bedürfnisse aufmerksam zu machen. Erst durch Umweltreize, auf die er reagiert, bildet sich die Nasenwurzel aus. Der Nasenrücken bildet sich mit Einsatz und Gebrauch des Bewegungsapparats aus.

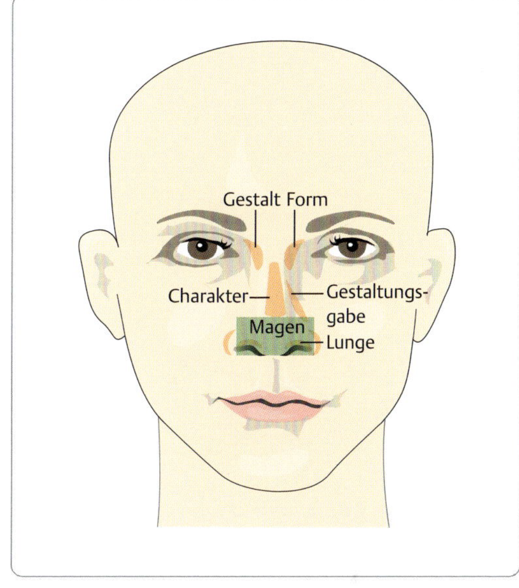

Abb. 5.4 Untere Nase.

Die Entwicklung der Nase vom Baby bis zum Erwachsenen zeigt **Abb. 5.5**.

Wissenswert

An der unteren Nase finden wir auch Sympathikusnervenenden. Der Sympathikus hat mit Fröhlichkeit zu tun und Fröhlichkeit kann eine wichtige Ressource für die Gesundheit sein.

„Gute Nase" = Sinn für Ökonomie? Physiologisch zeigt uns die **untere Nase** etwas über das **Gespür eines Menschen für Nahrung**. „Einen guten Riecher haben" oder „über eine feine Nase verfügen" sind allseits bekannte Redewendungen. Psychologisch übersetzt bedeutet dies gleichzeitig, wer einen „guten Riecher" hat, der hat auch ein **gutes Gefühl für ökonomische Strukturen**, indem er das in der Luft Liegende rechtzeitig riecht und richtig interpretiert und es vielleicht sogar wirtschaftlich realisieren kann.

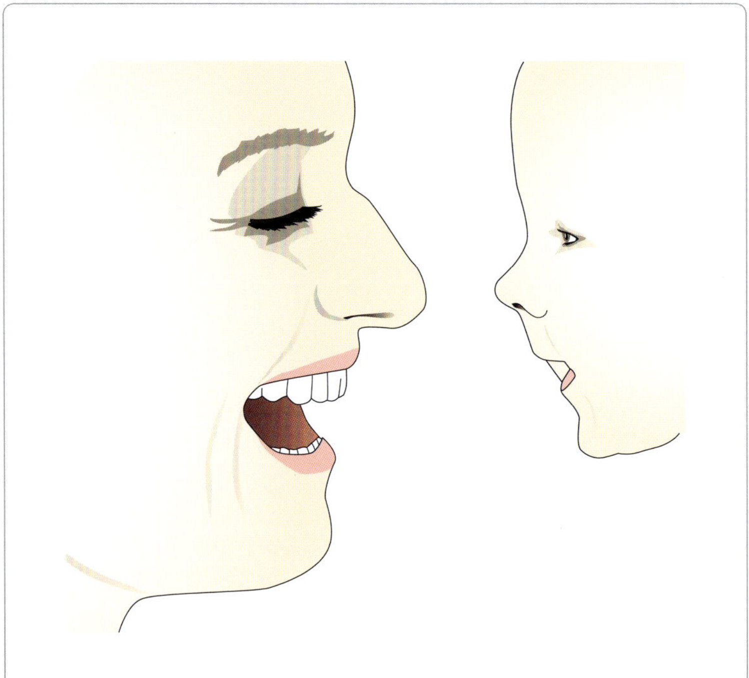

Abb. 5.5 Entwicklung der Nase vom Baby bis zum Erwachsenen.

5.2.1 Nasenspitze

Große, kugelige Nasenspitze

Bedeutung:

- **Genussmenschen**
  - sind gerne in Gemeinschaft und gesellig
  - hören stark auf ihr Bauchgefühl und sind gutmütig
  - sorgen für das leibliche Wohl, essen und trinken gern viel
- Kraft und Bedürfnisse der Verdauungsorgane sind groß
- **reales Denken** herrscht vor
- Befriedigung materieller, sinnlicher Genüsse steht im Vordergrund
- Nase groß und weich: warmes, weiches Gefühl, weicher Instinkt
- Nase unten sehr dick und stumpf: Rücksichtslosigkeit und starker Egoismus

Merke

Es müssen nicht alle Bedeutungen auf einen Menschen zutreffen. Wichtig ist es, dass man die Kombinationen betrachtet. Deshalb ist immer Vorsicht bei der Anwendung der Deutungen geboten.

Kombinationslehre Ein Mensch mit einer langen geraden Nase und einer runden Nasenspitze zweifelt, wenn er geplant hat, ob er nicht doch lieber die Instinkte laufen lassen soll. Die chinesische Physiognomik sieht eine runde Nasenspitze als gute Möglichkeit, um Geld zu verdienen. Sieht man dabei die Nasenlöcher, fällt das Geld wieder aus dem Sparstrumpf heraus.

Kleine, kugelige Nasenspitze

Bedeutung:

- **feines sinnliches Wahrnehmen,** Fühlen, Riechen und Schmecken
- Feinschmecker
- mäßige Kraft der Magen- und Verdauungstätigkeit

- häufige Aufnahme kleiner Portionen
- Bedürfnis nach abwechslungsreicher Kost
- Qualität steht vor Quantität

(i) Rubrikenauswahl

Bei Menschen mit einer **runden Nasenspitze** lohnt sich ein Blick in folgende Rubriken:
- Gemüt – Ehrgeiz – erhöht, vermehrt, sehr ehrgeizig – Geld zu verdienen
- Gemüt – Angst – Geldangelegenheiten, um
- Gemüt – sinnlich

Kräftige, lederartige Nasenspitze

Bedeutung:
- physische Bedürfnisse sind von untergeordneter Bedeutung
- **Neigung zu weniger ästhetischem Lebensgenuss**
- Ernährung wird wenig beachtet
- viel derbe und einseitige Kost wird gut vertragen
- mehr Nüchternheit, auch im psychologischen Sinne
- Lebenskampf und Härte, wenn die Nasenspitze eckig ist

Man muss achtsam nachfragen, ob es sich um eine genetische Anlage handeln könnte, die Hinweise auf entsprechende Verhaltensweisen bezüglich der Ernährung und des psychologischen Verhaltens gibt.

Feine Nasenspitze

Bedeutung:
- **Klugheit, Gründlichkeit, Wissensdurst** – besondere Fachbegabung
- die Nase möchte gerne in die Geheimnisse der Natur eindringen
- instinktgesteuerte Wahrnehmung auch kleiner, feiner und unscheinbarer Dinge und Vorgänge
- machen Entdeckungen und Erfindungen
- Kunstsinnigkeit, wenn auch ein feiner Nasensteg (S. 120) vorhanden ist
- Nase spitz und mager: verminderte Nahrungsaufnahme, wenig sinnlich, eher intellektuell, neugierig, aber auch kritisch, individuell, vorsichtig, wägen lieber ab

(i) Rubrikenauswahl

Bei Menschen mit einer **feinen Nasenspitze** lohnt sich ein Blick in folgende Rubriken:
- Gemüt – intellektuell
- Gemüt – Gefühle, Emotionen, Gemütsbewegungen – beherrscht; vom Verstand, Intellekt
- Gemüt – Kunst – Talent zur
- Gemüt – erfinderisch, innovativ
- Gemüt – Gedanken – tiefschürfend

Tiefgehende Nasenspitze

Eine tiefgehende Nasenspitze ist in **Abb. 5.6** dargestellt.

Bedeutung:
- **Lebensernst und Gründlichkeit**
- Freude an genauer, fast pingeliger Lebensweise
- Wille, alles genau wissen und überprüfen zu können
- planmäßig, selbsterzieherisch mit sich
- immer pünktlich und genau
- sehr korrekt
- pflichtbewusst
- gründliches Handeln
- tiefgründig: dringen tief in Sachen ein, auch in menschliche Schwächen und Leidenschaften
- misstrauisch, vorsichtig, diplomatisch und von Natur aus Skeptiker

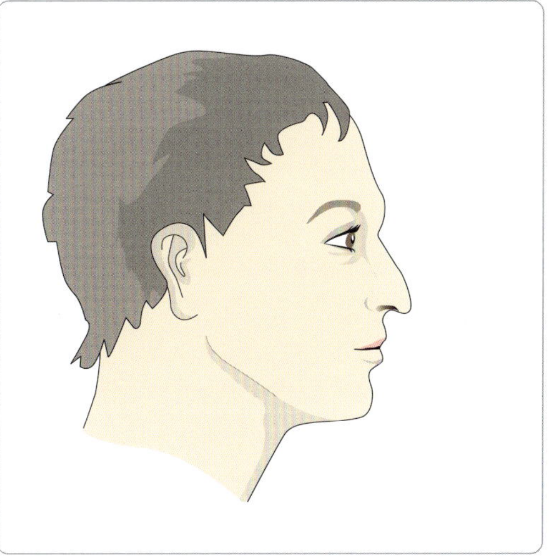

Abb. 5.6 Tiefgehende Nasenspitze.

- Prüfen der Nützlichkeit von Konzepten und Produkten
- nur mit Fakten und Tatsachen zu gewinnen
- Beschäftigung mit materiellen Fragen und Dingen
- Nase stark nach unten gehend: Eindringlichkeit, Pedanterie und Hang zum Pessimismus

Wissenswert

Menschen mit einer nach unten gehenden Nasenspitze sollten lernen, die große innere Skepsis nicht in allen Lebensbereichen zu leben, sondern die Zweifel auf wichtige Punkte zu beschränken. Sie sollten sich darin üben, wohlwollend und freundlich zu beobachten und nicht immer gleich die eigene Meinung zum Besten zu geben, sondern zu warten, bis sie nach der eigenen Meinung gefragt werden. Weitere Hinweise siehe Kap. Melancholiker (S. 90).

Rubrikenauswahl

Bei Menschen mit einer **nach unten gehenden Nasenspitze** lohnt sich ein Blick in folgende Rubriken:

- Gemüt – heikel, pingelig
- Gemüt – gewissenhaft, peinlich genau in Bezug auf Kleinigkeiten
- Gemüt – Kleinigkeiten, Trivialitäten – wichtig; scheinen
- Gemüt – Reizbarkeit, Gereiztheit – Kleinigkeiten, durch
- Gemüt – Ruhe – kann nicht ruhen, wenn Dinge nicht am richtigen Platz sind
- Gemüt – argwöhnisch, misstrauisch
- Gemüt – vorsichtig
- Gemüt – Verantwortung – ernst; nimmt seine Verantwortung zu
- Gemüt – Pflicht – zu viel Pflichtgefühl
- Gemüt – zweifelt – skeptisch
- Gemüt – Wahnideen – vernachlässigt – Pflichten vernachlässigt; er habe seine

Nach unten gehende Nasenspitze: Forschernase

Wenn die Nasenspitze gerade nach unten geht, ist das eine Forschernase (**Abb. 5.7**).

Bedeutung:

- sind im Umgang mit Menschen **forschend und prüfend**
- erspüren feine seelische Regungen im Gegenüber und sind bemüht, diese forschend zu vertiefen, zu suchen und zu nutzen

Hochgehende Nasenspitze

Eine hochgehende Nasenspitze ist in **Abb. 5.8** dargestellt.

Bedeutung:

- vertrauensvolle, leichtgläubige **Optimisten**
- sehen Probleme positiv, optimistisch, neigen dazu, Dinge schönzureden und sich Illusionen zu machen
- wenig an persönlichen Vorteilen interessiert, sondern eher an Dingen, die für die Gemeinschaft gut sind, z. B. gemeinnützige Förderungen
- in der Regel beeinflussbar und neugierig
- ideelle Werte gehen vor kritischer Nachprüfung
- es fehlt eher an Lebensernst, Gründlichkeit und Tiefe
- Fakten, Unterlagen und Präsentationen interessieren sie nur zweitrangig

Wissenswert

Menschen mit nach oben gehender Nasenspitze sollten lernen, kritisch mit Informationen und Menschen umzugehen. Sie sollten sich darin üben, mehr zu hinterfragen, nach Daten und Fakten zu fragen und nichts auf den ersten Blick zu akzeptieren. Sie sollten Entschlossenheit und Willenskraft üben, um das, was sie sich vorgenommen haben, zu Ende zu bringen.

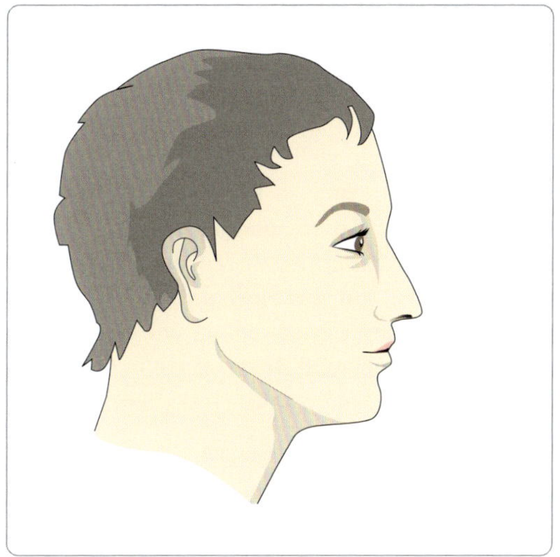

Abb. 5.7 Forschernase.

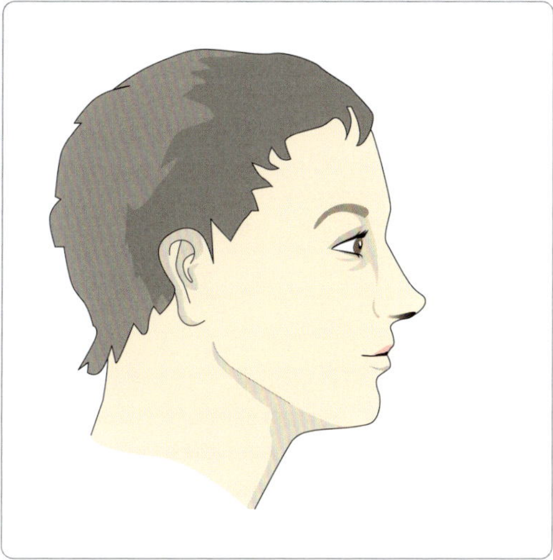

Abb. 5.8 Hochgehende Nasenspitze.

Rubrikenauswahl

Bei Menschen mit einer **nach oben gehenden Nasenspitze** lohnt sich ein Blick in folgende Rubriken:

- Gemüt – optimistisch
- Gemüt – leichtgläubig
- Gemüt – beeindrucken, empfänglich für Eindrücke; leicht zu
- Gemüt – naiv, leichtgläubig
- Gemüt – neugierig
- Gemüt – klatschsüchtig

Kombinationslehre Eine **kurze Nase**, die nach oben geht, kann ein Hinweis sein, dass für diese Menschen **Alltäglichkeiten** (Mode, Kleidung, Genuss, Vergnügen) **wichtiger** sind **als ernste Lebensfragen** (Moral, Sitte, Recht, Religion). Sie neigen dazu, **launisch** zu reagieren, eher zu tratschen und eine Dummheit zu begehen.

Eine **weiche, runde Nase**, die nach oben weist, ist ein Hinweis darauf, dass das eigene **Fühlen noch weich und unerfahren** ist. Der Mensch hatte meist eine gut behütete Jugendzeit, hatte es im Leben leichter, war nicht dem harten Lebenskampf ausgesetzt. Er ist demnach auch **leichtgläubiger, voller Optimismus** und kann auch ein wenig zur **Naivität** neigen. Mit der runden Nasenspitze wünscht er sich einen angenehmen Lebensgenuss.

Fragen für die Anamnese

Mögliche Fragestellungen zum Thema Nasenspitze sind:

- Wie steht es bei Ihnen mit der **Freude an sinnlichen Genüssen**? Welche lieben Sie besonders?
- Kennen Sie es, dass Sie auch große Mengen essen und vertragen können?
- Welche Rolle spielt **materielle Verwirklichung** in Ihrem Leben?
- Ihre Nasenspitze ist sehr fein, daraus lesen wir, dass Sie lieber weniger und sehr ausgewählt essen. Wie stehen Sie zum Thema **Sinnlichkeit**? Wie und in welchen Bereichen leben Sie das? Kennen Sie es, dass Sie **lieber intellektuell und vorsichtig an Dinge herangehen**?
- Sie neigen dazu, **vertrauensvoll und optimistisch** zu sein. Kennen Sie es, dass Sie auch ausgenutzt wurden und Ihr Vertrauen missbraucht wurde?
- Sie sind **spontan und neugierig**. Kann es sein, dass Sie sich manchmal zu viel vornehmen, sich für zu viele Dinge interessieren und sich leicht verzetteln? Diese Haltung könnte auch in ein Burn-out führen.

- Sie sind **sehr gründlich, genau und sorgfältig** in der Art, wie Sie an Dinge herangehen. Kann es sein, dass Ihnen das manchmal die Freude und Leichtigkeit im Leben nimmt? Wie viel Leichtigkeit und Sorglosigkeit durften in Ihrer Kindheit gelebt werden? Wie viel frühe Verantwortung mussten Sie übernehmen?

Therapeutische Hinweise

Kräftige untere Nase

Ist die **untere Nase kräftig**, muss der Mensch **vom Gefühl her angesprochen** werden. Es ist wichtig, dass alles, was man diesem Menschen empfiehlt, auch Spaß macht, denn das ist motivierend für ihn. Er kann alles, was mit Freude, Genuss und Wohlgefühl verbunden ist, leichter annehmen und umsetzen. Ist kein Spaßfaktor dabei, ist die Gefahr groß, dass ein Mensch mit kräftiger Nasenspitze die Vorschläge und therapeutischen Empfehlungen nicht realisiert.

Möchte man diesen Menschen auf gesündere Ernährung umstellen, muss diese auch schmecken und es muss Spaß machen. Sie darf nicht nur gesund sein und muss auch wirklich satt machen. Er hat keine Lust, sich enorm mit Kauen anstrengen zu müssen, für ihn sind gesunde Kräuter-Gemüse-Obst-Smoothies ideal, um die Vitamin-, Mineralien- und Rohkostration abzudecken.

Zarte, feine untere Nase

Ist die **untere Nase zart und fein**, kann sich dieser Mensch **weniger auf sein Bauchgefühl und seinen Instinkt verlassen**. Er braucht mehr Erklärungen und möchte verstehen, warum und wieso dies oder jenes für ihn gut ist. Die Verdauungsleistung der inneren Organe ist auch geringer. Er sollte zwar auf der einen Seite genügend Pausen zwischen den Mahlzeiten haben, um den Verdauungsorganen auch Ruhezeiten zu ermöglichen, aber gleichzeitig kann er auch nicht so viel auf einmal essen. Kleine, leicht verdauliche Zwischenmahlzeiten könnten sinnvoller sein als 3 große Mahlzeiten am Tag.

5.2.2 Nasenflügel

An den **Nasenflügeln** erhalten wir Informationen über das Thema **Atmung und Atmungsorgane**. Die Lunge steht in Verbindung mit den Kreislauforganen und so lesen wir fortführend von der Nase in der **Nasolabialfalte** (das ist die Falte von den Nasenflügeln zu den Mundwinkeln) **Hinweise auf das Herz und die Koronargefäße**. Über den Geruch haben wir eine Beziehung zum Lymph- und Drüsensystem. Diese Organfunktionen laufen alle unwillkürlich, instinktmäßig ab.

Die wichtigste Kommunikation des Lebens erfolgt über die Atmung. Wir leben im ständigen Austausch von Kohlendioxid und Sauerstoff. An der Nase kann erkannt werden, ob die Kommunikation mit dem Umfeld und die Atmosphäre belastet sind. Je nachdem, wie die **Nasenlöcher** gestaltet sind, ist die **Atmung vital, zart oder krankheitsanfällig**, und psychologisch sind auch die Kommunikation und das Kontaktverhalten ähnlich gestaltet. In der Aufnahme von Atemluft geschieht über die Atmung auch der Kontakt zum gesamten Umfeld, zu anderen Menschen, zu allem, was in die gleiche Atmosphäre atmet bis hin zum gesamten Kosmos. Wo Hemmungen und Belastungen sind, werden diese Belastungen somatisiert. Wir wissen heute, dass starke Raucher häufig Probleme in Beziehungen unterschiedlichster Art haben, und es ist sinnvoll, in diesen Bereich vorsichtig hineinzufragen.

An den **Nasenflügeln und Nasenlöchern** lässt sich Folgendes ablesen:

- Zustand der Lungenflügel und der Bronchien
- Atmungszustand, d. h. die Anlage und Qualität der Atmung
- Kraft und Gesundheit oder Schwäche und Krankheit der Lungen
- psychologisch zeigt sich:
  - Fähigkeit, Hemmungen zu überwinden
  - körperliches Wohlgefühl und Mut
  - Genuss der Sinnlichkeit und der Kommunikation

Kraftvolle, „geblähte" Nasenflügel

Kraftvolle, „geblähte" Nasenflügel sind in **Abb. 5.9a** dargestellt.

Bedeutung:

- **gute Atmung**, atmen unter Stress einfach tief durch
- **gesamtes Lungenvolumen voll nutzbar**, dauernde Arbeitsleistung möglich
- sind **sehr unabhängig**, arbeiten gerne und gut alleine
- sind **aktiv** und machen es so, wie sie glauben, dass es richtig ist
- wollen nicht zur Entscheidung gedrängt werden
- möchten auf jeden Fall **selbst entscheiden**

Kleine, schwache Nasenflügel

Kleine, schwache Nasenflügel sind in **Abb. 5.9b** dargestellt.

Bedeutung:

- **schwache Atmung**, Flachatmer, Atmungshemmung
- häufig bei Menschen mit **Lungenkrankheiten und Infektionen**
- andauernde Arbeitsleistung ist schwierig
- eher **schwächlich**, neigen zur Erschöpfung
- Hemmung im Kommunikationsverhalten
- ängstlich, **schwaches Selbstbewusstsein**
- gewohnheitsmäßiges Muster: unter Stress nicht zu atmen, d. h., sie vertrauen auch nicht ihrem Instinkt
- Entscheidungen können schlecht alleine getroffen werden, brauchen Rückversicherung von den anderen, dass sie die richtige Entscheidung getroffen haben

5

Wissenswert

Ziel der Therapie ist es, dass Menschen mit **kleinen, schwachen Nasenflügeln** lernen, Selbstsicherheit zu finden und ihren eigenen Stil zu akzeptieren, ohne von anderen Anerkennung dafür zu erwarten.

Verhärtete, grobe, geschwollene oder gerötete, nicht vibrationsfähige Nasenflügel

Bedeutung:

- **schlechte Atmung** und Tendenz zur Mundatmung
- Anfälligkeit für **Erkältungskrankheiten** und Disposition zu **Lungenkrankheiten**

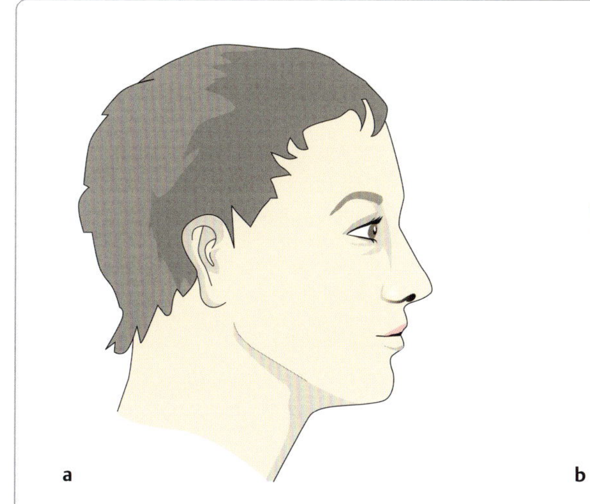

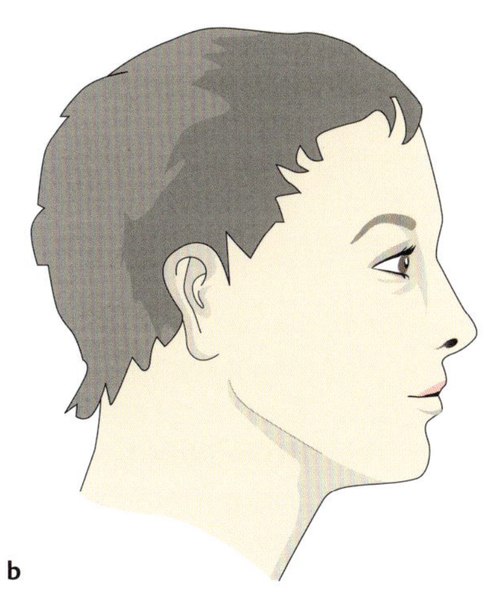

Abb. 5.9 Nasenflügel.
a Geblähte/kräftige Nasenflügel.
b Feine/zarte Nasenflügel.

- gerötete Nasenflügel: sind nicht im Wohlgefühl mit eigenem Kommunikationssystem
- Festigkeit und Spannung zeigen Strenge und Anstrengung
- häufig **harte Lebenserfahrungen**
- können **schlecht genießen**
- mögen alles, was mit Genuss zu tun hat, nicht gerne

Fragen für die Anamnese

Mögliche Fragestellungen bei Auffälligkeiten an den Nasenflügeln sind:

- Gibt es in der Familie **Erkrankungen an den Atmungsorganen** wie Bronchitis, Asthma oder Tuberkulose?
- Würden Sie sich als mutigen Menschen bezeichnen oder sind Sie eher vorsichtig in Ihren Äußerungen?
- Wie wichtig ist es für Sie, dass Sie **unabhängig entscheiden** können?
- Wie entscheidungsfreudig sind Sie? Brauchen Sie die Bestätigung von anderen, wenn Sie eine Entscheidung fällen müssen?
- Wie geht es Ihnen, wenn Sie zur Entscheidung gedrängt werden?
- Greifen Sie schnell ein, wenn unrechte Dinge in Ihrem Umfeld passieren?
- Wie sieht Ihr **soziales Leben** aus? Haben Sie viele Beziehungen oder lieber wenige intensive?
- Wie leicht fällt es Ihnen, über die Dinge zu sprechen, die Sie innerlich betreffen?
- Können Sie etwas einfordern und Ihre Bedürfnisse in der Umwelt durchsetzen?
- **Erschrecken** Sie leicht bei plötzlichem Lärm oder unerwarteten Ereignissen?
- Können Sie **genießen**?

Dies alles sind Fragen, die uns auf Schüchternheit beim Patienten hinweisen können.

Therapeutische Hinweise

Bei engen Nasenflügeln haben wir es häufig mit **schüchternen Menschen** zu tun, mit Menschen, die durch ihre Ängste und Befürchtungen gehemmt werden. Psychologisch ist es sinnvoll, auf das Kommunikationsverhalten des Menschen zu achten, denn diese Menschen brauchen viel Unterstützung und Ermutigung, sich zu zeigen, sie brauchen Anleitung, auf das zu hören, was aus ihrem Körper kommt, ohne vorab zu bewerten. Wenn ein Mensch Angst vor Konsequenzen hat, neigt er dazu, **zögerlich, scheu oder sogar gehemmt** zu werden. Es ist durchaus aufschlussreich, die Geschichte des Patienten, aber unter Umständen auch die Geschichte seiner Eltern zu hinterfragen, um die Zusammenhänge seiner Schüchternheit zu verstehen.

Körperübungen, die darauf zielen, sich selbst wahrzunehmen, sind hilfreich. Auch jegliche Unterstützung, dafür Worte zu finden, nicht zu bewerten, einfach das Eigene zuzulassen, ist hilfreich. Hier braucht es ermutigende und liebevolle Begleitung vom Therapeuten.

Rubrikenauswahl

Wenn die Symptomatik passt, könnten Menschen mit **engen Nasenflügeln** von Mitteln profitieren, die aus der Kohlenstoffgruppe, aus Natrium- oder Magnesiumverbindungen oder aus der Ammoniumgruppe kommen. Hier lohnt sich ein Blick in folgende Rubriken:

- Gemüt – milde
- Gemüt – Nachgiebigkeit
- Gemüt – antworten – unfähig zu antworten – verletzt wurde; wenn er emotional
- Gemüt – empfindlich – Grobheiten; gegen
- Gemüt – empfindlich – Kritik; gegen
- Gemüt – empfindlich – Meinung anderer; in Bezug auf die
- Gemüt – Furcht – Meinung anderer; vor der
- Gemüt – Schüchternheit, Zaghaftigkeit – schamhaft
- Gemüt – Verantwortung – ernst; nimmt seine Verantwortung zu
- Gemüt – Pflicht – zu viel Pflichtgefühl

5.2.3 Nasensteg

Der Nasensteg ist der Teil von der Nasenspitze zum Oberkiefer.

Physiologisch kommen hier die **Geschlechtsnervengruppe** und die **Geschlechtsorgane** zum Ausdruck (**Abb. 5.10**). Daher stehen auch die At-

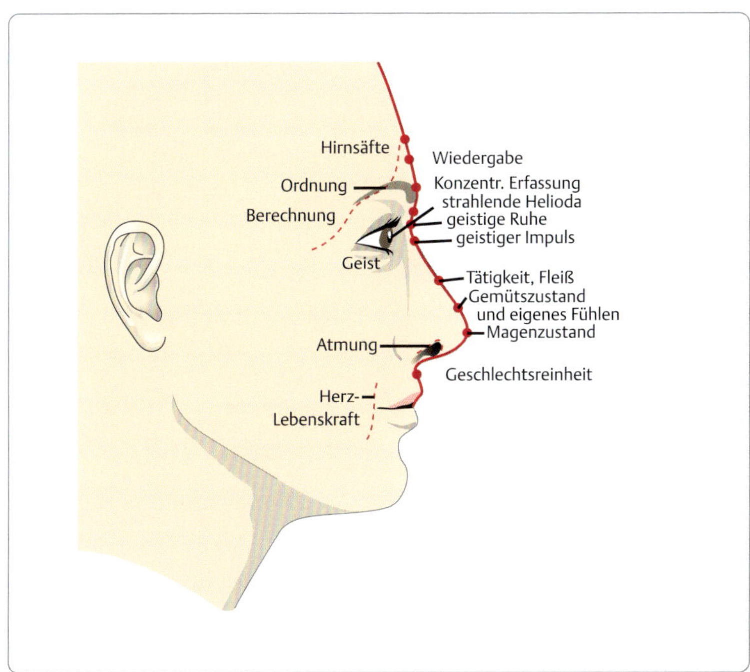

Abb. 5.10 Nasensteg – Kanon von Huter.

mungsorgane mit dem Unterleib, den Gebär- und Geschlechtsorganen in enger Verbindung. Diesen Bezug haben wir auch in der traditionellen chinesischen Medizin in den Leitbahnen (Meridianen) und über die nasale Reflexzonenarbeit. Beides zeigt uns, dass eine **Beziehung zwischen Darm und Nasenschleimhaut** besteht.

Im Kanon von Carl Huter finden wir hier den Punkt „Geschlechtsreinheit" (**Abb. 5.10**). Diese Stelle zeichnet sich bei gesunder Funktion durch feine Linienführung, feine Form und Reinheit aus und sagt Folgendes:

- feines Geschlechtsempfinden
- viel feines Empfinden
- Lebensvervollkommnungsstreben
- Kunstsinn

Psychologisch kommt das sensible Lebensgefühl, das Empfinden von **Ehrfurcht vor dem Leben** zum Ausdruck. Aufmerksame Gynäkologen beschreiben, dass sie an Quellungen und Rötung oder Blässe des Nasenstegs erkennen können, in welcher **Zyklusphase** die Patientin sich gerade befindet. Ist der Übergang vom Nasensteg zum Mundschluss sehr lang, zeigt sich hier ein starker Willensimpuls.

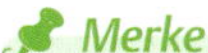

5.3 Mittlere Nase/ Nasenrücken

Merke

In der Nase kommt die geistige Willenskraft eher zum Ausdruck als die körperliche Impulskraft, da die Korrespondenz und Impulsierung durch das Mittel- und Großhirn bestimmend ist. Die körperliche Impulskraft sehen wir hingegen am Kinn.

Der Nasenrücken (**Abb. 5.11**) besteht aus knöchernen Anteilen und hat mit dem **Knochensystem** des Menschen zu tun. Beim Kleinkind finden wir deshalb noch keinen profilierten Nasenrücken. In der Wachstumsperiode verknöchert das Knorpelgerüst der Neugeborenennase erst schrittweise. Unter Einsatz des Bewegungssystems entwickelt und profiliert sich mit dem Alter zunehmend der Nasenrücken. Zu beachten ist, dass die **Entwicklung nie abgeschlossen** ist.

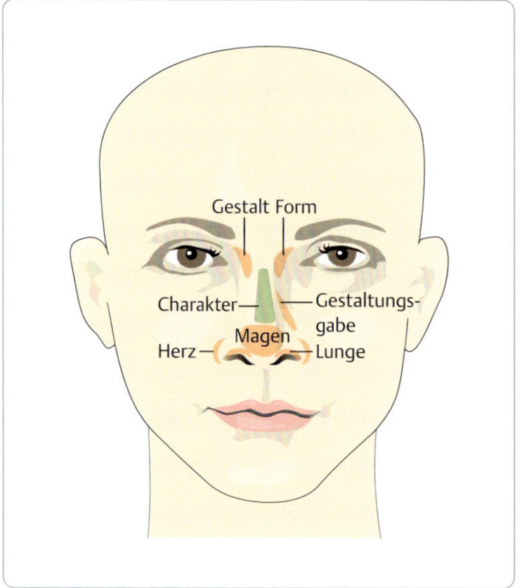

Abb. 5.11 Nasenrücken mit dem Willen zur Selbstverwirklichung.

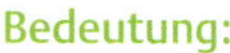
Bedeutung:

- dynamischer Selbstverwirklichungswille
- Tatkraft und Fleiß aus innerem Antrieb
- Tätigkeit kommt aus dem Planungswillen, den wir bei ausdrucksstarken Menschen beobachten.
- vorausschauendes Handeln
- aktive Moral, können sich willensmäßig beherrschen
- wie stark sie motiviert sind und wie stark ihr Freiheitsdrang ist
- körperliche Ausdauer, je nach Plastik, Spannung, Breite und Höhe
- gerader Nasenrücken: stehen zu dem, was sie sagen
- Nasenrücken ohne Spannung: lässt auf Wankelmut schließen

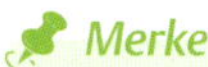
Merke

Das Hautgewebe an der Stelle über dem mittleren Nasenrücken ist wichtig, weil man dort die Qualität der Form des Nasenrückens erkennt.

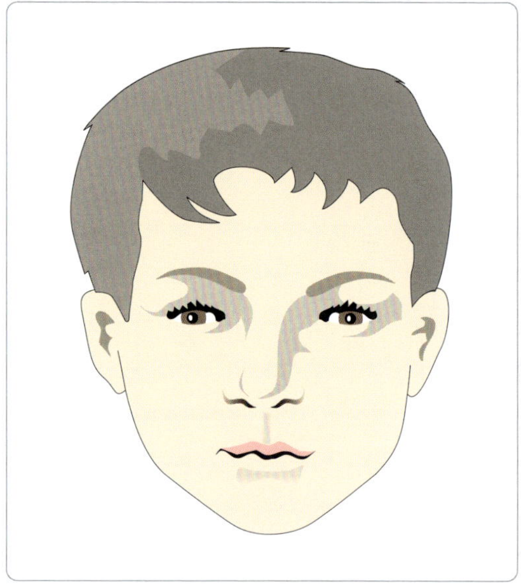

Abb. 5.12 Schiefe Nase.

5.3.1 Schiefe Nase

Eine schiefe Nase ist in **Abb. 5.12** dargestellt.

Bedeutung:

- fehlende Planmäßigkeit: Menschen sind im Chaos und machen aus einem interessanten Leben ein noch interessanteres
- haben **Schwierigkeiten, Gegensätze zu koordinieren**
  - Schieflage nach links: Chaos in Gefühlsbelangen
  - Schieflage nach rechts: fehlende Geradlinigkeit im Berufsleben
  - durch Selbsterziehung kann die Nase im Laufe der Zeit gerade werden

Nach außen drängender Nasenrücken

Eine Spannung im Hautgewebe ist damit kombiniert. Die Nase bildet sich aus angenommenen Belastungen, sie bildet sich aus dem, was war. Es zeigt sich darin die Bereitschaft, auf sich zu nehmen, was ansteht, um es dahin zu bringen, wo

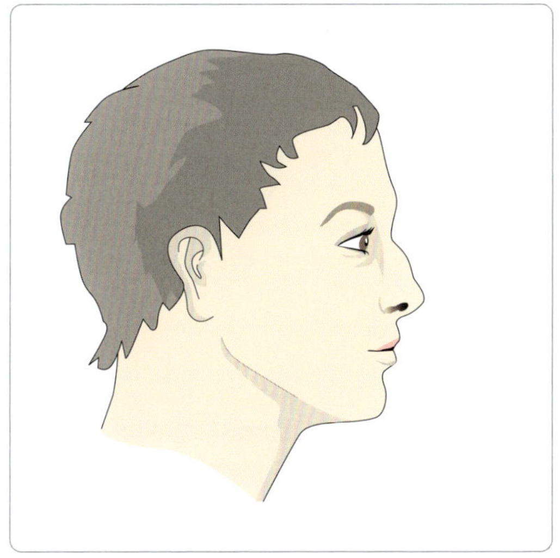

Abb. 5.13 Nach außen gebogener Nasenhöcker.

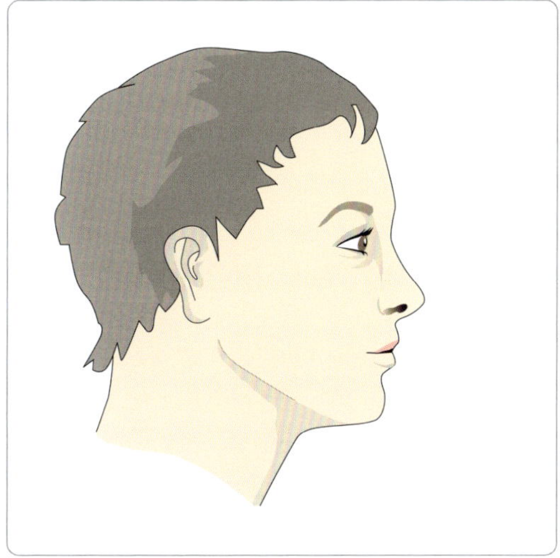

Abb. 5.14 Nach innen gebogener Nasenhöcker.

es hin soll. Hat sich ein starker Nasenhöcker (**Abb. 5.13**) entwickelt, geschah das aus einem starken, inneren Antrieb zur Tat, durch einen Antrieb, der Hindernisse überwindet und einen aktiven Leistungswillen einsetzt.

Bedeutung:

- **starker Wille**
- starkes motorisches Nervensystem
- starke Körperenergie und Unruhe
- aus innerem Antrieb **fleißig und ausdauernd**
- arbeiten bei Stress noch mehr
- bringen sich gerne ins Geschehen ein
- wollen **leiten, führen und bestimmen**
- ziehen Begonnenes durch; häufig steht eine frühkindliche Prägung dahinter, die sagt: Nur wenn ich leiste, bin ich voll anerkannt.

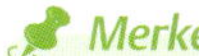 Merke

Menschen mit nach außen gebogenem Nasenrücken sollten unabhängig arbeiten. Sie sind weniger anpassungsfähig in Teams.

Nach innen gebogener Nasenrücken

Ein nach innen gebogener Nasenhöcker ist in **Abb. 5.14** dargestellt.

Bedeutung:

- gewisse **Sorglosigkeit** und Beeindruckbarkeit
- handeln weniger willensbetont
- weniger Fleiß und Willenskraft, strengen sich nicht gerne an
- es fällt ihnen schwer, Pläne in die Tat umzusetzen
- **abwartende, anpassende Haltung**
- mögen gerne geführt werden
- häufig lange von Vater, Mutter oder Partner fremdbestimmt gewesen
- möglicherweise eine Anpassungsbereitschaft, die vor Konflikten schützt
- bleiben **gerne unter Fremdbestimmung**, wenn es angenehm ist

Nicht straff gespannt, aber auch nicht nach innen gebogen (feiner konkaver Schwung): Psychologisches Einfühlungsvermögen und ruhiges Abwarten, wenn es um Entwicklungen geht, die verständnisvoll begleitet werden wollen.

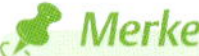
Merke

Menschen mit nach innen gebogenem Nasenrücken können sich gut in ein bestehendes Team einordnen. Sie sind einfühlsam und anpassungsfähig.

5.3.2 Breiter Nasenrücken

Bei einem breiten Nasenrücken ist die Nase oben und unten gleich stark und breit.

Bedeutung:

- große körperliche und geistige **Kraft** und **Ausdauer**, Dinge durchzuführen
- starke Knochen und Belastbarkeit
- können Kraft austesten und bis an die Grenzen gehen
- seelische Widerstandsfähigkeit
- **Zuverlässigkeit**
- geistige Ruhe und Übersicht
- Gelassenheit
- **innere Ruhe**
- Selbstbeherrschung
- auch im seelischen Bereich Belastbarkeit

Kombinationslehre Eine lange Nase mit einem gleichzeitig breiten Nasenrücken können wir als Anlage zur klaren Erkenntnis und Übersicht lesen. Dieser Mensch kann Schwierigkeiten bei großer Geistesgegenwart und überlegener geistiger Ruhe überwinden.

5.3.3 Schmaler, feiner Nasenrücken

Die Nase tritt markant hervor.

Bedeutung:

- feine, nicht durch schwere Arbeit belastbare Knochen
- körperlich nicht so leistungsfähig
- körperliche Ausdauer ist schwächer und weniger belastbar
- wird bei neuen Herausforderungen schnell hektisch und nervös
- feine, leichte und rasche geistreiche Darstellungsgabe
- **Empfindlichkeit, wenig Ruhe, Ungeduld, rasche Erregung**, leicht aus der Fassung zu bringen
- Mühe, die Übersicht zu behalten
- oben breiter als unten: geistiges Interesse, bessere Übersicht

Kombinationslehre Bei schmaler und gleichzeitig langer Nase spricht ein schmaler und feiner Nasenrücken für große geistige Ausdauer und geistige Leistungsfähigkeit.

5.3.4 Fragen für die Anamnese

Mögliche Fragestellungen zum Thema Nasenrücken sind:

- Wie sehr **planen** Sie Ihren **Alltag vorausschauend**? Ziehen Sie sämtliche Möglichkeiten in Betracht?
- Sehen Sie sich als fleißigen, planerischen und absolut verlässlichen Menschen an? Erwarten Sie das auch von anderen?
- Lassen Sie sich gerne führen und passen sich lieber an?
- **Warten Sie lieber ab** und fühlen sich in Themen ein, anstatt mit dem Verstand über Strategien zu entscheiden?

5.3.5 Therapeutische Hinweise

An der **Nase** können wir **unterschiedliche Persönlichkeitsstrukturen** erkennen, die beide **Verständnis und individuelle Unterstützung brauchen**. Ein Mensch mit einer ausgebuchteten Nase kann schwer verstehen, dass man nicht vorausplanend seine nächsten Handlungsschritte überlegt. Umgekehrt fühlt sich ein Mensch mit einer eingebuchteten Nase häufig gegängelt und überfordert, weil er sich lieber Zeit lässt zu erspüren, wie die Dinge laufen könnten, spontaner entscheidet und dem Leben mehr Möglichkeiten gibt, Entwicklungen zu beeinflussen. Beide Qualitäten sind im Leben zu unterschiedlichen Zeiten wichtig. Therapeutisch ist es **wichtig, den Raum zu öffnen für die „andere" Gestaltungsvariante**, um damit aus der Enge des Überplanens herauszuführen oder aus der möglichen Oberflächlichkeit der Spontanität zu leiten. Beides kann zu Lebensproblemen führen und langfristig Krankheiten nach sich ziehen. Immer führt es zu einer gewissen Unfreiheit.

Rubrikenauswahl

Planerische Menschen führen aus, was man ihnen sagt. Die **spontanen Menschen** sind auch in der Mitteleinnahme kreativ. In beiden Varianten sollte der Therapeut diese nur zur Kenntnis nehmen und sich in der Beratung darauf einstellen.
Bei Menschen mit einem **ausgeprägten Nasenrücken** lohnt sich ein Blick in folgende Rubriken:

- Gemüt – vorausplanend – alles im Voraus; plant
- Gemüt – Pläne – macht, schmiedet viele Pläne
- Gemüt – theoretisieren
- Gemüt – Konzentration – gut, aktiv
- Gemüt – Gefühle, Emotionen, Gemütsbewegungen – beherrscht; vom Verstand, Intellekt
- Gemüt – Bestimmtheit
- Gemüt – dogmatisch
- Gemüt – diktatorisch
- Gemüt – eigensinnig, starrköpfig, dickköpfig
- Gemüt – Entschlossenheit
- Gemüt – Entschiedenheit
- Gemüt – hart, entschieden
- Gemüt – Wille – große Willenskraft, Anstrengung des Willens

5.4 Obere Nase/ Nasenwurzel

Die Nasenwurzel (**Abb. 5.15**) liegt in der Region des Augenbrauenbogens, die wir physiognomisch in Verbindung mit der **Beobachtung der Außenweltreize** lesen. Sie bildet den vorderen Pol der Konzentrationsachse, den geistigen Konzentrationspunkt. Es ist die hellste Zone im Gesicht im Hinblick auf die geistige Energie. Hier

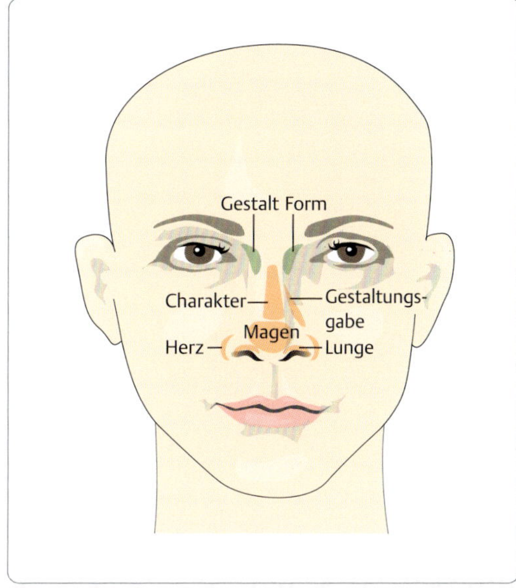

Abb. 5.15 Nasenwurzel/obere Nase mit Konzentrationskraft.

lagern sich feine Substanzen ab, die die Qualität des Großhirns unterstreichen. Bei Menschen mit geistiger Behinderung ist das nicht der Fall.

Bedeutung:

- **geistige Konzentrationskraft zur Selbstverwirklichung**
- Selbstverwirklichungswille aus dem Geistigen: die Stirn denkt und die Nase zeigt, wie man seine Gedanken umsetzt
- Art der Auffassung und Wiedergabe von Gedanken
- Art der Geisteskraft und Geistesruhe, der Selbstbeherrschung und inneren Sammlung

Auch ist **Vorsicht in der Interpretation** geboten: Alles Nachfolgende kann nur in der entsprechenden Kombination gelesen werden: So nützt eine plastische Nasenwurzel bei sonstigen Anlagen, die auf Chaos hinweisen, zur Lebensgestaltung meist wenig. Und eine eingebuchtete Nasenwurzel (**Abb. 5.16**) bei ansonsten sehr konzentrierten Anlagen sagt lediglich aus, dass dieser Mensch mehr Zeit für seine Überlegungen benötigt.

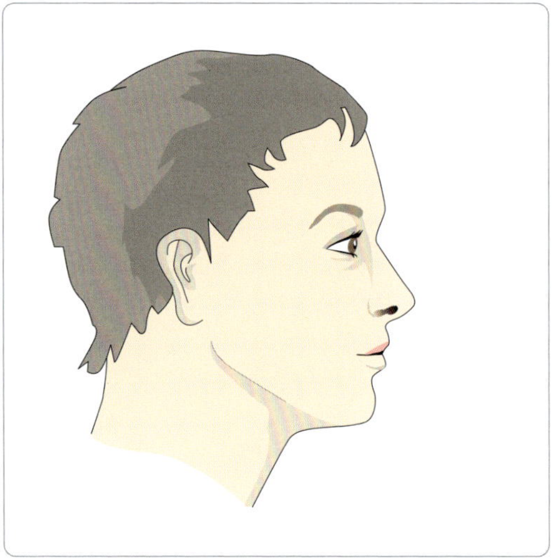

Abb. 5.16 Eingebuchtete Nasenwurzel im Profil.

5.4.1 Eingebuchtete Nasenwurzel

Eine eingebuchtete Nasenwurzel im Profil ist in **Abb. 5.16** dargestellt.

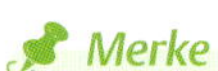

Merke

Grundsätzlich gilt: Was sich nach außen hin profiliert, zeigt, dass es in Kontakt treten will. Was nach innen geht, möchte keinen Kontakt. In dieser Region ist die Bereitschaft zur geistigen Kontaktnahme eingeschränkt, das Interesse an geistigen Prozessen gering.

Bedeutung:

- **geringe geistige Erfassungskraft**
  - Eindrücke werden oft nicht richtig oder ungenau aufgenommen und ungewollt falsch wiedergegeben
  - Bedächtigkeit in den Überlegungen
  - Gedächtnis für Formen und Gestalten ist schwach
  - Prozess von der Auffassung zur Wiedergabe der Gedanken braucht mehr Zeit

5.4.2 Kräftige und breite oder plastische, am Übergang Stirn-Nase gerade Nasenwurzel

Die von der Stirn zur Nase gerade verlaufende Nasenwurzel kennen wir aus der griechischen Antike (**Abb. 5.17**, **Abb. 5.18**).

Bedeutung:

- **starke geistige Erfassungskraft, hohe Konzentrationsfähigkeit** und **Geistesgegenwart**, Geisteskraft und Ruhe
- **schnelle Auffassungsgabe**, können Situationen schnell einschätzen und darauf reagieren
- **hohe Belastbarkeit**, auch mit mehreren Aufgaben gleichzeitig
- können **viele Eindrücke** aufnehmen, verarbeiten und einordnen, ohne nervös zu werden; vgl. den Exkurs zur mehrspurigen Autobahn
- denk- und geistorientierte Lebensplanung
- **Organisationstalent**
- praktische Erfahrung und Klugheit
- gutes Gedächtnis für Formen und Gestalt
- gute Anlage zum Zeichnen und Formenbilden
- können leicht dem anderen ihren Willen aufdrängen
- **gerader Übergang von der Stirn zur Nase:** Gedanken können ohne Hemmung fließen, Menschen können aufgenommene Informationen richtig wiedergeben, sind geistesgegenwärtig und schlagfertig

Exkurs

Mehrspurige Autobahn

Die Bedeutung der Breite der Nasenwurzel kann man gut mit dem Ausbau einer Straße vergleichen: Die einspurige Straße entspricht einer schmalen, engen Nasenwurzel, die mehrspurige Autobahn einer breiten, kräftigen Nasenwurzel: Eine breite, mehrspurige Autobahn verträgt mehr Verkehr zur gleichen Zeit als eine einspurige Straße. Mehrere Fahrzeuge fahren nebeneinander, ohne dass die Fahrer gestresst sind. Das Denken fließt analog schnell ins Planen, Organisieren und Umsetzen. Eine schmale, einspurige Straße lässt immer nur ein Fahrzeug nach dem anderen durch, wenn es richtig eng wird, ist absolute Aufmerksamkeit erforderlich.

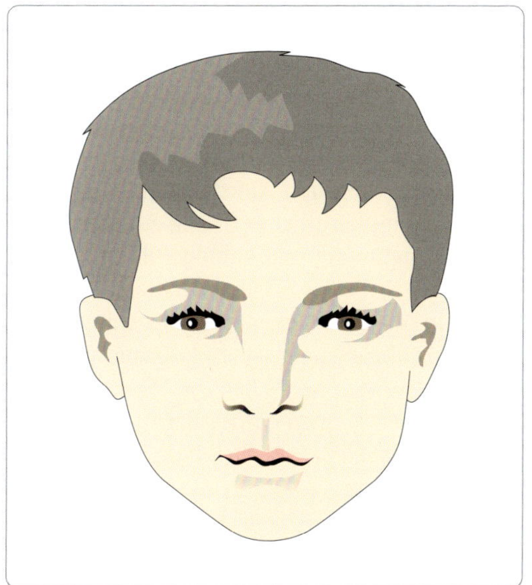

Abb. 5.17 Breite Nasenwurzel.

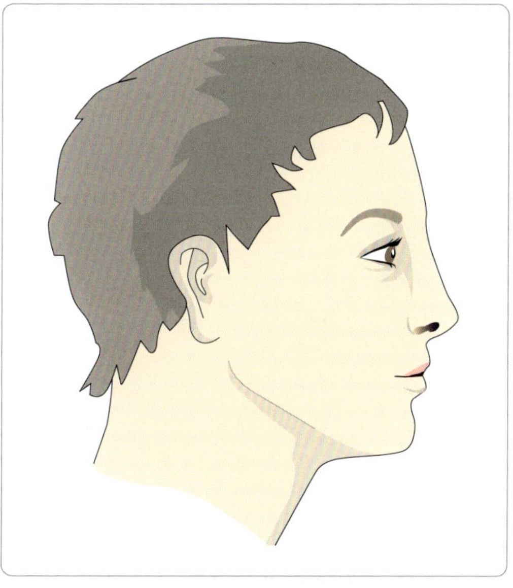

Abb. 5.18 Gerade Nasenwurzel.

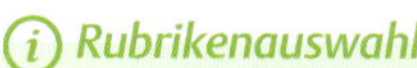

Rubrikenauswahl

Für eine **breite Nasenwurzel** lohnt sich ein Blick in folgende Rubriken:

- Gemüt – schnell im Handeln
- Gemüt – Gedanken – schnell
- Gemüt – Gedächtnis – gut, aktiv
- Gemüt – Konzentration – gut, aktiv
- Gemüt – witzig, geistreich

Kombinationslehre Menschen mit kräftiger und breiter oder plastischer Nase und einem geraden Stirn-Nasen-Übergang können sich in der Regel unglaublich **gut Gesichter merken**. Sie erkennen Menschen auch nach längerer Zeit leicht wieder. Diese Eigenschaft kann man als natürliche Menschenkenntnis bezeichnen.

5.4.3 Schmale und enge Nasenwurzel

Die schmale, enge Nasenwurzel (**Abb. 5.19**) lässt sich mit einer **schmalen Straße** vergleichen. Hier passt im Gegensatz zur mehrspurigen Autobahn (vgl. den Exkurs) nur ein Fahrzeug nach dem anderen durch. Für den reibungslosen Verkehrsablauf ist oft eine hohe Aufmerksamkeit vonnöten.

Bedeutung:

- **schwache geistige Konzentration**, lassen sich durch zu viele Eindrücke verwirren, können nicht mehr ruhig reagieren, brauchen Zeit, vielfältige Informationen zu verarbeiten, sonst werden sie nervös
- können Informationen nur nacheinander verwerten
- Denken geht langsamer, Aufgaben werden Punkt für Punkt abgearbeitet
- spontanes Entscheiden ist schwieriger, da die Übersicht geringer ist
- **weniger Überlegung, mehr Unruhe**
- Schwierigkeiten beim Überblicken der Gesamtlage

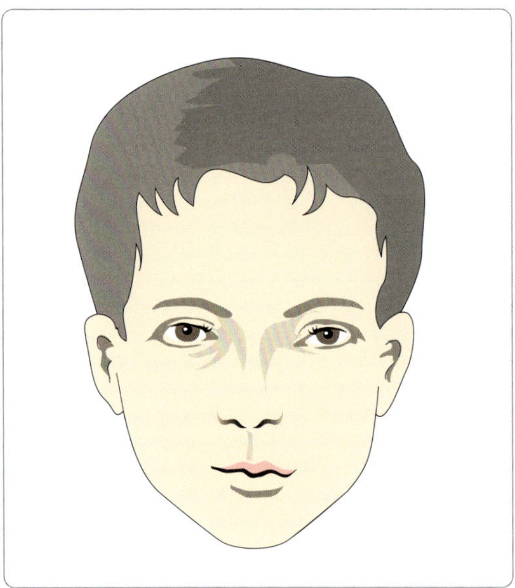

Abb. 5.19 Schmale Nasenwurzel.

- hektische, überschießende Reaktion möglich, wenn zu viele Dinge auf sie einströmen

Rubrikenauswahl

Für eine **schmale Nasenwurzel** lohnt sich ein Blick in folgende Rubriken:

- Gemüt – Gedächtnis – Gedächtnisschwäche – Namen; für
- Gemüt – Gedächtnis – Gedächtnisschwäche – Eigennamen; für
- Gemüt – Langsamkeit
- Gemüt – antworten – langsam
- Gemüt – Sprache

Kombinationslehre Wachsen die Augenbrauen in die schmale, enge Nasenwurzel hinein, reagieren diese Menschen schneller unruhig und hastiger. Sie können in der Gefühlserregung etwas sagen, was sie im Nachhinein bereuen. Ist die Nasenwurzel zudem eingebuchtet, brauchen die Menschen länger, um Gedanken zu erfassen und diese in die Tat umzusetzen.

5.4.4 Faltenbildung

Querfalten

Sie sind da, wo wir den Formensinn lesen. **Falten** steht für **Anstrengung und Leistung. Querfalten** (**Abb. 5.20**) sind **auch Aufmerksamkeitsfalten.** Wenn sich mit beruflicher Übung ein Mensch in Formwahrnehmung und Raumgefühl anstrengt, gibt es diese Aufmerksamkeitsfalten. Es kann auch sein, dass Gedanken zurückgehalten werden – bei Führungsmenschen durchaus auch gewollt.

Diese Falten können ein **Hindernis im Gedankenfluss** darstellen. Das fließende Sprechen ist dann schwieriger.

Senkrechte Falten

Es handelt sich um **Willensfalten**, die durch Konzentrationsübungen entstehen, durch die Anstrengung zur geistigen Übersicht. Senkrechte Falten (**Abb. 5.21**) werden durch **Verspannungen verursacht** und können ein **Hinweis auf Beschwerden der Halswirbelsäule** sein und von daher eine Disposition zu Kopfschmerzen. Kräftige Falten vom Auge, die sich nach oben zur Stirnmitte ziehen, können auch ein Zeichen früherer Schockeinwirkung sein.

5.4.5 Fragen für die Anamnese

Mögliche Fragestellungen zur Nasenwurzel sind:

- Brauchen Sie Bedenkzeit, um geistige Themen aufzunehmen und zu verarbeiten?
- Wie gut ist Ihr bildliches Vorstellungsvermögen?
- Haben Sie ein gutes Personengedächtnis?
- Wie geht es Ihnen mit vielen unterschiedlichen Eindrücken? Werden Sie bei vielen Eindrücken eher unruhig?
- Sind Sie ein typischer **Multitasker**, der sich unterfordert fühlt, wenn er nicht mindestens 2–3 Dinge gleichzeitig tun kann?

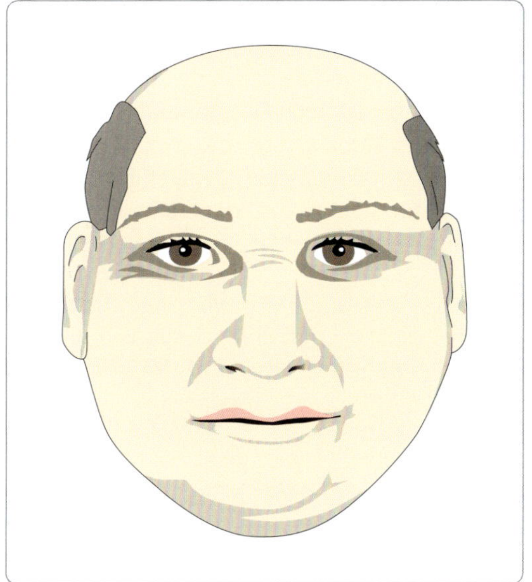

Abb. 5.20 Querfalten an der Nasenwurzel.

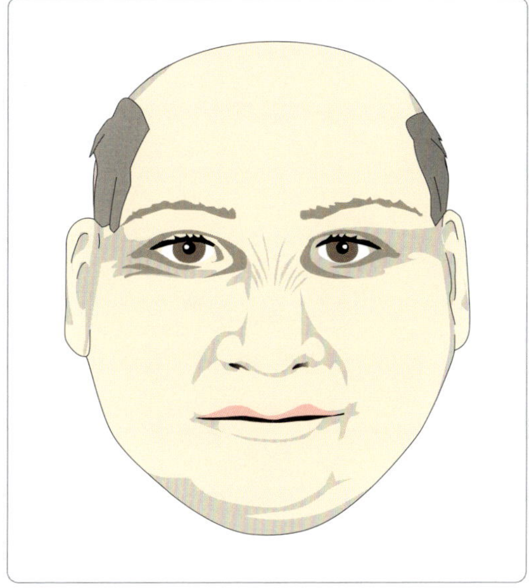

Abb. 5.21 Längsfalten an der Nasenwurzel.

5.4.6 Therapeutische Hinweise

Auch hier ist es wieder wichtig, sich auf die Anlagen des Klienten einzustellen: Einem Menschen mit einer **engen Nasenwurzel** sollte man **nicht zu viele Details auf einmal** erzählen. Es ist sinnvoll eher langsam mit diesen Menschen zu sprechen und ihnen Zeit zu lassen, um das Gehörte innerlich zu verdauen. Blickkontakt aufnehmen, Berühren und Verankern sind wichtige Begleitungen.

Dagegen möchte ein Mensch mit einer **breiten Nasenwurzel** sehr gerne **viele Informationen, die er parallel verarbeiten kann**. Er ist sehr schnell im Denken, hat ein gutes Gedächtnis, reagiert schnell, spricht schnell und kann auch schnell aufnehmen. Dennoch ist es wichtig wahrzunehmen, dass diese Schnelligkeit auch in die Verfeinerung geht, sonst bleibt sie oberflächlich und kann die Gefühle ausschalten. Gefühle brauchen etwas länger Zeit. Im Denken allein gelangt man nicht an die Tiefenschichten einer Persönlichkeit. So kann auch bei den Menschen mit einer breiten Nasenwurzel der Auftrag darin liegen, hinter den Verstand zu gelangen und Gefühlstiefe zu erleben. Das kann eine enorme Herausforderung bedeuten, die aber Lebensqualität bringt, wenn man sich darauf einlässt.

5.5 Gemütsregion

Proportional in der Mitte des Gesichts findet sich die **Zone der Erlebnisfähigkeit**, der Beeindruckbarkeit in unserem Gemüt. Zwischen der unteren Nase und dem Nasenbein, also am Knochen-Knorpel-Übergang, ergibt sich eine Stelle, die wir physiognomisch mit „Gemütszustand" benennen (**Abb. 5.22**). Diese Stelle ergibt sich folgerichtig auch aus der physiologischen Tatsache, dass der Zustand des Gemüts abhängig vom gut funktionierenden Stoffwechsel der Zellen ist. Dort erfahren wir eine Korrespondenz mit dem Sonnengeflecht, mit dem vegetativen System, mit der Energie, die Gefühle erzeugt und trägt, bündelt und zur Reflexion ins Bewusstsein bringt. Wenn das Fühlen eine so zentrale Stelle im Gesicht hat, können wir daraus schließen, dass das Fühlen primär war.

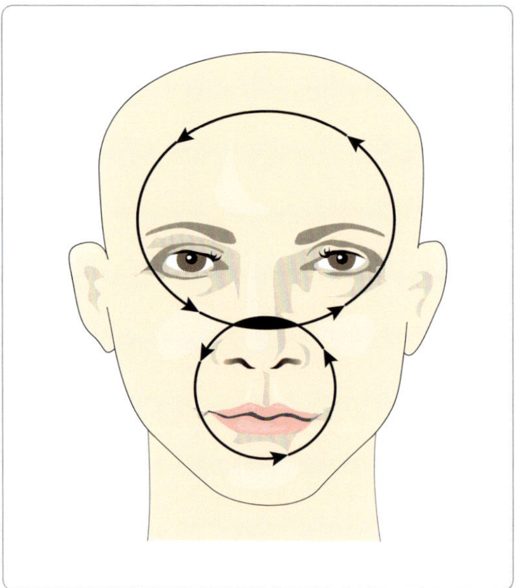

Abb. 5.22 Bewusste und unbewusste Prozesse werden durch die Gefühlsenergie verbunden. (Castrian W. Lehrbuch der Psycho-Physiognomik. 4. Aufl. Stuttgart: Haug; 2010)

Die Gemütsregion ist die **gefühlsintensivste Ausdruckszone in der Gesichtsmitte** und ein **Ausdrucksfeld für das Unterbewusste**. Reaktionen auf äußere Reize geschehen durch innere Prägung über das Gefühl unbewusst. Diese unbewussten Abläufe klären sich durch den Transfer ins Bewusstsein und so werden bewusste und unbewusste Prozesse durch die Gefühlsenergie fortwährend verbunden (s. Kreise in **Abb. 5.22**).

Wenn ein Mensch mit einer besonders feinen Zone im Bereich der Gemütsanlage ausgestattet ist, wird er auf den sogenannten **Lügendetektor** empfindlicher reagieren, da der gemessene Hautwiderstand am empfindlichsten auf alle Reize reagiert, die das Gefühl aktivieren. Auch in der Philosophie und Psychologie geht man davon aus, dass die Erlebnisfähigkeit des Menschen über das Gefühl bestimmt wird.

An dieser Zone lässt sich Folgendes ablesen:

- Art des Gemüts und der passiven Moral: **Mitgefühl** und **Empfinden**, **Anteilnahme** und **gefühlsmäßiges Eingreifen**
- Moral: für die vorteilhafte Entfaltung der eigenen Persönlichkeit die Werte und Normen zu erkennen und zu leben
- Beschaffenheit und Ausstrahlung des sympathischen Nervensystems
- Art des psychologischen Feingefühls: starkes Gefühl für den „Wert“ oder „Unwert“ einer Person

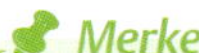

Merke

Die passive Moral wurzelt im Gemüt und seiner Feinheit. Der Mensch reagiert mit Mitgefühl und Hilfsbereitschaft.

5.5.1 Gerade geformte Gemütszone

Bedeutung:

- Gemüt ist fest, bestimmt und kühl
- Wesen ist kühler, das gemütvolle Wollen zurückgedrängt
- können Schmerzen verbeißen
- **beherrscht**, lassen sich nicht gehen

5.5.2 Gemütszone ausgebuchtet, rot oder gröberes Gewebe

Bedeutung:

- im Gemüt weniger ansprechbar
- robusteres, abgegrenzteres Seelenleben und robuste Gefühlslage
- Wille wird mit Härte durchgesetzt, die auch vor der eigenen Person nicht haltmacht
- achten nicht auf die eigenen Gefühle
- können auch hart zupacken
- gemüthafte Bewegungen, die instinktmäßig sind, können unterdrückt werden
- dem Gefühl wird weniger Raum gegeben
- **Einfühlungsvermögen** ist **vermindert**, weil es abhängig vom Gefühl ist, das mehr zur Veräußerlichung drängt

- **Gemütsleben** ist **verhärtet**, zwingt Gefühl mit dem Intellekt nach unten: „Es muss doch gehen! Ich will doch aber."
- mit Tätigkeit und Fleiß werden die von unten aufsteigenden gemüthaften Antriebe niedergezwungen
- oftmals schlechte Erfahrungen, daher **misstrauisch**
- sollten lernen, etwas gelassener zu werden

Rubrikenauswahl

Ein Mensch mit **ausgebuchteter Gemütsausdruckszone** kann fürsorglich sein, aber wenig Gefühle zeigen. Wir denken an Mittelverbindungen aus der Aurum-Gruppe: Es wird alles richtig, zeitlich passend erledigt, aber es fehlt das Gefühl dabei. Es fehlt die innere, emotionale Bindung an das, was man tut. Hier lohnt sich ein Blick in folgende Rubriken:

- Gemüt – Pflicht – zu viel Pflichtgefühl
- Gemüt – Verantwortung – ernst; nimmt seine Verantwortung zu
- Gemüt – Wahnideen – vernachlässigt – Pflichten vernachlässigt; er habe seine

5.5.3 Gemütszone ist nach innen hin eingebuchtet

Bedeutung:

- im Gemüt ansprechbar
- entscheiden **instinktmäßig**
- **feines Empfinden, feine Gefühle**
- im Gefühlsleben leichter erschüttert
- bei feiner Haut kann es sein, dass sie leicht weinen, wenn sie emotional berührt sind

Rubrikenauswahl

Ein Mensch mit **eingebuchteter Gemütsausdruckszone** ist herzlich und liebevoll. Er macht das, was er macht, mit Liebe, Zuneigung und mit Empfinden. Da denken wir an Phosphorverbindungen. Hier lohnt sich ein Blick in folgende Rubriken:

- allgemeines – Empfindlichkeit – Schmerz, gegen
- Gemüt – Mitgefühl, Mitleid
- Gemüt – liebevoll, voller Zuneigung, herzlich
- Gemüt – Wohlwollen, Güte
- Gemüt – milde

5.6 Nasolabialfalte

An der Gemütszone beginnt der Nasolabialzug, der auf **Mitgefühl** und **Herzlichkeit** hindeutet. Dieser Zug von der Mitte des Gesichts, von der Gemütsausdruckszone der Nase zum Mund, wird auch **Herzzone** genannt.

Bedeutung:

- sehr flache Zone: halten zurück, was sie bewegt, aus der Reaktion ihrer Herzgefühle üben sie **Zurückhaltung**, gehen nicht mit Vitalität ins Leben
- richtige Bäckchen über dieser Falte: häufig Kontaktbäckchen genannt, da sie **gerne in Kontakt** treten. Aber Vorsicht: Nicht jeder Kontakt muss von Herzen kommen.

5.6.1 Fragen für die Anamnese

Mögliche Fragestellungen zur Gemütsregion sind:

- Wie geht es Ihnen, wenn Sie kleine Kinder oder Tiere beobachten?
- Würden Ihre Freunde Sie als hilfsbereit einschätzen?
- Wie gehen Sie mit **Schmerzen** um? Sind Sie eher der Typ „Ein Indianer kennt keinen Schmerz"?
- In welchen Situationen **weinen** Sie?
- Mussten Sie im Leben lernen, hart mit sich umzugehen und ihre **Gefühle zurückzunehmen**?

Praxistipp

Menschen mit einer feinen Gemütsausdruckszone reagieren stark aus dem Gefühl heraus und müssen in ihren feinen Gefühlsregungen angesprochen werden. Es erfordert therapeutisches Fingerspitzengefühl, den Gefühlsbereich zu stärken, ernst zu nehmen und dem Patienten zu helfen, diesen auch für sich zuzulassen.

Kombinationslehre An der Nase können wir auch den **Darstellungs- und Gestaltungsdrang** eines Menschen sehen. Wenn die Nase und das Mittelgesicht lang sind, haben wir einen Menschen mit besonderem Darstellungstalent. Nase und Mittelgesicht sind länger als die Stirn und die Kinn-Kiefer-Partie. Eine **Nase, die das Gesicht dominiert,** möchte sich zur Geltung bringen, sich selbst umsetzen. Sie zeigt **Fleiß und Einsatzbereitschaft**, sie möchte Entscheidungen treffen und unabhängig sein.

5.7 Nasengröße

Die Nasenlänge wird am **Proportionsverhältnis zum Gesicht und Kopf und zum Gesamtkörper** gemessen (**Abb. 5.23**) und im Verhältnis zu Stirn und Untergesicht und im Verhältnis zu den Ohren gesehen. Nase und Ohren sollen in etwa gleich groß sein. Durch die Proportionen der Formen und ihre entsprechenden Merkmalsaussagen relativieren sich Einzelmerkmale und müssen in die personale Ganzheit eingeordnet werden.

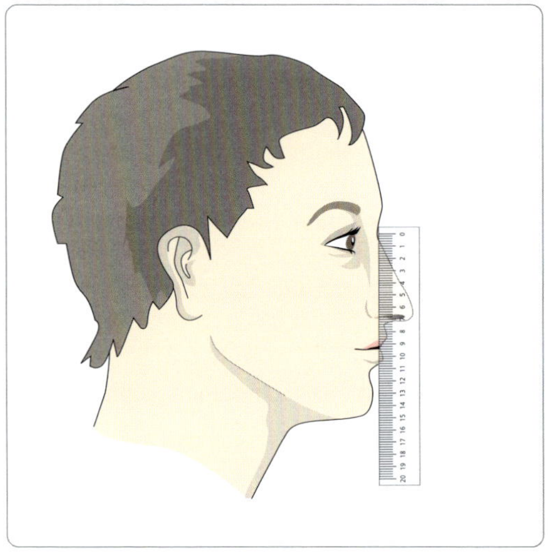

Abb. 5.23 Messung der Nasengröße.

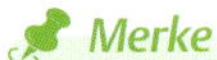

Merke

Wenn Menschen im Leben über ihre Kraft hinaus gefordert werden, sie diese Leistung aber selbst erbringen wollen, streckt sich die Nase.

Die **Differenzierung** und genaue **Betrachtung der proportionalen Nasenlänge** ist **wichtig**! Wir müssen auch betrachten, ob eine Nase lang und dabei verhärtet oder eher weich ist. Wenn sie eher weich ist, heißt das, dass der Mensch je nach erforderlicher Situation planmäßig und strukturiert vorgehen kann, aber auch noch Spontaneität und Flexibilität zulässt. Diese Menschen sind ehrgeizig, fleißig und diszipliniert, aber der Selbstverwirklichungsdrang ist nicht über alles gestellt.

Huter hat 10 Nasenformen in der Länge unterschieden, die wir heute aber neu benennen und nicht mehr eindeutig unterscheiden (**Abb. 5.24**). Die Evolution geht beständig weiter und so sind mit den heutigen Lebensanforderungen andere Nasenformen gefragt. Die Römer hatten noch alle große Nasen. Heute findet man hingegen verhältnismäßig viele mittlere bis kleine Nasen.

Für den Menschen der Frühzeit waren andere Nasenformen nötig. Als er auf der Erde war, wa-

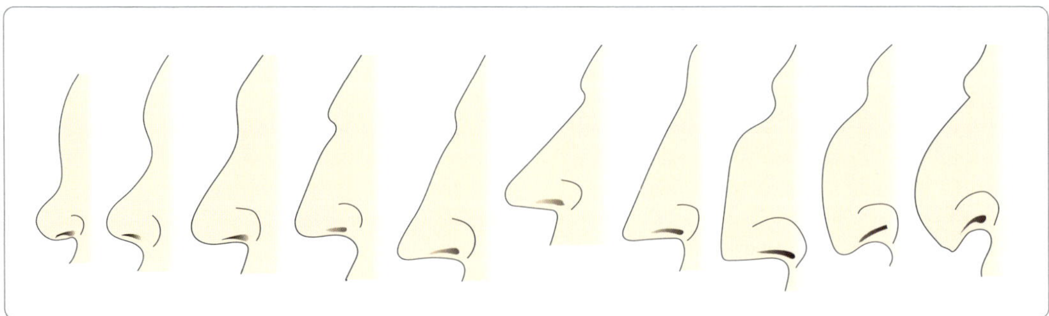

Abb. 5.24 Nasenformen nach Huter (basierend auf Angaben aus dem Standardwerk von Huter [18]).

ren andere Instrumente nötig. Die künftige Zeit nutzt eher die Einsatzkräfte der Technik, die Nasen werden kleiner, damit sich das Interesse der Menschen mehr auf die Psyche richtet. Die stark wollenden dynamischen Elemente treten sichtbar weniger häufig auf. Das Interesse der Gegenwart ist in der Ausrichtung der Fragestellung anders als vor 250 Jahren. Das muss sich auch in den Formen zeigen. Einfühlsamkeit und Interesse an psychologischen Prozessen wachsen in der Gesellschaft auf allen Ebenen. In der Kindererziehung hatte man früher einen militärischen Zug. Heute wird mehr eingefühlt. Kreativität kommt bei Militarismus nicht zur Entfaltung.

Wir unterscheiden heute folgende Nasenformen:

- 3 kleine Nasen, die alle noch unentwickelt sind:
  - Kindernase
  - Sattelnase
  - Genießernase
- 4 mittelgroße Nasen:
  - milde Nase
  - Nase der Planmäßigkeit
  - Gelehrtennase (Pädagogennase, Forschernase)
  - Nase der Ästhetik (früher auch griechische Nase)
- 2 große Nasen (deuten auf Volksgruppen der Urzeit mit überentwickelten Nasen hin):
  - Willensnase
  - Krummnase

5.7.1 Kleine Nasen

Diesen Nasen zeichnen sich durch einen **schwächeren Nasenrücken**, eine **konkave Form** und eine **fleischige Nasenspitze** aus. Die untere Nase ist stärker ausgebildet: Die Menschen sind **neugierig**, **instinkthaft** und **genussfreudig**. Die konkave Form spricht für **Eindrucksfähigkeit**, **großes Einfühlungsvermögen** und **Anpassungsfähigkeit**. Dieser Mensch kann gut zuhören und seine eigenen Belange zurückstellen.

Kleine, kurze und schwache Nase

Bedeutung:

- bringen sich eher schwach zur Geltung
- richten sich mehr nach dem, was aus den inneren Gefühlsregungen hochkommt
- abwartende Haltung
- **geringer Selbstständigkeitswille**
- treten nicht gerne nach außen
- brauchen viel Zeit, um Überlegungen in Handlungen umzusetzen
- **weniger Körperenergie**, können nicht gut ausdauernd arbeiten
- unterliegen großen Nasen, kommen nie zu Wort, können aber besonders gut zuhören
- handeln **spontan**, **neugierig**, **instinktiv**, **sprunghaft**, manchmal unreflektiert und unüberlegt
- Übereiligkeit der Reaktionen, spontanes Umsetzen der Willensimpulse
- stark eingebuchtete Nasenwurzel: **geringe Spontaneität**
- teilweise Hang zur Unpünktlichkeit
- psychologische Motivation ist wichtig, können sich gut in andere einfühlen, haben ein **gutes Gefühl für alles Zwischenmenschliche**
- starke Instinktsicherheit, können Dinge etwas kommen lassen, sie vertrauen auf die Billionen Zellen im Körper, die schon wissen, was richtig und gut ist
- lieben eine vielseitige und abwechslungsreiche Tätigkeit
- mögen gerne Veränderungen und Unterbrechungen
- proportional kleine Nase: können **Wünsche nicht in die Tat umsetzen**

Kindernase

Diese Form ist v.a. beim Kleinkind typisch (**Abb. 5.25**). Kinder leben nach Lust und Laune, neckisch, instinkthaft und genussfreudig.

Man findet sie auch häufig bei Volksgruppen, die seit Jahrtausenden in Naturparadiesen lebten, wo die Natur alles bot, was man zum Leben brauchte. Diese Volksgruppen sind sehr spontan, voll Gemüt und Lebensfreude und weniger planmäßig.

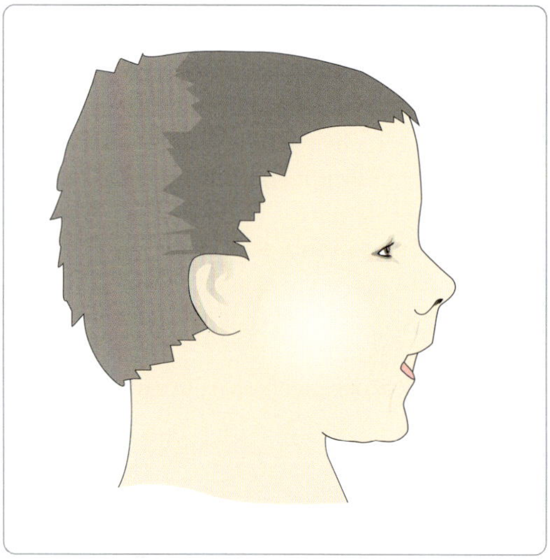

Abb. 5.25 Kindernase.

Diese Nase entspricht dem Kindchenschema. Alle Tier- und Menschenjungen tragen diese Nase, die ihnen hilft, dass sie vor Übergriffen geschützt sind. Diese Nase finden wir niedlich, sie löst Beschützerimpulse und Mitgefühl aus.

Die Nase ist klein, weich, im oberen Teil stark nach innen gebogen, unten rundlich, stumpf, dick, im Steg nach oben gehend.

Bedeutung:

- sensible und beeindruckbare Wesensart mit feinem und weichem Gemüt
- **sehr anpassungs-**, **bildungs-** und **entwicklungsfähig**, **nachgiebig**, **willensschwach** und **beeinflussbar**
- **starke emotionale Schwankungen**: werden Bedürfnisse nicht gleich befriedigt, machen sie Aufruhr und weinen, Lachen und Weinen wechseln sich schnell ab
- wählen den **Weg des geringsten Widerstands**
- nach oben gerichtete Nasenspitze: voller Vertrauen, dass es so ist, wie es ist; zeigen **Leichtfertigkeit**, **Unbekümmertheit** und **Oberflächlichkeit**
- naschhaft und sehr für die genießerischen Seiten ihres kleinen Lebens empfänglich
- können eigene Bedürfnisse noch nicht willensstark zurückstellen, um tatkräftig handeln zu können und fleißig Arbeiten zu verrichten, die von ihm Konzentration verlangen
- Der Charakter festigt sich mit der Entwicklung, damit nimmt die Nase andere Formen an: Jugendliche entwickeln sich in der Pubertät, kommen mehr in die „Ich"-Phase, setzen sich kritisch mit der Umwelt auseinander, lernen, mit Konflikten umzugehen, mit der Tatsache, dass die Welt nicht immer gut ist, und entwickeln dabei eine konvexere Nase.

Eine **Kinder-Nase beim Erwachsenen** (Stupsnase) bedeutet, dass dieser Mensch einen **unentwickelten Lebensplan** hat. Er mag keine Disziplin für sich, sondern möchte sein Leben nach Lust und Laune einrichten und glaubt naiv, wie ein Kind, dass das unbeschwert gehen kann. Eine **Erwachsenen-Nase beim Kind** dagegen bedeutet, dass das Kind weiß, was es will, **entscheidungsfreudig** und **zur Verantwortung bereit** ist. Das Kind versucht, seine Angelegenheiten wie ein Erwachsener zu regeln. Diese Kinder lassen sich nicht gerne von Erwachsenen dirigieren.

Sattelnase

Diese Nase (**Abb. 5.26**) ist härter und hat festere Konturen als die Kindernase und insgesamt gröbere Formen. In der Nasenwurzel ist sie stark eingebuchtet, das gilt auch für den Nasenrücken. Die Gemütsregion ist eingeknickt, die Spitze ist klobig.

Bedeutung:

- gröbere Form der Lebensverwirklichung
- Derbheit des Gewebes zeigt **geringeres Feingefühl**, **Dickfelligkeit** und Grobmaschigkeit des Gewissens
- **anpassungsfähiger Charakter** und Wille
- lassen sich beeinflussen und zu spontanen, manchmal auch unkontrollierten Handlungen hinreißen
- Einbuchtung an der Nasenwurzel: **Mangel an geistiger Kraft**, Ruhe und Übersicht

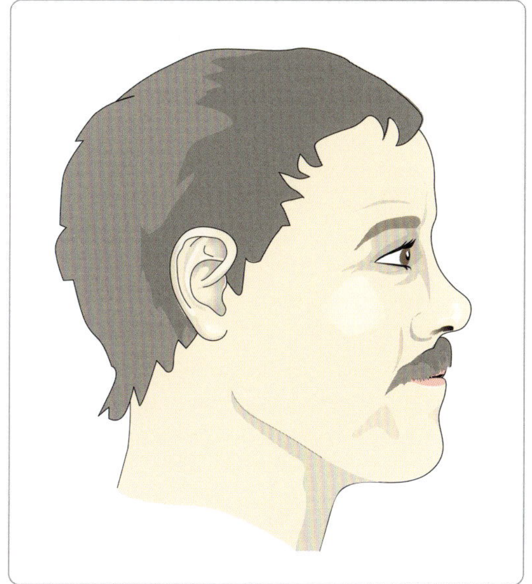

Abb. 5.26 Sattelnase.

- Einbuchtung am Nasenrücken: arbeiten nur, wenn sie müssen, genießen die Sonne und das süße Nichtstun in vollen Zügen
- bei unerwartet auftauchenden Schwierigkeiten **planloses Vorgehen**
- materielles und körperliches Wollen ist eine mächtige Triebfeder, sie strengen sich an, um Bedürfnisse und Wünsche zu befriedigen

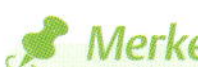 *Merke*

Man darf nicht nur Formen betrachten, sondern muss auch auf die Ausstrahlung und die Gewebequalität achten und das Wahrgenommene in Kombination mit den anderen Zeichen setzen.

Genießernase

Die Genießernase ist fleischig, kurz und dick und deutlich länger als die vorherigen Nasen (**Abb. 5.27**). Sie ist am Nasenrücken und an der Nasenwurzel gut herausgehoben.

Bedeutung:

- **gute geistige Auffassungs- und Wiedergabefähigkeit**
- **Tatkraft**, **Willensstärke** und **Fleiß**
- beeindruckbar und anpassungsfähig

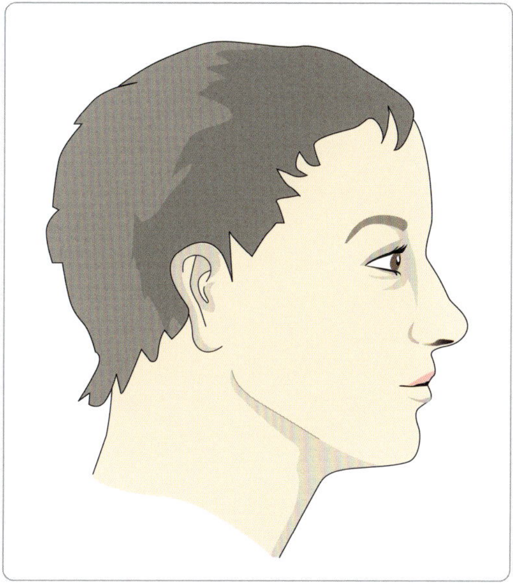

Abb. 5.27 Genießernase.

- unkompliziert und wenig förmlich
- starkes **Hingabevermögen** mit mehr feinfühliger Innigkeit
- werden leicht von außen her bestimmt
- hängen sehr an **materiellen Genüssen**, lassen sich dadurch ablenken und von Äußerlichkeiten leiten, Beständigkeit und Verlässlichkeit des Willens sind damit geschwächt
- Geistes- und Charakterbildung befinden sich in voller und guter Entwicklung
- Charakter kann noch wesentlich verfeinert und weiterentwickelt werden
- jugendliche, unverdorbene Kraft, die im Wachsen begriffen ist

Psychologennase

Die Psychologennase gehört zu den kleinen Nasen mit kleiner, feiner Betonung der unteren Nase und schwachem Nasenrücken (**Abb. 5.28**).

Bedeutung:

- Energie, die diese Nase formt, will fühlen und einfühlen, mit dem Instinkt prüfen
- **Einfühlungsvermögen**, das psychologisch erfassen will, kann schnell herausspüren, wie es dem anderen geht

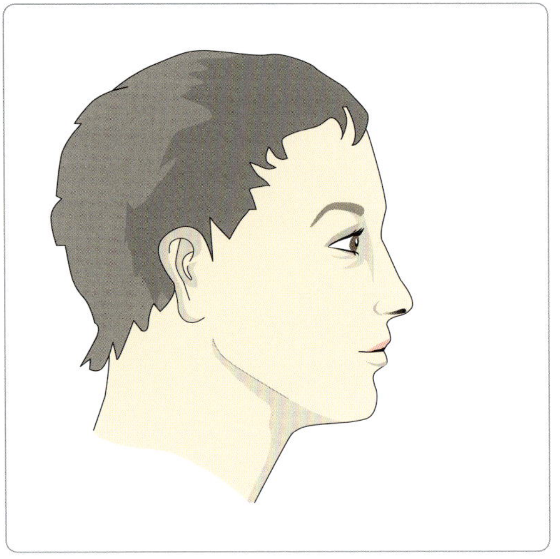

Abb. 5.28 Psychologennase.

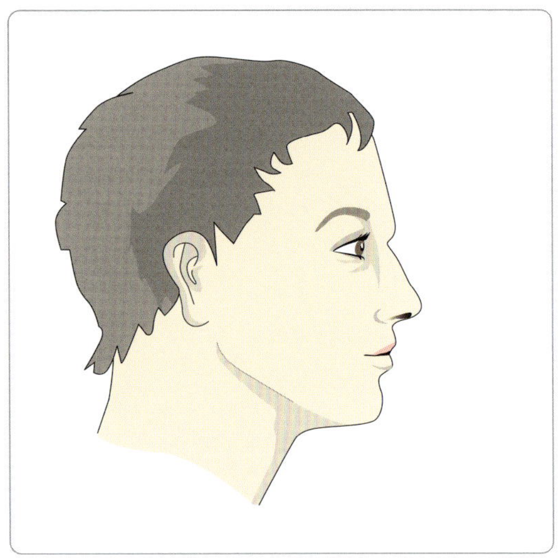

Abb. 5.29 Mittellange Nase.

- abwarten, wie Entwicklungen laufen
- spüren, wie Konflikte liegen
- **Bescheidenheit bis zur Selbstvergessenheit der eigenen Person** im Sinne des Mitmenschen
- Wahrnehmungsfähigkeit subtiler Vorgänge durch feinen Instinkt und entsprechende Bewusstwerdung der Zusammenhänge im psychischen Ablauf

5.7.2 Mittelgroße Nasen

Bei diesen Nasenformen sind Wurzel, Höcker und Spitze gleich groß – es dominiert nichts (**Abb. 5.29**). Der Nasenrücken ist kraftvoll und breit. Diese Nasen lassen auf die Möglichkeit zu größerer Vielseitigkeit schließen.

Bedeutung:

- Einbuchtung an der Nasenwurzel: Zurückhalten der Gedanken unter der starken Unterstirn, bevor sie ausgedrückt werden
- Gedanken werden länger zurückgehalten, sind dafür gründlich und tief, d. h. **langsames und gründliches Denken**
- häufig Ausbuchtung am Nasenhöcker (bei Tatkraft): großer, unermüdlicher Fleiß und Drang zur Tätigkeit (Ausbuchtung und von vorne breit)
- oft eingebuchtete Gemütsausdruckszone: viel Gemüt und weiches Mitempfinden
- **Genuss**: Freunde von gutem Essen und Trinken, Freunde der Geselligkeit und stimmungsvoller Gemütlichkeit, Schunkeln, Feste feiern, wie sie fallen
- weiches Gemüt, starker Tatendrang, sinnliche Genussfreude mit Streben nach geistiger Kontrolle
- **fleißig**, **planmäßig** und **zuverlässig**
- bei Grobförmigkeit und Derbheit: können leicht überrumpelt werden, sind Suggestionen zugänglich, können grobe und leidenschaftliche Handlungen folgen lassen, sind leicht beeindruckbar und zum Handeln geneigt, ohne dass die geistige Kraft schon ausreicht, um zu eigenem Urteilen und Bewerten der Dinge zu gelangen

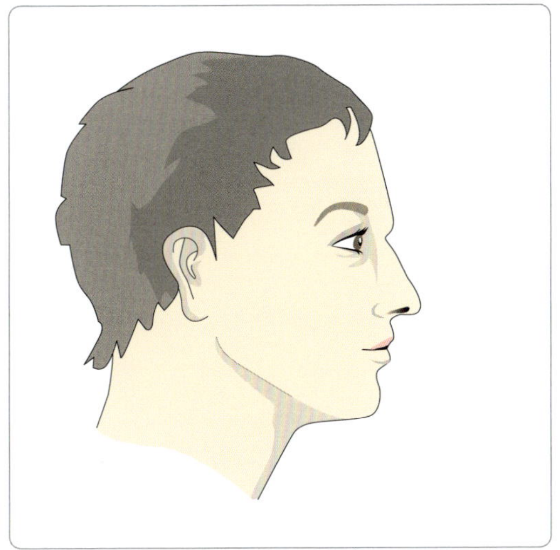

Abb. 5.30 Nase der Planmäßigkeit.

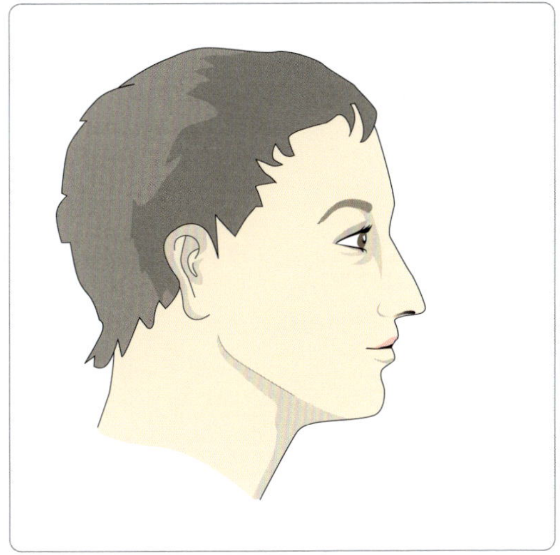

Abb. 5.31 Forschernase.

Nase der Planmäßigkeit

Diese Nase nennt man auch die Gelehrten- oder Pädagogennase. Sie ist meist etwas länger. Die Nase ragt aus dem Gesicht heraus und ist insgesamt eher gerade (**Abb. 5.30**).

Bedeutung:

- Energie, die diese Nase formte, will **geistig-dynamischen Einsatz**, **Planmäßigkeit**, **Genauigkeit**, **Führen und Lenken**
- disziplinierte geduldige und ausdauernde **Zielstrebigkeit**
- neigen zu tiefgreifender und erfolgreicher Selbsterziehung
- gute **Selbstsicherheit** und **Selbstbeherrschung**, legen hohe **Disziplin** an den Tag, können im Wesen kühler und beherrschter sein
- sind **umsichtig** und **großzügig**
- Planmäßigkeit und Sorgfalt bis hin zu übergroßer Genauigkeit und Präzision
- Gefahr: Durch übermäßiges Planen können sie sich selbst Stolpersteine im Leben legen.

Forschernase

Die Forschernase tritt aus dem Gesicht heraus (**Abb. 5.31**). Menschen mit dieser Nase haben das **Bestreben**, mit Planmäßigkeit und Gründlichkeit sowie mit großer und dauerhafter geistiger Konzentration **das Unbekannte zu erforschen und zu ergründen**. Siehe dazu auch Abschnitt Nach unten gehende Nasenspitze (S. 116).

Bedeutung:

- **Neugierde**, **Forscherdrang**, wollen Zusammenhänge wissen, ertüfteln und alles ausprobieren
- stecken die Nase in Dinge, die vorher nicht bekannt waren oder die sie besonders interessieren
- versuchen Klarheit durch Wissenserweiterung in alle Bereiche des Lebens, in Umwelt, Innenwelt, Vergangenheit und Zukunft zu bringen
- Zug der Nase nach unten: oftmals Menschen, die sich gründlich mit materiellen Dingen beschäftigen

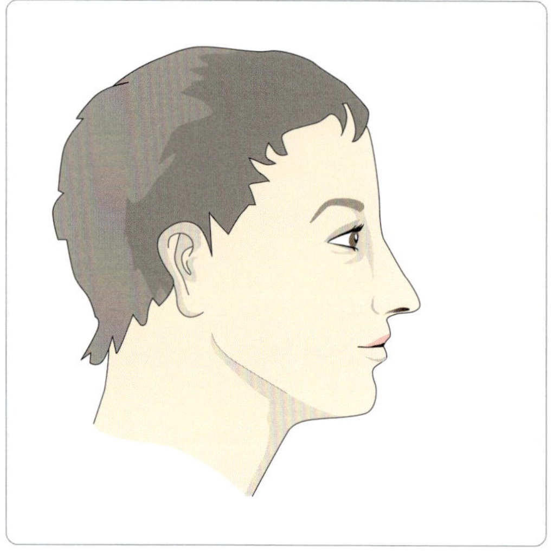

Abb. 5.32 Nase der Ästhetik.

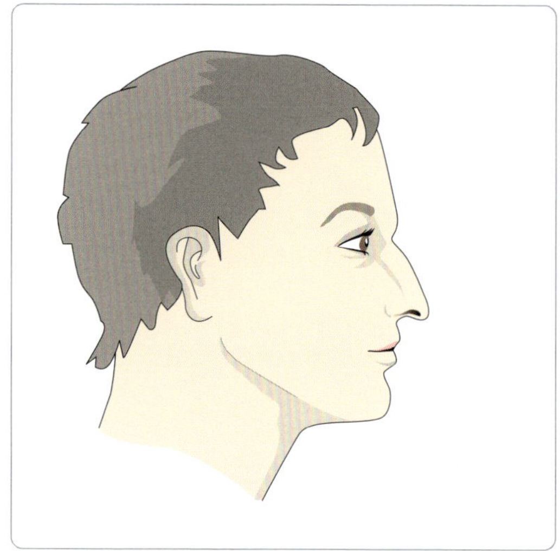

Abb. 5.33 Lange, große Nase.

Nase der Ästhetik

Die Nase findet man häufig bei altgriechischen Kunstwerken. Menschen mit dieser Nasenform pflegen **Künste** und **Wissenschaften**. Diese Nase ist in allen Teilen wohlproportioniert: lang, gerade und in allen Teilen stark vortretend (**Abb. 5.32**). An der Nasenwurzel ist fast keine Vertiefung, d. h., der Übergang von der Stirn zur Nase ist im Profil fast gerade.

Bedeutung:

- ausgesprochener **Sinn für Schönheit und Ästhetik**, **künstlerische Begabung**, Talent für Plastik, Zeichnen, Darstellung und dekorative Gestaltungen
- können Zwangsverhalten entwickeln, wenn alles so sein muss, wie es der inneren Ästhetik entspricht
- Tat-, Gemüts- und Genussleben durch Vernunft kontrolliert und beherrscht
- Neigung zur **Selbstbeherrschung** und **Selbsterziehung**
- großes **pädagogisches Talent**
- harmonische Übereinstimmung von Vernunft, Willen und Gefühl
- sind **sehr belastbar**
- schnelle, vortreffliche Auffassung, besonders der Formen (breite und gehobene Nasenwurzel), Schlagfertigkeit und geistige Ruhe
- Vorausberechnung, **schnelle Reaktionsfähigkeit**, können sich situationsgerecht verhalten
- Geistesruhe und Übersicht, meist schnelle Autofahrer
- können sich anpassen, ohne die eigene Persönlichkeit aufzugeben

5.7.3 Große Nasen

Lange, große Nase

Die lange, große Nase ist in **Abb. 5.33** dargestellt.

Bedeutung:

- stehen gerne im **Mittelpunkt**
- sind häufig von sich eingenommen, von sich und ihrer Leistung überzeugt, lassen sich nur schlecht von der einmal gefassten Meinung abbringen
- vorherrschende Willensbetonung, wollen sich einbringen und repräsentieren, ihren Willen verwirklichen, zielführend ihre Vorstellung von Ordnung durchsetzen

- **Führungsambitionen**
- Stetigkeit in körperlicher und geistiger Energie
- vergleichsweise planmäßiger und durchführungsfähiger als kleinnasige Menschen
- möchten die Überraschung in der Vorstellung vorwegnehmen
- **keine Spontaneität**, überlegen, ob sie so spontan sein dürfen. Spontaneität hat mit einer Leidenschaftlichkeit zu tun und kommt aus dem inneren Bauchraum. Damit ist sie auch sehr ursprünglich.
- Wichtig wäre es für diese Menschen, mehr zu spüren: Was tut mir wirklich gut? Welche Nahrung braucht mein Körper im Moment?

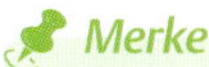

Merke

Menschen mit einer langen, großen Nase sollten lernen, vom anderen etwas zu nehmen und sich beeindrucken zu lassen. Es geht darum, sich selbst auch einmal zurückzunehmen und dem anderen zuzuhören.

Willensnase

Die in dieser Nase zum Ausdruck kommende **Kraft** ließ die Römer zur Weltmacht gelangen. Diese Nase (**Abb. 5.34**) ist vom Aussehen her mit der Adlernase vergleichbar. Am Nasenhöcker ist sie stark nach außen gebogen. Diese Menschen zeigen außerordentlichen **Willen zur Tat**. Es sind unternehmungs- und einsatzfreudige, tatenvolle Menschen.

Bedeutung:

- verhalten sich **rationell**, sind oft bekannt für ihre kurzen und bündigen Verhaltensweisen
- ihr Auftreten ist **energisch** und **geradlinig**
- streben Führung an, wollen sich durchsetzen
- möchten Verhältnisse gestalten, herrschen und befehlen
- können angriffslustig sein
- haben eine **starke Eigenpersönlichkeit**, **Repräsentationsgabe**, **Durchsetzungswillen** und einen **Selbstbehauptungsdrang**
- handeln konsequent, drängen sich vor und verschaffen sich Geltung
- großer Unternehmungsgeist

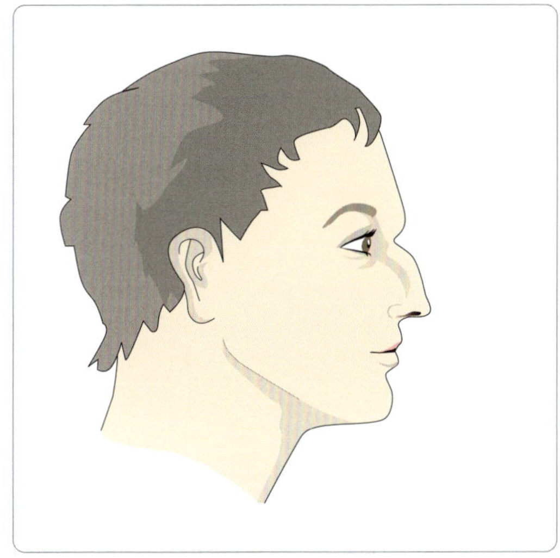

Abb. 5.34 Willensnase.

- **große organisatorische Aktivität**
- starker persönlicher Einsatz für Gesetz, Disziplin, Ordnung und Sachlichkeit
- halten oft am Alten und Bestehenden fest
- Verstand und Wille bestimmen ihr Leben, nicht das Gefühl
- können sich kaum unterordnen, wenn dann nur mit Vorrechten gegenüber Untergebenen, die sie oft hartnäckig und konsequent aushandeln
- Willensnase spricht für viel **Ausdauer**
- brauchen je nachdem, wie die anderen physiognomischen Zeichen ausfallen, oft nur **wenig Schlaf**
- Gefahr: können **leicht rücksichtslos** werden

Kombinationslehre Sämtliche Zeichen an der Nase müssen immer ganzheitlich gedeutet werden. Hierbei ist auch auf das Hautgewebe und die Strahlungsqualität zu achten! So verhält sich beispielsweise ein Mensch mit Willensnase, der aber über ein feines Hautgewebe verfügt, wesentlich differenzierter. Auch ist er weniger hart gegen sich und andere.

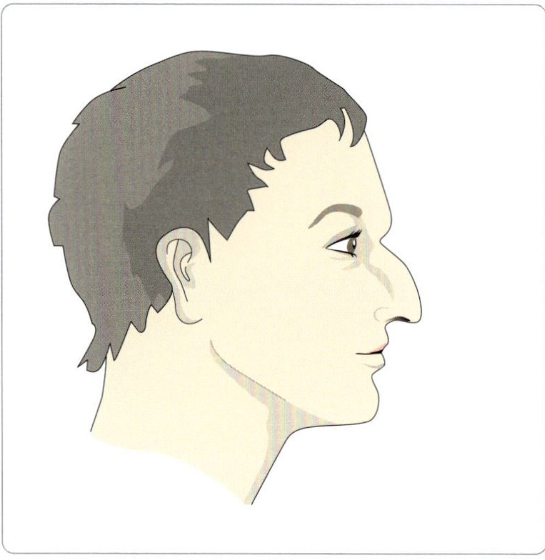

Abb. 5.35 Krummnase.

Krummnase

Die Krummnase oder auch Hakennase (**Abb. 5.35**) wird als **überentwickelte Nase** beschrieben. Sie ist häufig ein Zeichen alter Kultur und langer Vergangenheit. Wir müssen dabei auf die Stirnbildung, das Auge, das mittlere Gesicht und den Mund achten. Diese Zeichen sollten weich und mild sein. Dann ist diese Nase Ausdruck eines starken, ausgeprägten, ausgereiften Charakters, der sehr gut organisieren kann, der seine Fähigkeit, hart zu sein, maßvoll dosiert und nur in seltenen Fällen anwenden wird.

Bedeutung:

- stärkerer Persönlichkeitsdrang als die Willensnase
- außerordentlich **starker Wille**, **großer Fleiß**, **ausdauernde Energie** und Geschäftigkeit
- kräftiger Nasenhöcker: schwer beeinflussbar, starke Selbstdisziplin und Gründlichkeit
- zielbewusst und selbstbewusst, Ziele werden mit Planmäßigkeit, mit klugem Vorgehen bei Vermeidung von aggressiver Konfrontation angestrebt
- können **diplomatisch** vorgehen
- freundlich, aber meist aus kluger Berechnung
- fleißig, **sehr ökonomisch**, **materiell tüchtig**
- Kämpfer, die nur nach dem nüchternen Verstand handeln
- große Erfahrung und tiefer Ernst

Kombinationslehre In Kombination mit einer starken Nasenwurzel steht die Krummnase für Klugheit, schnelles und aktives Reagieren und starken geistigen Impuls. Sie ist Ausdruck von Dauerenergie in geistiger Konzentration.

Feines Gewebe über dem unteren Nasenrücken

Bedeutung:

- feines Gemüts- und Gefühlsleben und seelenvolle Innerlichkeit verbindet sich mit Disziplin, Gestaltungswillen, Großmut und starkem ethischem Fühlen
- beim Lernen, Schreiben, Forschen und Musizieren entwickeln sie eine konsequente Logik, Planmäßigkeit und systematisch erarbeitete Technik

Gewebe des Nasenrückens straff gespannt und grob

Bedeutung:

- große Eigeninteressen
- Moral steht eher zurück
- Interessen und Rechte der anderen zählen weniger
- Planmäßigkeit und Gründlichkeit schießen über das Ziel hinaus
- versuchen Ziele unter raffinierter Umgehung von Vereinbarungen oder Gesetzesnormen zu erreichen

5.8 Nase – Pathophysiognomik und Psychosomatik

Organzonen, die sich im Bereich der Nase zeigen können (**Abb. 5.36**):

- Magen
- Herz
- Schilddrüse
- Lunge, Lungenkreislauf und Bronchien

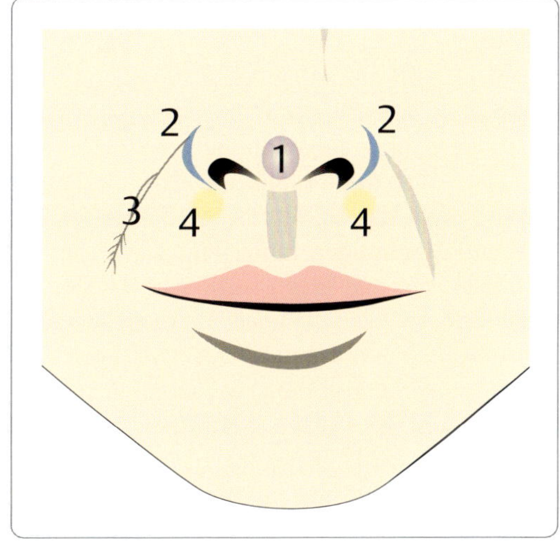

Abb. 5.36 Organzonen an der Nase: **1** Magen, **2** Lunge, Lungenkreislauf und Bronchien, **3** Herz, **4** Schilddrüse.

5.8.1 Magen

Anatomie und Physiologie

Nachdem die Nahrung im Mund zerkleinert und angedaut wurde, gelangt sie über die Speiseröhre in den Magen. Hier findet die **chemische Zerkleinerung, Durchmischung und Zwischenspeicherung** statt sowie die anschließende **Weitergabe des Nahrungsbreis** an den ersten Abschnitt des Dünndarms, das Duodenum.

Der Magen gliedert sich in folgende Abschnitte:

- Kardia (Mageneingang)
- Fundus (Magengrund)
- Antrum (Magenausgang)
- Pylorus (Magenpförtner)

Darüber hinaus hat der Magen eine große und eine kleine Kurvatur, die nicht nur anatomisch unterschieden werden, sondern auch in der Pathophysiognomik unterschiedliche Ausdrucksareale haben.

Pathologie

Wichtige Erkrankungen des Magens:

- akute und chronische Gastritis (Magenschleimhautentzündung)
- gastroduodenale Ulkuserkrankung (Magen-Darm-Geschwüre)
- Magenkarzinom (Magenkrebs)

Pathophysiognomische Merkmale

Aussagen über die Funktionsfähigkeit des Magens können wir treffen, indem wir die Ausdruckszone an der Nasenspitze betrachten, die sich am Übergangsteil des knöchernen zum knorpeligen Nasenrücken befindet. In Ergänzung zu dieser Ausdruckszone sollten Sie ebenfalls die beiden Ausdruckszonen des Magens (S. 170) rechts und links der Mundwinkel betrachten.

Praktisches Vorgehen Zeigen sich im Bereich der Ausdruckszone des Magens an der Nase Gewebeeinziehungen, Äderchen (**Tab. 17.2**), Verfärbungen (**Tab. 17.1**), Hautunreinheiten oder andere Veränderungen?

Auswertung Häufige Veränderungen an der Nasenausdruckszone des Magens sind **Verfärbungen**, v. a. Rötungen, die auf einen **Reizmagen**, eine **Gastritis** oder ein **Magengeschwür hindeuten** können. Auch **Äderchen** können in diesem Bereich auftreten. Sie sind vorwiegend **psychosomatisch**, als seelische Drucksituation, zu interpretieren.

Psychosomatische Hintergründe

„Das schlägt mir auf den Magen“ oder, um die Pathophysiognomik mit hineinzunehmen, „Ich seh's dir an der Nasenspitze an!“ – Jeder kennt diese Sprichwörter, und so mancher weiß, dass man diese teilweise auch wirklich wörtlich nehmen darf.

Der Magen verdaut, zerkleinert und transformiert unsere Nahrung, damit sie besser im Darm zerkleinert und aufgenommen werden kann. Übersetzt man diese Tätigkeit des Organs Magen psychosomatisch, sollte man bei **Patienten mit Magenerkrankungen** hinterfragen, wie sie ihre Vorstellungen und Ideen verdauen. Hat der Patient Schwierigkeiten, neue Themen anzunehmen, Neues zu verdauen? Gerät er in seinem Lebensmanagement in die Krise, wenn er mit Andersartigkeit und neuen Zukunftsvorstellungen konfrontiert wird?

Neben der Nahrung, die wir täglich aufnehmen und verdauen, müssen wir auch Erlebnisse, neue Eindrücke, Veränderungen und emotionalen Stress verdauen. Kommt es hier zu Konfliktsituationen, können sich diese klinisch-pathologisch im Bereich des Magens manifestieren und pathophysiognomisch an den entsprechenden Ausdruckszonen sichtbar werden.

Ein weiteres wichtiges Thema bei Magenerkrankungen ist der **Anspruch, den diese Patienten an sich stellen**. Dieser ist meist höher als das, was der Patient erreicht hat und was er letztlich leisten konnte. Unterscheiden sich Anspruch und mögliche Leistung, führt das zu einer Stresssituation, die verdaut werden muss. Dann geht es darum, mit dem Patienten die Würdigung der eigenen Leistung und das Loslassen eines übergroßen Anspruchs zu üben.

5.8.2 Herz

Anatomie und Physiologie

Das Herz ist ein **muskuläres Hohlorgan**, das zwischen den beiden Lungenflügeln im Bindegewebsraum des Brustkorbs (Mediastinum) liegt und vollständig vom Herzbeutel (Perikard) umgeben wird. Histologisch besteht das Herz aus 3 unterschiedlich dicken und verschieden aufgebauten Gewebsschichten: der Herzinnenhaut (Endokard), der eigentlichen Herzmuskulatur (Myokard) und der äußeren Herzhaut (Epikard). Als unser **lebenswichtigstes Organ** sammelt das Herz sauerstoffarmes Blut aus allen Körperregionen, pumpt es in die Lunge und gibt es als sauerstoffgesättigtes Blut wieder in unseren Körper. Die Pulswelle, die bei jedem Auswurf des Herzens entsteht, breitet sich bis in die Peripherie aus und ist als Puls tastbar.

Funktionell lässt sich das Herz folgendermaßen untergliedern:

- „rechtes Herz“ mit Vorhof und Kammer für den **Lungenkreislauf**: Hier wird das sauerstoffarme Blut aus dem Körperkreislauf gesammelt und durch die rechte Kammer in den Lungenkreislauf transportiert.
- „linkes Herz“ mit linkem Vorhof und linker Kammer für den **Körperkreislauf**: Hier wird das sauerstoffreiche Blut aus der Lunge gesammelt, in die Aorta und damit in den gesamten Körper erneut ausgeworfen. Ein Teil des Blutes zweigt kurz danach ab und versorgt über die Herzkranzgefäße das Herz selbst.

Physiologisch wichtig für die Herzfunktion ist das sogenannte **Erregungsleitungssystem**, das aus mehreren Komponenten (Sinusknoten, AV-Knoten, His-Bündel, Tawara-Schenkel) besteht und dafür verantwortlich ist, dass sich das Herz selbstständig und regelmäßig (60–80 Schläge/Minute) kontrahiert und der Körperkreislauf somit aufrechterhalten wird.

Pathologie

Wichtige Erkrankungen des Herzens:

- Herzinsuffizienz (Herzversagen, das Herz ist nicht mehr in der Lage, den Organismus ausreichend zu versorgen)
- koronare Herzerkrankung (KHK, durch atherosklerotische Veränderungen in den Herzkranzgefäßen kommt es zu einer Minderversorgung des Herzmuskels und dadurch zu unterschiedlichen Symptomen wie Angina pectoris, Herzinfarkt, Herzrhythmusstörungen, plötzlichem Herztod)
- Herzrhythmusstörungen, Störungen im Reizleitungssystem des Herzens
- Klappenfehler

- Endokarditis, Myokarditis und Perikarditis (Entzündungen der einzelnen Gewebsschichten des Herzens)

Exkurs

Herzinsuffizienz

Man unterscheidet bei einem Herzversagen zwischen Links- und Rechtsherzinsuffizienz. Bei der Linksherzinsuffizienz kann das Blut aus dem linken Herzen nicht mehr in ausreichender Menge in den Körperkreislauf gepumpt werden. Dies führt durch einen Blutrückstau in die Lunge zu Symptomen wie Atemnot, verminderter Belastbarkeit und Lungenstau mit Lungenödem.

Bei der Rechtsherzinsuffizienz schafft es das rechte Herz nicht, das Blut aus dem Körperkreislauf optimal in den Lungenkreislauf zu pumpen. Es kommt zu einem Stau des zurücktransportierten Blutes in den Körperkreislauf, v. a. in Leber und Beine. Es entstehen Symptome wie Leberschwellung, Ödeme, Nykturie und Verdauungsbeschwerden.

Pathophysiognomische Merkmale

Praktisches Vorgehen Zeigen sich im Bereich der Ausdruckszone des Herzens an der Nasolabialfalte Gewebeeinziehungen, Äderchen, Verfärbungen (**Tab. 17.1**), Hautunreinheiten (**Tab. 17.2**) oder andere Veränderungen? Wie ist die Kontur der Nasolabialfalte? Zeigt sich eine feine Kontur oder eine tief eingeschnittene deutliche Kontur? Sind Ausfransungen sichtbar oder zeigt sich eine klare, feine Linie? Wie zeigt sich die Spannkraft des Gewebes in diesem Bereich?

Auswertung Das „rechte" Herz zeigt sich in der rechten Nasolabialfalte, das „linke" Herz in der linken Nasolabialfalte. Die **Nasolabialfalte** ist im Normalfall bei jedem Menschen sichtbar, wenn auch unterschiedlich stark ausgeprägt. Eine feine Kontur deutet auf ein feines Herz hin, das durch regelmäßiges Ausdauertraining gekräftigt werden sollte. Zeigen sich Ausfransungen der Falte, weisen sie auf eine Anstrengung im Bereich der Koronargefäße hin und damit auf eine mögliche Unterversorgung des Herzmuskels. Eine **Herzinsuffizienz** kann sich in bleichen bis blassen Nasolabialfalten zeigen. Hier ist das Gewebe matter und zeigt eine reduzierte Spannkraft. **Rotfärbungen** weisen auch hier auf entzündliche Reaktionen hin. Besonders sollte man auf diese Verfärbungen achten, wenn sie sich lateral der Nasolabialfalten befindet.

Wissenswert

Falten stehen in der Psycho-Physiognomik für Zeichen von Anstrengung, die über die eigene gesunde Leistungsmöglichkeit hinausgehen. Gleichzeitig können sie auch Hinweise auf Erfahrungen sein, der Mensch hat also in einem Bereich durch Erlebnisse viel Erfahrungen gesammelt, indem er durch Krisen und einschneidende Erlebnisse gegangen ist.

Psychosomatische Hintergründe und Fragen für die Anamnese

Das Herz versorgt unsere Blutgefäße mit frischem, sauerstoffreichem Blut. Es sorgt dafür, dass das Blut regelmäßig durch den gesamten Organismus gepumpt wird. Gemeinsam mit den Blutgefäßen, den Muskelpumpen der Beine, den Venenklappen und anderen Mechanismen sorgt es dafür, dass Organe, Muskeln und Gewebe mit Sauerstoff und Nährstoffen versorgt werden und durch Botenstoffe über das Blut miteinander kommunizieren können.

Symbolisch steht das Herz für das **Zentrum der Lebensenergie**, der **Liebe**, die **Freude** und unseren **Lebensrhythmus**, der uns Sicherheit gibt. Es ist der **Sitz unserer Seele** und **Ausgangspunkt für Emotionen und Gefühle**. So kann einem „das Herz vor Angst in die Hose rutschen" oder vor lauter Aufregung „bis zum Hals schlagen". Und wenn wir vor wichtigen Entscheidungen stehen, ist es meistens von Bedeutung, nicht nur das Gehirn mit seiner Ratio einzuschalten, sondern auch „auf sein Herz zu hören".

In der **traditionellen chinesischen Medizin** (TCM) wird dem Herzen als wichtiger Sinnesfunktion, als sogenanntem „Öffner", die **Zunge** als Organ der Sprache, der Kommunikation zugeordnet. Über die Sprache können wir unsere Herzensangelegenheiten ausdrücken, können herzlich und warmherzig kommunizieren. Hier kann man darauf achten, mit welcher Stimme, in welcher Ausdrucksweise der Patient bzw. Klient seine Probleme äußert.

Wichtige Fragestellungen sind:

- Inwieweit kann der Patient zentrale Lebensthemen „beherzigen" und sich darauf einlassen?
- Was liegt dem Patienten/Klienten am Herzen? Was ist wirklich wichtig, was sind seine innersten Wünsche und wofür lebt, brennt und liebt er wirklich? Wichtige Aufgabe, besonders bei Patienten mit koronarer Herzerkrankung: Wieder mehr auf sein eigenes Leben schauen, die Patienten auffordern, genau hinzusehen, was sie wirklich möchten, was ihnen wichtig ist. Es geht darum, Herzensangelegenheiten wieder ernst zu nehmen und ihnen mehr Raum im eigenen Leben zu geben.
- Inwieweit ist jemand herzlich oder auch herzlos und engherzig? Dies ist häufig eine wichtige Frage bei Herzinfarktpatienten. Wo haben das eigene Ego, das eigene Streben nach Leistung und die Angst vor Kritik und Misserfolg die eigenen Herzensangelegenheiten in den Hintergrund gedrängt?
- Versucht der Patient, sein Selbstwertgefühl durch Perfektion, gute Leistung und Streben nach Anerkennung und Liebe aufzuwerten?
- Kommt der Patient in Stress durch Veränderungen im Leben? Sind Herzrhythmusstörungen in Situationen aufgetreten, in denen eine Anpassung, ein neues Einlassen auf das Leben notwendig war, wo die gewohnte Ordnung durcheinandergebracht wurde?

Fazit Ziel der Therapie ist es, **Herzensangelegenheiten herausarbeiten** und damit Wege zu finden, um den Patienten wieder mehr Raum zu geben und für einen guten Rhythmus im eigenen Leben zu sorgen.

5.8.3 Lunge

Anatomie und Physiologie

Über Nase, Rachen und Trachea (Luftröhre) gelangt Atemluft in die Lungen. Die Lungen sind **paarig angelegte Organe**, die jeweils in einer Pleurahöhle im Thorax (Brustkorb) liegen. Die Atemluft gelangt über den rechten und den linken Hauptbronchus in die Lappenbronchien und schließlich in die Segmentbronchien. Von dort erfolgen weitere Endabzweigungen, die in **Alveolensäckchen** münden, in denen der Gasaustausch stattfindet. Das heißt, dass mit der Atemluft sauerstoffreiche Luft aufgenommen wird, damit das Blut, das die Lungen durchfließt, mit Sauerstoff angereichert wird, und mit dem Ausatmen sauerstoffärmere Luft abgegeben wird. Die Atemwege werden zum größten Teil vom sogenannten Flimmerepithel ausgekleidet, das zu deren Reinigung dient.

Pathologie

Wichtige Erkrankungen der Lunge:

- Pneumonie (Lungenentzündung)
- COPD (chronisch-obstruktive Lungenerkrankung)
- Asthma bronchiale
- Bronchialkarzinom (Lungenkrebs)

Pathophysiognomische Merkmale

Praktisches Vorgehen Zeigen sich im Bereich der Ausdruckszone der Lunge und der Bronchien **Äderchen, Verfärbungen** (**Tab. 17.1**), **Hautunreinheiten** (**Tab. 17.2**) oder **andere Veränderungen**?

Auswertung Die Bronchien finden sich seitlich an den Nasenflügeln, die Lunge zeigt sich an deren Unterseite. Häufig sichtbare Veränderungen bei Belastung der Lunge sind Verfärbungen. Eine **akute Bronchitis** kann sich als **hellrote Verfärbung der seitlichen Nasenflügel** zeigen. Eine **erhöhte Anstrengung der Lunge**, beispielsweise bei obstruktiven Lungenerkrankungen, kann sich durch **leichte Rötung und Hervortreten von Äderchen** zeigen. Eine allgemeine **Schwäche** der Lungenfunktion kann sich auch in **Blässe oder mattem Gewebe** dieser Region zeigen.

Psychosomatische Hintergründe und Fragen für die Anamnese

Auch wenn unsere Atmung meist unbewusst abläuft, steht die **Inspiration** symbolisch dafür, das Leben, **etwas Neues in sich aufzunehmen** und mit der **Exspiration** loszulassen, **dem Leben etwas schenken**, sich im Ausatmen in seiner ganzen Kraft zu zeigen. Dieser ständige Phasenwechsel, dem der Mensch sich nicht verweigern kann, wird in der Atemtherapie bewusst genutzt, um Kontakt mit dem eigenen Innenraum, den eigenen Gefühlen zu haben. Oft ist es interessant zu beobachten, wie sich das Atemmuster zusammen mit der Körperhaltung während der Therapie verändert. Beim Durcharbeiten schwieriger Themen hilft es dem Patienten, mit seiner Atembewegung in Verbindung zu bleiben, bewusst weiter zu atmen und wahrzunehmen, welche Körperbereiche durch die Atmung bewegt werden, sich der eigenen Haltung bewusst werden und in eine aufrechte Körperhaltung zu finden.

Anmerkung **Körperhaltung und Gemütszustand beeinflussen sich gegenseitig!** Hier kann therapeutisch interveniert werden, indem der Patient angewiesen wird, seine Haltung zu ändern, und aufgefordert wird, zu sagen, ob und wie sich Gefühle und Einstellungen zu einem Problem ändern. Was ändert sich beispielsweise, wenn der Patient seinen Brustkorb aufrichtet und tief durchatmet? Neben der therapeutischen Intervention können Übungen zur Körperhaltung dem Patienten auch für zuhause mitgegeben werden.

Wichtige Fragestellungen sind:

- Wie ist die Fähigkeit des Patienten zum Kontakt mit der Außenwelt? Wie sind seine Beziehungen? Gab oder gibt es Kommunikationsschwierigkeiten? Wie gelingt es, den eigenen Willen mitzuteilen?
- Thema Kommunikation: Gelingt es dem Patienten, Herzensangelegenheiten anzusprechen?
- Können die Patienten auf Diskussionen eingehen und die Offenheit für Anregungen bewahren?
- Bleiben sie in Konfliktsituationen im Kontakt oder verweigern sie den Austausch?

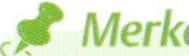

Merke

Wichtig ist es für die Menschen mit auffallender Ausdruckszone der Nasenflügel, dass sie für die Umwelt durchlässig und offen bleiben für den Austausch mit anderen und gleichzeitig Grenzen setzen können.

5.8.4 Schilddrüse

Anatomie und Physiologie

Die Schilddrüse ist ein ca. 30 g schweres **Drüsenorgan**, das aus einem rechten und einem linken Drüsenlappen besteht, die über eine Brücke (Isthmus) miteinander verbunden sind. Sie befindet sich unterhalb des Kehlkopfs vor der Luftröhre. Die **Hauptaufgabe** der Schilddrüse ist die **Aufnahme und Speicherung von Jod sowie die Produktion der jodhaltigen Schilddrüsenhormone** Thyroxin (T4) und Trijodthyronin (T3). In den parafollikulären Zellen wird Kalzitonin gebildet, das den Blutkalziumspiegel senkt und die Knochenbildung fördert.

Spricht man von Schilddrüsenhormonen, dann sind damit primär T3 und T4 gemeint. Diese haben **in fast allen Bereichen des Stoffwechsels Einfluss**: Sie erhöhen die Herzfrequenz, steigern den Grundumsatz durch ihre Wirkung auf Zucker-, Fett- und Bindegewebsstoffwechsel, steigern die Aktivität der Schweiß- und Talgdrüsen, fahren die Erregbarkeit des Nervensystems nach oben und spielen eine wichtige Rolle bei Wachstumsprozessen. Kurz und gut – Schilddrüsenhormone sind lebenswichtig, um Körperfunktionen, Anpassungen etc. zu ermöglichen bzw. aufrechtzuerhalten.

Der Schilddrüse liegen 4 Epithelkörperchen an, die ebenfalls ein Hormon (Parathormon) synthetisieren. Dieses Hormon stellt Kalzium parat. Sensoren messen den Kalziumspiegel im Blut; fällt dieser ab, kommt es zur Ausschüttung von Parathormon und zur Stimulation der Kalziumfreisetzung aus Nieren und Knochen.

Pathologie

Wichtige Erkrankungen der Schilddrüse:

- **Hypothyreose** (Schilddrüsenunterfunktion)
  - Die Schilddrüse braucht für ihre Funktion ausreichend Jod; fehlt Jod, kann eine Unterfunktion der Schilddrüse entstehen.
  - Symptome: u. a. Antriebsarmut, Verlangsamung und Kälteempfindlichkeit
- **Hyperthyreose** (Schilddrüsenüberfunktion)
  - Es werden zu viele Schilddrüsenhormone produziert.
  - verschiedene Ursachen wie immunogene Hyperthyreose (Morbus Basedow), Hyperthyreose infolge einer Autonomie der Schilddrüse oder seltener das Schilddrüsenkarzinom (Schilddrüsentumor)

Pathophysiognomische Merkmale

Praktisches Vorgehen Zeigen sich im Bereich der Ausdruckszone der Schilddrüse **Schwellungen, Verfärbungen** (**Tab. 17.1**), **Hautunreinheiten** (**Tab. 17.2**) oder **andere Veränderungen**?

Auswertung Eine **helle, blasse Schilddrüsenregion** deutet auf eine **Unterfunktion**, eine **Rotfärbung** auf eine **Überfunktion** hin. Die Ausdrucksareale sollten sich nicht auf die Nasenflügel ausbreiten! Dann müsste nach Atemwegserkrankungen gesucht werden.

Psychosomatische Hintergründe

Die Schilddrüse ist unsere Regelstelle im Stoffwechsel. Physiologisch regelt sie die Temperatur, die Aktivität und ist wichtig für die Aufrechterhaltung der Vitalfunktionen. Psychosomatisch übersetzt steht dieses Organ für Weiterentwicklung, Wachstum und gleichzeitig auch für Demut und die hier wichtige Frage: „Wann komme ich endlich an die Reihe?"

Bei einer **Hyperthyreose** finden sich häufig **überzogene Leistungsansprüche an die eigene Person** sowie ein **erhöhtes Bedürfnis nach Beachtung**. Anerkennung der Mitmenschen, besonders der Eltern und des Partners, sind wichtig. Hier sollte herausgearbeitet werden, welche eigenen Wachstumswünsche dahinterstehen. Die Patienten dürfen wieder lernen, sich das zu holen, was sie brauchen, und intensiver, verbindlicher zu leben.

Bei einer **Hypothyreose** finden sich die Patienten oft bereits in einer **resignierten Opferhaltung**. Es kommt zur **Abschottung von der Außenwelt, mangelndem Lebensinteresse**, teils steht dahinter auch eine **Lebensenttäuschung**. Die Patienten stecken oft im Alltag zu viel weg. Hier ist es die Aufgabe, wieder den eigenen Sinn im Leben zu finden, den eigenen Wunsch nach Entwicklung und Wachstum ernst zu nehmen. Kommt es im Rahmen der Hypothyreose auch zu einer Struma (Kropf), kann es je nach Größe der Struma auch zu einer Einengung der Atemwege kommen. Die Erkrankung drückt den Patienten dann sprichwörtlich den Hals ab. Hier sollte auch wieder an die Lungen-Themen gedacht werden: Wo kommuniziere ich meine Herzenswünsche wirklich? Trenne ich Kopf und Gefühle?

6 Mund und Oberkiefer

6.1 Allgemeines

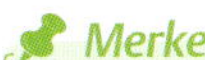

Mund und Auge haben beim Gesichtlesen das letzte Wort. Die meisten unserer 43 Muskeln sind um Auge und Mund angebracht. Wenn Auge und Mund strahlen, dann übersieht man alle anderen Merkmale.

Der **Mund** sagt durch seine Form mehr, als er ausspricht. Er **spiegelt die Lebensstimmung** wider. Dabei drückt jeder Mund vorrangig orale Themen aus, die mit Genuss zu tun haben, und mit Themen, wie und was wir uns „einverleiben". Wer in Ärger, Kummer oder Stress Nahrung zu sich nimmt, kann nicht erwarten, dass er sie gut aufnimmt, dass er sie verdaut, dass er sie verwertet. Der Mund ist der Anfang des Verdauungskanals. Wir nehmen mit ihm die Nahrung auf, wir essen und trinken damit, wir schmecken und prüfen die Speisen. Mit Lippen, Zähnen und Kiefer trägt er zu Vorverdauung und Zerkleinerung der Nahrung bei.

Der Mund steht damit in anatomischer und physiologischer Beziehung zum **Ernährungs- und Verdauungssystem** und zur **Lungentätigkeit**. Wenn wir bei körperlichen Anstrengungen mehr Luft brauchen, atmen wir durch den Mund, wenn wir zu wenig Sauerstoff im Körper haben, zeigt sich das an der Färbung der Lippen. So wie sich die Nasenflügel bei entzündlichen Prozessen der Lunge verändern, zeigt der Mund dauerhaft oder vorübergehend **Besonderheiten des Ernährungssystems**.

Wir artikulieren auch Sprache mit dem Mund, wodurch er am seelischen und geistigen Geschehen beteiligt ist, d. h., der Mund dient uns als Ausdrucksmittel unserer unterschiedlichsten Stimmungen. In diesem Zusammenhang sprechen wir auch von „mündigen" Menschen und meinen damit diejenigen, die sich auszudrücken wissen, die für ihre Interessen und die ihrer Mitmenschen eintreten können und die damit selbstbewusst in der Welt stehen.

Der Mund ist Ausdruck unserer Gefühle und der Kommunikation. **Kommunikation** verstehen wir dabei als Beziehung zu sich selbst und zu anderen. Er zeigt, welche Gefühle unsere Gedanken begleiten. Am Mund kann man erkennen, wie sehr der Mensch innere Drucksituationen aushält, wie viel inneren Gefühlsdruck er erlebt, wie locker, bedürftig, klar oder unbewusst er seinen Gefühlsraum lebt.

6.1.1 Ausdrucksbedeutung

Ein Mensch mit feinen Mundformen zeigt fein differenzierte Gefühle. Ein Mensch mit groben Formen am Mund ist im Gefühlsausdruck weniger differenziert und gröber.

Erlebte Erfahrungen Der Mund spiegelt die **erlebten Erfahrungen eines Menschen** wider. Wir können Hinweise entdecken, ob der Mensch mehr glückliche oder unglückliche Erfahrungen machte und wie er das äußere Glück oder Unglück innerlich verarbeitet.

Wissenswert

Muskulatur und Innervierung des Mundes sind so sensibel, dass die Reaktionen auf alle Erlebnisse daran abzulesen sind. Wir nehmen die Reaktion der Mundwinkelmimik wahr: Wir sehen, ob diese nach oben oder nach unten weisen, und wir sehen die Plastizität, Frische oder Welkheit des Gewebes um die Lippen herum. In den Lippen, in deren Röte, Frische oder Blässe sehen wir die Vitalität und die Verarbeitung von Lebenserfahrungen.

Innere Wunschwelt eines Menschen Der Mund und seine nahe Umgebung erzählen uns etwas über die **inneren Wünsche an das Leben**. Wünsche kann man global am Mund ablesen, wobei wir hier nicht die Wünsche aus den gedanklichen Vorstellungen lesen, sondern die leib-seelischen Ansprüche, die Bedürfnisse aus dem Bauch heraus, die sinnlich gelebt werden wollen. Es sind körperliche Impulse, die erfüllt werden wollen, die, wenn sie sinnlich gelebt werden, zu einer seelischen Vertiefung führen.

Wissenswert

Werden die inneren Bedürfnisse erkannt und können diese gelebt und erfüllt werden, kommt es zur Entspannung und inneren Glückserfahrung und damit auch zu einem entspannten Gewebe um den Mund herum. Werden diese Impulse unterdrückt, kommt es zu Hemmungen, Verspannungen und Verkrampfungen, die wir besonders um den Mund herum und an der Mundmimik ablesen können.

Zusammengefasst zeigt der Mund Folgendes:

- Genussfreude oder Askese.
- Gefühle, die die physiologischen Vorgänge begleiten und begleitet haben.
- Den momentanen und den tendenziellen **Denk- und Gemütszustand**: Gefühlslage, die sich aus ererbten Anlagen und den erlebten Ereignissen ergibt, z. B. Ehrgeiz, Güte, emotionale Ansprechbarkeit und Verschlossenheit.
- Die Art der **sprachlichen Äußerungen**.
- Die Gesundheit und Funktionsweise verschiedener Teile des Ernährungssystems.

6.1.2 Mund und Geschlecht

Geschlechtsorgane und Mundmuskulatur stehen in **direkter Korrespondenz** miteinander. Die Veränderungen des Mundes sind bei einer schwangeren Frau deutlich zu sehen, ebenso wie die Veränderungen am Mund bei einer Frau in und nach der Menopause. Wenn die Geschlechtsorgane gespannt und lebensfrisch sind, hebt sich die Mundmuskulatur in gesunder Spannung. Versiegt die Geschlechtsfunktion, z. B. bei alten Leuten, schrumpfen die zarten Gewebe um den Mund.

Praxistipp

Vergleichen Sie Münder von Jugendlichen und Kindern, von jungen Mädchen und Frauen. Wie sieht der Mund einer schwangeren Frau aus, wie der einer Frau, die gerade ein Kind geboren hat? Wie sieht der Mund eines reifen Menschen in der Mitte seines Lebens aus? Wie sieht im Vergleich dazu der eines alten Menschen aus?

6.1.3 Naturelltypische Münder

Am Mund erkennen wir **Wunschvorstellung** und **Wunschverwirklichung**. Wünsche entstehen aus den Bedürfnissen des Organlebens und aus den Vorstellungen zur Befriedigung dieser Impulse.

Primärnaturell

Die Münder der 3 Primärnaturelle sind in **Abb. 6.1** dargestellt.

Ruh-Naturell Der Mund ist weich und voll, hat eine **dominierende Unterlippe** und ein **Doppelkinn**. Der Unterkiefer ist groß, gerundet und fleischig. Sein Mund wünscht sich Stoffansammlung, Besitz in Masse, Genuss und Geselligkeit.

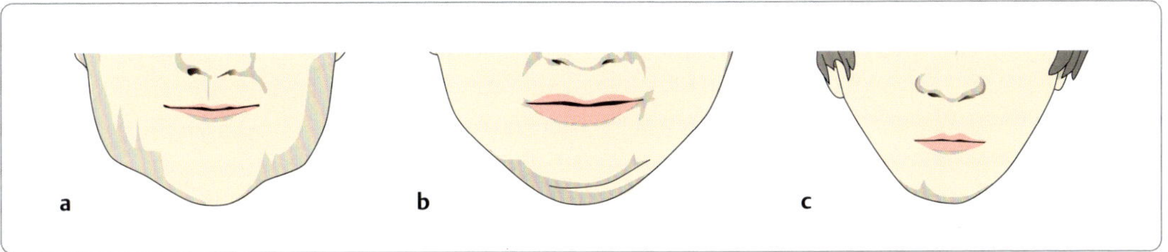

Abb. 6.1 Die 3 Primärnaturelle und ihr Mund.
a Bewegungs-Naturell.
b Ruh-Naturell.
c Empfindungs-Naturell.

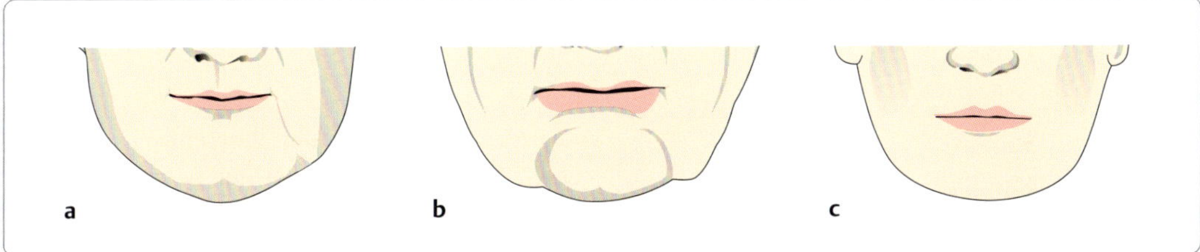

Abb. 6.2 Die 3 Sekundärnaturelle und ihr Mund.
a Bewegungs-Empfindungs-Naturell.
b Bewegungs-Ruh-Naturell.
c Ruh-Empfindungs-Naturell.

Bewegungs-Naturell Der Mund hat schmale, feste Lippen, eine **dominierende Unterlippe, ein markantes Kinn und einen breiten, langen und eckigen Unterkiefer**. Er pflegt eine knappe und bündige Sprache. Sein Mund möchte Disziplinierung, Gesetz, Ordnung und Beherrschung der Gefühle.

Empfindungs-Naturell Der Mund ist klein, zart, fein und weich. Die **Oberlippe dominiert**, das Kinn ist fein und zurückliegend, der **Unterkiefer zart**. Sein Mund wünscht poetische, feinstrukturierte Sinnlichkeit, feinen Umgang und feinen Geschmack.

Sekundärnaturell

Die Münder der 3 Sekundärnaturelle sind in **Abb. 6.2** dargestellt.

Ruh-Empfindungs-Naturell Der **Mund** ist **fein, weich, fleischig**. Sein Mund wünscht eine Zusammenfassung der Wunschvorstellungen beider Naturelle: Masse und Feinheit. Kulturleistung und seelische Entwicklung. Er kann seine feinen Gefühlsregungen durch gemütvollen Umgang mit Materie befriedigen, sich z. B. sehr liebevoll um Pflanzen kümmern.

Bewegungs-Ruh-Naturell Der **Mund** ist **groß und fleischig**, hat eine dominante Unterlippe und einen massigen Unterkiefer mit **Doppelkinn**. Dieser Mund möchte sich vorwiegend mit materieller Verwirklichung befassen: Ordnung und Disziplin, Tatkraft zur Ansammlung von Masse und Macht.

Bewegungs-Empfindungs-Naturell Der Mund hat **schmale Lippen** und ist fein. Die **Unterlippe dominiert**. Kinn und Kiefer sind fest und markant. Der Mund wünscht sich tatkräftigen Einsatz für Kultur und Wissenschaft, er wünscht sich einen kultivierten privaten Rahmen und möchte geistigen Zielen nachstreben.

Je nachdem, wie sich der Mund im Ganzen darstellt, ist mit der Menge oder Massivität der Wünsche zu rechnen. Die Art der Wünsche richten sich nach der übrigen Veranlagung und deren Dominanten.

Wissenswert

Der Willens- und Tätigkeitsdrang zur Verwirklichung der Wünsche deckt sich nicht unbedingt mit der Willenskraft und Tatanspannung für diese. Das ist aus der Nasen- und Unterkiefer-Kinnform und der Spannung zu erkennen. Zur physiognomischen Beurteilung spielen die allgemeine Quellkraft des Mundes und des Gesichts, der Lebensbezug und der Erlebnisdrang eine wesentliche Rolle, die wir an Mund, Mittelgesicht und Nacken sowie an Stirn, Augen und Haut erkennen.

Wunschvorstellungen und die **Schwierigkeit, diese in die Wirklichkeit umzusetzen**, haben eine deutliche Auswirkung auf die psychische Verfassung des Menschen. Sie können Hemmungen bis zur Depression auslösen, die auch um den Mund herum zum Ausdruck kommen. Physiognomisch können wir sehr gut erkennen, wenn das Abklingen der Wünsche zur Resignation oder Erschlaffung führt.

6.1.4 Ausdrucksareale am Mund

Am Mund haben wir folgende anatomischen Strukturen (**Abb. 6.3**):

- Pallium und Philtrum
- Oberlippe mit Oberkiefer und Zähnen
- Unterlippe mit Unterkiefer und Zähnen
- Zunge mit den Geschmacksknospen und Drüsen

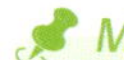
Merke

Der Mund zeigt uns, wie Gefühle erlebt und verdaut werden. An der Mimik sehen wir, wie der Mensch auf seelische Eindrücke reagiert, wie und mit welchen Empfindungen er sein Leben erlebt.

Der Mund spielt bei der Betrachtung der Frau eine größere Rolle als bei der Betrachtung des Mannes. Ein schön geformter Mund mit der vorstehenden Oberlippe zeigt Aufmerksamkeit und frauliche Tugend. In der heutigen Mode und Reklame wird der Mund der Frau häufig sehr betont, groß und mit starker Unterlippe dargestellt. Damit betont man aber den tonangebenden und genusssüchtigen Charakter. Tugend und Schönheit kommen hingegen von der schön vortretenden Oberlippe. Die **obere Mundpartie** spiegelt das **Gefühls- und Seelenleben**, das moralische Leben wider. Die **untere Mundpartie** zeigt das **physische und triebhafte Körperleben**, das Genussvermögen. In der **Profillinie** zeigt der Mund die **Kontaktfähigkeit**.

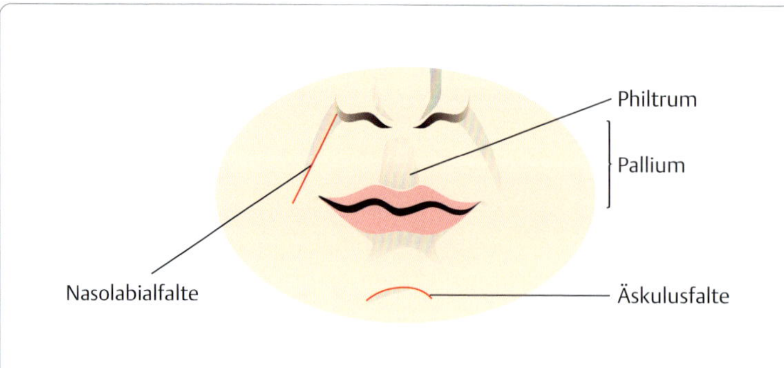

Abb. 6.3 Anatomische Strukturen.

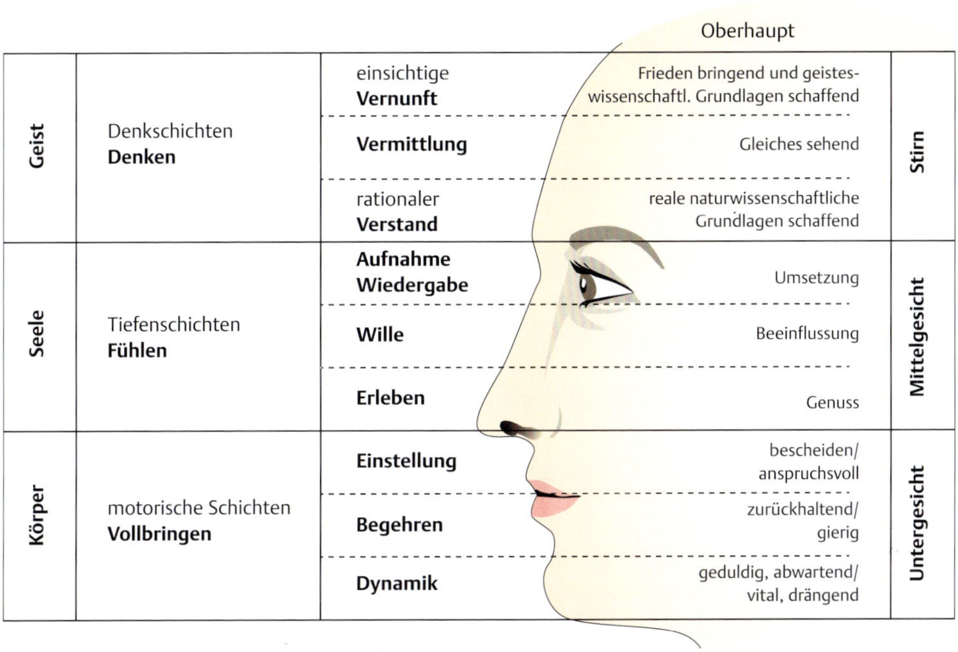

Oberhaupt

Geist	Denkschichten **Denken**	einsichtige **Vernunft**	Frieden bringend und geisteswissenschaftl. Grundlagen schaffend	**Stirn**
		Vermittlung	Gleiches sehend	
		rationaler **Verstand**	reale naturwissenschaftliche Grundlagen schaffend	
Seele	Tiefenschichten **Fühlen**	**Aufnahme Wiedergabe**	Umsetzung	**Mittelgesicht**
		Wille	Beeinflussung	
		Erleben	Genuss	
Körper	motorische Schichten **Vollbringen**	**Einstellung**	bescheiden/ anspruchsvoll	**Untergesicht**
		Begehren	zurückhaltend/ gierig	
		Dynamik	geduldig, abwartend/ vital, drängend	

Abb. 6.4 Gesichtsteile, seitliche Ansicht.

6.2 Mittelhirnpartie nach Huter

Die Art und Weise, die Qualität der Bedürfnisse und Wünsche liest man physiognomisch an der Mittelhirnpartie (**Abb. 6.4**, **Abb. 6.5**). Sie umfasst den Bereich der Augen, die seitlich der Nase gelegenen Wangenteile, den Mund und die Ohren. Die Mittelhirnpartie wurde von **Carl Huter** so benannt, weil er **das limbische System noch nicht kannte**. Sie ist **Ausdruck aller Sinnesorgane**, die mitten im Gesicht liegen. Wir lesen an der Qualität der Haut, der Feinheit, der Leucht- und Quellkraft des Gewebes und der Strahlung der Augen die Erlebnisfähigkeit des Menschen, die unbewusste Anlage zur Ethik. Wenn jemand eine grobe Mittelhirnpartie hat, ist er in Wünschen und Bedürfnissen elementar und gröber gestrickt. Man kann keine feine Kultur, keinen feinen Umgang erwarten. Je feiner die Mittelhirnpartie, desto feiner sind die Menschen.

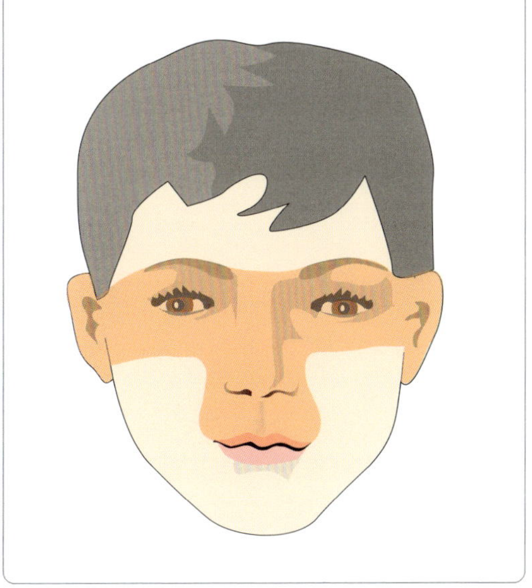

Abb. 6.5 Mittelhirnpartie.

Merke

Am Mund lesen wir die Impulse zur Wunschverwirklichung. An der Nase können wir im Vergleich dazu die Willensimpulse zur Selbstverwirklichung lesen. Wie die Wünsche verwirklicht werden, zeigt sich an Kinn, Unterkiefer und Unterlippe.

6.3 Mundgröße

6.3.1 Großer Mund

Die Größe des Mundes muss in der Proportion zum gesamten Gesicht gesehen werden. Von einem großen Mund sprechen wir, wenn er breit und voll ist (**Abb. 6.6**). Ein großer Mund kann zu einem großen und starken Gesicht gut passen, aber nicht zu einem kleinen und schmalen.

Bedeutung:

- reiches Gefühlsleben
- großer Mund, volle Lippen: **Sinnlichkeit**, Mund wirkt unwiderstehlich beim Lachen
- **gefühlsbetonte Genussmenschen**, begegnen der Welt freundlich und mit großer Offenheit, nehmen die eigenen Gefühle wichtig, sind in dieser Hinsicht anspruchsvoll
- versuchen sich mit emotionalen Wünschen durchzusetzen, entwickeln damit Egoismus, der aus dem Gefühl kommt

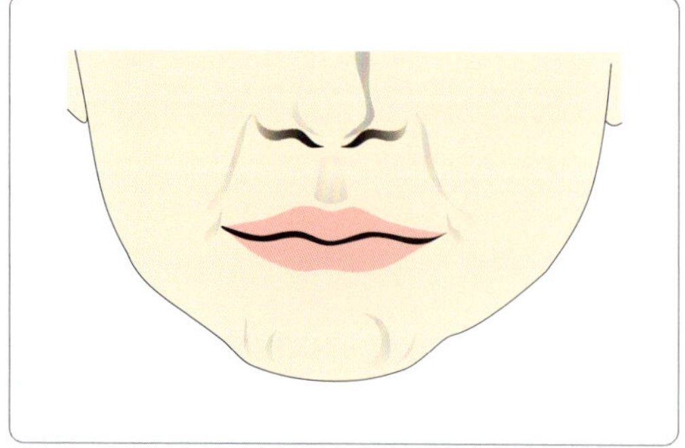

Abb. 6.6 Großer Mund.

- großer, breiter Mund: trauen sich, den Mund aufzumachen, für ihre Wünsche einzutreten
- wollen sich in ihrer Sprache mit allen Gefühlen ausdrücken

Kombinationslehre Ein **großer, deutlich konturierter** Mund ist ein Zeichen für Leidenschaftlichkeit. Menschen mit einem großen Mund können Probleme schneller vergessen und sind damit Notlagen besser gewachsen.

Eine **schön geschwungene Oberlippe** zusammen **mit einem vollen Mund** zeigt auch einen **anspruchsvollen Zug** – nur das Beste ist gut genug.

Menschen mit einem **großen, weichen und fülligen Mund** haben eine starke sinnliche Kraft und viel Gefühlsansprache. Eine ausgeprägte Genussliebe steht im Vordergrund. Sie fühlen sich zum anderen Geschlecht hingezogen und haben Interesse und Freude an der Sexualität.

Alles, was in die Breite geht, steht psychophysiognomisch immer für Elektrizität (S. 99) und ist damit ein Hinweis auf Veränderungsdrang. Menschen mit einem **breiten Mund** setzen um, was sie sich vornehmen. In Gefühlsfragen fällt es diesen Menschen schwer, wirklich zur Ruhe zu kommen, da sie ständig auf alles emotional reagieren.

Menschen mit einem **großen Mund und dünnen, gespannten Lippen** haben zwar große, sinnliche Wünsche, die aber von den Gefühlen nicht zugelassen werden. Ihre häufig vorhandenen starken physischen Bedürfnisse werden meistens vom Willen beherrscht. Entsprechend ist die Qualität ihrer sinnlichen Empfindungen häufig sehr kopflastig und weniger hingebungsvoll aus dem Gefühl.

Rubrikenauswahl

Bei einem **großen Mund** lohnt sich ein Blick in folgende Rubriken:
- Gemüt – spontan, impulsiv
- Gemüt – Wahrheit – sagt (vorbehaltlos, rücksichtslos) die reine Wahrheit
- Gemüt – Unverschämtheit
- Gemüt – liebevoll, voller Zuneigung, herzlich
- Gemüt – Umarmen – jeden
- Gemüt – erotisch
- Gemüt – hitzig, feurig
- Gemüt – Küssen – jeden
- Gemüt – leidenschaftlich
- Gemüt – Sinnlichkeit
- Gemüt – anspruchsvoll, wählerisch
- Gemüt – Redseligkeit; Geschwätzigkeit
- Gemüt – mitteilsam, gesprächig
- Gemüt – Geselligkeit, ist kontaktfreudig
- Gemüt – offenherzig
- männliche Genitalien – sexuelles Verlangen – vermehrt
- allgemeines – Speisen und Getränke – Leckerbissen – Verlangen

Phosphor ist bei diesen Themen u. a. sehr stark vertreten. Es lohnt sich durchaus, auch einmal Phosphorverbindungen zu studieren, aber immer auf der Basis der Symptomenähnlichkeit!

6.3.2 Kleiner Mund

Dieser Mund ist schmal und hat wenig gefüllte Lippen (**Abb. 6.7**). Er zeigt ein schwaches sinnliches Begehren, ein geringeres Nahrungsbedürfnis und geringere sinnliche Bedürfnisse.

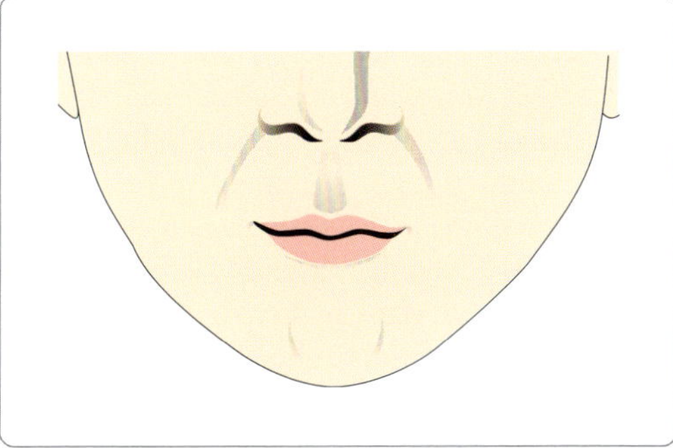

Abb. 6.7 Kleiner Mund.

Bedeutung:
- beherrscht, können **Gefühle zurückstellen**, wenn es die Situation erfordert
- lassen weniger heraus, zeigen Gefühle nur spärlich und im kleinen Rahmen
- sprechen nicht über sich oder über Gefühle
- **denken** sich umso mehr, bleiben aber bei schmalen Lippen in streng rationalen Bahnen und oft ganz bei sich
- ihre Worte kommen durch den Engpass Mund oft nur zögernd heraus, erwecken einen zurückhaltenden und schüchternen Eindruck
- differenzierte Form des Mundes: sehr differenzierte Gefühlserregungen sind möglich
- beim Genießen ist die Umgebung wichtig, sie muss schön und geschmackvoll sein
- **Qualität zählt, nicht die Quantität**
- Genuss steht nicht im Vordergrund, sie können sich bei Gelegenheit aber durchaus genießerisch freuen
- in Partnerschaft ist **seelisch-geistige Harmonie** wichtiger als die sinnlich-körperliche
- sind in der Wortwahl höflich und rücksichtsvoll, prägnant im Wortausdruck
- aus dem Gefühl heraus bescheidene, zuverlässige und ehrliche Menschen

Rubrikenauswahl

Bei einem **schmalen, kleinen Mund** lohnt sich ein Blick in folgende Rubriken:
- Gemüt – Gefühle, Emotionen, Gemütsbewegungen – beherrscht; vom Verstand, Intellekt
- Magen – Appetit – Genuss, ohne

Kombinationslehre Ein **schmaler Mund mit schön gefüllten Lippen** sagt aus, dass dieser Mensch weniger anspruchsvoll und mehr feingenießerisch ist. Er entwickelt schöne und reiche Gefühle, ist ein Freund verfeinerter Lebens- und Liebesart. Diese Menschen haben zarte Gefühle und sind präzise auf einzelne Dinge konzentriert, wenn die Lippen auch entsprechend fein modelliert sind.

Kommen zum **kleinen Mund** noch **schmale, unsinnlich wirkende Lippen**, verstärkt sich der Eindruck von **Rationalität** und geht oft bis zur

Askese. Solche Lippen sprechen von Entbehrung und Verzicht und können etwas Verbissenes ausdrücken, v. a. wenn es ihnen nach langem Nachgeben an die eigene Substanz geht. Zurückhaltend und oft sogar allgemein verhalten wirkend, haben sie nicht viel vom Leben, obwohl sie über ihren geübten Intellekt, verbunden mit einem gewissen **Maß an Verbissenheit**, in der modernen Welt viel erreichen können. Sie teilen sich verbal ausgeglichen und bedacht mit, können aber auch kurz angebunden und unfreundlich reagieren.

Rubrikenauswahl

Bei einem **schmalen, kleinen Mund** und **wenig gefüllten Lippen** lohnt sich ein Blick in folgende Rubriken:

- Gemüt – Reizbarkeit, Gereiztheit – gefragt wird; wenn er
- Gemüt – kurz angebunden
- Gemüt – antworten – bissig, schnippisch
- Gemüt – verbittert, verärgert
- Gemüt – Gefühle, Emotionen, Gemütsbewegungen – beherrscht; vom Verstand, Intellekt
- Gemüt – intellektuell
- Gemüt – theoretisieren
- Gemüt – zurückhaltend, reserviert
- Gemüt – bittet – nichts; um
- Gemüt – Schüchternheit, Zaghaftigkeit
- Gemüt – stilles Wesen
- Gemüt – schweigsam
- Gemüt – antworten – Abneigung zu antworten
- Gemüt – Gedanken – überlegt, bedacht

6.3.3 Schöner Mund

Das ist der gesunde, lebensfrische, unverkrampfte, nicht durch Emotionen verzogene und verzerrte Mund. Er liegt in der Mitte zwischen dem großen und dem kleinen Mund bei einer guten formlichen Differenziertheit.

Bedeutung:

- **reiches natürliches Gefühlsleben**, wollen genießen und entwickeln dabei eine schöne Gefühlswelt
- Begehren steht in Harmonie zum Gesamtorganismus und zur gesamten Persönlichkeit, aber auch zum glücklichen Verhältnis zur Umwelt
- sämtliche Erlebnisse wurden glücklich verarbeitet
- **Gleichgewicht in den Emotionen**

Wissenswert

Der „Puppenmund" gehörte früher bei Frauen zum Schönheitsideal. Sie sollten sich in allem zurückhalten und den Mund halten.

6.4 Lippen

An den weichen, leicht verformbaren Lippen können wir viel über den Menschen ablesen. Sie sind eine Hauptattraktion in unserem Gesicht und bewegen sich rund 15 000-mal am Tag. An den Lippen lesen wir die **Sinnlichkeit** ab. Mit einem Blick auf die Lippen eines Menschen können wir häufig schon sagen, wie sein momentaner oder allgemeiner Gemütszustand ist, ob unser Gegenüber etwas leicht freigibt (volle, lockere Lippen) oder festhält (zusammengepresste Lippen).

Ob Lippen als schön empfunden werden, ist neben einer symmetrischen Form und einem gesunden Aussehen besonders davon abhängig, wie voll sie sind: Je voller die Lippen, als desto schöner gelten sie. Doch gerade in dieser Bewertung gibt es in der heutigen Zeit auch Übertreibungen – wir sollten immer wieder das **Proportionsverhältnis berücksichtigen**.

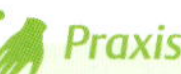

Praxistipp

Unsere Lippen verändern sich ständig. Betrachten Sie dazu Ihre Lippen morgens nach dem Aufstehen und am Ende des Tages.

6.4.1 Dünne, schmale und harte Lippen

Dünne, schmale und harte Lippen sind in **Abb. 6.8** dargestellt.

Bedeutung:

- verarbeiten Entscheidungen innen
- hören erst zu und reden dann
- wenn sie viel Willensenergie entwickeln, sich körperlich und geistig sehr anstrengen, um ihre Lebensumstände zu bewältigen, werden sie „**schmallippig**“
- kontrollieren ihre Emotionen, halten mit Gefühlsäußerungen zurück, handeln ohne viel Rücksicht auf die Gefühle, was gefühlshart und rücksichtslos machen kann
- **pragmatisch veranlagt**, sachlich, glauben mehr den Fakten als dem Gefühl
- ertragen härteren Umgang gut, betrachten ihn als richtig und männlich
- um akzeptiert zu werden, muss man die gleichen Verhaltensweisen an den Tag legen wie sie
- zu sich und anderen **geizig** und streng
- moralisch
- gönnen sich selbst wenig, urteilen daher oft abwertend über gefühlvolle Menschen
- besitzen nur ein **geringes Bedürfnis nach Liebkosung, Zärtlichkeit und körperlicher Nähe**
- gönnen sich zu wenig Genuss und Freude, haben wenig zu lachen
- können schwer auf die Wünsche der anderen eingehen
- oft **kontaktarm**, **introvertiert** und **distanziert**
- Kränkungen können schwer verziehen werden, zeigen sich oftmals **nachtragend**

Kombinationslehre Man muss immer das gesamte Gesicht betrachten. Kommt eine **runde Nasenspitze** zu dünnen, schmalen und harten Lippen dazu, **mildert** sie die Eigenschaften der Menschen deutlich ab. Bei einer **spitzen Nasenspitze** werden die Eigenschaften hingegen **verstärkt**.

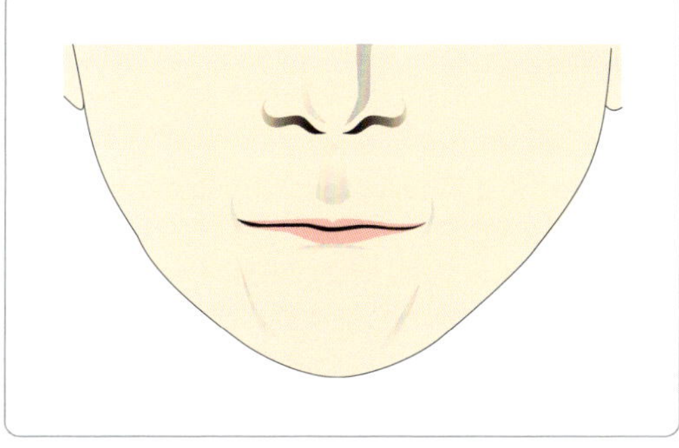

Abb. 6.8 Dünne, schmale und harte Lippen.

Praxistipp

Menschen mit **dünnen, schmalen und harten Lippen** halten sich an Fakten und möchten durch das Gespräch Ideen vermittelt bekommen, die durchdacht und umsetzbar sind. Sie können sie für sich gewinnen, wenn Sie so präzise wie möglich direkt zum Thema kommen und nicht beim ersten Termin zu sehr auf der Gefühlsebene in das Gespräch einsteigen. Gehen Sie behutsam und achtsam vor.

Rubrikenauswahl

Zusätzlich zu den Rubriken des schmalen, kleinen Mundes lohnt sich bei einem Menschen mit **dünnen, schmalen und harten Lippen** ein Blick in folgende Rubriken:

- Gemüt – Respekt, Ehrfurcht vor seiner Umgebung – Mangel an
- Gemüt – sachlich, vernünftig
- Gemüt – Verstand geschärft, vermehrt
- Gemüt – Geiz
- Gemüt – hartherzig, unerbittlich
- Gemüt – liebkost zu werden; Liebkosungen – Abneigung, liebkost, gestreichelt zu werden
- Gemüt – Berührtwerden – Abneigung, berührt zu werden
- Gemüt – verweilt – vergangenen unangenehmen Ereignissen; bei

6.4.2 Volle, starke und weiche Lippen

Bedeutung:

- **emotional**, **gefühlsbetont**, **sinnlich** und **spontan** veranlagt
- drücken Sinnlichkeit, freundliche und herzliche Gefühle leichter aus als schmale Lippen
- volles, starkes und sinnliches Fühlen und Wünschen, **Gefühlsreichtum**, -weichheit, -überschwänglichkeit, lassen raus, was sie bewegt
- Ungezwungenheit, **Freiheit des sprachlichen Ausdrucks**, können sich klar, kraftvoll und unmissverständlich über das gesprochene Wort mitteilen
- sagen, was sie denken und sind dabei nicht immer elegant in der Formulierung, Sprache ist sehr gefühlsreich
- wirken in Gesprächen meist anregend auf andere Menschen
- Freude, sich verbal zu äußern
- **liebenswürdig**, deuten Verständnis und Mitgefühl an
- heftige **Gefühlsschwankungen bei überstarken Gefühlen** wie Freude und Trauer, himmelhochjauchzend oder zu Tode betrübt, Tränen fließen leicht, können aber im nächsten Moment das Schöne, Heitere wieder sehen und sich freuen
- gehen kindlicher und nicht so präzise in der Wunschvorstellung vor, können dadurch leichter enttäuscht werden, tendieren deshalb dazu, sich Illusionen zu machen
- empfänglich für leibliche und seelische Genüsse

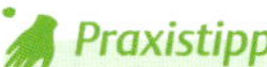

Praxistipp

Menschen mit **vollen, starken und weichen Lippen** lässt man, aufgrund der Eigenschaft, sich gerne mitzuteilen, am besten ohne Unterbrechung reden.

Rubrikenauswahl

Bei **vollen, weichen Lippen** lohnt sich ein Blick in folgende Rubriken:

- Gemüt – spontan, impulsiv
- Gemüt – Indiskretion, Taktlosigkeit
- Gemüt – enthüllt Geheimnisse
- Gemüt – unbesonnen, unachtsam
- Gemüt – empfindlich – Mangel an Empfindlichkeit
- Gemüt – neugierig
- Gemüt – klatschsüchtig
- Gemüt – sprechen – Verlangen, mit jemandem zu
- Gemüt – Stimmung, Laune – wechselnd, wechselhaft
- Gemüt – weinen – leicht
- Gemüt – kindisches Verhalten
- Gemüt – Sprache – Schwatzen
- Gemüt – Sinnlichkeit
- Gemüt – liebevoll, voller Zuneigung, herzlich

6.4.3 Oberlippe

Die Oberlippe (**Abb. 6.9**) gibt uns Auskunft über Wunschvorstellung und Fühlen eines Menschen. Es ist ein **Wunschdenken im sinnlichen Bereich**. Diese Menschen leben ihre Genuss- und Gefühlsvorstellungen in der Fantasie, in Träumen, in der Vorstellung. Bei schwacher Unterlippe und schwachem Untergesicht können sie sich schlecht verwirklichen.

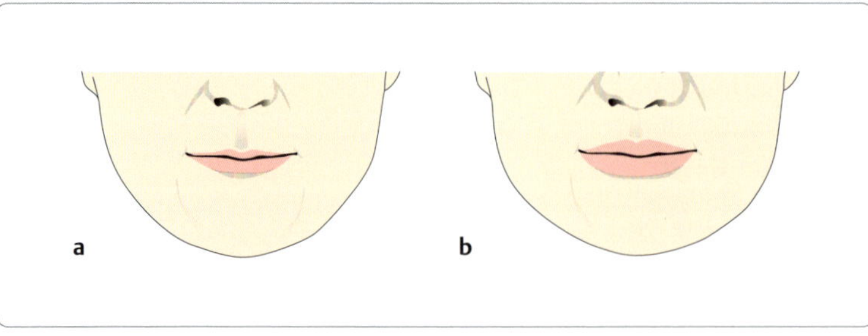

Abb. 6.9 Oberlippen.
a Schmale Oberlippe.
b Volle Oberlippe.

Die Oberlippe korrespondiert mit dem Großhirn und damit mit unserem inneren Gemütsleben und dem psychischen Wollen. Wenn die Oberlippe vorherrscht, wird das physische Leben vom geistigen Leben beherrscht, das **Gute im Menschen** hat **Übergewicht**. Anstand, Bescheidenheit, Tugend und Schönheit dominieren. Wir haben Menschen mit einem tiefen Gefühls- und Seelenleben, die uns herzlich, kontaktfreudig und aufmerksam begegnen. Diese Menschen reden gerne und kommen leicht mit Menschen in Kontakt, öffnen im Gespräch auch ihre Gefühlswelt. Wenn die Oberlippe dominiert, muss erst vom Gefühl geprüft werden, was man umsetzt. Das, was uns in der Welt begegnet, wird stärker über das Gefühl als über den Intellekt geprüft und aufgenommen.

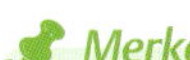

Gefühle brauchen Zeit, sie sind nicht so schnell wie der Intellekt, deshalb brauchen Menschen mit vorherrschender Oberlippe Bedenkzeit für Entscheidungen.

Schmale Oberlippe

Die schmale Oberlippe ist in **Abb. 6.9a** dargestellt.

Bedeutung:

- verdrängen gewisse Gefühle und das Gemüthafte
- **rational**, nüchtern denkend
- lassen **wenig sinnliche Freuden** zu und schalten Gefühle eher aus
- neigen aufgrund ihrer kritischen Grundhaltung dazu, Ärger in sich hineinzufressen, und laufen dadurch Gefahr, verbissen und hart zu werden
- häufig frühe Forderungen, **viele Entbehrungen in der Kindheit** und früher Willenseinsatz im Leben
- pathophysiognomisch lesen wir, dass die **Magensäure ungenügend** vorhanden ist

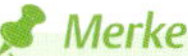

Man sollte immer auf alle Zeichen achten und die Proportionen und Kombinationen betrachten. Bei einem Menschen mit einem schmalen Gesicht sind füllige Lippen anders zu deuten als bei einem Menschen mit einem fülligen Gesicht!

Im Kanon von Huter gibt es an der Oberlippe einen Punkt, der „Aufmerksamkeit" heißt (**Abb. 6.16**). Das bedeutet, dass der Mensch **taktvoll** ist, **wohlwollend**, eine Gefühlsaufmerksamkeit besitzt für das, was für das Gegenüber das Erfüllendste wäre. Er interessiert sich für künstlerische und verspielte Dinge. Männer sind im Umgang mit dem weiblichen Geschlecht partnerschaftlich. Sie behandeln die Frau mit Einfühlsamkeit und Achtung und ehren sie als Gattin oder Mutter. Pathophysiognomisch hat die Oberlippe eine Beziehung zum Dünndarm und zu den Nerven.

Amorbogen

Als Amorbogen bezeichnet man eine schöne, gewellte Mundlinie, die von der Oberlippe gebildet wird (**Abb. 6.10**). Der Amorbogen ist bei weichen, vollen und schön geformten Lippen häufiger. Man nennt diesen Amorbogen auch das „Lippenherz".

Bedeutung:

- gut gezeichneter Amorbogen: **starkes Einfühlungsvermögen für Menschen und Situationen**

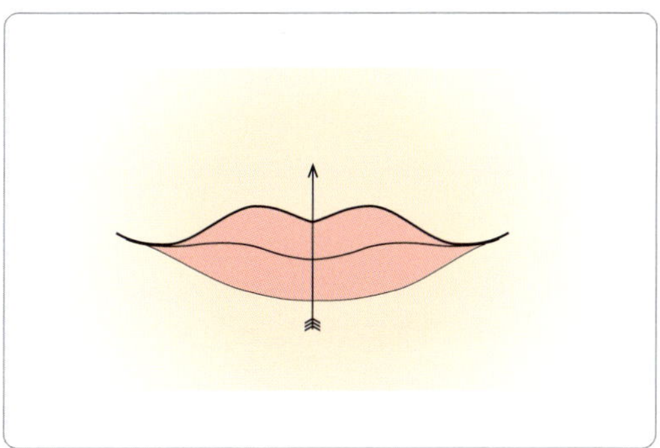

Abb. 6.10 Amorbogen.

- **hoher Qualitätsanspruch**
- feines erotisches Empfinden
- Fähigkeit zu viel Zuneigung
- schöngeistig, poesievoll, romantisch, gefällig und liebenswürdig
- Genießenwollen hat hohen qualitativen und kulturellen Anspruch
- sehr füllige Lippen: **Feinheit**, **Gepflegtheit** und **Kultiviertheit** begleiten die starke Sinnlichkeit
- hohes Niveau der übrigen Gesichtsstrukturen: aus Gefühlen kann **große Kreativität** entstehen
- je **geschweifter** der Amorbogen ist, desto mehr ist der Mensch mit den Qualitäten der Oberstirn, mit Ethik, sozialen Interessen, Mitgefühl und Hilfsbereitschaft, verbunden
- je **gerader** der Amorbogen ist, desto mehr reagieren die Qualitäten der Unterstirn, das realpraktische, nüchterne Denken in Tatsachen und Fakten
- **kein** Amorbogen vorhanden: introvertiert, je nach übriger Veranlagung Neigung zur Unnachgiebigkeit und weniger Offenheit für die Belange anderer Menschen
- **ist schneller zufrieden – verbessert nicht ständig weiter**

6.4.4 Unterlippe

Die Unterlippe (**Abb. 6.11**) steht in Verbindung mit dem Unterkiefer und dem Kinn. Sie ist motorisch gesteuert. Wenn sie dominiert, dann kann man Wünsche häufig und schnell umsetzen.

Bedeutung:

- Kraft der **Wunscherfüllung** und **Wunschverwirklichung** (Art und Weise des Vorgehens)
- physisches Wollen und triebhaftes Körperleben
- an der Unterlippe lesen wir **körperliche Sinnlichkeit** und **Ausdauer**
- kräftige Unterlippe: Zeichen von großer Muskelkraft
- Ausdruck von Kampf und **Selbstüberschätzung**
- suchen eigene Vorteile, wollen überlegen sein
- zeigen Gefühle aus dem Bauch heraus
- Hinweis auf die emotionale Ansprechbarkeit und Umsetzung in Aktion
- bei Trotz und vor physischer Gewaltanwendung wird die Unterlippe nach vorn geschoben

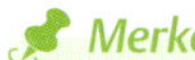
Merke

Wenn Wünsche einem Ziel geopfert werden müssen, wird die Unterlippe immer schmaler. Bei Menschen, die sich im Lebenskampf behaupten mussten und wollten, schiebt sich die Unterlippe allmählich vor. Der Mund wird gepresst.

Kombinationslehre:

- **Menschen mit gut ausgeprägter und leicht gespannter Unterlippe** haben ein Führungstalent. Sie wissen, was sie wollen.
- Menschen mit **gespannter und hervorgeschobener Unterlippe** setzen ihre eigenen Wunschvorstellungen durch. Hier geht der Wille mit äußerster Entschlossenheit und unter Ausschaltung des Gefühls in die Tat über.

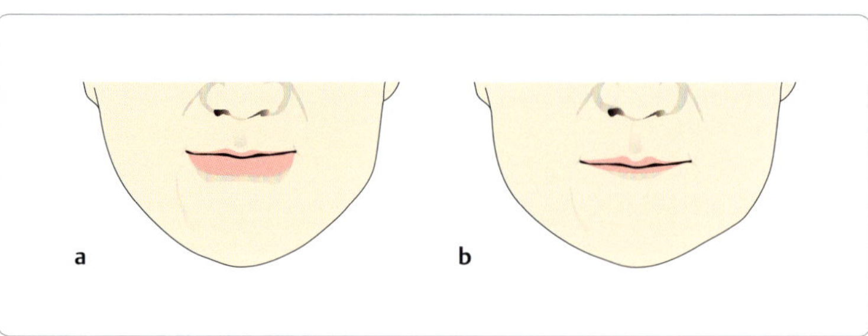

Abb. 6.11 Unterlippen.
a Volle Unterlippe.
b Schmale Unterlippe.

- Menschen mit **fleischiger und voll hervortretender Unterlippe** besitzen eine betont körperliche Sinnlichkeit und ein großes körperliches Kraftbewusstsein und Mut. Sie lieben den Genuss in allen möglichen Varianten: Essen, Trinken, Sex und Sport. Sie wollen ihre eigenen Wünsche verwirklichen. Dabei übersehen sie es teilweise, die Wünsche und Bedürfnisse des anderen wahrzunehmen.
- Menschen mit **dominierender Unterlippe** sind emotional stark ansprechbar, können unwirsch, schnell zornig sein und bockig reagieren.
- Menschen mit **passiv vortretender Unterlippe** haben die Tendenz, sich gegenüber Neuem abwehrend zu verhalten.
- Menschen mit **zurücktretender Unterlippe** stellen eigenes Empfinden bei Entscheidungen zurück. Sie haben kein Faible für Genuss und schöne Dinge. Sie ziehen sich eher zurück. Sie suchen keine Hilfe von außen und bekommen auch weniger Hilfe von Außenstehenden.

Rubrikenauswahl

Bei **Dominanz der Oberlippe** lohnt sich ein Blick in folgende Rubriken:

- Gemüt – liebevoll, voller Zuneigung, herzlich
- Gemüt – Mitgefühl, Mitleid
- Gemüt – Wohlwollen, Güte
- Gemüt – tadelt sich selbst, macht sich Vorwürfe
- Gemüt – Zorn – Fehler, über seine
- Gemüt – Angst – Gewissensangst
- Gemüt – Gesellschaft – Verlangen nach

Bei **Dominanz der Unterlippe** lohnt sich ein Blick in folgende Rubriken:

- Gemüt – mürrisch
- Gemüt – unfreundliche Stimmung
- Gemüt – unzufrieden
- Gemüt – verdrießlich
- Gemüt – schmollen
- Gemüt – beleidigt, leicht
- Gemüt – Zorn – Kleinigkeiten, über
- Gemüt – Reizbarkeit, Gereiztheit – Kleinigkeiten, durch
- Gemüt – neue Ideen, Einfälle – Abneigung gegen

Falten von der Unterlippe nach unten gehend

Von der Unterlippe nach unten gehende Falten sind in **Abb. 6.12** dargestellt.

Bedeutung:

- seelischer Hinweis auf **Enttäuschung**
- mussten viel Negatives, viel Ärger und Verbitterung schlucken und verdrängen
- erster Hinweis auf **Bindegewebsschwäche mit Milzbeteiligung**

Einbuchtung unter der Unterlippe (Äskulusfalte)

In dem Bereich, in dem die Unterlippe mit einem sanften Einbuchtungsschwung in das Kinn übergeht, lesen wir einen Ausdruck für das **Benehmen**. Menschen, bei denen dieser Bereich schön eingebuchtet ist, mögen das „gute Leben". Sie gönnen sich gerne edle Dinge und können auch Luxus genießen. Die Einbuchtung unter der Unterlippe ist die Äskulusfalte (**Abb. 6.3**), die pathophysiognomisch **Ausdruck des Venensystems** ist. Wenn wir einen Pfortaderstau haben, ist dieser Bereich geschwollener und in der Umgrenzung erweitert. Der grob gestaltete und wenig eingebuchtete Bereich steht für weniger feines Benehmen.

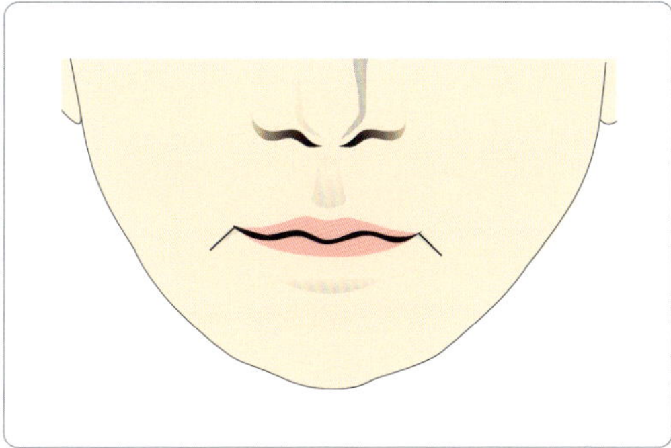

Abb. 6.12 Falten von der Unterlippe nach unten gehend.

6.4.5 Lippenrot

Am Lippenrot kommen die **Blutbeschaffenheit**, der **Hormonspiegel** und die **Lymphe** zum Ausdruck. Sie sind die physische Entsprechung zum Impuls für Nahrungsaufnahme und das Bedürfnis dazu.

Rote Lippen zeigen Sinnlichkeit, Impuls und die Neigung zum Küssen. Wenn die Lippen zu **blass** sind, sind die Lebensenergie und der Säftehaushalt reduziert.

6.5 Mundschluss und Lippen

Der Mundschluss zeigt, in welcher Art und Weise **Wünsche** geäußert werden: lauthals oder zurückhaltend. Er zeigt Verschlossenheit oder Offenheit im **Gefühlsleben**. Je mehr Enttäuschungen ein Mensch erlebt hat, desto mehr nimmt er seine Gefühle zurück.

6.5.1 Lose, geöffnete, lockere Lippen

Ein locker geöffneter Mund ist in **Abb. 6.13** dargestellt.

Bedeutung:
- **Offenheit**, **Aufrichtigkeit**, **Mitteilsamkeit**, **unbeherrschte Rede- und Äußerungsanlage**
- können sich nicht so leicht beherrschen
- zugänglich und **ansprechbar für Gefühle**, oft sehr beeindruckbar und weniger standfest
- können weich, liebenswürdig und mitteilsam sein
- äußern sich leicht, tragen das Herz auf der Zunge
- **leichtsinnig**, lassen sich gehen

6.5.2 Fest geschlossene Lippen

Ein fest geschlossener Mund ist in **Abb. 6.14** dargestellt.

Bedeutung:
- verschlossen, reserviert, selbstbeherrscht und in ihrem Vorgehen oft diplomatisch
- meist **realistische und nüchterne Menschen**
- mögen oft keine Zärtlichkeiten
- strenge **Askese** gegenüber allen Lebensgenüssen
- zeigen einen großen **Willenseinsatz**
- alles, was nicht dem Ziel dient, wird streng abgewiesen
- planen und sind **sehr gewissenhaft**, auf ihr Wort kann man sich verlassen
- Sprache ist klar, fest und bestimmt

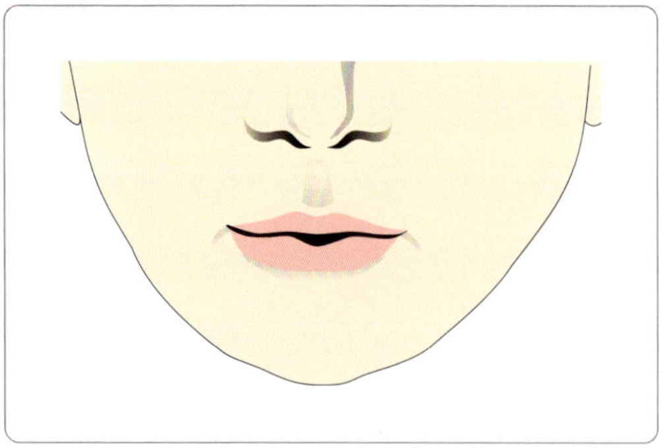

Abb. 6.13 Locker geöffneter Mund.

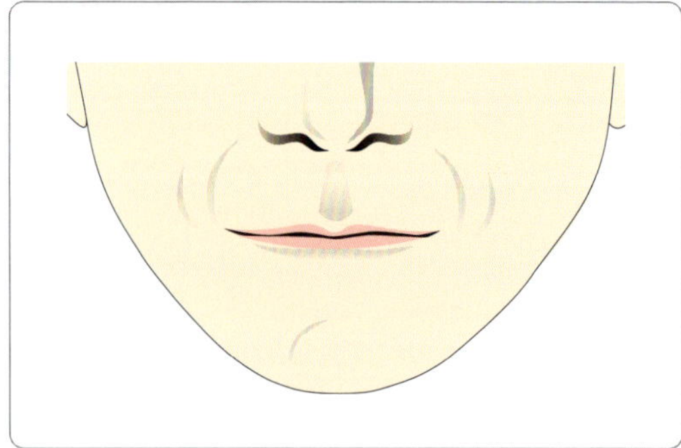

Abb. 6.14 Fest geschlossener Mund.

6.5.3 Gepresste Lippen

Gepresste Lippen sind in **Abb. 6.15** dargestellt.

Bedeutung:

- verbieten sich selbst, Gefühle zu zeigen
- **Gefühle**, die aus Instinkten, aus dem Bauchraum hochkommen, werden mit dem Intellekt **kontrolliert** und **nicht erlaubt**
- häufig **verschlossen**, **verschwiegen**, **konsequent** und **unnahbar**
- können gewandt im sprachlichen Ausdruck sein, sie sagen jedoch nur, was sie wirklich sagen wollen
- knappe, kurze Sprache

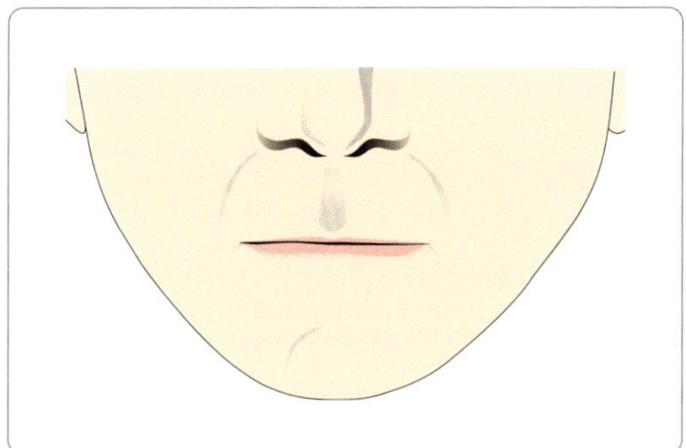

Abb. 6.15 Gepresste Lippen.

6.5.4 Zusammenspiel Mundpartie und Profillinie

Die Mundpartie kommt im Profil nach vorne.

Bedeutung:

- **möchten sich einfühlen**, erkunden und nehmen über das Gefühl mehr wahr als über den Intellekt
- **Kontaktfreudigkeit**
- möchten mehr über ihre Gefühle erleben
- machen sich wichtig, wissen um Werte Bescheid, haben mehr Forderungen an die Umgebung

6.6 Oberkiefer

Die Weichteile über dem Oberkieferknochen (**Abb. 6.16**; Pallium) sind die Ausdruckszone für **konzentrierte Gefühlsenergie**. Sie zeigen auch die **Art der Selbsteinschätzung** und der **Wahrnehmung persönlicher Interessen**. Das Pallium zeigt uns, ob ein Mensch aufmerksam und achtsam mit seinen Mitmenschen umgeht oder ob er sich sehr entschlossen für die Erreichung seiner

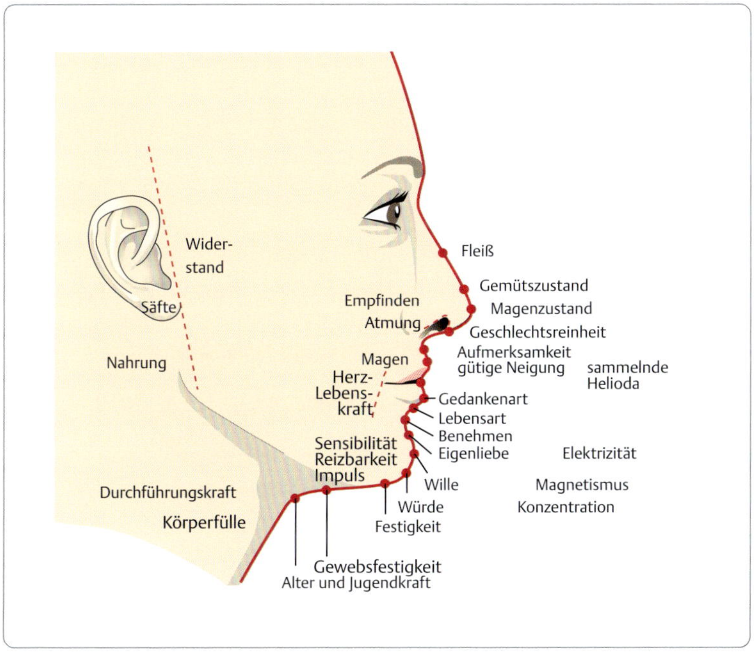

Abb. 6.16 Kanon Kiefer nach Huter.

Ziele einsetzt. Je größer das Pallium, desto ausgeprägter ist das Interesse, eigene Ideen umzusetzen, was häufig mit Macht und Dominanzanspruch des betreffenden Menschen einhergeht. **Dieser Mensch will führen und etwas bewegen.** Ob er das zum Wohle aller tut oder aber egoistisch agiert, zeigt sich daran, ob die Oberlippe leicht nach außen geschwungen ist oder gerade bzw. nach innen geschwungen ist.

6.6.1 Zarter, fein geformter Oberkiefer, eingebuchtetes Pallium

Ein in der Profilansicht zarter, feiner Oberkiefer mit einem nach innen gewölbtem Pallium mit feiner Haut und weichem Gewebe gibt uns die Aussage über:

- **Bescheidenheit**, **Güte** und **Aufmerksamkeit**: Sie gehen fein mit anderen Menschen um, sind rücksichtsvoll und erwarten das auch von den anderen.
- Die eigene Person steht nicht im Vordergrund des Denkens.
- Sie verlangen wenig für die eigene Person, legen wenig Wert auf Ruhm und Ehre, **passen sich lieber an**.
- Sie sind von **feinsinniger Gefühlsenergie**.

6.6.2 Langer, harter Oberkiefer, ausgebuchtetes Pallium

Bedeutung:

- **Spannung**, **Festigkeit** und **Härte**
- machen sich wichtig, möchten **Beachtung für die eigene Person**, haben mehr Forderungen an die Umgebung

6.6.3 Philtrum

Am Philtrum (Teil des Amorbogens) zeigt sich die **Gefühlsenergie** (**Abb. 6.17**). Ein feines Philtrum ist Ausdruck für aufmerksames Fühlen, ein festes Philtrum ist Ausdruck für willensstarkes Fühlen.

Bedeutung:

- Ausdruck der Nerven, des Leibes und der Sexualorgane
- zeigt, wie weit sie über die Willensbestimmtheit und auch gegen das innere Empfinden arbeiten
- zeigt den Grad der Entschlossenheit und den Ehrgeiz, gesteckte Ziele wirklich zu erreichen
- parallel laufende Falten des Philtrums: fester, entschlossener Charakter
- Falten des Philtrums unten oder oben breiter: unruhige, problematische und konfliktreiche Phasen im Leben, denen der Mensch hilflos ausgesetzt ist

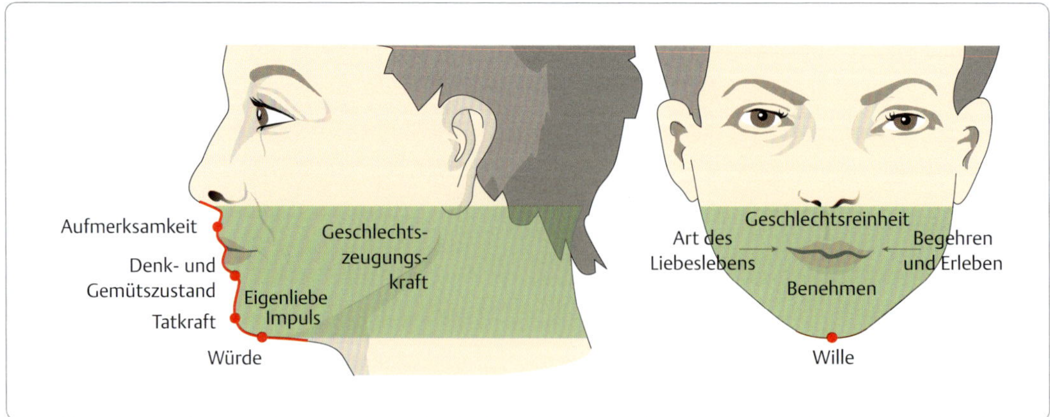

Abb. 6.17 Mund und Umgebung (Oberkiefer, Unterkiefer, Philtrum).

6.6.4 Ausprägung des Palliums

Mittlere Ausprägung

Bedeutung: Der Mensch steht mit sich und seinen Gefühlen im Einklang.

Klein, fein, weich, schwungvoll, zart und deutlich

Bedeutung:
- **Gefühlsenergie herrscht vor**, sie können ihre eigenen Gefühle wahrnehmen und unterscheiden
- **Aufmerksamkeit**, **Bescheidenheit**, passen sich weich und gut an
- **weniger Ehrgeiz für sich selbst** – tun mehr für andere, arbeiten der Sache willen und können sich selbstlos einsetzen
- können persönliche Ansprüche schlecht durchsetzen
- leben ihre physischen und psychischen Bedürfnisse nicht aus
- guter **Du-Bezug** und **Fürsorglichkeit**

Betont lang und straff

Bedeutung:
- Verwirklichungskraft des Verstands, **Willensenergie** herrscht vor
- **Ehrgeiz**, **Entschlossenheit**, **Zurückhalten der Gefühle**
- streben nach vorn und versuchen entschlossen, ihre Ziele zu erreichen, können für sich selbst und für andere anstrengend sein
- im Ausdruck liegt **Härte** und **kühle Abweisung**
- größere Ansprüche, viele Bedürfnisse und Wünsche, die in selbstverständlicher Art gestellt werden
- tragen Sorge, dass ihnen nichts entgeht, dass sie nicht zu kurz kommen

Hervorgewölbt

Bedeutung:
- nehmen ihre Gefühle zurück und fixieren sich auf Messbares, Technisches
- wissen nicht, wie sich Gefühle anfühlen, und leben auch eine **Distanz zu sich selbst**
- enorm große **Willenskraft**
- persönliche Vorteile und äußere Anerkennung sind wichtig
- Zähigkeit im Erstreben von Vorteilen und von Ruhm und Ehre
- beherrschen ihre Gefühle, lassen Gefühle nicht frei
- **Vitalität**, die sich durchbeißt
- häufig kombiniert mit **wenig Lippenröte**

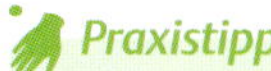

Es ist wichtig nachzufragen, wie und wann eine feste Oberkieferpartie aufgetreten ist. Es ist meist ein Schutzverhalten der Seele.

Kombinationslehre Ziehen sich bei einem Menschen mit fester, vorgewölbter Oberkieferpartie die **Mundwinkel herab**, deutet das auf ausgesprochenen **Zynismus**.

Für die homöopathische Begleitung gelten ähnliche Rubriken wie zuvor genannt.

6.7 Mimik des Mundes

Mimik, Gestik und Körpersprache sind ein so großes, umfangreiches Thema, dass sie ein eigenes Buch leicht füllen könnten. Da besonders die Mundmimik aber hilfreiche Hinweise im Kontakt mit Patienten oder Klienten gibt, soll das Wichtigste aus diesem Bereich zusammengefasst werden. Zu **Beginn des Kontakts** können wir auf die **Sprache und Stimme** des Patienten achten, wenn er den Termin verabredet: Ist die Stimme frei, gepresst, laut, leise, deutlich, undeutlich, ...? Beim **Begrüßen in der Praxis** können wir darauf achten, wie **Gestik, Mimik und Bewegungen** sind, und auch wieder die Sprache wahrnehmen. Welche Wirkung hat der Patient? Während des Gesprächs können wir auf die Mundmimik achten und darauf, wie der Patient auf unsere Fragen reagiert.

> **Merke**
>
> Wir können uns darin üben, zu übersetzen, was wir sehen. Aber Vorsicht: Nie zu früh deuten, sondern sich erst einmal Zeit lassen, nur zu beobachten und für uns zu benennen, was wir beobachten!

Kommunikation läuft **zu über 90 % nonverbal** über Gestik, Mimik, Körperhaltung, Blickkontakt und Stimme ab. Öffnet uns das Wissen der Psycho-Physiognomik bereits neue Zugangswege zu unserem Gegenüber, können wir unser Gespür durch Wissen über Mimik und Gestik um einen weiteren Baustein der Menschenkenntnis erweitern. Das **Gesicht**, das oft als Spiegel unserer Seele bezeichnet wird, **spiegelt Gefühle höchst prägnant wider**. Die Differenziertheit, mit der das menschliche Gesicht Emotionen und Gefühle ausdrücken kann, ist einzigartig und macht den Menschen zum ausdrucksstärksten Lebewesen der Welt. Zahlreiche mimische Muskeln im Gesicht (**Abb. 6.18**) ermöglichen durch kleinste Muskelkontraktionen mehr als 10 000 verschiedene mimische Ausdrucksformen.

Ein gewisser **Teil unserer Mimik lässt sich bewusst steuern**, was teilweise dazu führt, dass wir situationsbedingt einen anderen Gesichtsausdruck „aufsetzen“, als es unserem eigentlichen inneren Empfinden entsprechen würde.

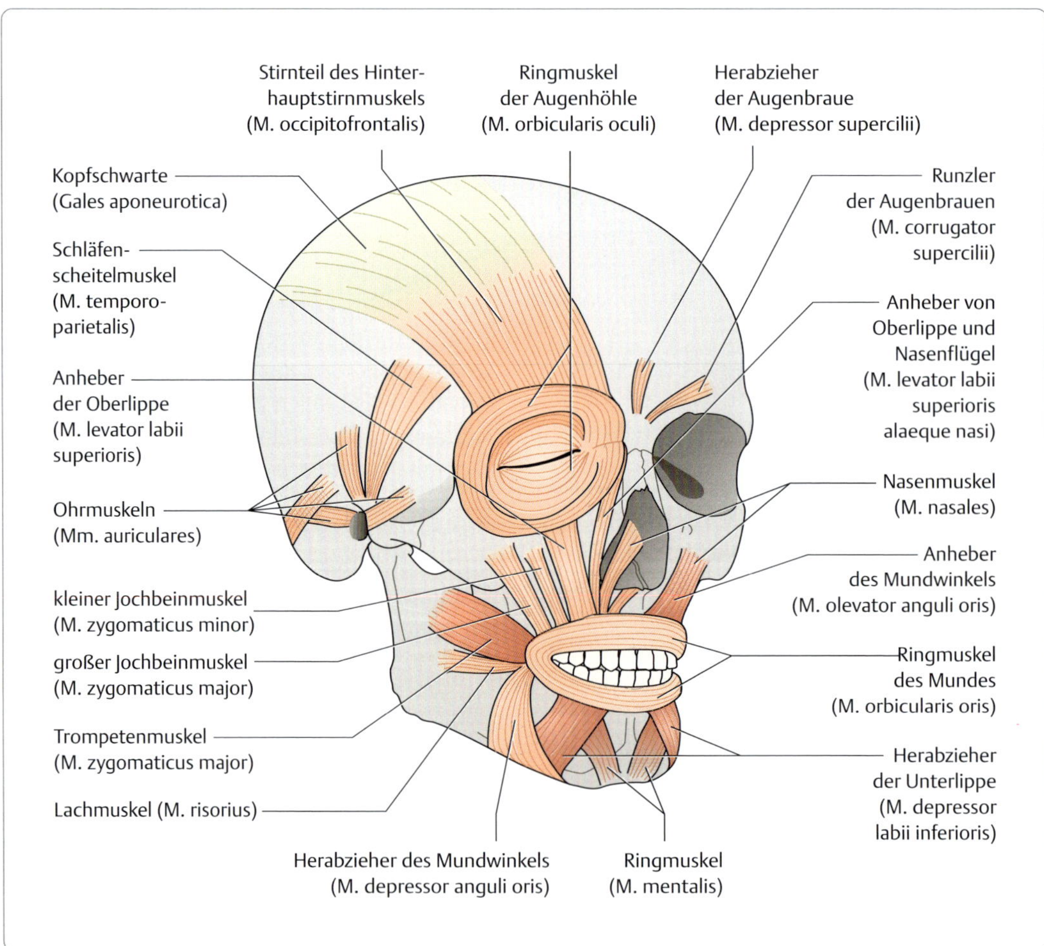

Abb. 6.18 Mimische Gesichtsmuskulatur. (Faller A, Schünke M. Der Körper des Menschen. 18. Aufl. Stuttgart: Thieme; 2020)

Damit können wir unsere wahren Gefühle mimisch verbergen. Diese Fähigkeit lässt sich sogar perfektionieren, so können Schauspieler beispielsweise eine Vielzahl von Gesichtsausdrücken authentisch abrufen. Dagegen spiegeln Kinder ihre Gefühle sehr authentisch im Gesicht wider. Aber auch bei Erwachsenen bietet die Mimik wichtige Einblicke in die jeweilige Gedanken- und Gefühlswelt, besonders da die feinen Reaktionen in diesen Ausdruckszonen nicht der willkürlichen Steuerung unterliegen.

An der **Mimik des Mundes** stellen sich **emotionale Reaktionen** dar. Er zeigt persönliche Eigenheiten, die aus dem Gefühl hervorgehen. Das Spiel der Mundmimik ist außerordentlich lebendig und faszinierend. Es wird nur durch das Ausdrucksgeschehen an den Augen in der Lebendigkeit und Intensität übertroffen.

6.7.1 Prüfender Mund

Dieser Mundzug kann sehr gut auf einer Wein- oder Käseverkostung studiert werden (**Abb. 6.19**).

Bedeutung:

- prüfen, was man schmeckt, **Ausgang ist noch unentschieden**, es steht noch nicht fest, ob es süß, sauer, salzig, bitter, angenehm oder unangenehm schmeckt
- überprüfen das eben Gesagte, die Umweltsituation oder eine seelische Haltung
- ziehen in der Konversation einen **alternativen Standpunkt in Erwägung**

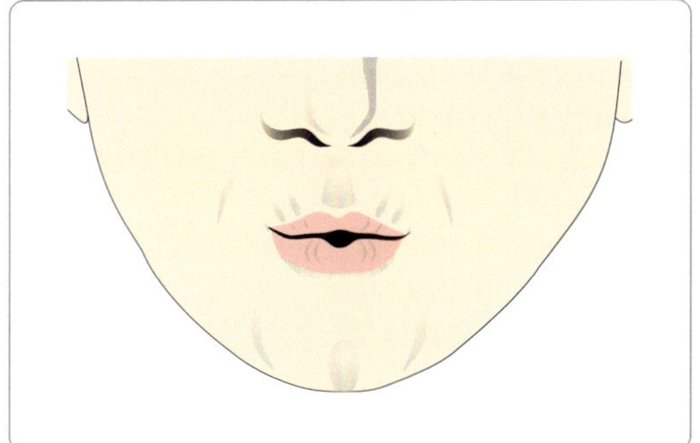

Abb. 6.19 Prüfender Mundzug.

- bei Leuten, die sich ein Urteil bilden müssen, die eine Sache gefühlsmäßig innerlich abwägen

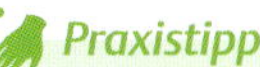

Praxistipp

Fällt Ihnen ein prüfender Mundzug auf, ist es sinnvoll, dem Menschen etwas Zeit zu geben, um das, was bei ihm angesprochen wurde, zu prüfen und gegebenenfalls nachzufragen. Es kann sein, dass unser Gegenüber etwas auf der sachlichen Ebene prüft, dem Gesagten also nicht zustimmt oder alternative Vorstellungen oder Ideen in Erwägung zieht. Es kann aber auch sein, dass durch das Gesagte innere Bilder auftauchen und die innere seelische Haltung bzw. das, was in diesem Moment seelisch angesprochen wurde, geprüft wird.

Kombinationslehre Die **Mimik** bezieht sich auf **Lippen und Zunge**, aber auch die **Nase** nimmt daran teil. Ebenso sieht man die prüfende Konzentration an **Augen** und Nasenwurzel. Der prüfende Mundzug kann auch mit einem nach vorne gereckten Kinn einhergehen und bekommt dann noch die Bedeutung des nach vorne gereckten Kinnes.

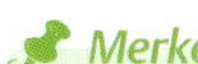

Merke

Jeder Mundzug kann habituell werden, damit ist auch die ihn begleitende Charakteristik habituell. Der Mundzug entsteht aus einem inneren Gefühl, das nicht mehr erinnert wird, das sich aber aus der Erfahrung einprägte.

6.7.2 Süßlicher Mundzug

Der süßliche Mundzug ist in **Abb. 6.20** dargestellt.

Bedeutung:

- schmecken Süßes
- empfinden Angenehmes und Liebes, also Süßes im übertragenen Sinn
- angenehme und liebe Vorstellungen erzeugen nicht nur diesen Ausdruck, sondern auch ein allgemeines Wohlgefühl
- Mundzug ist **optimistisch**, **freudig** und **herzlich**

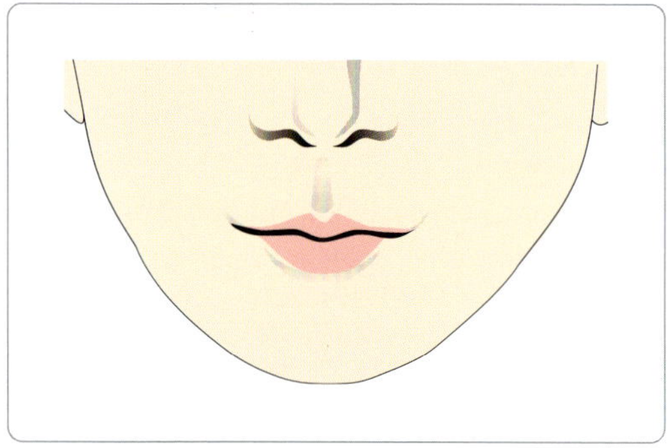

Abb. 6.20 Süßlicher Mundzug.

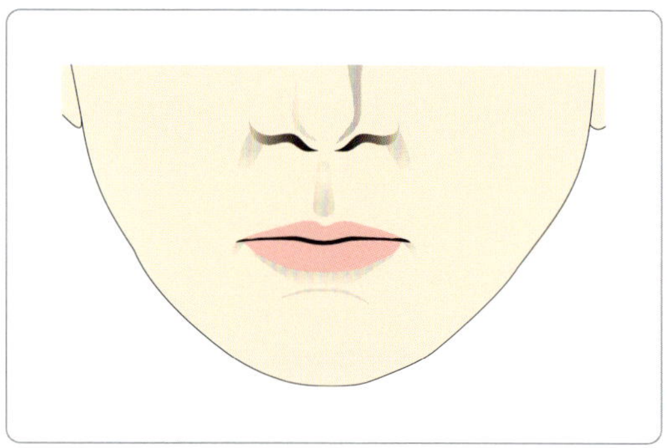

Abb. 6.21 Saurer Mundzug.

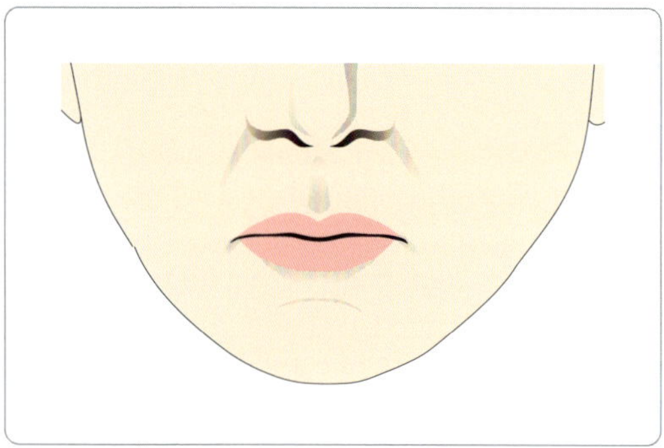

Abb. 6.22 Bitterer Mundzug.

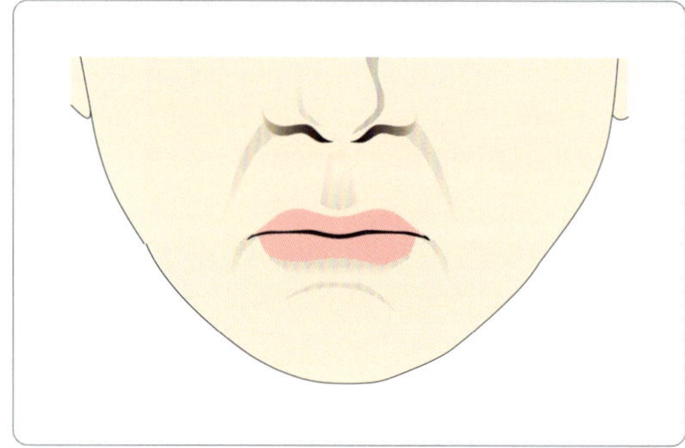

Abb. 6.23 Salziger Mundzug.

6.7.3 Saurer Mundzug

Der saure Mundzug ist in **Abb. 6.21** dargestellt.

Bedeutung:
- schmecken Saures
- wenn ihnen Unangenehmes widerfährt, sind sie **traurig**, **verneinend**, **zwiespältig** und reagieren sauer

6.7.4 Bitterer Mundzug

Der bittere Mundzug ist in **Abb. 6.22** dargestellt.

Bedeutung:
- schmecken **Bitteres**
- durchfühlen seelisch Bitteres
- Mund bereitet sich vor, das Bittere auszuspeien
- zeigt **Unwille**, **Unzufriedenheit** und **Enttäuschung**
- **negativ wertend**, **ironisch** und **sarkastisch**

6.7.5 Salziger Mundzug

Der salzige Mundzug ist in **Abb. 6.23** dargestellt.

Bedeutung:
- **Ärgerlichkeit** und **Zorn**
- **negativ eingestellt**
- Bild des Verdrusses, wenn man nicht bekommt, was man will
- Lebensfreude ist herabgesetzt, man ist **traurig**, **geknickt** und **resigniert**
- Schaffenslust lässt nach
- erlebt man das zu häufig, können Bitterkeit und Verbissenheit entstehen

6.7.6 Unterlippenmimik

Angespannte Unterlippe, die sich leicht nach vorne wölbt

Bedeutung:

- signalisiert, dass etwas mit dem vorher Gesagten nicht stimmt
- Menschen passt gerade etwas nicht
- es kommt zu **innerlichem Widerstand** und **Protest**

Vorgeschobene Unterlippe mit nach unten gezogenen Mundwinkeln

Bedeutung:

- **Ablehnung**, z. B.
  - des gerade Gesagten
  - eines eben unterbreiteten Vorschlags
  - der allgemeinen Situation gegenüber

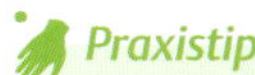

Praxistipp

Bei einer vorgeschobenen Unterlippe sollte man nachfragen, was nicht stimmt und was verändert werden müsste, damit die Person mit der Situation wieder einverstanden ist.

Wölben der Unterlippen über die Schneidezähne

Bedeutung:

- zögerliches Abwarten
- **Unentschlossenheit**
- Rückzug

Zitternde Unterlippe

Bedeutung:

- sehr starke **emotionale Beteiligung**
- es soll verhindert werden, dass sich negative Erregung (Wut, Trauer) unkontrolliert entlädt, gelingt meist nicht

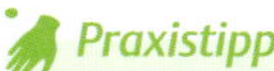

Praxistipp

Fällt Ihnen eine zitternde Unterlippe oder ein zuckendes Kinn im Gespräch auf, ist es ratsam, ein bisschen Entspannung in das Gespräch zu bringen. Sie können kurz auf ein anderes Thema eingehen, um später nachzufragen, was emotional-seelisch angesprochen wurde oder welche inneren Bilder hochgekommen sind. Es ist wichtig, Ruhe in die Situation zubringen, z. B. den Patienten bewusst an den eigenen Atem zu erinnern, und ihm Zeit zum Sortieren und Verarbeiten zu geben.

Zusammengepresster Mund

Der zusammengepresste Mund ist in **Abb. 6.15** dargestellt.

Bedeutung:

- verschließen sich bei Stress oder Nervosität
- Verhaltensweise, wenn das Gespräch einen kritischen Punkt erreicht hat und die Person aus ihrer Komfortzone herausgeschubst wurde

Breitgezogener Mund

Der breitgezogene Mund ist in **Abb. 6.24** dargestellt.

Bedeutung:

- Durchsetzung eigener Wünsche mit Dauerenergie
- reden viel und gerne, **Schweigen** ist eher eine **Herausforderung**

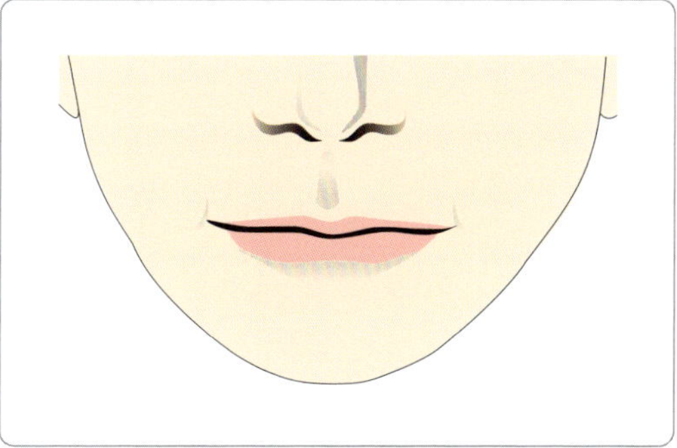

Abb. 6.24 Breitgezogener Mund.

6

- seelischer Expansionsdrang ist groß
- wollen sich aus dem Gefühl heraus durchsetzen und lassen sich nicht wegdrängen
- der innere Plan soll erfüllt werden

6.7.7 Mundwinkelmimik

An gehobenen Mundwinkeln (**Abb. 6.25**) und spannkräftiger, feiner Haut des Mundes und seiner Umgebung erkennt man, ob sich Wunschwelt und Wirklichkeit harmonisch entsprechen.

Heraufgezogene Mundwinkel

Bedeutung:

- bewahren sich stets ihre **optimistische Einstellung**
- sehen alles von der günstigen und positiven Seite des Lebens
- sind **fröhlich** und **heiter** in ihrem Verhalten
- freundliche, offene und zugängliche Haltung
- Lebensfreude, **Lebenslust** und **positiver Gefühlsreichtum** stehen im Mittelpunkt
- sind Mundwinkel aktiv hochgezogen, möchten sie sich optimistische Neigungen nicht nehmen lassen

Kombinationslehre Wichtig ist, dass die **Stimmung vom Mund auch die Augen** einschließt. An den Augen erkennen wir, wie echt ein Lächeln ist, was wirklich von Herzen kommt oder nur eine Grimasse des Mundes ist.

Herabgezogene, hängende Mundwinkel

Herabgezogene Mundwinkel sind in **Abb. 6.26** dargestellt.

Bedeutung:

- verfestigte Mimik (Mundwinkel auch in Ruhe immer etwas herabgezogen bzw. hängend): Hinweis auf **viel Unangenehmes**, **Bitteres** und **Seelenleid**
- **tiefe Enttäuschungen**, **unbewältigte Verluste** und **erlebte Trauer** haben sich sprichwörtlich eingegraben
- wenden sich von Mitmenschen ab und haben sich von der Umwelt zurückgezogen
- sind tendenziell eher **pessimistisch** und **skeptisch**
- können schnell verbittert und leicht reizbar sein
- können die Meinung anderer schlecht gelten lassen
- oft reizbare und zänkische Menschen

Kombinationslehre Tritt zusätzlich zu den **herabgezogenen, hängenden Mundwinkeln** die **Unterlippe hervor,** kommt es zu einer ablehnenden Bewertung der Umwelt und unter Umständen sogar zu Verbitterung. **Herabgezogene Mundwinkel**, bei zugleich **hervortretendem Kinn und gespannter Mundpartie**, zeigen, dass der Mensch positive Ansätze kaum wahrnimmt, obwohl diese eine Wende herbeiführen könn-

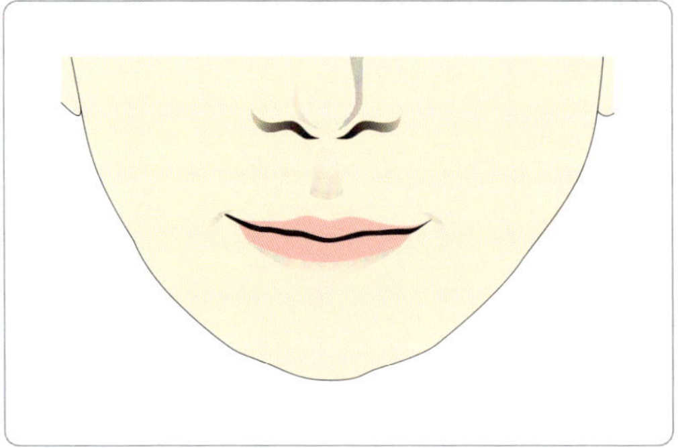

Abb. 6.25 Heraufgezogene Mundwinkel.

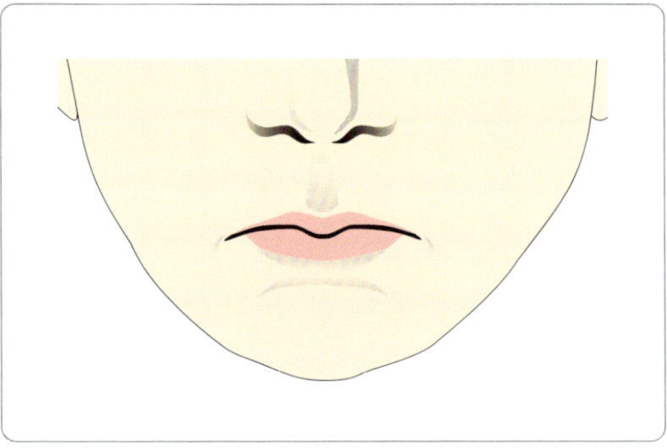

Abb. 6.26 Herabgezogene Mundwinkel.

ten. Er hat oft eine negative Grundhaltung und geht von weiteren Enttäuschungen in seinem Leben aus.

Praxistipp

Menschen mit heruntergezogenen Mundwinkeln sollten sich bewusst in positivem Denken üben und Enttäuschungen und Verletzungen aus ihrem Leben aktiv verarbeiten. Geben Sie Ihrem Patienten Übungen mit, um die Mundwinkel zu heben. Eine sinnvolle Übung wäre es beispielsweise, einen Stift in den Mund zu nehmen.

Feste Mundwinkel

Feste Mundwinkel sind in **Abb. 6.27** dargestellt.

Bedeutung: Diese Menschen setzen ihre Vorstellungen in der Realität durch.

Verkniffene Mundwinkel und gepresste Lippen

Bedeutung:

- Kämpfen ihre Gefühle nieder, verkneifen sich ihre Gefühle
- tendenziell **verschlossen**
- kontrollieren ihre Emotionen

Schiefer Mund

Mit einem schiefen Mund sind die Mundwinkel und die Mundstellung gemeint. So ist z. B. ein Mundwinkel hoch-, der andere heruntergezogen (**Abb. 6.28**). Der Mensch lächelt z. B. mit nur einem hochgezogenen Mundwinkel. Verstand und Gefühl sind im Ungleichgewicht. Die Person denkt anders, als sie fühlt und ist einem permanenten inneren Spannungszustand ausgesetzt. Dieser innere Zwiespalt kann auch zu spöttischem Verhalten führen.

Bedeutung:

- **sich widersprechende Gefühle**
- innerer Zwiespalt
- wenn ein Mensch etwas Unwahres sagt
- spöttisch-höhnisches Verhalten
- Unsicherheit

Linker Mundwinkel nach oben: Zufriedenheit auf der kreativen, sensiblen Gefühlsebene, in der Partnerschaft oder im Beziehungsumfeld.

Rechter Mundwinkel nach oben: Zufriedenheit im verstandesmäßigen, logischen und beruflichen Umfeld.

Gehen die Mundwinkel auf der entsprechenden Seite nach unten, zeigt das **Unzufriedenheit** und **Kummer** in diesem Bereich.

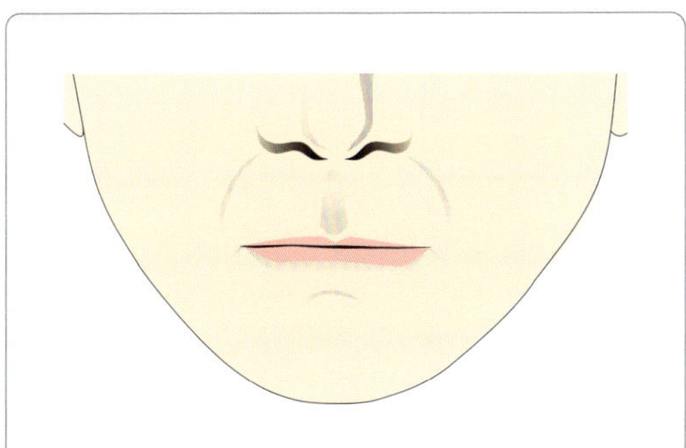

Abb. 6.27 Feste Mundwinkel.

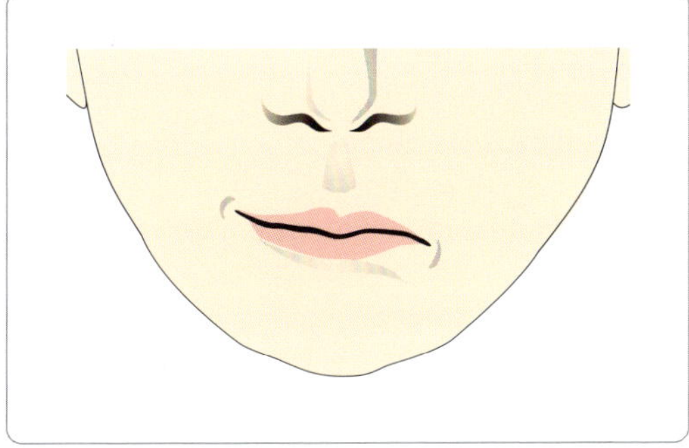

Abb. 6.28 Schiefer Mund (ein Mundwinkel hoch-, einer heruntergezogen).

6.8 Mund und Zähne in der Kommunikation

Wer unter ausgeprägtem Einsatz von Unterkiefer und Lippen spricht, wird zu den Erfolgreichen gezählt. Man nimmt diesen Menschen ab, dass sie etwas zu sagen haben. Das heißt, beim intensiven **Sprechen** sollte der Mund immer so weit **geöffnet** sein, dass die Spitze des kleinen Fingers zwischen die Schneidezähne passt. Näher sollten sich die beiden Zahnreihen nicht kommen.

Bedeutung:

- Lippen zwischen die Zahnreihen ziehen: denken angestrengt nach, suchen nach einem Wort oder Begriff, unentschlossen im Verhalten
- Zähne während eines Gesprächs zeigen: möchten ihren Worten Nachdruck verleihen
- mit geschlossenen Zähnen und Lippen sprechen: der Mensch baut eine Barriere, um seine Sensibilität zu schützen

Dies sind die wichtigsten mimischen Äußerungen am Mund, die natürlich durch viele mimische Ausdrücke erweitert werden können.

6.9 Mund – Pathophysiognomik und Psychosomatik

Organzonen, die sich im Bereich des Mundes zeigen können (**Abb. 6.29**):

- Magen
- Dünndarm (Oberlippe)
- Dickdarm (Unterlippe)
- Gallenblase und ableitende Gallenwege
- Leber
- Bauchspeicheldrüse
- Milz

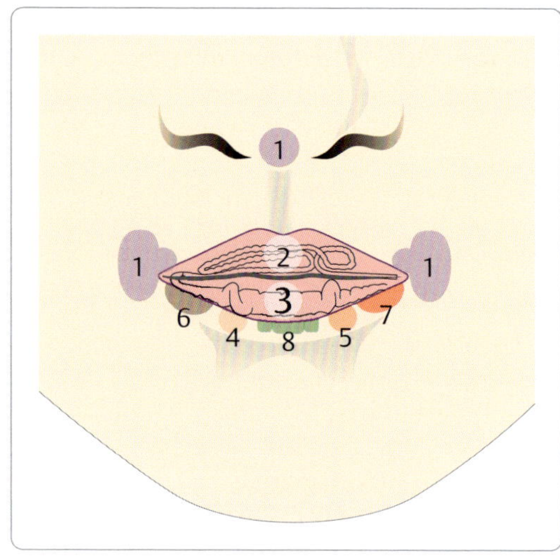

Abb. 6.29 Organzonen am Mund: **1** Magen, **2** Dünndarm (Oberlippe), **3** Dickdarm (Unterlippe), **4** Gallenblase, **5** Galle ableitende Wege, **6** Leber, **7** Milz, **8** Bauchspeicheldrüse.

6.9.1 Magen

Der Magen als Ausdruckszone in der Pathophysiognomik wurde bereits ausführlich in Kap. 5.8.1 (S. 141) behandelt. Es soll aber darauf hingewiesen werden, dass sich an der Ausdruckszone des Magens **beidseits der Mundwinkel** v. a. **stoffliche Veränderungen und Belastungen** zeigen, während die Ausdruckszone für den Magen an der Nase v. a. bei psychosomatischen Belastungen oder in Stresssituationen sichtbar wird.

6.9.2 Dünndarm

Anatomie und Physiologie

Der Dünndarm beginnt am Magenpförtner (Pylorus). Er endet mit der Einmündung in den Dickdarm an der Ileozäkalklappe und erstreckt sich über die Länge von insgesamt 4–6 Meter.

Anatomisch lässt sich der Dünndarm in **3 aufeinander folgende Abschnitte** einteilen:

- Duodenum (Zwölffingerdarm)
- Jejunum (Leerdarm)
- Ileum (Krummdarm)

Der Darm besitzt eine **zweischichtige Muskelschicht** (Tunica muscularis) mit einer inneren Ringmuskel- und einer äußeren Längsmuskelschicht. Das Schleimhautrelief weist abschnittsspezifische Besonderheiten auf. So ist es beispielsweise im Duodenum am deutlichsten ausgeprägt und wird zum Ende des Dünndarms hin immer flacher.

Im Dünndarm werden die Nährstoffe mit **Sekreten der Bauchspeicheldrüse und der Galle vermischt** und in resorbierbare Bestandteile (Wasser, Elektrolyte, Kohlenhydrate, Aminosäuren, Fettsäuren, Vitamine, Mineralien, Spurenelemente etc.) aufgespalten und v. a. in den oberen Dünndarmabschnitten resorbiert. Um diesen umfangreichen Aufgaben gerecht zu werden, weist die Schleimhautoberfläche (v. a. Duodenum und Jejunum) eine beträchtliche Oberflächenvergrößerung durch Schleimhautfalten auf, sogenannte **Kerckring-Falten**. An ihnen befinden sich Zotten (Villi intenstinales), die wiederum kleine fingerförmige Fortsätze, die sogenannten Mikrovilli, tragen. Insgesamt resultiert daraus eine Resorptionsfläche von ca. 300 m^2. Diese ausgeprägten Oberflächenvergrößerungen nehmen zum Dünndarmende hin kontinuierlich ab. Die Resorption der Nährstoffe geht zurück, dafür wird zunehmend Wasser resorbiert.

Neben ihrer physiologischen Funktion der Nahrungsaufspaltung und Resorption haben Dünn- und Dickdarm ein **umfangreiches Nervensystem**. Oft wird vom **Darm-Hirn** gesprochen. Der Magen-Darm-Trakt ist auf vielfache Weise mit dem Gehirn verbunden, produziert 95 % unseres Serotonins und hat Einfluss auf menschliches Verhalten und Wohlbefinden. Auch immunologisch kommt Dick- und Dünndarm eine wichtige Rolle zu. So befinden sich **70–80 % aller Antikörper-produzierenden Zellen** in der Darmschleimhaut. Der Darm hat zudem eine wichtige Barriere- und Abwehrfunktion.

Pathologie

Wichtige Erkrankungen des Dünndarms:

- Probleme im Bereich der **Assimilation und Resorption der Nahrungsbestandteile** (Durchfall, Reizdarmsyndrom, bakterielle Fehlbesiedlung, Nahrungsmittelunverträglichkeiten)
- **Ulcus duodeni** (Geschwür des Dünndarms)
- **Morbus Crohn** (entzündliche Veränderungen)
- allgemeine **Entzündungsreaktion**

Pathophysiognomische Merkmale

Informationen über den Dünndarm erhalten wir bei genauer Betrachtung der Oberlippe.

Praktisches Vorgehen Zeigen sich im Bereich der Ausdruckszone des Dünndarms Verfärbungen (**Tab. 17.1**), Hautunreinheiten (**Tab. 17.2**)? Sind diese abhängig von der Nahrungsaufnahme?

Auswertung Im Bereich der Dünndarmausdruckszone ist besonders auf weiße und rote Verfärbungen zu achten.

Weiße Verfärbungen deuten auf eine **mangelnde Blutversorgung des Verdauungstrakts** hin. Durch häufiges achtloses Essen zwischendurch bekommt der Verdauungstrakt zu wenig Anregungen zur Säfteproduktion, sodass Verdauungsstörungen entstehen. Zusätzlich können weiße Verfärbungen darauf hindeuten, dass der saure Speisebrei aus dem Magen im Duodenum nur insuffizient neutralisiert werden kann.

Rote Verfärbungen weisen auf **entzündliche Reaktionen** hin. Es können sowohl einzelne rötliche Punkte als auch eine flächige Rötung mit unscharfer Grenze zum Lippenrot sichtbar sein.

Psychosomatische Hintergründe und Fragen für die Anamnese

Dem Dünndarm wird, analog zu seiner Funktion, das analytische Verarbeiten, die **Verdauung äußerer Eindrücke** zugeordnet. Wie geht der Mensch mit Erfahrungen und Eindrücken aus der Welt um? Wie gut gelingt es ihm, diese zu integrieren, auszusortieren und aufzunehmen? Wie sehr analysiert und kritisiert dieser Mensch und wie gut gelingt es ihm, Dinge unvoreingenommen zu betrachten? Was passiert bei der Überflutung mit zu vielen Reizen und Eindrücken? Wenn es zu Störungen in diesem Bereich kommt, können emotional gesehen oftmals **Ängste, Mutlosigkeit und Unruhe dahinterstecken**. Hier ist darauf zu achten, wo dieser Mensch Stabilisierung und Sicherheit braucht, um wieder in die eigene Kraft zu kommen.

6.9.3 Dickdarm

Anatomie und Physiologie

Der Dickdarm beginnt an der Ileozäkalklappe und endet mit einer Länge von ca. 1,5 Meter am Rektum (Enddarm). Seine **Hauptaufgabe** stellt die **Wasser- und Elektrolytrückresorption** dar. Außerdem dient er der **Speicherung des Darminhalts** (Rektum). Er hat eine wichtige Funktion in der **Abwehr von Bakterien und Krankheiten** sowie bei der **Bildung von essenziellen Aminosäuren und Vitaminen**.

Anatomisch lässt sich der Dickdarm in folgende Abschnitte untergliedern:

- Blinddarm mit Appendix vermiformis
- Colon (Grimmdarm) mit Colon ascendens, transversum, descendens und sigmoideum
- Rektum (Mastdarm)

Im Gegensatz zum Dünndarm finden sich **keine Zotten** mehr, d. h., die Oberfläche ist auch nicht mehr so stark vergrößert. Dafür beherbergt der Dickdarm zahlreiche schleimbildende **Becherzellen und Lymphfollikel**.

Pathologie

Störungen im Dickdarm können zu einem **Reizdarmsyndrom** führen, es können chronisch-entzündliche Darmerkrankungen auftreten oder andere entzündliche Prozesse entstehen. Während der Dünndarm nur sehr selten von Tumorerkrankungen betroffen ist und weniger als 5 % aller Tumoren des Magen-Darm-Trakts ausmacht, ist das kolorektale Karzinom des Dickdarms um ein Vielfaches häufiger.

Pathophysiognomische Merkmale

Praktisches Vorgehen und Auswertung Zeigen sich im Bereich der **Unterlippe Schwellungen** (Hinweis auf Stauung, z. B. bei Neigung zu Obstipation), **Rötungen** (Hinweis auf entzündliche Prozesse) oder **verblasst das Lippenrot** (Hinweis auf Belastung der Darmschleimhaut, kann auch in Zusammenhang mit einer Leberbelastung auftreten)?

Psychosomatische Hintergründe und Fragen für die Anamnese

Dem Dickdarm ist symbolisch das **„Loslassen“ von Vergangenem** zugeordnet. Bei Menschen, die hier Probleme haben, sollte herausgearbeitet werden, wo sie Schwierigkeiten haben, etwas loszulassen, wo sie etwas zurückhalten. Wobei es hier um die materielle und die psychische Ebene geht. Oft treten Probleme im Dickdarm in Lebenssituationen auf, in denen Entwicklungssprünge notwendig sind. Dazu ist es oftmals nötig, alte Strukturen, eigene Verhaltensmuster etc. zu überdenken und zu überprüfen. Es ist wichtig, mit der gegenwärtigen Lebenssituation aktiv umzugehen, deren Schwierigkeit anzuerkennen, die Herausforderungen zu verdauen und sich bewusst damit auseinanderzusetzen. Es geht darum, „auszumisten“, sich auf Veränderungen einzulassen, Wesentliches zu bewahren und alte Strukturen loszulassen.

Wichtige Fragestellungen sind:

- Was können Sie in Ihrem bisherigen Leben loslassen?
- Welche Verhaltensmuster hindern Sie am nächsten Entwicklungsschritt?
- Wie gut gelingt es Ihnen, mit der aktuellen Lebenssituation aktiv umzugehen?

6.9.4 Gallenblase und ableitende Gallenwege

Anatomie und Physiologie

Die birnenförmige Gallenblase liegt an der Unterseite der Leber und hat ein Volumen von ca. 30 ml. Sie speichert die in der Leber produzierte Gallenflüssigkeit und sezerniert sie bedarfsgerecht in den Darm. Dort hat sie eine wichtige Funktion bei der **Verdauung und Absorption der Nahrungsfette**. Die Gallensäuren werden im terminalen Ileum zu 85–95 % resorbiert und unterliegen damit dem enterohepatischen Kreislauf (Darm-Leber-Kreislauf). Durch das mehrfache Zirkulieren der Gallensäuren zwischen Leber, Gallenblase und Darm wird die Menge neu zu bildender Substanzen verringert.

Pathologie

Häufig und bekannt sind Gallensteinleiden (Cholelithiasis), wobei diese sowohl die Gallenblase (Cholezystolithiasis) als auch das Gallengangssystem (Choledocholithiasis) betreffen können. Im Zusammenhang mit Gallensteinleiden kann es u. a. zu schmerzhaften **Gallenkoliken** oder zu einer **Gallenblasenentzündung** kommen. Generell kommen Gallensteinleiden bei Frauen häufiger vor als bei Männern.

Pathophysiognomische Merkmale

Gallenblase und ableitende Gallenwege zeigen sich **unterhalb der Unterlippe**. Im Zusammenhang mit der Betrachtung der Gallenregion sollte **immer die Leberregion mitbeurteilt** werden, da Erkrankungen von Leber und Galle oftmals zusammenhängen bzw. sich aufeinander auswirken.

Praktisches Vorgehen und Auswertung Finden sich im Bereich der Gallenzone oder der angrenzenden Leberzone **farbliche** (**Tab. 17.1**) oder **gewebestrukturelle Veränderungen** (**Tab. 17.2**)?

Psychosomatische Hintergründe und Fragen für die Anamnese

Hinter Erkrankungen der Gallenblase und der Gallenwege stehen die Themen **Aggression**, **Ärger** und **Zorn**. Sprichwörter bzw. Redewendungen wie „Da kommt mir die Galle hoch“ oder jemand „ärgert sich gelb und grün“ oder jemand hat einen „galligen Humor“ sind allseits bekannt. Das griechische Wort für Galle (cholé) findet sich auch in den Temperamenten wieder: Choleriker (S. 85) und Melancholiker (S. 86).

Finden sich pathophysiognomische Veränderungen in diesem Bereich oder ist bei der Person ein Gallensteinleiden bekannt, sind folgende Fragestellungen interessant:

- Wie erlebt diese Person ihre Emotionen und wie geht sie mit ihnen um?
- Hat dieser Mensch viel Bitteres im Leben erlebt und wenn ja, wie hat er das verarbeitet?
- Kann der Mensch wirklich seinen eigenen Weg im Hier und Jetzt gehen oder gibt es immer wieder fremde Einflüsse oder innere Zweifel, die ihn davon abbringen?
- Wird gesunde Aggression verdrängt?
- Wo passt sich der Mensch an? Wo ist er im Strom der Zeit gefangen?

Wolf Büntig (Arzt und Psychotherapeut) definiert gesunde Aggression als „hingehen zu dem, was guttut und weggehen von dem, was schadet“. **Aggression** ist durchaus wichtig, solange sie nicht destruktiv wird. Der Pädagoge Jesper Juul hat ein Buch über „Aggression – warum sie für unsere Kinder notwendig ist“ geschrieben. Er übt Kritik an dem heute dominanten Aggressionstabu, das Familien und Bildungseinrichtungen auffordert, Gefühle wie Wut und Ärger zu unterdrücken. Juul nennt dies das „Botox-Syndrom der Seele“, das nur noch positiven Gefühlen Raum geben soll. Es ist wichtig, dass Kinder lernen, dass auch Phasen von Aggression und Frustration zum Leben gehören.

Wie gelangen wir wieder in einen Zustand, wo wir konstruktiver Aggression einen Raum geben können und Emotionen stimmig kommunizieren? Wo findet der Mensch sein **persönliches Ärgerventil** und wo erhält er **Zugang zu seiner Bandbreite von Emotionen und Gefühlen**? Passend dazu wird in der traditionellen chinesischen Medizin den Organen Leber und Galle Mut und Gefühlskraft als psychisches Korrelat zugeordnet.

6.9.5 Leber

Anatomie und Physiologie

Die Leber ist das **zentrale Stoffwechselorgan** und an zahlreichen lebenswichtigen Prozessen beteiligt. So greift die Leber in den Kohlenhydrat-, Protein- und Fettstoffwechsel ein. Sie ist z. B. an der **Bildung von Gallenflüssigkeit, Gerinnungsfaktoren und Hauptplasmaproteinen** sowie an der **Synthese von Vitamin D** beteiligt, fungiert als **wichtiges Ausscheidungsorgan** (Abbau von Alkohol, Medikamenten etc.) und ist das **Hauptorgan für die Kontrolle des Cholesterinstoffwechsels**. Nährstoffe, die aus dem Darm aufgenommen werden, gelangen über die Pfortader zunächst in die Leber, werden dort gespeichert, weiterverarbeitet oder eliminiert.

Pathologie

Lebererkrankungen können von verschiedener Ätiologie sein. So kann es durch Toxine wie **Alkohol** zu einer **Schädigung des Lebergewebes** kommen, durch **schlechte Ernährung** und **Fettüberlastung** zu einer **Leberverfettung** (Steatosis hepatis) oder durch **kardiologische Insuffizienz** zu einer **Leberstauung**. Aufgrund unterschiedlicher Genese kann es zur **Hepatitis** (Leberentzündung) kommen. **Lebertumoren** treten v. a. auf der Grundlage einer vorgeschädigten Leber auf.

Pathophysiognomische Merkmale

Praktisches Vorgehen und Auswertung Die pathophysiognomische Zone der Leber liegt unter dem rechten Mundwinkel, direkt neben der Zone der Gallenblase. Wie oben beschrieben, sollten diese Ausdrucksareale stets gemeinsam betrachtet werden. Finden sich in diesem Areal Schwellungen, Fältchen (**Tab. 17.2**) oder farbliche Veränderungen (**Tab. 17.1**)? **Fältchen** können Hinweise auf **Anstrengungen** sein, die das Organ leistet, **Schwellungen** weisen auf eine **Leberstauung** hin. Bei **farblichen Veränderungen** ist besonders auf Rotfärbungen zu achten, die auf eine **Entzündung** hinweisen können. Wenn wir hochempfindlich sind in menschlichen Begegnungen, alles schnell bewerten, wenn einer sich aus den Verhaltensmustern seines Gegenübers ständig verletzt fühlt, kann es sein, dass das Lebersystem belastet ist. Wenn wir gekränkt sind, entsteht aus der Kränkung die Neigung zum Krankwerden.

Psychosomatische Hintergründe und Fragen für die Anamnese

In der Leber werden **Nährstoffe aus dem Darm umgebaut, in Strukturproteine umgewandelt oder dienen der Ernährung, Speicherung** etc. Beim Fetus ist sie darüber hinaus an der Blutbildung beteiligt. Sie versorgt unseren Körper mit Nährstoffen, die durch das Blut im Körper verteilt werden. Sie ist ein wichtiger Impulsgeber und ein Kontrollorgan für das reibungslose Ablaufen physiologischer Prozesse.

Psychosomatisch steht die Leber für die **eigene Persönlichkeitsentwicklung** und die Frage nach dem eigenen bewussten Umgang mit dem Leben. Passend zur Lehre der Temperamente, wie sie in Kap. 3 (S. 81) ausführlich dargestellt ist, gilt die Leber in der traditionellen chinesischen Medizin als oberste Instanz der Gefühle. Ist die Leber im Gleichgewicht, werden Gefühlsregungen, Affekte und Emotionen nicht unterdrückt, sondern sind im Fluss. Sie kommen und gehen und die Person schafft es immer wieder, ihr eigenes inneres Gleichgewicht zu finden.

Es geht bei Leber-Themen um **Individualisierung der eigenen Lebenswünsche**, die **persönliche kreative Entfaltung** und **bewusste Einnahme des eigenen Lebensraums**. Alles, was diesen eigenen Raum einengt, greift die Energie der Leber an. Hierzu gehören beispielsweise gesellschaftliche Rollenbilder, Konditionierungen, Moralvorstellungen und Vernunftgründe, die das Zurückstecken eigener Ideen zur Folge haben.

Hier ist ein bewusster **Umgang mit eigenen Impulsen und Mut zur eigenen Gefühlskraft wichtig**, um das umzusetzen, was in jedem einzelnen Menschen zur Verwirklichung angelegt ist. Es geht darum herauszufinden, wer man selbst sein möchte, aus sich selbst heraus zu leben und mehr Freiheit, Authentizität und Lebendigkeit zu erlangen. Dabei braucht es teilweise auch **Kraft**, auch in Form der Gefühle Wut und Aggression (diese werden in der traditionellen chinesischen Medizin zusammen mit Mut dem Leber-Element zugeordnet) zur **Verteidigung des eigenen Lebensraums**. Es geht auch um Abgrenzung, um bewusstes Schaffen des eigenen Lebensraums. Lernt man, dies konstruktiv umzusetzen und dabei den Lebensraum und die Bedürfnisse der anderen zu berücksichtigen, bleibt man gleichzeitig flexibel und anpassungsfähig.

Wichtige Fragestellungen sind:

- Wie gehen Sie mit Ihrem Leben um? Was tun Sie konkret für die eigene **Persönlichkeitsentwicklung**?

- Gibt es Lebensumstände, die Ihre eigene Entfaltung und Entwicklung einengen?
- Können Sie sich gegenüber schädigenden psychischen Einflüssen abgrenzen?
- Wie ist Ihr Verhältnis zu Ihren **Gefühlen**? Wie empfinden Sie diese? Fällt es Ihnen leicht oder schwer, über Ihre inneren Gefühle zu sprechen (Leber-Emotion Wut)?
- Wie flexibel und kreativ reagieren Sie auf Veränderungen im Leben? Wie verhärtet sind Sie in Ihren eigenen Standpunkten, wenn es um Sinnfragen des Lebens geht?
- Wie bereit sind Sie, einmal gebildete Vorstellungen zu ändern? Oder wie sehr ärgern Sie sich, wenn im Leben Ihre Werte und Anschauungen infrage gestellt werden und eine Änderung oder Erweiterung nötig wird?

6.9.6 Bauchspeicheldrüse (Pankreas)

Anatomie und Physiologie

Die Bauchspeicheldrüse ist ein ca. 15 cm langes und 80–100 g schweres Organ, das im Oberbauch hinter dem Magen liegt. Es wird in 3 Teile (Kopf, Körper und Schwanz) unterteilt.

Funktion der Bauchspeicheldrüse:

- exokrine Funktion: Produktion und Freisetzung von Verdauungsenzymen in den Dünndarm, u. a. zur Spaltung von Fetten, Eiweiß und Kohlenhydraten
- endokrine Funktion: Regulation des Blutzuckerspiegels (Abgabe der Hormone Insulin und Glukagon ins Blut)

Pathologie

Es kann (v. a. im Rahmen von Gallenwegserkrankungen und Alkoholabusus) zu **Entzündungen des Pankreas** (Pankreatitis) kommen. Hierbei ist v. a. die **exokrine Funktion des Pankreas eingeschränkt** und es kann zu heftigen Bauchschmerzen, Übelkeit, Erbrechen, Darmlähmung (Ileus) und zum Schock (durch Flüssigkeitsverlust) kommen. Die Gallenwege münden in der Regel gemeinsam mit dem Pankreasgang im Duodenum (auf der Papilla duodeni major). Gallensteine, die diesen Weg unterhalb des Pankreas verlegen, führen daher neben der bekannten **Gallenkolik** oftmals auch zu einer **begleitenden Pankreatitis**.

Auch **Pankreastumoren** sind möglich. Es handelt sich dabei um den dritthäufigsten Tumor des Verdauungstrakts. Dieser Tumor ist schwer zu diagnostizieren und schwer therapierbar. Die Prognose ist oftmals schlecht.

Beim Diabetes Typ 1 ist die endokrine Funktion des Pankreas betroffen. Durch immunologisch bedingte Destruktion der Insulin-produzierenden β-Zellen kommt es zu einer **chronischen Hyperglykämie**, die medikamentös eingestellt werden muss. Anderen Formen des Diabetes liegen u. a. sekretorische Defekte der β-Zellen zugrunde.

Pathophysiognomische Merkmale

Praktisches Vorgehen und Auswertung Die **Organausdruckszone** des Pankreas befindet sich **unterhalb der Unterlippe**. Hier ist auf Farbveränderungen (Blässe, Rötung etc., **Tab. 17.1**), Schwellungen und Einziehungen (**Tab. 17.2**) zu achten. Schwellung und Rötung sprechen für eine Stauung des Pankreas, die zu einer Entzündungsreaktion führen kann. Hier sollten auch die Bereiche von Leber und Galle mit in die Betrachtung einbezogen werden. Bei **Störungen der endokrinen Pankreasfunktion**, wie bei Diabetes, können sich **orange Farbveränderungen** zeigen.

Psychosomatische Hintergründe

Psychosomatisch ist die Bauchspeicheldrüse komplex und differenziert zu betrachten. Als überlebenswichtiges Organ ist sie ein sehr mächtiges Organ. Das entscheidende **Thema** ist **Macht und Ohnmacht**. Wie geht die Person damit um, ohnmächtig zu sein? Wie gelingt es, aus der Ohnmacht wieder ins Handeln zu kommen? Wo können Verletzungen und Kränkungen nicht losgelassen werden? Wie lebt die Person ihre emotionale Impulskraft? Wie gelingt ein gesunder Umgang mit dem Thema Aggression? Inwieweit kann die Person ein Gefühl der Lebensfreude zulassen, die Süße des Lebens aufnehmen und das Leben genießen? Und wo hat das Leben seine Süße verloren?

Betrachtet man die **exokrine Pankreasfunktion**, geht es um die Zerlegung und Analyse der Nahrung. Passend hierzu ist das Pankreas in der traditionellen chinesischen Medizin dem Funktionskreis von Milz und Magen zugeordnet. Beim Thema Magen geht es darum, wie etwas verdaut wird. Der Milz wird die Gefühlsqualität der Sorge um Mitmenschen und Situationen zugeschrieben. Das Analysieren und Sich-Gedanken-Machen hat bei der Milz einen liebevollen, fürsorglichen Aspekt. Betrachten wir den Aspekt der Analyse des Pankreas, handelt es sich um einen **mechanistisch-kühlen, vielleicht sogar aggressiven Bereich der Analyse**. Alles soll haarklein und energisch aufgeschlüsselt, in die Einzelteile zerlegt werden. Durch das viele Analysieren versuchen diese Menschen Sicherheit zu erlangen und bleiben dabei stets im **analytisch-kritischen Bereich, ohne auf die Gefühlsebene zu gehen**. Hier ist es wichtig, Kritik an sich selbst und anderen bewusst einzuschränken und auch mal fünfe gerade sein zu lassen.

6.9.7 Milz

Anatomie und Physiologie

Die Milz zählt zu den lymphatischen Organen unseres Immunsystems und liegt unterhalb des Zwerchfells im linken Oberbauch, nahe dem Magen. Sie ist in den **Blutkreislauf** eingeschaltet und erfüllt wichtige Aufgaben im Bereich der **Infektabwehr** und des **Zellaustauschs**. Überalterte rote Blutkörperchen sowie bestimmte Bakterien werden hier aussortiert. Wenn die Milz im Rahmen eines Notfalleingriffs chirurgisch entfernt wurde, haben diese Patienten ein 12-fach erhöhtes Risiko für Infektionen.

Pathologie

Besonders im Rahmen von **Infektionen** kann es zu einer **Größenzunahme** der Milz (Splenomegalie) kommen. Aber auch bei einem **Rückstau von Blut aus der Leber** (sowohl Milz als auch Leber sind mit der Pfortader verbunden) im Rahmen **metabolischer Erkrankungen**, bei **Herzfehlern** oder bei **Erkrankungen des Blutes** (z. B. Anämie) können Schwellungen des Organs auftreten. Hier zeigen sich häufig synchrone Schwellungen rechts und links an der Unterlippe.

Pathophysiognomische Merkmale

Praktisches Vorgehen und Auswertung Zeigen sich **Schwellungen** (**Tab. 17.2**) im Bereich der Milz und/oder der Leberausdruckszone? Zeigen sich **dunkle Verfärbungen** (**Tab. 17.1**) im Bereich der Milzausdruckszone?

Psychosomatische Hintergründe

Die Milz ist in der traditionellen chinesischen Medizin mit der Gefühlsqualität **Sorge** (sich um etwas Gedanken machen, etwas analysieren) und **Fürsorge** (sich um jemanden Gedanken machen) assoziiert. Bei Problemen brauchen wir diese Qualität, um konstruktive Lösungsstrategien zu finden. Sorge, Denken und der Vorgang des Nachdenkens und des Intellekts gehören zusammen. Außerdem hat die Milz die Qualität der **elterlichen, liebevollen Verbindung zu ihren Kindern** sowie die fürsorgliche Liebe zu Mitmenschen, die wir auch als christliche **Nächstenliebe** bezeichnen können.

Betrachten wir die Funktion der Milz als Organ unseres Körpers, ist sie eine wichtige **Filterstation** (v. a. für Erythrozyten, die roten Blutkörperchen). Patienten mit Milzproblematik fehlt auf der körperlich-pathologischen Ebene oft ein Teil dieser Filterfunktion oder diese wird überstrapaziert. Psychosomatisch gesehen können diese Patienten oft nicht mehr filtern. Das **Gefühl der Sorge wird belastend**. Oft beklagen sich diese Patienten über Gedankenkreisen und unproduktives Grübeln. Auch Fürsorglichkeit oder ein sorgendes Grundgefühl finden sich hier häufig.

Therapeutisch ist es wichtig, die gedanklich verarbeiteten und analysierten Probleme auf die Gefühlsebene zu bringen, um eine Integration zu ermöglichen. Sollte sich ein gesprächstherapeutischer Ansatz schwierig gestalten, eignen sich bei diesen oftmals sehr kopflastigen Menschen besonders **körperorientierte Therapieverfahren** als Intervention. Ziel ist es, diese Menschen wieder mehr in den Fluss ihrer eigenen Lebensfreude zu bringen, sodass sie zunehmend Flexibilität in den eigenen Emotionen erlangen.

7 Jochbeine und Wangen

7.1 Allgemeines

7.1.1 Anatomie und Physiologie

Von den insgesamt 6 Gesichtsknochen (**Abb. 7.1**) liegen 2 (Nasenknochen, Kinn) in der magnetischen Richtachse, und 4 (2 Jochbeine, 2 Unterkieferbogen) in der elektrischen Achse. Ihre Ausbildung und das Verhältnis zueinander sind physiognomisch zu beobachten.

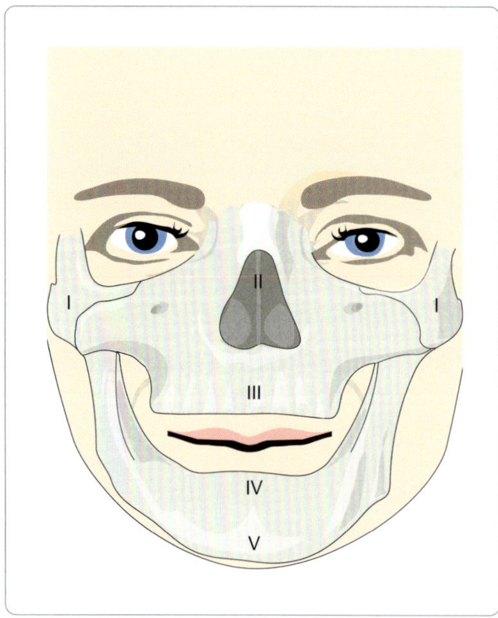

Abb. 7.1 Gesichtsknochen. I = Jochbein und Wangenknochen, II = Nase, III = Oberkiefer, IV = Unterkiefer, V = Kinn

Die Jochbeine liegen im Wangenbereich und werden deshalb auch **Wangenknochen** genannt. Dieser Bereich zählt zu den wichtigen **Kontrollstellen der Lungenfunktion**. Er wird auch als Gebiet des **„Lebensatems"** bezeichnet, an dem sich die Funktion des Immunsystems ablesen lässt.

An den Wangenknochen (Jochbeinen) können wir folgende Formmerkmale beobachten:

- markant und sichtbar
- weich eingebettet in die Muskulatur
- flach oder sogar ausgehöhlt
- breit – zur Seite breit oder nach vorne breit
- schräg verlaufend

Die Jochbeintätigkeit wird besonders von der **Mittelhirn-Tätigkeit** – vgl. Kap. 6.2 (S. 151) – beeinflusst, d. h., sie unterliegt seelischem Einfluss. Dies bedeutet, dass die menschlichen Verhaltensweisen, die von der Jochbeinregion beeinflusst werden, mehr den **unbewussten Gefühlsimpulsen** unterliegen.

Die Jochbeine sind auch mit dem Becken in Verbindung. So wie Kopfknochen verschiedenen Bereichen im Körper entsprechend zugeordnet werden, so können wir die Jochbeine entsprechend mit dem **Becken** in Verbindung bringen. Der Widerstand, den wir in den Jochbeinen lesen, kommt aus dem Unbewussten und der Raum des Unbewussten kommt aus dem Becken. Im Becken sind die **unbewussten Lebensgefühle** zu finden, die Vermehrung, die Mütterlichkeit. Alle, die ein breites Becken haben, haben einen Drang, Leben zu unterstützen, zu fördern, die Existenz des Lebens vorrangig zu sehen. Das ist der mütterliche Drang des Beckens. Deshalb stehen die Jochbeine für **innere Lebensgefühle, Lebenserhaltung und Lebensunterstützung**. Menschen mit breiten Jochbeinen haben häufig auch eine Betonung im Becken – nicht unbedingt breite Hüften, aber eine Betonung.

Merke

Für jedes Individuum ist es wichtig, dass es zu seinen persönlichen, individuellen Kräften und Wurzeln kommt.

Das **Becken** fordert uns instinktgesteuert auf, Widerstand zu leisten, wenn es um unsere **persönliche Entwicklung** geht. Die **Jochbeine** fordern dasselbe auf **seelischer Ebene**. Diejenigen, die das nicht beachten, werden nicht authentisch. Sie sind übertönt von allem, was um sie herum als richtig und wichtig erachtet wird, und sie sind sich ihres eigenen Selbsts nicht bewusst und wissen nicht, dass das Glück darin liegt, sein Leben dem eigenen Wesen gemäß zu verwirklichen. Dieses **Eigene zu finden ist der schwerste Weg**, der auch erst spät bewusst wird, da wir eingebunden sind in die familiären Muster.

Becken und Schultern stehen auch in einer energetischen Verbindung. Mit den Schultern nehme ich Raum in meiner Umwelt ein, zeige mich, wehre mich.

So betrachten wir mit den Jochbeinen immer auch das Becken und die Schultern und versuchen eine verknüpfende Interpretation zu finden.

Bedeutung Je breiter die Jochbeine zu den Ohren hin verlaufen und je knochiger sie aus dem Gesichtsumriss herausragen, desto stärker wirkt hier die elektrische Energie.

Im Körper finden wir die Korrespondenz mit den breiten Schultern und mit einer Betonung am Becken.

Im menschlichen Verhalten wirkt diese Energie als

- **Widerstandskraft** aus dem Seelischen heraus, sich einer Situation entziehen, passiv oder aktiv
- **Vitalität und Eigensinn.** Die Jochbeine wollen **zwingen.**
- **Arbeitsantrieb, Durchhaltekraft**
- **Selbstbehauptung** für die eigene Entwicklung – Eigengesetzlichkeit – will so bleiben, wie ich bin. Sie wollen ihre Originalität wahren. Sie können sich abgrenzen.
- **Stolz**
- **Führungsanspruch**

Menschen, die viel harte Arbeit leisten mussten, entwickelten enorme **Widerstandskräfte** und damit auch breite und **kräftige Jochbeine**, die auch ein Zeichen von Durchhaltekraft sind.

Die Kraft der Jochbeine ist sehr wichtig, um der zu werden, der ich bin, um immer mehr authentisch zu werden.

7.1.2 Pathophysiognomische Merkmale

Pathophysiognomisch lesen wir an den Jochbeinen Hinweise ab zu (**Abb. 7.2**):

- **Immunabwehr,** Vitalität – Überwindungsfähigkeit. Natale Ferronato erforschte an den Jochbeinzonen den Ausdruck des Immunsystems und bestätigte damit Huters Aussage. Menschen mit breiten Jochbeinen sind unverwüstlich, auch bei Krankheiten. Sie raffen sich immer wieder auf und ringen sich auch bei Krankheiten durch. Menschen mit breiten Jochbeinen sind **Stehaufmännchen.**
- **Lungenfunktion**
- **Stoffwechsel, Kohlenhydrate, Fett, Eiweiß** – die ganze Wangenfläche unterhalb der Jochbeine gibt uns Aussagen über den Stoffwechsel. Bei Menschen, die in belasteten, vergifteten Lebensmustern leben, zeigt sich das in einer Verfärbung oder in Quellungen in diesem Bereich. Häufig beobachtet man, dass diese Menschen auch in ihrem Leben keine

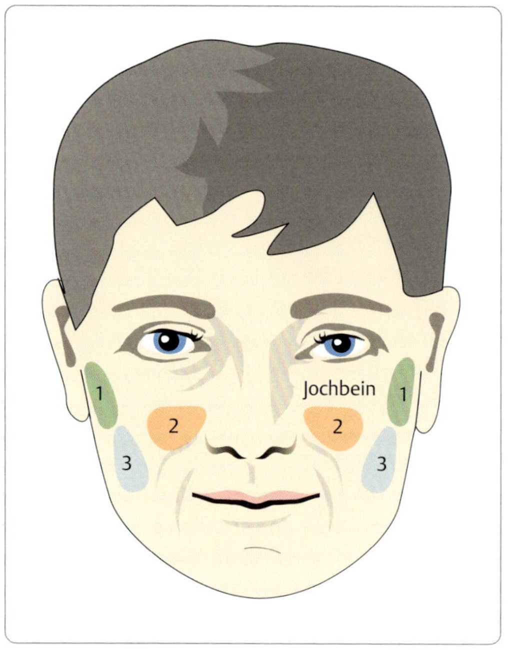

Abb. 7.2 Pathophysiognomik. Grün = Knochenstoffwechsel; orange = Eiweißstoffwechsel; blau = Kohlenhydratstoffwechsel

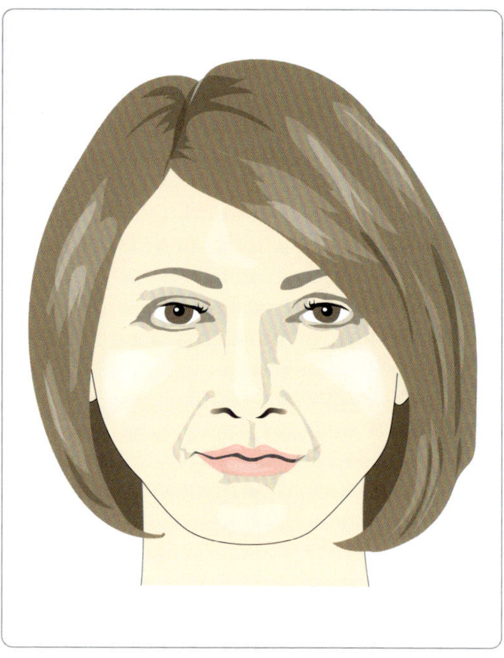

Abb. 7.3 Markante Jochbeine.

Klärungen schaffen, weil Klarheiten in Situationen, die belastet und vergiftet sind, nicht herzustellen sind. Bei vielen Personen der Politik und Öffentlichkeit finden wir heutzutage diese Belastungen.

- **Knochenstoffwechsel** – starke Faltenbildung und Graufärbung vor dem Ohr weisen auf Störungen im Knochenstoffwechsel hin, v. a., wenn noch leichte Schwellungen und Grobporigkeit im Bereich der Schilddrüsen und Nebenschilddrüsen (unter der Nase) sichtbar sind.

7.2 Jochbeine – Ausprägung

7.2.1 Markante Jochbeine

Bedeutung:

- **Widerspruch und Eigensinn.** Menschen mit markanten Jochbeinen (**Abb. 7.3**) machen gerne, was sie wollen, widersetzen sich, verneinen. Manchmal sind sich diese Menschen aber auch **selbst im Wege**. Sie machen und wollen ein schwieriges Leben, indem sie **eigensinnig** machen, was sie wollen, sich widersetzen, verneinen.
- **Direkte und deutliche Artikulation** bei Forderungen. Sie nehmen kein Blatt vor den Mund. Sie artikulieren in aller Schärfe, wenn sie das Sagen haben.

- Meist haben sie eine **schwierige Biografie** mit viel Erfahrung. Sie trennen sich, wenn die Umgebung nicht bereit ist, sich an sie anzupassen.
- suchen die **Herausforderung,** suchen Widerstände

Schräg verlaufende markante Jochbeine

Stehen für Wagemut, Abenteuerlust. Das kann sich auf abenteuerliche Reisen, Hobbys, das Erlernen fremder Sprachen oder auch das Ausprobieren neuer Kochrezepte aus anderen Ländern beziehen.

Ist bei markanten Jochbeinen die **mittlere Nase flach,** dann leistet der Mensch **passiven Widerstand.** Dies sind sich gegenläufige Merkmale. Diesen Menschen kann es helfen, **andere zu begleiten,** die in Schwierigkeiten stecken: Dann inszeniert man keine eigenen Schwierigkeiten. **Sich für andere einsetzen**, um diesen mehr Selbstbestimmung und Freiheit zu schenken.

7.2.2 Breite Jochbeine

Breite Jochbeine sind eine große Hilfe, wenn man etwas Außergewöhnliches leisten, einen außergewöhnlichen Weg gehen und Schwierigkeiten überwinden möchte. Je breiter die Jochbeine sind, desto mehr Widerstands- und Kampfgeist hat der Mensch zur Verfügung. Je nach der Form der Nase sehen wir dann auch noch den Fleiß und am Unterkiefer die Beharrlichkeit. Kommt alles ergänzend zusammen, sind das sehr unternehmerische Eigenschaften.

Bedeutung:

- unermüdlicher **Arbeitseifer und ehrgeizige Pläne,** große seelisch-motorische Antriebskraft
- **Tatkraft und Unternehmungslust.** Die Menschen sind energiegeladen und von ihren Leistungen überzeugt. Sie arbeiten gerne, packen zu, übernehmen gerne Verantwortung und nehmen auch gerne eine Sonderstellung ein.
- **Kritik** wird als Herausforderung angesehen und sie begegnen ihr mit **Abwehr.** Sie greifen dann selbst schnell an – aus dem Gefühl heraus. Lehnen sich auf, wenn sie das Gefühl haben, dass es nicht zu ihnen passt. Das kann man intellektuell nicht erklären.
- Sie kommen **schwerer über Ungerechtigkeiten, Verletzungen,** Enttäuschungen und Beleidigungen **hinweg.** Aus tiefen Schichten melden sich Empfindungen des Nicht-verzeihen-Könnens. Dazu ist es wichtig, den Augenausdruck, den Mund und die Hautfärbung zu betrachten. Bei entsprechenden Anlagen ist es wichtig, daran psychotherapeutisch zu arbeiten, damit der Mensch glücklich wird.
- **bockig, eigenwillig** – wollen nicht gehorchen, wollen sich nicht anpassen
- Sie schätzen das **Gefühl gebraucht zu werden** – deshalb sollte man sie in Überlegungen mit einbeziehen, sie um Rat fragen, zeigen, dass man sie schätzt.

Therapeutische Hinweise Als **Lernaufgabe** kann der Patientin und dem Patienten mitgegeben werden: Akzeptieren Sie, dass andere auch etwas selbstständig und gut erledigen können.

Kinder mit breiten Jochbeinen lassen sich nichts beibringen. Sie wollen alles selbst machen. Sie ziehen auch oft früh aus dem Elternhaus aus, weil sie das **„Gehorchenmüssen" als Unterdrückung** empfinden. Sie brauchen sehr viel Hinhören und Hinschauen, was sie wirklich brauchen. Mit diesen Kindern darf man viel lernen.

Für **Menschen mit breiten Jochbeinen** ist es eine gute Lebensmöglichkeit, wenn sie sich Aufgabenfelder oder Menschen suchen, die Schwierigkeiten haben, wo sie etwas ändern wollen oder wo sie helfen können.

Breite, gut eingepolsterte Jochbeine

Bedeutung Veränderung mit Ruhe. Diese Menschen wirken viel freundlicher und umgänglicher als Menschen mit markant hervorstehenden Jochbeinen. Sie können auch mal andere herumkommandieren, ohne dass die es merken.

Stark in die Breite (Richtung Ohren)

Bei diesen Jochbeinen ist der seitliche Teil als Schläfenfortsatz deutlicher ausgeprägt (**Abb. 7.4**). Damit haben wir dann auch einen Menschen mit einem breiten Gesicht vor uns. Die **elektrische Energie** ist damit **dominant**.

Bedeutung: Dieses Zeichen sagt uns etwas darüber aus, wie die Selbstbehauptung unseres Gegenübers ist.

- Einem breiten Gesicht ist das Bedürfnis angeboren, sein „Ich" zu behaupten. Ist die Selbstbehauptung erlernt, dann sieht man das an der Haltung.
- Widerstand gegen **fremd-seelische Einflüsse** (starke Eigengesetzlichkeit). Der Mensch wehrt sich gegen Fremdbestimmung zur Wahrung seiner **Originalität**. Er wehrt sich zum **Erhalt des Eigenen.** Selbst wenn er ja sagt, macht er sein Ding.
- **Wehrt sich im öffentlichen Bereich.** Als Chef verkörpern sie eine starke Autorität. Sie erwarten, dass man auf sie hört. Wenn eine Anweisung nicht befolgt wird, hat das Folgen. Es ist der Chef, der beißt.

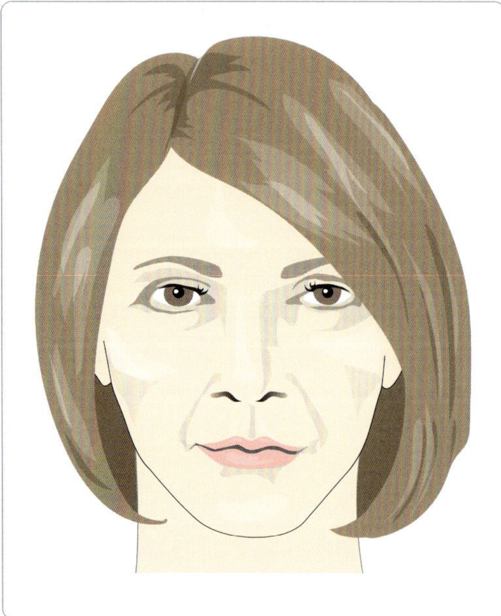

Abb. 7.4 Jochbeine nach vorne breit und zur Seite breit.

- **Selbstbewusstsein.** Sie können sich wenig anpassen und brauchen ihren Freiraum. Sie wollen **Selbstständigkeit.**
- Zeichen **hoher Belastbarkeit**
- **Hoher Arbeitseinsatz.** Sie lieben es, sich einzusetzen, etwas aufzubauen und ihre eigenen Vorstellungen zu verwirklichen.
- **Reicht das Jochbein bis zu den Ohren,** ist die Liebe zur Diskussion noch zusätzlich betont.

Mehr nach vorne (Richtung Nase)

Bedeutung:

- Widerstand mehr im familiären, persönlichen Bereich
- Im beruflichen Bereich müssen diese Chefs ihre Autorität nicht unbedingt durchsetzen.
- Es ist mehr Eigenwilligkeit, Eigensinnigkeit, weniger Widerstand.
- Antrieb, der nicht durch Planung gesteuert ist. Sie verteidigen ihre Ansicht temperamentvoll. Eher mal in Angriffslaune.
- Die Opposition ist eher sporadisch, nicht so kontinuierlich. Ja, aber …
- ebenfalls starker Arbeitsantrieb

In einem weichen Gesicht mit eingebuchteter, feiner Nase

Bedeutung:

- viel Ausdauer und Widerstandskraft
- Charakter weich und angepasst – d. h., der Mensch gibt um des Friedens willen nach.
- Wenn er allein ist, tut er, was er für richtig hält, und nicht, was die anderen raten.

Ist bei dieser Kombination zugleich das **obere Hinterhaupt flach**, dann leiden diese Menschen an **Minderwertigkeitsgefühlen und Unsicherheiten.** Kritik kann sie dann sehr verletzen, sie ziehen sich zurück, weil sie sich nicht recht zu wehren wissen, und man nicht mehr weiß, woran man bei ihnen ist. Es entsteht ein **innerer Stau**, der gesundheitlich Probleme machen kann. **Bewegung** kann helfen, das zu lösen.

Bei zartem Untergesicht und dünnem Hals

Bedeutung:

- Große **Widerstandskraft und großer Durchhaltewille**. Selbst wenn sich die **Erschöpfung meldet, wird beendet**, was man sich vorgenommen hat, statt eine Pause einzulegen. Die Eigengesetzlichkeit will das nicht zulassen.
- Das **schwächt Nerven- und Lebenskraft** und die Folge davon ist meist **Reizbarkeit und Nervosität.** Man hat zwar viel geleistet, ist jedoch **erschöpft und nicht mehr fröhlich.**

Breite, flache Jochbeine

Breite, flache Jochbeine sind häufig bei Menschen mit asiatischem Hintergrund. Diese stehen ganz im Dienst der Arbeit, zeigen viel **Zähigkeit** und **Ausdauer**, um ihre Aufgabe zu erfüllen. Was sie innerlich haben, was sie als Kultur in sich tragen, geben sie nicht preis. Sie haben die Widerstandskraft in sich. Um überleben zu können, müssen sie sich beugen. Eigengesetzlichkeit und Eigenwilligkeit nimmt man bei ihnen kaum wahr. Es ist mehr die Arbeitsleistung und Ausdauer. Es ist ein **passiver Widerstand**, der auch mit der Nase in Kombination gesehen werden muss. Sie setzen sich kraft ihrer Jochbeine durch, bringen sich aber mit den kleinen Nasen nicht individuell zur Geltung, sie werden als Individuum nicht deutlich. Die **eigene Kreativität ist wie gestorben**, sie nehmen die Ideen, die andere herausgearbeitet haben und geben aber das Ihrige nicht preis.

Breite Jochbeine und lange Beine Diese Menschen lieben das **Reisen, Jobwechsel und Umzüge** gehören zum Leben dazu.

Breite Jochbeine und große Hände Diese Menschen packen gerne zu, **verändern ihre Umgebung aktiv**.

Therapeutische Hinweise und Fragen für die Anamnese

Menschen mit breiten, flachen Jochbeinen könnten wir folgende Fragen stellen:

- Kennen Sie es, dass Sie ein **Stehaufmännchen** sind und nach schicksalhaften Erfahrungen wieder schnell auf die Beine kommen?
- Kennen Sie es, dass Sie **nachtragend** sind und immer wieder an alte Verletzungen denken?
- Können Sie leicht verzeihen?
- Wie gut können Sie sich anpassen – und wie schnell meldet sich ein inneres Gefühl des Eigenwillens, dem es schwer fällt, das zu tun, was andere wollen?
- Sind Sie ein arbeitsamer Mensch, der ständig in vielen Projekten aktiv ist?
- Arbeiten Sie gerne **selbstständig**?

Rubrikenauswahl

Bei Menschen mit breiten, flachen Jochbeinen lohnt sich ein Blick in folgende Rubriken:

- Gemüt – Eigensinnig, starrköpfig
- Gemüt – ungehorsam
- Gemüt – hartnäckig, beharrlich
- Gemüt – widerspenstig
- Gemüt – Neigung zu widersprechen
- Gemüt – Diskutieren oder Gemüt – Erregung bei einer Debatte
- Gemüt – Geschäftig, betriebsam

7.2.3 Schwache Jochbeine

Hier haben wir es mit einem **schmalen, oft eher langen Gesicht** (**Abb. 7.5**) zu tun.

Eine längliche Gesichtsform zeigt uns, dass die aus dem Unbewussten hochsteigenden **Auflehnungsvorgänge kontrolliert und unterdrückt** werden.

Bedeutung:

- **Schwach im Widerstand** leisten, im Widerstand melden, im Widerstand halten. Ein schmales Gesicht lässt Dinge, die man nicht will, viel zu lange zu.

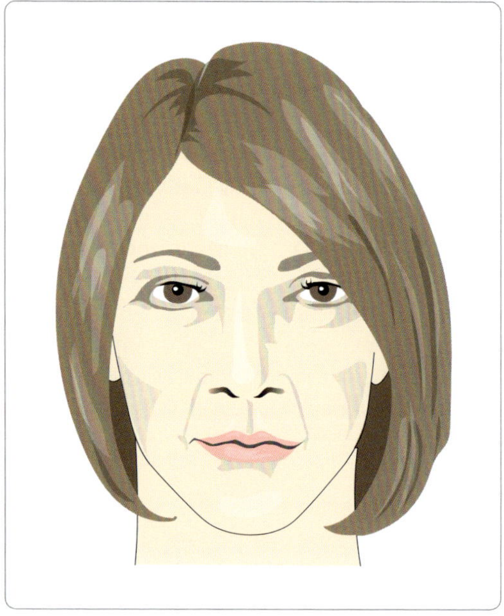

Abb. 7.5 Schwache Jochbeine.

- **Schlechtes Selbstwertgefühl:** Diese Menschen können **sich schlecht behaupten.** Sie gehen gut vorbereitet in neue Situationen. Sie **brauchen Zeit,** um Entscheidungen zu überdenken. Sie brauchen **viele Informationen** – eher mehr als andere, damit sie sich unterstützt fühlen.
- **Unsicherheit.** Trauen sich nicht. Werden leicht ängstlich. Gehen in die Defensive, wenn sie angegriffen werden oder ihnen Unrecht getan wird.
- Wollen **keinen Konflikt** und versuchen, ihn eher zu vermeiden. Gehen gerne auf **Nummer sicher.**
- Sie sind **verschlossen,** wenn sie sich Konfrontationen ausgesetzt fühlen oder in neuen Situationen.
- Leichtere **Ermüdbarkeit.**
- Mit eingefallenen Wangen **grübeln** diese Menschen gern und viel.
- **Schlechte Immunabwehr.** Auch wenig Widerstandskraft gegenüber Krankheiten. Man kann sich schlecht abgrenzen.

Therapeutische Hinweise und Fragen für die Anamnese

Menschen mit schwachen Jochbeinen könnten wir folgende Fragen stellen:

- Kennen Sie es, dass Sie sich in **neuen Situationen erst vorsichtig** verhalten, sich an Diskussionen erst einmal nicht beteiligen, bis Sie die Situation einschätzen können und sich sicher fühlen?
- Sind Sie ein Mensch, der sich **lieber anpasst**, um einen Konflikt auf jeden Fall zu vermeiden?
- Wenn Sie beleidigt sind, sprechen Sie dann über Ihre Gefühle? Oder ziehen Sie sich zurück und der Andere erfährt nie, was zwischen Ihnen war?
- Gehören Sie zu den Menschen, die sich schwertun, über ihre Gefühle zu sprechen, und die lieber selbst darüber grübeln?
- Gehören Sie zu den Menschen, die **immer 120 % vorbereitet** in Meetings gehen, damit man sie auf keinen Fall auf dem „falschen Fuß" erwischen kann?
- Wie ist Ihr **Selbstwertgefühl**? Trauen Sie sich in fremden Situationen zu, sich Ihren Raum zu nehmen und Ihre Entscheidungen zu behaupten?
- Wie reagieren Sie, wenn Ihnen **Unrecht** getan wird?

Als **Lernaufgabe** kann der Patientin und dem Patienten mitgegeben werden: Erinnern Sie sich an Ihr Können und Ihr Vertrauen zu sich selbst, wenn Sie sich in Gefahr wähnten. Schätzen Sie sich selbst. Seien Sie sich der eigenen Richtlinien und Verantwortung bewusst.

Rubrikenauswahl

Bei Menschen mit schwachen Jochbeinen lohnt sich ein Blick in folgende Rubriken:

- Gemüt – vorsichtig
- Gemüt – schüchtern, ängstlich
- Gemüt – gewissenhaft, peinlich genau in Kleinigkeiten
- Gemüt – Kleinigkeiten erscheinen wichtig
- Gemüt – brütet, grübelt
- Gemüt – Abneigung gegen Streiten

7.3 Wangen

7.3.1 Anatomie und Physiologie

Wangen sind der Bereich, der unterhalb der Jochbeine zum Mund zieht.

Dieser Bereich kann flach, gepolstert, eingefallen und unterschiedlich gefärbt sein. Durch **Lächeln** wird dieser Bereich aktiviert und je häufiger und spontaner Menschen lächeln oder lachen, umso mehr wird auch die Muskulatur in diesem Bereich trainiert. Diese Menschen haben dann ausgeprägte Wangen, man spricht auch von sog. **Kontaktbäckchen**. Der Begriff sagt dann schon, dass wir es mit einem Menschen zu tun haben, der gerne und leicht mit anderen Menschen in Kontakt kommt, der spontan auf andere zugeht, der ein offenes Herz für seine Mitmenschen hat. Deshalb nennt man diese Gesichtszone auch **Herzinteraktionszone**. Wenn der Bereich von den Nasenflügeln zu den Wangen strahlt und füllig, aber weich ist, dann verfügt der Mensch über viel Herzkraft.

Menschen mit **ausgeprägten Wangengrübchen** machen gerne anderen eine Freude. Diese sind auch ein Zeichen dafür, dass diesen Menschen viel gelingt, dass sie **beliebt** sind, Erfolg haben, bei anderen gut ankommen.

Die Wangen sind auch der Bereich, in dem wir viele Aussagen über die **Stoffwechselaktivitäten**, die **Lungenfunktion** und die **Herzfunktion** bekommen. Wir achten dabei auf **Verfärbungen, Falten, Strahlung und jegliche Veränderungen der Haut** (**Tab. 17.1**, **Tab. 17.2**).

7.3.2 Therapeutischer Hinweis

Dieser Mittelgesichtsraum, der auch Ausdruckszonen des Herzens und des Stoffwechsels beinhaltet, kann durch **Bewegung der Gesichtsmuskulatur immer auch aktiviert** werden.

Lach-Yoga bietet sehr motivierende Übungen dazu an. Dabei kann jeder selbst spüren, wie sehr unsere Stimmung verbunden ist mit unserer Gesichts- und Körpermuskulatur. Wenn wir niedergeschlagen sind, kann es auch helfen, ein bisschen Lach-Yoga zu üben und zu schauen, was es mit uns macht. Selbstverständlich soll das nicht dazu führen, dass wir Gefühle wegdrängen, denn die sollen wir voll und ganz fühlen. Doch dann dürfen wir auch üben, uns nicht von unseren Gefühlen und Gedanken bestimmen zu lassen, sondern uns freudvolle, vitale Sichtweisen aufs Leben zu erlauben.

Wenn wir lachen, wird die Mikrozirkulation angeregt und damit wird auch das Bindegewebe verbessert. Auch **Übungen aus Gymnastik, Yoga, Stimm- und Atemtherapie fürs Gesicht** sind sehr unterstützend für alle Organe, die wir hier pathophysiognomisch vorfinden, und sie sorgen auch dafür, dass wir eine **frische Gesichtshaut und Ausstrahlung** erhalten.

8 Kinn und Unterkiefer

8.1 Allgemeines

Das Untergesicht umfasst den unteren Teil des Gesichts: Nasensteg, Oberlippe, Unterlippe, Kinn und Unterkieferbogen.

> *Merke*
>
> Nasensteg und Oberlippe werden in der Ausdrucksqualität eher zur Mittelgesichtsregion gezählt und geben uns Auskunft über feinere Gemütsempfindungen.

Mit Unterlippe, Kinn und Unterkieferbogen beschäftigen wir uns bei der **materiellen Verwirklichung von Wünschen und Plänen, der Entscheidungskraft, den Prinzipien und dem Umgang mit Konflikten**. Kinn und Unterkiefer stehen mit dem Hinterhaupt (S. 224) und dem Kleinhirn in Verbindung und zeigen somit mehr die **motorische Impulskraft**. Untergesicht und Hinterhaupt sollten schön geschwungen und gerundet sein, da sich Kleinhirn und Unterkiefer gegenseitig ständig beeinflussen. So ist das Kleinhirn u. a. an der Koordination von Kau- und Muskelbewegungen des Unterkiefers beteiligt. Das Kinn zeigt die genetisch angelegte **Kraft und die Eigenart impulsiver Energie**. Es ist weniger stark der Veränderung unterworfen als beispielsweise der Mund. Je harmonischer sich die beiden Hirnhälften ergänzen, desto schöner bildet sich das Kinn.

Betrachtet man das Gesicht in der Dreiteilung (**Abb. 8.1**), kommen im gesamten **Untergesicht Wünsche**, **Begehren**, **Erleben** und **Verwirklichung** zum Ausdruck.

Eine voll integrierte, authentische, kraftvolle Persönlichkeit bildet sich, wenn der Mensch seine Wünsche in der realen Welt erprobt und verwirklicht. Das Untergesicht ist damit Spiegelbild für:

- motorische Taten: Es zeigt die Art und die Kraft der **körperlichen Leistungsfähigkeit**.

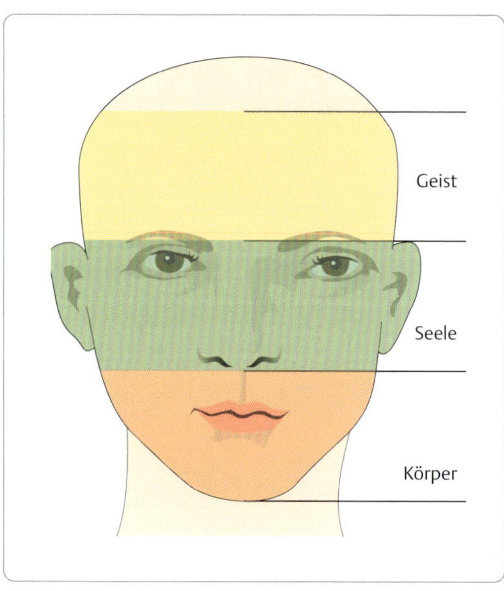

Abb. 8.1 Dreiteilung des Gesichts.

- **Biss und Widerstandskraft**: Sie lassen sich an der unteren Gesichtshälfte erkennen.
- **Tat- und Durchführungskraft**: Es zeigt sich, wie impulsiv die Bereitschaft zur Umsetzung der Pläne ist und wie hoch die Risikobereitschaft ist.
- Geschlechtsanlage: Es zeigt sich, wie das physische Begehren angelegt ist.
- Art des Ruhe- und Ernährungsverhaltens: Es zeigt Informationen über das **Genussleben** und die **Gesundheit des Ernährungssystems**.

Merke

Bei der Beurteilung des Tatimpulses ist auf harmonische Proportionen der Formen des Untergesichts zu achten. Alle anderen Ausdrucksformen müssen mit in Betracht gezogen werden. In der klassischen Rollenverteilung der Geschlechter werden bei der Analyse des Mannes v. a. das Untergesicht und das Kinn beachtet. Bei der Analyse der Frau wird hingegen eher der Mund beurteilt.

8.1.1 Naturelltypische Untergesichter

Die Untergesichter der 3 Primärnaturelle sind in **Abb. 8.2** dargestellt.

Ruh-Naturell

Das **Kinn** ist **groß**, **rund**, **voll**, **massig und weich**. Fleischige, weiche und grobmassige Gewebe herrschen vor. Teilweise liegt ein **Doppelkinn** vor. Dieses Kinn zeigt uns einen ruhigen körperlichen Impuls, der nicht schwach ist, aber gleichbleibend. Es drückt damit aus, dass eine **ruhige und genüssliche Lebensgestaltung** wichtiger ist, als aktiv tätig zu sein.

Bewegungs-Naturell

Das **Kinn** ist **kraftvoll vorgedrängt**. Das Untergesicht ist lang. Harte Knochenmassen treten hervor. Dieses Kinn steht für **Tatkraft**, **Körperkraft**, **starken körperlichen Impuls**, **eiserne motorische Nervenkraft** und eine **entsprechende Geschlechtsanlage**.

Empfindungs-Naturell

Der Bau von **Ober- und Unterkiefer** ist **verfeinert**. Die Zähne sind klein und fein. Kinn und Unterlippe treten zurück. Hier zeigt sich viel **Empfindsamkeit** und **Sensibilität** und ein feiner, aber lebhafter körperlicher Impuls, bei gleichzeitig schwächerer körperlicher und zarter geschlechtlicher Kraft.

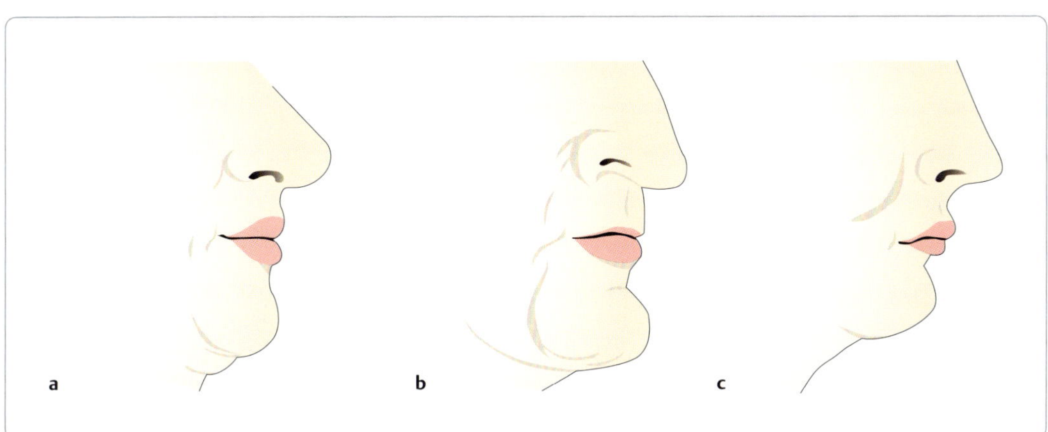

Abb. 8.2 Untergesicht der 3 Primärnaturelle nach Huter.
a Ruh-Naturell.
b Bewegungs-Naturell.
c Empfindungs-Naturell.

8.2 Kinn

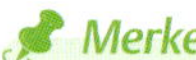

Merke

Nase und Kinn werden immer proportional im gesamten Gesicht gesehen.

Das **Kinn** steht für den **Impuls zur Tat**, der Handlungen über den Willen einleitet. Am Kinn lesen wir auch die Geschwindigkeit, von der dieser Tatimpuls begleitet wird.

In entwicklungsgeschichtlich früherer Zeit hatte der Mensch noch kleinere Kinnformen. Erst mit den Anforderungen der Zivilisation und der damit verbundenen körperlichen Anstrengung ist das Kinn nach vorne gewachsen. Gleichzeitig wölbte sich der obere Teil des Schädels, um dem Gehirn mehr Raum zu geben.

Beim **Kleinkind** ist das **Kinn noch zurückweichend und klein**, weil das Kleinhirn mit den motorischen Impulsen noch nicht voll entwickelt ist. In der Pubertät bewirkt das **Testosteron**, ein männliches Hormon, dass ein größeres und markanteres Kinn entsteht. Testosteron stärkt das Immunsystem und vermittelt auch eine körperliche Belastbarkeit und Robustheit.

Wissenswert

In Studien fand man heraus, dass ein markantes Kinn beim Mann für Frauen bei der Partnerwahl durchaus ein Attraktivitätsmerkmal ist.

Dass das Kinn ein wesentliches Merkmal unseres Gesichts ist, zeigen besonders Zeichnungen, Gemälde und Illustrationen (**Abb. 8.3**). Gerade bei Comiczeichnungen finden sich markante Kinnpartien. Durch das vorgeschobene, fliehende oder gerade Kinn werden die Figuren regelrecht **charakterisiert**.

Wenn man das Gesicht im **Profil** betrachtet und eine Linie von der Stirn zum Kinn zieht, die Nase dabei auslässt, kann man anhand dieser Linie beurteilen, ob das Kinn vorstehend, zurückgezogen oder gleichmäßig ist.

Bedeutung:

- Stärke der Knochen- und Muskelkraft, Kinn steht mit der Wirbelsäule und dem Rückenmark in Verbindung
- Impuls oder Antrieb zur Tat, d. h., die motorische Impulskraft zeigt, mit welcher Bereitschaft sich ein Mensch für oder gegen etwas einsetzt
- **Risikobereitschaft**

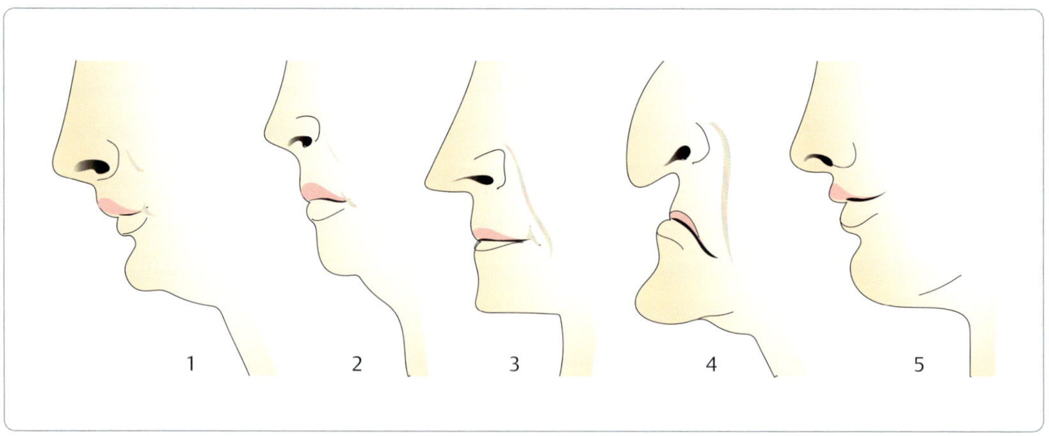

Abb. 8.3 Kinnformen nach Huter (**1–5**).
1 Oberlippe dominiert Unterlippe. Linienführung des Palliums ist konkav bei einem gefühlsbetonten Menschen. **2** Willensbetont, Unterlippe dominiert eher. Linienführung des Palliums beschreibt sich eckig oder gerade. Unterschiede in Nase und Kinn. **3** Nase stärker als bei **1** durch genügend Willensbetonung. Kinn etwas impulsiver durch Planmäßigkeit; nachdrücklicher Einsatz. **4** Willensbetonung, Beherrschung durch starke Wunschverwirklichungsimpulskraft. **5** Linienführung nach Kraft-Richtungs-Ordnung stimmig: Aus- und Einbuchtungen wechseln sich ab, ausgewogen; feines Gefühl, gutes Wollen. (Castrian W. Lehrbuch der Psycho-Physiognomik. 4. Aufl. Stuttgart: Haug; 2010)

8.2.1 Normales Kinn

Ein normales Kinn (**Abb. 8.6b**) zeigt eine durchschnittlich proportional harmonisch ausgeprägte und abgerundete Kinnbreite. Es ist im Profil weder hervorstrebend noch zurück liegend.

Bedeutung:

- **flexible Willensenergie**
- bestehen nicht auf ihrem Willen, wenn überzeugende Argumente dagegen sprechen

8.2.2 Kleines zurückliegendes Kinn

Dieses Kinn (**Abb. 8.4**) liegt im **Profil betrachtet im Verlauf zur Stirn zurück**. Das erkennt man auch an der Kopfhaltung, die leicht nach vorne geneigt ist (**Abb. 8.6c**). Das Großhirn ist übergewichtig, die Kinnknochen weichen zurück.

Bedeutung:

- schwacher, vorsichtiger Tatimpuls
- entspricht dem **Empfindungs-Naturell**, das für Gefühle und Empfindungen im Berufs- wie im Privatleben ansprechbar ist
- setzen sich nie brutal durch, nehmen sich eher zurück, statt sich mit Kraft selbst zu behaupten
- **große Geduld**, eher nachgiebig
- fühlen sich schnell moralisch verantwortlich, haben schnell ein **schlechtes Gewissen** und **Schuldgefühle**, denken über moralisches und unmoralisches Verhalten nach
- **großer Teamgeist** und **Kompromissbereitschaft**
- **hohe Empfindsamkeit** und sensibilisiert für alles, was schutz- und hilfsbedürftig ist
- **anlehnungsbedürftig**, brauchen Fürsorge
- nicht fähig, große Hindernisse zu überwinden, kommen im rohen Lebenskampf möglicherweise nicht gut zurecht

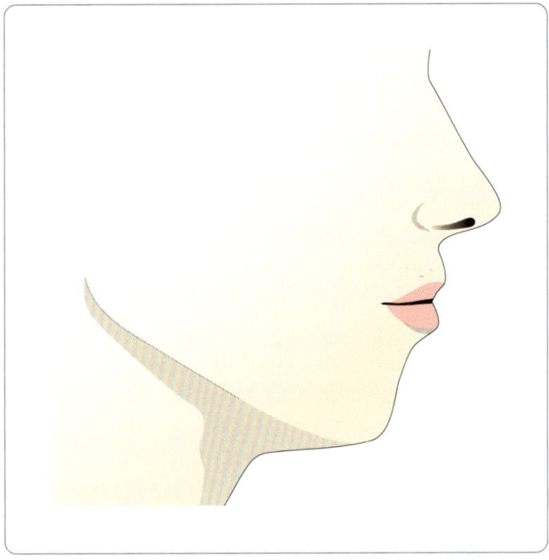

Abb. 8.4 Kleines zurückliegendes Kinn.

- ziehen sich bei Schwierigkeiten eher zurück und sprechen nur mit wenigen engen Vertrauten, wenn es ihnen schlecht geht.
- mögen Kinder und Tiere gerne
- brauchen Zeit, um sich zu sammeln, immer wieder Raum für Ruhe und Rückzug, wenn sie das haben, sind sie ausgeglichen und wieder für die Arbeit motiviert
- fehlen Erholungsphasen, können sie unter physischer Belastung schnell erschöpfen
- haben schnell Schuldgefühle, wenn sie kritisiert werden

Kombinationslehre Ist das kleine zurückliegende Kinn schwach und spannungslos, können die Menschen **reizbar reagieren**, aber eher **nervös, nicht impulsiv**. Manchmal finden wir als Kompensation dazu eine vorgeschobene Unterlippe und das muss in der Kombination wieder richtig zusammengesetzt werden. Man muss also immer genau hinschauen.

8

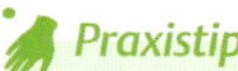

Praxistipp

Häufig finden wir in Familiengeschichten von Personen mit einem kleinen, zurückliegenden Kinn zu große Anpassung oder Unterdrückung. Ermutigen Sie die Menschen dazu, ihre Wünsche auszudrücken und umzusetzen. In psychotherapeutischen Übungen ist es wichtig, zu experimentieren, wie es ihnen mit Widerstand geht, wie sie ihren Raum einnehmen und wie sie sich wehren dürfen, wenn andere Menschen ihnen zu nahe treten. Regelmäßige stärkende Gymnastik, Sport oder Bein- und Fußarbeit unterstützen die Willenskraft und stärken auch körperlich. Meist stärkt sich dann mit den Jahren das Kinn.

(i) Rubrikenauswahl

Bei Menschen mit einem **kleinen zurückliegenden Kinn** lohnt sich ein Blick in folgende Rubriken:

- Gemüt – Beschwerden durch – Zorn – unterdrückten Zorn; durch
- Gemüt – Gefühle, Emotionen, Gemütsbewegungen – unterdrückte
- Gemüt – milde
- Gemüt – Nachgiebigkeit
- Gemüt – unterwürfig, servil
- Gemüt – Freude bereiten, zufriedenstellen – Verlangen, anderen eine Freude zu bereiten, sie zufriedenzustellen
- Gemüt – Wille – Willensschwäche
- Gemüt – Initiative, Unternehmungsgeist; Mangel an
- Gemüt – Wille – Verlust der Willenskraft
- Gemüt – Unternehmen; etwas – fehlt die Willenskraft, etwas zu unternehmen; es
- Gemüt – Unentschlossenheit, Schwierigkeit, Entscheidungen zu treffen
- Gemüt – Furcht – unternehmen; irgendetwas zu
- Gemüt – Launenhaftigkeit, launisch
- Gemüt – Unbeständigkeit
- Gemüt – Verlangen; großes – guten Meinung anderer; nach der
- Gemüt – Wille – zwei Willen; Gefühl, er habe
- Gemüt – zweifelt
- Gemüt – tadelt sich selbst, macht sich Vorwürfe
- Gemüt – Angst – Gewissensangst

8.2.3 Vorstehendes Kinn

Das Kinn **ragt über die gedachte Profillinie von der Stirn zum Kinn hinaus**, was wir auch mit einer Spannung am Kleinhirn in Zusammenhang sehen (**Abb. 8.5**). Steht das Kinn vor, sollte immer auf die Kraftreserven im Körperbau und im Nacken geachtet werden.

Bedeutung:

- hervortretendes Kinn: **starke Impulsivität, aktive Willensäußerung**
- stark vorstehendes Kinn: ein schnelles Kinn, Menschen sind **impulsiver** und schneller in ihren Tatimpulsen, was zu plötzlichen und unerwarteten Entschlüssen und **voreiligen Handlungen** führen kann, setzen die Gedanken schnell und manchmal übereilt um, sind übereifrig, wo es besser wäre, noch abzuwarten
- bereit, Bestehendes zu durchbrechen und **neue Akzente** zu setzen, wobei wir aus der Stirn ersehen, wie die neuen Akzente sein könnten
- dürfen lernen, sich mit ihren forschen Impulsen auseinanderzusetzen und mit diesen umzugehen

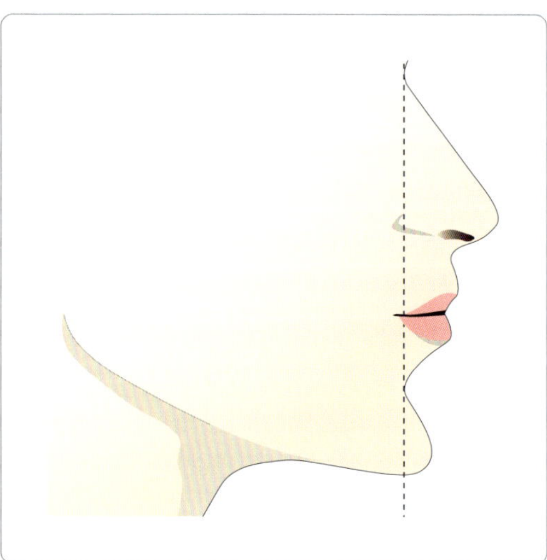

Abb. 8.5 Stark vorstehendes Kinn.

- vorstehendes Kinn kann in Verbindung mit dissonanten Anlagen zu **Übereifer**, **Ungeduld** und **Jähzorn** neigen
- Zeichen von **Trotz**: Kinn wird mimisch noch verstärkt durch eine gespannte, hervortretende Unterlippe und einen fest zusammengepressten, breiten Mund

Praxistipp

Es ist interessant, von impulsiven Menschen mit einem stark hervortretenden Kinn etwas aus der Familien- und Lebensgeschichte zu erfahren:

- Wie wurde/wird in der Familie mit Aggression umgegangen?
- Wie haben sie Aggression in der Kindheit erlebt?
- Nehmen sie die eigenen spontanen Impulse wahr?
- Wie gehen sie damit um?

Rubrikenauswahl

In der Homöopathie können wir die Impulse noch sehr viel weiter differenzieren: ob es sich um eine Gereiztheit handelt oder um Gewalttätigkeit, ob dieses Verhalten im Rahmen einer vehementen Krankheit auftritt oder eine eher eine alltägliche Reaktionsweise des Menschen ist.

Bei Menschen mit einem **stark hervortretenden Kinn** lohnt sich ein Blick in folgende Rubriken:

- Gemüt – spontan, impulsiv
- Gemüt – hitzig, feurig
- Gemüt – leidenschaftlich
- Gemüt – heftig, vehement
- Gemüt – Wutanfälle
- Gemüt – zudringlich, aufdringlich
- Gemüt – überstürzt, vorschnell, unüberlegt, unbesonnen
- Gemüt – Indiskretion, Taktlosigkeit
- Gemüt – Destruktivität, Zerstörungswut

8.2.4 Breites und vorstehendes Kinn

Ein breites Kinn ist in **Abb. 8.6a** und **Abb. 8.7** dargestellt.

- Bedeutung: Ausdruck eines **starken Kleinhirns**, damit einer **starken Knochen- und Muskelkraft**, einer **starken Herzmuskelkraft und Geschlechtskraft**
- starke Tat- und Willensimpulse, es wird nicht abgewartet, sondern selbst angepackt oder angeleitet, was zu tun ist
- Reizbarkeit und Aggressivität, die gut ist, wenn etwas durchgesetzt werden soll
- **kraftvolle Menschen**, die sich im Leben behaupten und messen wollen, um ihren Platz zu festigen
- können ihren Willen klar und stark äußern, zeigen **Kampfgeist** und **Durchsetzungsvermögen**
- große **Ausdauer** und **Zähigkeit** bei der Durchführung festgesetzter Ziele und der Überwindung von Hindernissen
- breites Kinn, das in die Elektrizitätsachse geht: Zeichen von größerer **Risikobereitschaft**

Exkurs

Aggression

Aggression ist bei uns häufig negativ besetzt, aber wenn man im Wörterbuch nachsieht, findet man eine andere Bedeutung: zu etwas hingehen, etwas angehen, etwas angreifen im Sinne von anpacken. Es ist die Kraft, die uns hilft, etwas anzugehen, was eine positive Bedeutung hat.

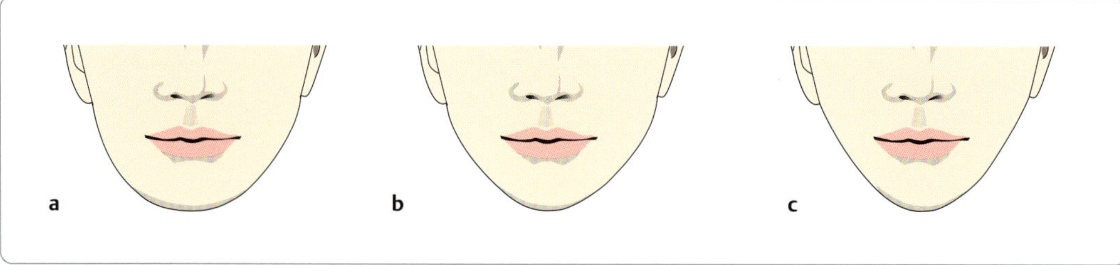

Abb. 8.6 Unterschiedliche Kinnbreiten.
a Breites Kinn.
b Mittleres Kinn.
c Zartes Kinn.

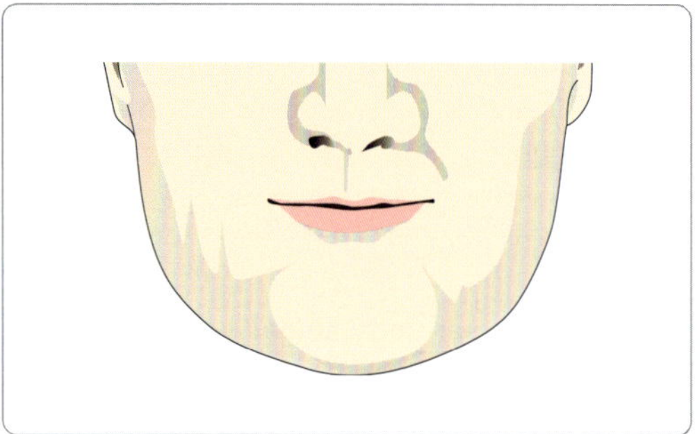

Abb. 8.7 Langes, breites Kinn.

8.2.5 Kantiges Kinn

Das kantige Kinn ist in **Abb. 8.8a** dargestellt.

Bedeutung:

- großer **Veränderungswille**
- nimmt es in Kauf, im Leben andere Wege zu gehen, notfalls anzuecken

Kombinationslehre Ein breites Kinn mit einem breiten Kieferbogen zeigt eine **starke Angriffslust** und **Ausdauer bei physischen Belastungen**. Ist bei einem breiten Kinn der Kiefer schmaler, sind Impulsivität, Stoßkraft und Angriffslust zwar stark, nicht jedoch die beharrliche Widerstandskraft und Ausdauer.

Ecken am Kinn sind ein Hinweis auf **elektrische Energie** und die **Bereitschaft, „anzuecken"**, etwas ganz anders zu gestalten als bisher gewohnt, mit tätigem Einsatz andere Wege zu gehen, notfalls etwas Bestehendes auch zu zerstören. Elektrizität (S. 99) ist immer auch die Bereitschaft zur Explosion.

(i) Rubrikenauswahl

In der Homöopathie können wir diese Impulse noch sehr viel weiter differenzieren, ob es sich um eine Gereiztheit handelt oder um Gewalttätigkeit, ob dieses Verhalten im Rahmen einer vehementen Krankheit auftritt oder eine eher eine alltägliche Reaktionsweise des Menschen ist.
Bei einem Menschen mit einem **kantigen Kinn** lohnt sich ein Blick in folgende Rubriken:

- Gemüt – mutig
- Gemüt – furchtlos
- Gemüt – Macht – Gefühl von
- Gemüt – Entschlossenheit
- Gemüt – Bestimmtheit

8.2.6 Rundes Kinn

Das runde Kinn ist in **Abb. 8.8b** dargestellt.

Bedeutung:

- Kinn wirkt weich und steht für harmonische, ruhige Tatimpulse und **ruhiges Vorgehen**
- Handlungen werden von **wohlwollender Fürsorglichkeit** bestimmt
- Vielseitigkeit in allen Willensäußerungen, der Mensch ist **flexibel**, nimmt Eindrücke aus der Umwelt auf und verarbeitet sie harmonisch, kann sich selbst zurücknehmen für die Belange der anderen
- **gastfreundliche Menschen**, haben Freude an der Lebens- und Genussweise und lieben das Schöne
- **Schönheitsliebe** und **Geschmack**

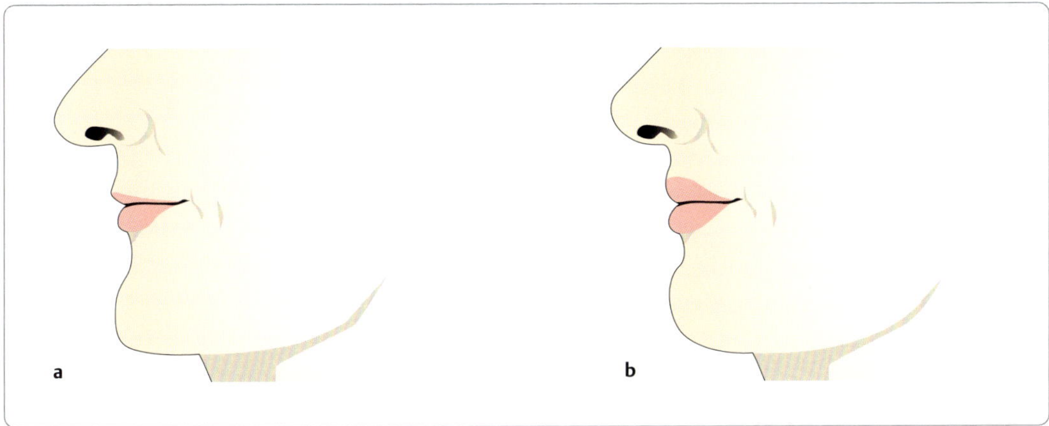

Abb. 8.8 Kinnformen.
a Kantiges Kinn.
b Rundes Kinn.

Wissenswert

Ein **füllig gepolstertes Kinn** mit festem Gewebe hat viel Kraft, ruhige Beharrlichkeit und Ausdauer, wenn es darum geht, Prozesse in Gang zu bringen. Die Menschen müssen sich nicht vordrängen (Kinn nicht vorstehend), sondern nehmen die Herausforderungen an, egal ob körperlich oder geistig, und setzen sie um.

8.2.7 Gerades Kinn

Das gerade Kinn ist in **Abb. 8.9** dargestellt.

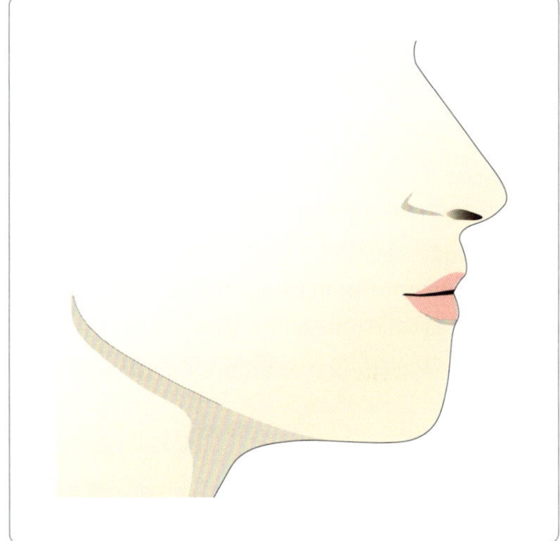

Abb. 8.9 Gerades Kinn.

Bedeutung:

- Wille wird nicht impulsiv, sondern **beharrlich** durchgesetzt
- neigen dazu, auf ihren Standpunkt zu bestehen, selbst wenn dieser nicht haltbar ist
- können zu **Schwarz-Weiß-Denken** neigen, es gibt nur Richtig und Falsch
- können sich nicht anpassen
- sind sie in ihren Willensäußerungen unflexibel (zur Differenzierung Nase betrachten), es zeigt sich bei entsprechender Kinnlänge aber auch Stärke im Aushalten von Strapazen

Rubrikenauswahl

In der Homöopathie können wir diese Impulse noch sehr viel weiter differenzieren. Diese nachfolgend genannten Rubriken sind nur wenige Ideen, die zur physiognomischen Beschreibung des vorstehenden Kinnes passen, jedoch für eine Verwendung zur Verschreibung genau in der Materia Medica überprüft werden.
Bei Menschen mit einem **geraden Kinn** lohnt sich ein Blick in folgende Rubriken:

- Gemüt – Gedanken – hartnäckig
- Gemüt – Beharrlichkeit
- Gemüt – Hartnäckigkeit, Beharrlichkeit
- Gemüt – hart, entschieden
- Gemüt – Wille – große Willenskraft, Anstrengung des Willens
- Gemüt – Festhalten an Meinungen, Entscheidungen
- Gemüt – Monomanie

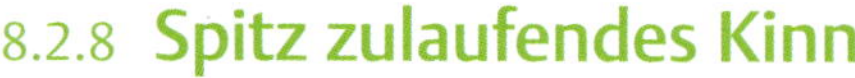

8.2.8 Spitz zulaufendes Kinn

Das spitz zulaufende Kinn ist in **Abb. 8.10** dargestellt.

Bedeutung:

- hohe **Reizempfindlichkeit** und **Sensibilität**
- schnelles **Reaktionsvermögen**
- **perfektionistische Veranlagung** – je nach allgemeiner Veranlagung ist das individuell in unterschiedlicher Intensität zu lesen
- **stets unzufrieden**
- wollen sich keine Vorschriften machen lassen

Rubrikenauswahl

Bei einem Menschen mit einem **spitz zulaufenden Kinn** lohnt sich ein Blick in folgende Rubriken:

- Gemüt – Gewissenhaft, peinlich genau in Bezug auf Kleinigkeiten
- Gemüt – heikel, pingelig
- Gemüt – Ruhe – kann nicht ruhen, wenn Dinge nicht am richtigen Platz sind
- Gemüt – Kleinigkeiten, Trivialitäten – wichtig; scheinen

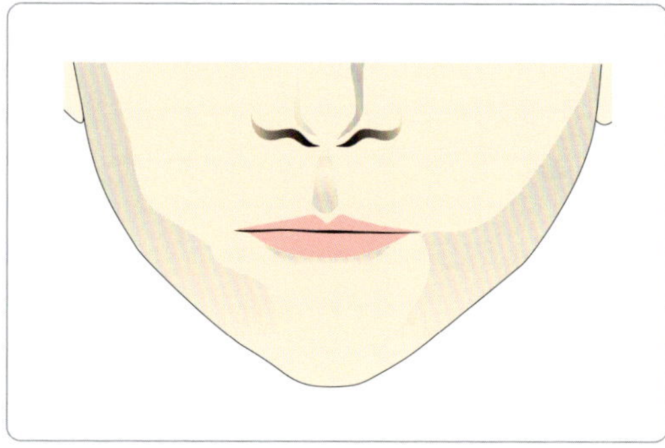

Abb. 8.10 Spitz zulaufendes Kinn.

8.2.9 Gerade nach unten weisendes, rundliches Kinn

Es ist weniger ein Zeichen als die gesamte Form, die fein gerundet ist. Das Kinn ist wie ein wenig an sich gehalten, gerade nach unten verlaufend. Es springt nicht weit vor und steht in der axialen Verbindung mit dem oberen Hinterhaupt und dem Selbstwertgefühl.

Bedeutung:

- **Würdegefühl**, Sinn für die eigene, aber auch für fremde Menschenwürde
- Bedürfnis, würdevoll die Haltung zu bewahren, auch wenn die Persönlichkeit zutiefst erschüttert ist
- **empfindlich** und **sensibel**, reagieren auf die Wortwahl und das Benehmen der Mitmenschen (Erhebung unter der Äskulusfalte)

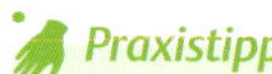

Praxistipp

Das Kinn kann man gut an Menschen studieren, die ein Gefühl für Menschenwürde haben.

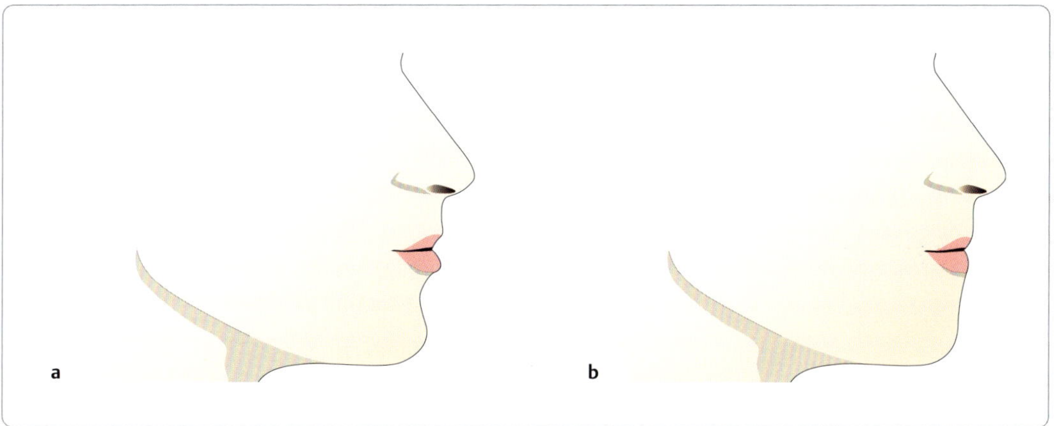

Abb. 8.11 Einbuchtungen zwischen Unterlippe und Kinn.
a Deutliche Einbuchtung.
b Keine Einbuchtung.

8.2.10 Bereich zwischen Unterlippe und Kinnknochen

An der Einbuchtung (**Abb. 8.11**) erkennt man **gutes Benehmen** und **Ritterlichkeit**.

8.2.11 Mimik des Kinnes

Das Kinn gibt durch seine Achsenverbindung in der **Mimik** die Auskunft über das **innere Wertgefühl** und **Sicherheitsgefühl** des Menschen. Siehe dazu auch Willens- (S. 239) und Festigkeitsachse (S. 242). Da die Kinnmimik im Gespräch sehr hilfreiche Hinweise liefert, soll sie hier mit einbezogen werden (**Abb. 6.16**).

> *Praxistipp*
>
> Wenn das Kinn zuckt, lässt die Spannkraft nach. Wir kennen diese Mimik auch vom Weinen. Es ist sinnvoll, diskret einen Schritt zurückzugehen und als Therapeut später wieder in das Thema einzusteigen und den Patienten einzuladen, genauer hinzusehen.

An der unteren Kinnspitze befindet sich der **sensible Pol**, der, wenn er beim Boxen gequetscht wird, die Ohnmacht bewirkt. Der sensible Pol zuckt beim Menschen, wenn er innerlich getroffen ist. An dieser Stelle sehen wir die **psychische Erregbarkeit** bei der Bewertung der eigenen Person. Das Kinnzucken sagt viel über die Festigkeit, mit der ein Mensch im Leben steht. Wie sensibel reagiert der Mensch auf äußere Einflüsse? Wenn der Mensch in seiner Festigkeit erschüttert ist, zittert das Kinn. Die inneren Komplexe, Traumata oder neurotischen Muster, die dadurch aktualisiert werden, können psychoanalytisch weiter erfasst werden.

> *Praxistipp*
>
> Bei einem sehr sensiblen Kinn finden wir Probleme mit den Füßen, dem Gang und Gleichgewicht. Gleichgewichts- und Fußübungen können den Menschen stabilisieren.

Kräuselndes Kinn

Bedeutung: Es kann auch sein, dass das Kinn nicht zuckt, sondern sich leicht kräuselt beim Sprechen und bei Mundbewegungen. Der Mensch fühlt sich tief innen ständig bewusst oder unbewusst in seinem Selbstwertgefühl angesprochen oder verletzt. Bei Menschen mit einem sich kräuselnden Kinn gibt es ein Erlebnis in der persönlichen Biografie, die therapeutisch ergründet werden kann. Mit so einer Anlage des **dauernden Verletztseins** ist der Mensch häufig **frustriert** und entwickelt daraus ein **Misstrauen** gegen vieles.

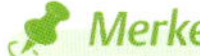

Merke

Der Mund zeigt das Gefühl und das Kinn die Reaktionen auf das Gefühl.

Grübchen

Bedeutung:

- zeigt, wie sehr sich der Mensch von anderen Menschen bewerten lässt
- **hochempfindlich gegen Kritik**
- schnell voller **Selbstzweifel**
- tut viel, damit Aussagen über das eigene Ich positiv ausfallen
- **Perfektionist**, gibt überall sein Bestes, damit er möglichst nicht kritisiert wird

Wenn man Menschen mit Grübchen aus beruflichen Gründen kritisieren muss, muss man das sehr vorsichtig angehen und immer so gestalten, dass sie ihr Gesicht nicht verlieren, weil sie sehr empfindlich sind.

Längliches, großes Grübchen

Die Energie über die Wirbelsäule ist abgeschwächt. Ein großes, langes Grübchen, meist schon eine Rille, erzeugt eine Spannung zum oberen Hinterhaupt.

Bedeutung:

- Ausdruck dafür, ob ein Mensch seine Fähigkeiten richtig zur Darstellung bringt
- interessante, **übertriebene Verhaltensweisen**, die wir hinterfragen dürfen
- als Kompensation der Kritikempfindlichkeit kann der Mensch durchaus elegant mit Gruppen umgehen und sich gut darstellen
- ist **selbstgefällig** in seiner Art zu reden, in seiner Gestik und Darstellung

(i) Rubrikenauswahl

Bei einem Menschen mit **Kinngrübchen** lohnt sich ein Blick in folgende Rubriken:

- Gemüt – empfindlich – Kritik; gegen
- Gemüt – empfindlich – Meinung anderer; in Bezug auf die
- Gemüt – empfindlich – Tadel

8.3 Übergang Kinn/ Unterkiefer

Bedeutung: Abschnürung (**Abb. 8.12**) oder Kante (**Abb. 8.13**) zwischen Unterkiefer und Kinn sind ein Zeichen einer Differenzierung von Tatbeginn und Tatdurchführung:

- **auffällige Kante**: spricht für **zögerliche Momente in der Tatdurchführung**; bevor gehandelt wird, wird nochmal überlegt, reflektiert und das Tun für einen Moment gebremst

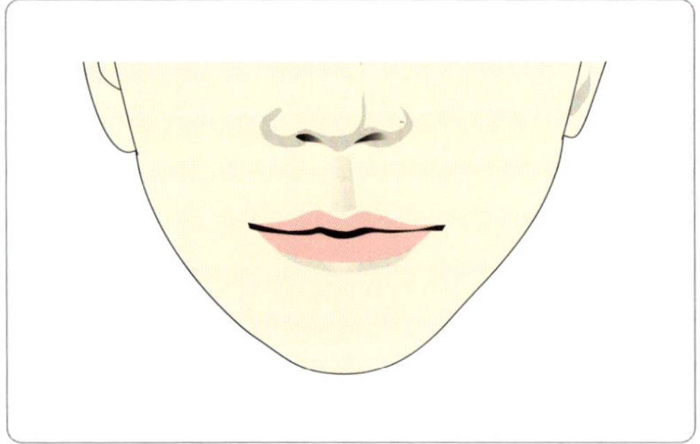

Abb. 8.12 Kinn mit Unterkieferkante und Einschnürung zwischen Kinn und Unterkiefer.

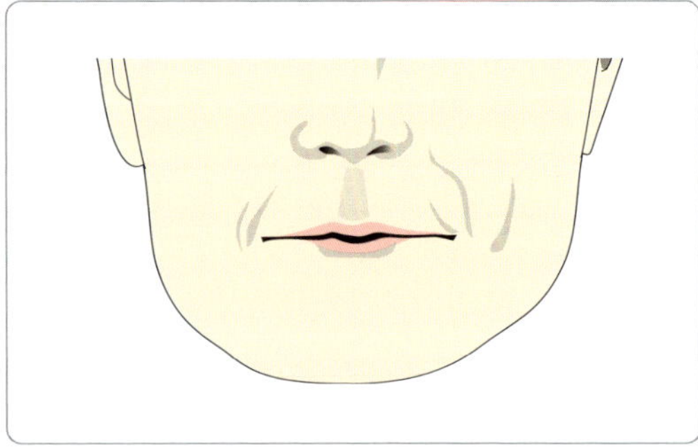

Abb. 8.13 Zarter Unterkieferbogen ohne Einschnürung.

- **direkter Übergang** ohne Abschnürung: **Wege von Tatidee zu Tatbeginn und Tatdurchführung sind sehr schnell**; Menschen haben die Kraft, ihre Impulse zu verwirklichen und in die Tat umzusetzen

Kombinationslehre Bei der Beurteilung der Kante zwischen Unterkiefer und Kinn müssen auch die **Augen und die Schnelligkeit im Denken in Betracht** gezogen werden.

8.4 Unterkiefer/-bogen

Der Unterkieferbogen zeigt die **Durchführungskraft**, die **Ausführungskraft**, das **Durchsetzungsvermögen** und die **körperliche Ausdauer** – er liegt in der elektrischen Richtungsachse. Der Unterkiefer zeigt, wie wir uns verhalten, wenn uns Schwierigkeiten bei der Durchführung von Wünschen, Plänen und Zielen begegnen. Form und Spannung des Unterkiefers geben uns Auskunft darüber, ob wir diese Schwierigkeiten mit Willensstärke überwinden wollen oder lieber von unseren Plänen und Vorstellungen ablassen und diese auf später verschieben.

Von der Seite betrachtet ist seine **Länge und Spannkraft** der **Hinweis auf Beharrlichkeit und Ausdauer im Durchsetzungswillen**. Je kraftvoller der Unterkiefer ist, desto weniger werden einmal gefasste Pläne aufgegeben. Dieser Mensch versucht seine Persönlichkeit zur Geltung zu bringen und seine Vorhaben zu verwirklichen. Man kann dies auch als eine gewisse **seelische Zähigkeit** beschreiben.

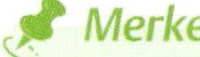
Merke

Je schwächer der Unterkiefer ist, desto weniger groß sind Durchsetzungskraft und Beharrlichkeit.

8.4.1 Breite und schmale Kiefer

Bei der Betrachtung des Unterkiefers (**Abb. 8.14**) sollten wir zunächst einordnen, ob es sich um einen breiten oder einen schmalen Kiefer handelt. Ein **breiter Unterkiefer** (**Abb. 8.14a**) ist bis zu den Jochbeinen gespannt und an den Enden hervorstehend. Ein **schmaler Unterkiefer** (**Abb. 8.14c**) zeigt eine feine, eher zurückgenommene Unterkieferanlage, die nicht stark auffällt. Die meisten Menschen haben durchschnittliche Kiefer (**Abb. 8.14b**), die sich harmonisch in die Gesichtsproportionen einfügen, die weder breiter noch schmaler als der Bereich der Wangen sind.

Langer, breiter, kraftvoller und gespannter Unterkiefer

Diese imposanten Unterkiefer kennen wir von maskulinen Männern. Wir finden ihn besonders bei Sportgrößen, aber auch bei Popstars.

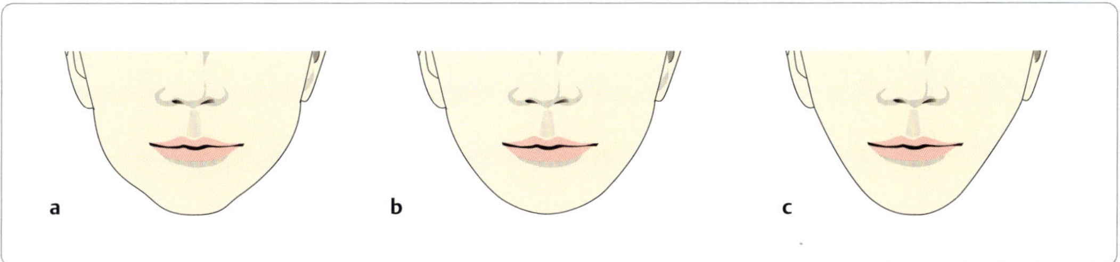

Abb. 8.14 Unterkiefer.
a Breiter Unterkiefer.
b Normaler Unterkiefer.
c Schmaler Unterkiefer.

Bedeutung:

- starke Einsatzbereitschaft zur Durchführung und Umsetzung ihrer Ziele
- **große Beharrlichkeit** und **körperliche Ausdauer**
- lassen sich bei Widrigkeiten und schwierigen Situationen nicht aus der Ruhe bringen
- Ausdruck von **großer Robustheit**, sind **hart gegen sich selbst**, trotzen Krankheiten, Witterungseinflüssen und Entbehrungen
- wertvolle Menschen, wenn es um die Umsetzung von Reformen geht
- Gefahr, dass beim Hervortreten der physischen Triebenergie die seelisch-geistigen Kräfte zurücktreten
- in Partnerschaft fällt es ihnen eher schwer, sich zu binden, sind aber **unglaublich treu** – für sie gilt der Spruch „Bis dass der Tod euch scheidet"
- sind bereit, alles noch einmal zu überdenken, wenn Hindernisse auftreten, die sie in der Planungsphase nicht berücksichtigt haben

Rubrikenauswahl

Beim Menschen mit **einem langen, breiten, kraftvollen und gespannten Unterkiefer** lohnt sich ein Blick in folgende Rubriken:

- Gemüt – Beharrlichkeit
- Gemüt – Hartnäckigkeit, Beharrlichkeit

Diese beiden Rubriken sind ein Beispiel dafür, wie schwierig und wenig verlässlich der Umgang mit dem heutigen großen Repertorium ist. Es kann im Bereich der Gemütssymptome nur als Ideengeber verwendet werden. Es ist unabdingbar, die Quellen der Mittel zu studieren. Aus diesem Grunde ist es immer spekulativ, die Charakteranlagen, die wir mit der Psycho-Physiognomik erfassen, in Gemütsrubriken zu übersetzen. Die Ideen können immer nur als Idee, nachzulesen, aufgefasst werden. Gleichzeitig verdeutlichen die Rubriken noch einmal die Thematik der jeweiligen Formgebung.

Gleichzeitig kantiger Unterkiefer

Bedeutung:

- Zeichen für **beharrlich-kämpferisches Dranbleiben**
- viel **Kraft** vorhanden (beachte auch Körper und andere Zeichen)
- lassen sich von einem eingeschlagenen Weg nicht abbringen
- können **nicht gut loslassen**, ziehen etwas auf „Biegen und Brechen" durch, verfolgen ihre Ziele zäh

Merke

Bei einem kantigen, langen und kraftvollen Unterkiefer besteht je nach Körperkraft die Gefahr, sich zu verausgaben und in das Burn-out zu geraten.

Kurzer, schmaler und weicher Unterkiefer

Der kurze, schmale und weiche Unterkiefer ist in **Abb. 8.15** dargestellt.

Bedeutung:

- **schwache Durchführungskraft** und **mäßige körperliche Ausdauer**
- wollen Hindernisse ruhig und sozialverträglich angehen
- bei großen Schwierigkeiten **kompromissbereit**
- können entscheiden, ob sich kräftezehrender Einsatz der Energien wirklich lohnt
- lassen sich von **Gefühlen leiten**, Stimmungs- oder Innerlichkeitsmenschen

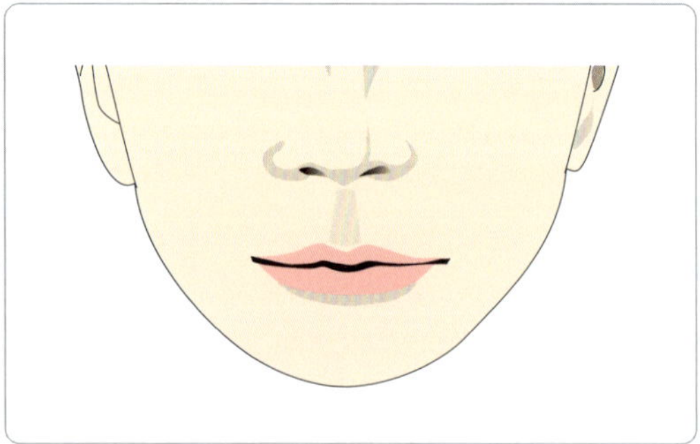

Abb. 8.15 Kurzer, schmaler und weicher Unterkiefer.

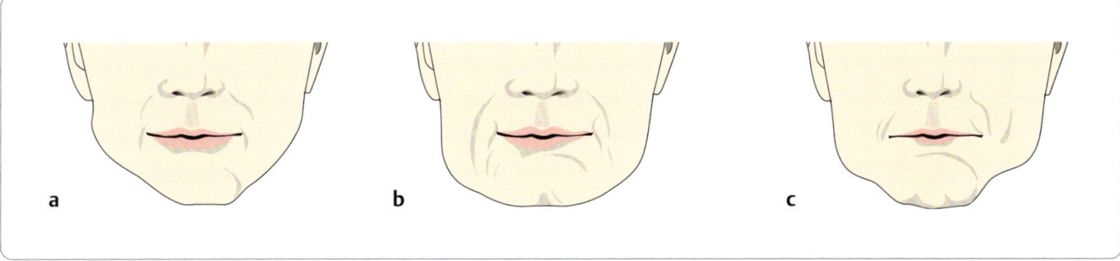

Abb. 8.16 Asymmetrische Kinnformen.
a spitz und nach links verschoben
b breit und eckig
c eckig und asymmetrisch

Rubrikenauswahl

Bei einem **kurzen, schmalen und weichen Unterkiefer** lohnt sich ein Blick in folgende Rubriken:

- Gemüt – Nachgiebigkeit
- Gemüt – Wille – Willensschwäche
- Gemüt – unternehmen; etwas – vieles, hält aber bei nichts durch, bleibt nicht dabei; unternimmt
- Gemüt – Ausdauer; hat keine

8.5 Asymmetrische Kinnformen

Ob ein Unterkiefer asymmetrisch (**Abb. 8.16**) ist, entscheiden wir in der frontalen Betrachtung.

Bedeutung:

- bei **starker Asymmetrie auffällige Einsatzbereitschaft**, die aus innerer Reibungssituation entsteht
- können **unberechenbar** sein und Handlungen begehen, die über das Ziel hinausschießen und die für andere Menschen nicht nachvollziehbar sind
- können **hart und schwer arbeiten**
- häufig **leistungsorientierte innere Haltung**, die Vergleich und Auseinandersetzung sucht

8.6 Fragen für die Anamnese

Mögliche Fragestellungen sind:

- Wie groß ist Ihre **Bereitschaft zu impulsiven Handlungen**?
- Kommt es vor, dass Sie schneller handeln, als Sie denken? Bereuen Sie das dann schnell?
- Wie reagieren Sie auf **Kritik**? Können Zwischentöne, Gesten oder ein schiefer Blick Sie verunsichern?
- Sind Sie eher **zögerlich** und warten auf Impulse aus der Umwelt?
- Kennen Sie es, dass Sie leicht **reizbar** reagieren und in manchen Situationen überreagieren?
- Wie geht es Ihnen, wenn Sie innerlich sehr betroffen sind? Können Sie Ihre Fassung bewahren?
- Wenn **Hindernisse** auf dem Weg auftreten, wie gehen Sie damit um?
- Kennen Sie es, dass Dinge genauso sein müssen, wie es sich in Ihrem inneren Bild darstellt?
- Beim Kinnzucken: Welcher innere Film läuft gerade bei Ihnen ab, was kommt in Resonanz durch unser Gespräch?

9 Ohren

9.1 Allgemeines

Carl Huter beschrieb die Ohren als „die **Tiefenschichten der Seele**" und meinte damit wohl, dass hier angelegt ist, was die Natur an seelischen Möglichkeiten und Bedürfnissen zur Entwicklung vorausgeplant hat. An den Ohren erkennen wir den im Gefühl und **in tiefsten Schichten liegenden unbewussten Antrieb**, das, was schon viel früher da war. Heute würden wir sagen, es ist **Ausdruck der Erbanlage**, die im Laufe des Lebens die tieferen, seelischen Möglichkeiten und Bedürfnisse der Entwicklung zeigen. Das heißt, wenn die Impulse zum Reifen und Erwachsenwerden ausgelebt werden, ist auch das Seelische aus den Tiefenschichten eines Wesens beteiligt. Diese Impulse kommen später als die lebenserhaltenden Leistungen. Diese Tiefenschichten sind dem Tages- und Wachbewusstsein nicht zugänglich. Die Ohren lernen wir bei uns selbst zuletzt kennen.

Wissenswert

Das Gesicht ist im Gegensatz zu den Ohren Ausdruck der eigenen Arbeit an sich selbst. Es zeigt, ob ein Mensch die Lebensfreude erhalten konnte oder ob er sich im Lebenskampf verbittern ließ.

An den Ohren lesen wir **keine direkten Eigenschaften** ab, **sondern** den inneren seelischen Drang, den unbewussten Antrieb für Verhaltensweisen, die **inneren Schichten des Charakters**. Es ist wie eine Geneigtheit aus dem Gefühl heraus. Diese Tiefenschichten offenbaren sich im Laufe eines Lebens oft spät, da die meisten Charaktereigenschaften sich unbewusst entwickeln und in den Reifeprozessen erst allmählich zutage treten. So zeigen uns die Ohren auch Überraschungen an uns selbst und unseren Mitmenschen. Man kann sagen, am Ohr zeigt sich die **seelische Reaktionslage, das innere Kind, unsere Empfindsamkeit, Mut, Offenheit oder Zaghaftigkeit**. Man muss den Ohren nachgehen, sie öffnen uns neue Türen zu unserem eigentlichen Selbst und zu tiefen Gefühlen.

Die Ohren sind in vielerlei Hinsicht eine **Besonderheit**. Weder sind sie veränderbar und reaktiv wie Augen und Mund, noch unterliegen sie einer Formveränderung durch Wachstum wie die Nase. Auch fallen dem Ohr keine aktiven Aufgaben wie Mund und Nase zu. Ohren sind bei den Tieren „Lauscher" und ihre Muschel unterstützt in ihrer Form und Beweglichkeit die Schallaufnahme. Bei den Menschen ist die Bewegungsfähigkeit der Ohren verkümmert. Der „Darwin'sche Knoten" (ein Knorpel am oberen Rand des Ohres) wird als Relikt aus der Zeit bezeichnet, als Menschenohren noch spitz ausgezogen gewesen sein sollen. Das **Gehör** ist als Überlebensfaktor nicht mehr so wichtig wie in Frühzeiten der Menschheitsentwicklung. Heute **dient es zur Persönlichkeitserweiterung und**

zur Kommunikationsmöglichkeit für die Gedanken in Sprachform.

Das Ohr ist auch Ausdruck dessen, was zwischen beiden Ohren liegt – des **Mittelhirns** (Mesencephalon, **Abb. 9.1**). Das Mittelhirn (S. 151) ist Teil des Hirnstamms (Truncus cerebri). Hier laufen auf- und absteigende Rückenmarksbahnen durch, die das Rückenmark mit dem Vorderhirn verbinden. Zudem ist es an Seh- und Hörvorgängen sowie an der Koordination von Muskelbewegungen und -spannung beteiligt. Auch **Reflexe der Gesichtsmuskulatur** werden über das Mittelhirn mitbeeinflusst. Physiognomisch gesehen kreuzen sich im Mittelhirn **die elektrische und die magnetische Kraft**, die sich dadurch aufheben und **neutral** sind. Da wo sich elektrische und magnetische Kräfte treffen, haben wir die stärkste Zellteilung. Hier kann sich Empfinden sammeln, organisieren und zum weiteren Aufbau der Sinnesorgane und des Großhirns entfalten. Im neutralen Zustand, damit auch im Schlaf, findet viel mehr statt, als man glaubt.

Der Mensch wird viel stärker von seinen **Tiefenschichten angetrieben**. Hierin liegt eine schöpferische Leistungskomponente. Das innere Wachstum können wir mit Wollen und Vorsatz nicht erreichen; wir können es nur achtsam zulassen, ohne intellektuellen Vorsatz, ohne Wollen, Planen und ohne etwas tun zu können. Deshalb können wir u. a. auch am Ohr erkennen, ob wir einen **Innerlichkeitsmenschen** vor uns haben, der vom vegetativen und sympathischen Nervensystem gesteuert wird, oder einen **Äußerlichkeitsmenschen**, der vom motorischen Nervensystem gesteuert wird. Introvertierte Menschen sind sehr kooperativ, extrovertierte Menschen möchten den Ton angeben und be-

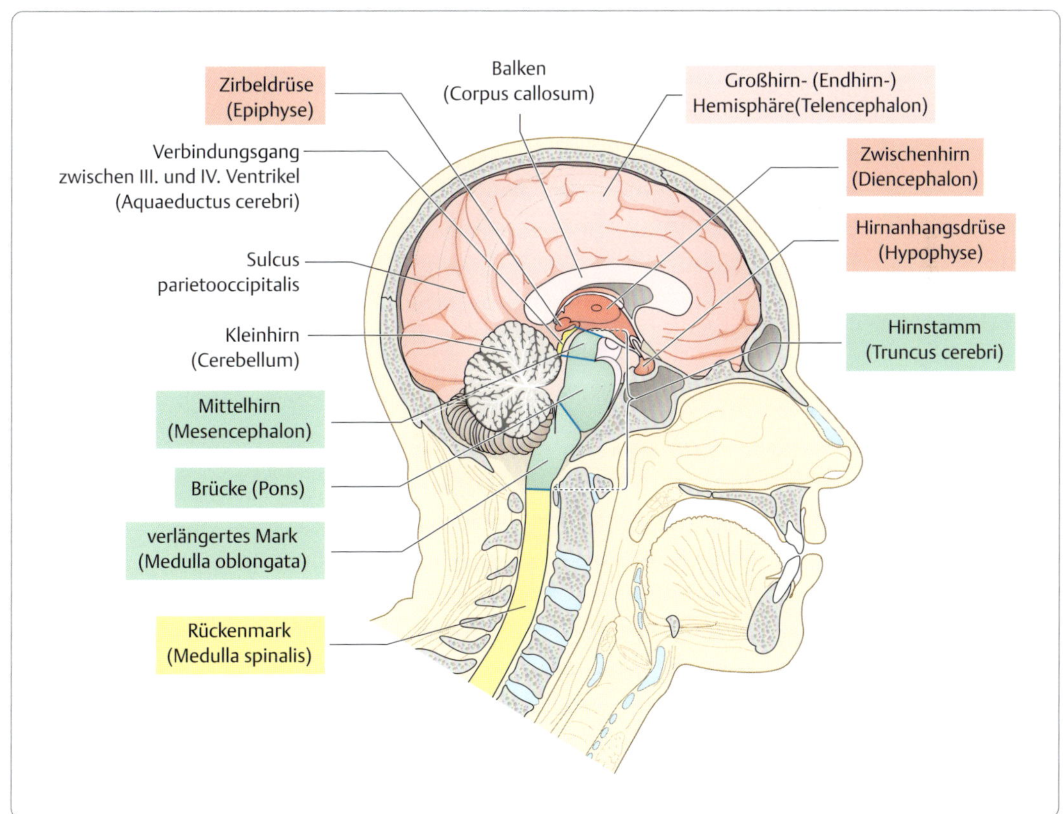

Abb. 9.1 Gliederung des Hirns. (Faller A, Schünke M. Der Körper des Menschen. 18. Aufl. Stuttgart: Thieme; 2020)

stimmen. Das Ohr zeigt, wie der Mensch aus seinem inneren Empfinden heraus gefühlsmäßig reagiert und in seinem Denken und Handeln geleitet wird. Als unveränderte Form und als konstantes Merkmal ist es **Spiegel der innersten, verborgenen, angelegten Seelenbeschaffenheit**.

9.1.1 Anatomie und Funktion

Zunächst betrachten wir die anatomischen Voraussetzungen des Hörens: Man unterscheidet ein **Außenohr** (**Abb. 9.2**), ein **Mittelohr** und ein **Innenohr**, die in enger Verbindung miteinander funktionieren. Die Qualität des inneren Hörvorgangs zeigt sich an der Form und Strahlung der Ohren.

Ohrformen (**Abb. 9.3**) ändern sich im Leben nur wenig. Im 4. Monat ist das Ohr beim Fetus bereits vollendet. Ändern können sich die Strahlung der Gewebe, die Durchblutung und damit die Farbe sowie die fleischliche Fülle und damit das Volumen. Auch der Grad des Abstehens vom Kopf kann sich ändern. Außerdem wächst das Ohr in seiner Länge. Ohrformen werden **vererbt**, sie zeigen das seelische Erbe und damit die individuelle Vergangenheit. Das Ohr gibt Auskunft über die bisherige seelische Empfänglichkeit, die Empfindungstiefe, die Beeindruckbarkeit sowie über die Kultur der Persönlichkeit.

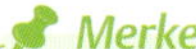

Merke

Das Ohr ist wie ein Symbol der individuellen Entwicklungsgeschichte aufzufassen, als die Tendenz, die sich im Leben entfalten will.

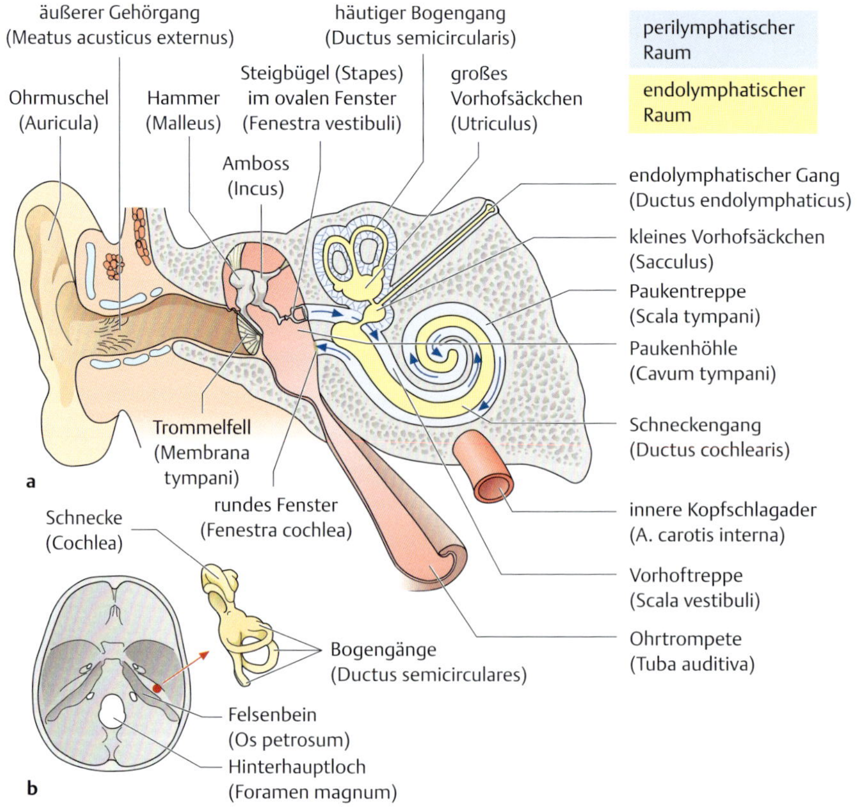

Abb. 9.2 Anatomie des Ohres. (Faller A, Schünke M. Der Körper des Menschen. 18. Aufl. Stuttgart: Thieme; 2020)

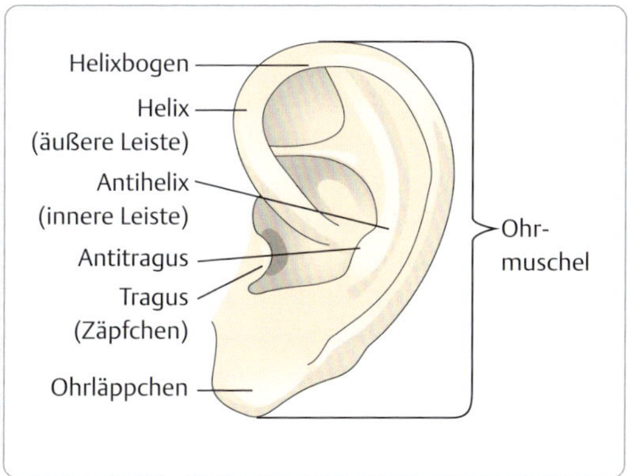

Abb. 9.3 Ohrmuschel, Ohrläppchen, Tragus (innerer und äußerer), Antitragus und Ohrecke (Zäpfchen).

Äußeres Ohr

Die wichtigsten physiognomisch zu betrachtenden **anatomischen Bestandteile** des äußeren Ohres sind:

- Ohrmuschel (Größe und Form)
- äußere und innere Leiste
- Ohrläppchen
- Ohrecke (Zäpfchen)

Die Ohren sind in der Breitenachse am Kopf angewachsen. In ihnen wirkt die **elektrische Energie**. Die Art der Veränderungsimpulse und ihre Wirkung auf Charakter, Wille und Empfinden können wir hier ablesen.

Es gibt **keine identischen Ohren** bei einem Menschen! Beide Ohren sind häufig in Form und Ausdruck verschieden. Sie haben asymmetrische Entsprechungen, wie wir sie auch im Gesicht finden. Ungleichheiten sind ein Hinweis auf eine unausgeglichene Innenstruktur, die den Menschen zur Auseinandersetzung und Bearbeitung fordert. Aber gerade das macht den Menschen interessant!

Linke Seite

Bedeutung:

- sensible, freie, gestalterische Impulse
- Seite der **schöpferischen Liebe**, der **Innerlichkeit** und **Kreativität**
- alles, was mit der **Familie** zu tun hat, kommt am linken Ohr zum Ausdruck

Rechte Seite

Bedeutung:

- Abwehr- und Widerstandsenergien
- die Art der Umsetzung eigener Ideen
- Seite der **durchführenden Kraft**, der Tatkraft und damit mehr dessen, was mit dem **beruflichen Leben** zu tun hat

Wissenswert

Bei Ausgeglichenheit, was auch beim harmonischen Naturell nie ganz der Fall ist, ergibt sich eine ausgleichende Wirkung der beiden Impulse aus der rechten und linken Seite.

Gehörgang und Schallleitung

Größe, Lage und Richtung des **Gehörgangs** sowie dessen **Funktionstüchtigkeit** sind von Bedeutung für die Art und Qualität der **Schallleitung**. Sie sind maßgebend dafür, in welcher Art – objektiv, unverzerrt, verändert oder verzerrt – die Schalleindrücke zu den Gefühls-, Verständnis- und Bewusstseinsorganen gelangen. Über den Schalltrichter des äußeren Ohres (Ohrmuschel) werden die aufgenommenen Schallwellen zum inneren Ohr geleitet. Dort wird die Umsetzung dieser mechanischen Schallwellen in psychische Reize bewirkt. Die Nervenbahnen, die diese Reize vom inneren Ohr weiterleiten, gelangen ins Mittelhirn und von hier in die Hörsphäre des Großhirns.

Im oberen Stammhirn und im Großhirn verbinden sich die Schalleindrücke mit dem, was schon vorhanden ist an Gefühlen, Erinnerungen an frühere Eindrücke und subjektiven inneren Bedingungen und Zuständen. Die **Reaktion auf einen Höreindruck** hat nicht mehr den objektiven Charakter wie der Vorgang von außen nach innen. Er ist meist **mehr vom subjektiven Inneren bestimmt als vom objektiven Äußeren**. Manchmal werden die objektiven Eindrücke durch subjektives Inneres erdrückt, z. B. von Erwartungshaltungen, indem das Subjektive auf die Objekte der Außenwelt projiziert wird.

Ohrmuschel

Die Ohrmuschel ist im Durchschnitt um ca. 30° zum Kopf geneigt und besteht aus elastischem Knorpel, der mit Haut überzogen ist. Die Haut wird durch Blutgefäße und Nerven versorgt. An der Außen- und Innenseite gibt es einige feine, dünne Muskeln, die das Ohr gewissermaßen in Spannung versetzen können. Die Ohrmuschel ist bei uns als **Schalltrichter** verkümmert. Sie nimmt die Schallsignale auf, die ein ganzes Sinnesorgan in Schwingung versetzen und darüber hinaus den Körper eines Individuums.

Die Ohrmuschel kann sein:

- groß oder klein
- ausgeformt und entfaltet oder entfaltungsgehemmt
- schmal oder breit
- dünn oder dick
- im Unter-, Mittel- oder im Oberteil betont
- anliegend oder abstehend
- gerötet oder blass

Die Ohrmuschel ist bei jedem Menschen **individuell geformt**. Dies ist ein Zeichen dafür, dass sie individuelle Merkmale ausdrückt. Die Schallwellen erfahren dort eine erste Modulation, an die sich das ZNS anpasst. Wird das äußere Ohr z. B. mit einer Knetmasse manipuliert, ist die akustische Veränderung sofort merklich. Allerdings passt sich der Mensch auch schnell an.

Wenn die äußere Ohrleiste mit dem Schädelumriss identisch ist, erkennen wir eine gleichmäßige Ausprägung der Gehirnentwicklung. Ebenso erhalten wir an der äußeren Ohrleiste **Hinweise auf die Wirbelsäule** (**Abb. 9.4**).

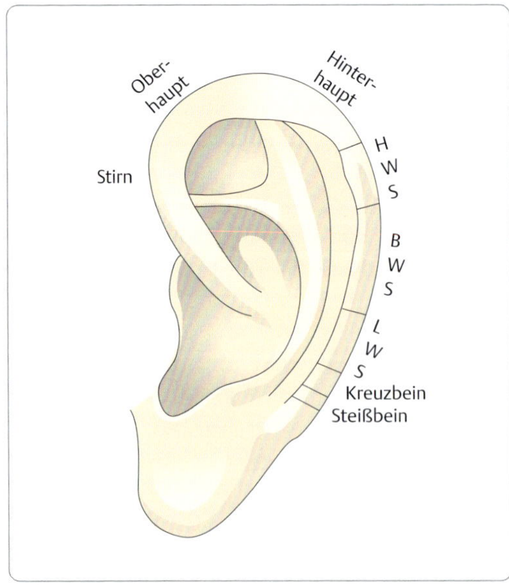

Abb. 9.4 Äußere Ohrleiste und Wirbelsäule.

Ohrläppchen

Es ist der **untere, knorpellose Teil des sichtbaren Ohres**. Es besteht aus Fett, Bindegewebe und aus einem besonders auffälligen Geflecht von kapillären Blutgefäßen.

Das Ohrläppchen kann sein:

- frei hängend oder angewachsen
- groß oder klein
- dünn oder dick
- blass und welk oder prall gefüllt
- anliegend oder abstehend

Ähnlich wie die Wangen oder Lippen steht es in reger **Beziehung zu Stoffwechsel**, **Ernährung** und **Kreislauf**.

Mittelohr

Es setzt den Schalldruck, die Schallwellen, in **mechanische Erregungen** um und enthält die Paukenhöhle und die Ohrtrompete. Die Paukenhöhle enthält die mit dem Trommelfell verbundenen, mit feinen Muskeln versehenen Gehörknöchelchen, die die Schalldruckwellen in schonender Weise an das Innenohr leiten. Das Mittelohr wird über die Ohrtrompete belüftet.

Innenohr

Das Innenohr setzt die mechanischen Schwingungen in **nervliche Reize** um. Die Nervenbahnen, die diese Reize vom inneren Ohr weiterleiten, gelangen zunächst ins Mittelhirn und von hier in die Hörsphäre des Großhirns. Umgekehrt wächst das Ohr aus dem Mittelhirn hervor und ist in hohem Maße Ausdruck der Mittelhirnbeschaffenheit. Demnach besteht ein **enger Zusammenhang zwischen Mittelgesichtspartien und Ohren**.

Nervliche Versorgung

Die ungewöhnlich **reichhaltige Innervierung** des inneren, mittleren und auch des äußeren Ohres weist darauf hin, dass es in reger Wechselbeziehung zu den inneren Lebens-, Gefühls- und Bewusstseinszentren steht, obwohl es scheinbar keinen aktiven Anteil am Innenleben nimmt.

9.1.2 Schaltstelle zwischen Körper und Seele

Über die Aufnahme- und Erregungsfähigkeit des Ohres ist der Mensch beeindruckbar durch Laute und Töne, worin man auch eine seelische Komponente des Hörens sieht, die die inneren Verständnisvorgänge zum Ausdruck bringt. Die Hörsinneszellen reagieren auf Reizenergien, die ca. 10-Millionen-mal kleiner sind als die beim Berühren. **Das Gehör ist daher sehr viel sensibler als der Tastsinn.**

Durch die Verbindung mit den Gefühlzentren des Gehirns und durch seine Unbeweglichkeit zeigt das Ohr die Anlage des Gefühlslebens und die Empfänglichkeit für das, was über den Schall vermittelt wird. Es ist **stärker mit Gefühlen verknüpft als das Sehen**, neurophysiologisch deswegen, weil zwischen Ohr und limbischem System direkte Verbindungen bestehen. Die direkte Überleitung der Hörreize ins Mittelhirn erklärt die starke und unmittelbare seelische Wirkung von Hörvorgängen. Sprache, Gesang, Musik und Geräusche erfassen über das sympathische Nervensystem unmittelbar auch das gesamte sensible Körperleben.

Musik

Musik ist eine andere Form der Kommunikation. Sie ist umfassender und ursprünglicher als die Sprache. Die Musik ist **nicht nur Vermittlerin von Gefühlswelten und Mitteilungen, sondern auch von Tätigkeiten**, denn sie regt den Menschen zu Bewegungen an. Umgekehrt hat die Musik die Menschen von jeher bewegt, ihre Tätigkeiten in einem bestimmten Rhythmus, einem bestimmten Tempo auszuführen. Daraus sind manche Volksmelodien und Volkslieder entstanden wie Marschmusik, Matrosenlieder und Wiegenlieder.

Wirkungen der Musik:

- Trommeln und Blasinstrumente erregen das **Psychische**
- Saiteninstrumente erregen das **Mentale und Emotionale**
- Rohr-, Flöten-, Zungeninstrumente erregen das **Emotionale**
- Harfe und Orgel erregen das **Spirituelle und Emotionale**

Musik und Seele sind verwandt. Musik geht zu Herzen, ergreift bis in die Knochen. Der Geist der klassischen Musik ist als „Wille nach Unendlichkeit“ definiert. Weltweit gibt es sehr unterschiedliche Musikrichtungen und -bewegungen. Aus geistigen Räumen kommen die Inspirationen und die Botschaften. Über Musik gibt es eine Weiterführung in seelische Tiefen. Musik kommt aus der Tiefe und führt in die Tiefe. Es ist interessant, dass zur selben Zeit an verschiedenen Orten ähnliche musikalische Schöpfungen auftauchten.

Mithilfe der Musik kann eine Person herausfinden, was für sie jetzt stimmt, welche Musik ihr Seelennahrung ist, wo ihre Seele zustimmt, was sie ablehnt. Über die Musik kann ein **Ausgleich zum Innenleben** geschaffen werden. Die Erregung der Seele geschieht sehr unmittelbar durch Musik und Töne. Das **Sinnesorgan**, das diese Töne aufnimmt, ist das Ohr. Aus diesem Grunde ist es auch zu erwarten, dass das Ohr uns **Tiefenschichten der Seele und damit des Charakters des Menschen offenbart**.

9.1.3 Naturelltypische Ohren

Die Ohren der 3 Primärnaturelle sind in **Abb. 9.5** dargestellt.

Bewegungs-Naturell

Die Ohren sind **knorpelig, groß, hart und fest**. Der knorpelige Anteil des Ohres steht mit dem Bewegungssystem in enger Verbindung. Die längliche Form der Ohren deutet auf Unternehmungslust und Tatendrang hin.

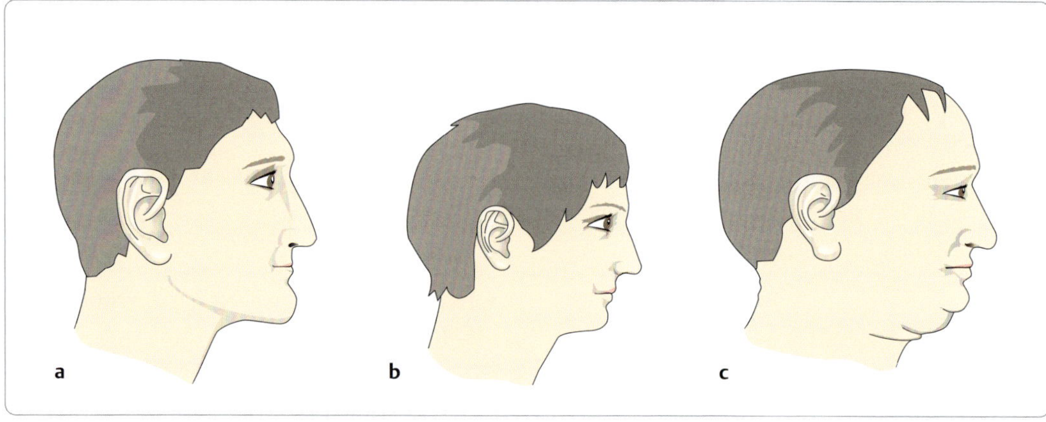

Abb. 9.5 Ohren der primären Naturelle.
a Bewegungs-Naturell.
b Empfindungs-Naturell.
c Ruh-Naturell.

Empfindungs-Naturell

Die Ohren sind **differenziert, klein, fein und leuchtend**. Das Empfindungssystem am Ohr findet in der feinen Modellierung und zarten Gewebsbeschaffenheit besonderen Ausdruck.

Ruh-Naturell

Die Ohren sind **fleischig,** haben **ein großes Ohrläppchen,** sind **mittelgroß und weich**. Das Ohrläppchen und das weiche Gewebe stehen mit dem Ernährungssystem in enger Verbindung.

9.1.4 Ausdrucksareale

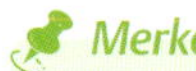
Merke

Die Ohren sollten als Ganzes gesehen und immer im Vergleich mit dem übrigen Erscheinungsbild beurteilt werden.

Die Ausdrucksform der Ohren zu erkunden ist komplex. Stets sollte auf die übrigen **psychophysiognomischen Merkmale geachtet** werden und alle Merkmale und Ausstrahlungsqualitäten sollten miteinander in Kombination gesetzt werden.

Das Ohr zeigt in seiner Form:

- Art der äußeren und inneren Tonaufnahme
- Art der Empfänglichkeit für die Mitteilungen der Umwelt
- Grad des Veränderungstriebs
- Kraft des sympathischen Nervensystems
- Kraft des motorischen Nervensystems
- Regenerationsfähigkeit in der Fülle und Fleischigkeit der Ohrläppchen
- seelische Ausgeglichenheit
- gefühls- oder verstandesbetonte seelische Impulse

In der Breite des Kopfes von Ohr zu Ohr und im Grad des Abstehens eines oder beider Ohren ist die **Innenspannung**, damit der Veränderungs-, Verbesserungs-, Widerspruchs- und unter Umständen auch der Zerstörungsdrang zu erkennen. Das Ohr müssen wir nach Form und Ausdruck betrachten. Die Betrachtung kommt gleich nach der Beurteilung der Beziehung von Körper und Kopf und der gesamten Ausstrahlung, weil wir am Ohr relativieren müssen, was man am Körper sieht. Gleichzeitig sehen wir in den Ohren den **Entwicklungsauftrag aus der Linie der Vorfahren** sehr deutlich.

> *Wissenswert*
>
> Das, was an den Ohren zum Ausdruck kommt, ist stärker als das, was der Körperbau sagt. Was rätselhaft am Menschen ist, was wir nicht verstehen oder was nicht passt, findet häufig in den Ohren die Entsprechung.

Lage und Stellung des Ohres am Kopf:

- Größe der Ohren
- **Achsenlagen:** Willensachse (S. 239), Liebesachse (S. 239), elektrische Achse (abstehend)
- Stellung: hoch- oder tiefsitzend
- **Farbe und Durchblutung:** Ohren reagieren sehr zuverlässig in Färbung und Strahlung
  - normale Färbung: rosig-gelblich-weißlich
  - das Innere des Ohres sollte hell-silbrig schimmern – Zeichen von seelischer Stimmigkeit
  - Durchblutung des Ohres steht in Zusammenhang mit dem Blutkreislauf und dem ZNS
  - innere Erregung, Scham oder Wut lassen die Ohren erröten
  - aufkommende Ohnmacht lässt die Ohren blass werden
- **Durchstrahlung** und **Spannung:** Frage, ob das Ohr warm oder kalt, hart oder weich erscheint

„Schönes“ Ohr

Der Schönheit der Form kommt wie bei der Deutung der Gesichtszüge große Bedeutung zu. Wichtig ist, dass das Ohr nie für sich allein, sondern im **Zusammenhang mit den übrigen Gesichts- und Körperformen** gesehen wird.

Bei der Beurteilung der Ohrform sollten wir uns von unserem Gefühl für das Schöne (**Abb. 9.6**) leiten lassen. Wenn alle Hauptteile differenziert und in gutem proportionalem Verhältnis zueinander ausgebildet sind, sind die **embryonalen Entwicklungsprozesse harmonisch** abgelaufen und **ausgereift**. Bei einem wohl gebildeten Ohr sind Ober-, Mittel- und Unterpartie von schöner Ebenmäßigkeit. Der obere Teil über dem Ohrloch soll hoch und schön gewölbt und der mittlere Teil (seitlich des Ohrlochs) relativ breit sein. Die Form des Ohrläppchens soll sich harmonisch zum Ganzen fügen, d. h., es darf weder zu klein noch zu groß sein.

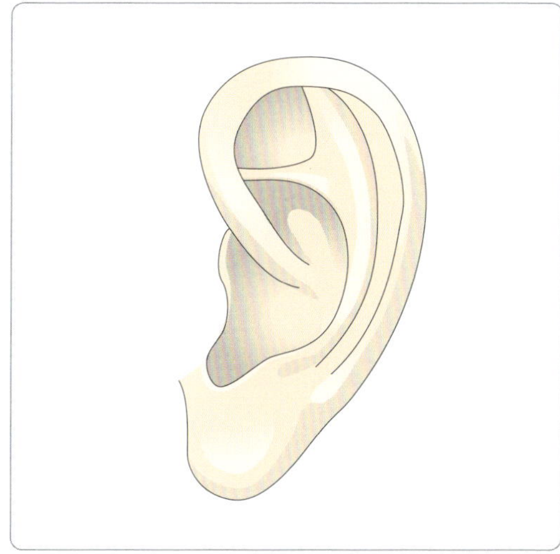

Abb. 9.6 „Schönes“ Ohr.

Bedeutung:

- harmonische **Verarbeitung der inneren Eindrücke** durch die inneren Organe
- Nächstenliebe
- versuchen, auszugleichen und **Harmonie** zu schaffen
- Verstehen und Leben aus dem **herzlichen Mitempfinden**

Kombinationslehre Entspricht der Ausdruck von Augen, Stirn und Gesicht der schönen Ohrform, darf auf eine **ausgeprägte unbewusste Ethik** geschlossen werden. Bei unverstellt offenem Augenausdruck und einer hohen Stirn mit strahlendem feinem Gewebe ist die bewusste Ethik sehr stark. Dann geht die Selbsterziehung über das von der Umwelt gegebene Maß hinaus.

> *Wissenswert*
>
> Je feiner die Schalltrichter sind, desto mehr Dinge möchte der Mensch differenziert aufnehmen, desto kultivierter will er Kontakt, desto besser ist das Musikempfinden.

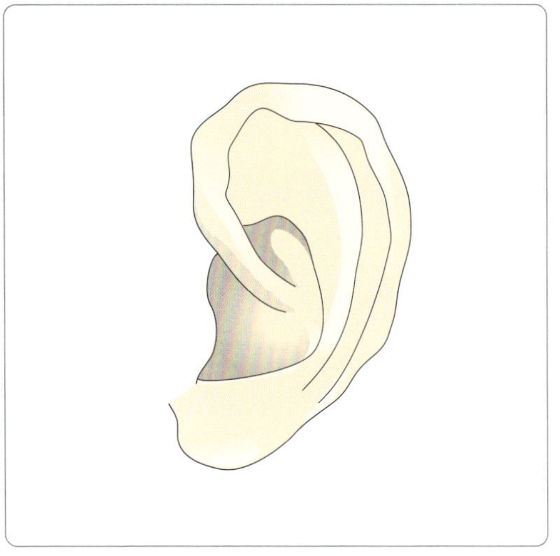

Abb. 9.7 „Hässliches" Ohr.

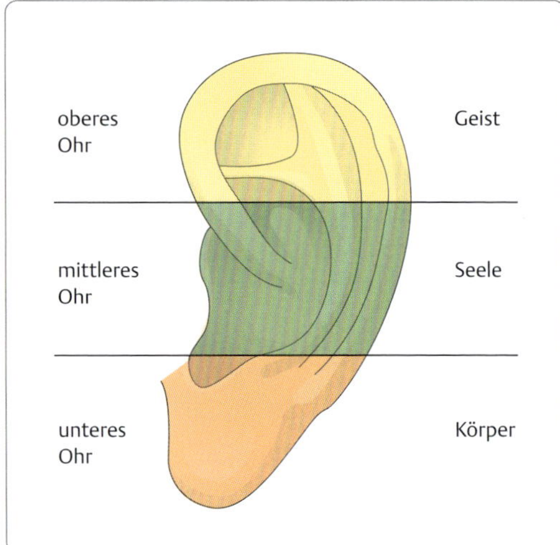

Abb. 9.8 Oberes, mittleres und unteres Ohr.

„Hässliches" Ohr

Ein Ohr, das wenig ausgeformt, grob, verbildet und stark verfärbt ist, wird in der Psycho-Physiognomik etwas uncharmant als „hässliches" Ohr (**Abb. 9.7**) bezeichnet. Es weist auf ein **belastetes Seelenleben** und auf **Disharmonien in Lebens- und Gefühlsbereichen** hin.

Bedeutung:

- können **realistisch** und **kühl** sein, v. a. in Kombination mit einem kühlen Mittelgesichtsausdruck
- nur bedingt auf dem Gefühlsweg ansprechbar
- akustische Eindrücke werden **verzerrt** wahrgenommen
- die **Umwelt** wird eher als disharmonisch, hart und zerstörerisch erlebt

9.1.5 Verfärbungen der Ohren

Bei bleichen oder glasigen Ohren besteht eine **Anlage zu Blutarmut und Schwindsucht**, vgl. auch matte Ohrläppchen (S. 210).

Rubrikenauswahl

Bei **bleichen oder glasigen Ohren** lohnt sich ein Blick in folgende Rubriken:

- allgemeines – Reaktion – Mangel an
- allgemeines – Genesung, Rekonvaleszenz; Beschwerden während der
- allgemeines – Schwäche – Fieber – folgt auf lange anhaltendes Fieber
- allgemeines – Schwäche – Operation, durch

Neben vielen anderen Mitteln ist hier auch an Carbo vegetabilis und Psorinum, Selen oder auch Strontium carbonicum zu denken.

9.1.6 Bereiche des Ohres

Wie viele Bereiche in der Psycho-Physiognomik lässt sich auch das Ohr in 3 Teile gliedern (**Abb. 9.8**): unteres, mittleres und oberes Ohr. Das **untere Ohr** zeigt die **materiellen, stofflich-chemischen Impulse**, das **mittlere Ohr** die **seelische Aufnahmefähigkeit** und das **obere Ohr** die **Impulse auf das geistige Gestalten** seines Trägers.

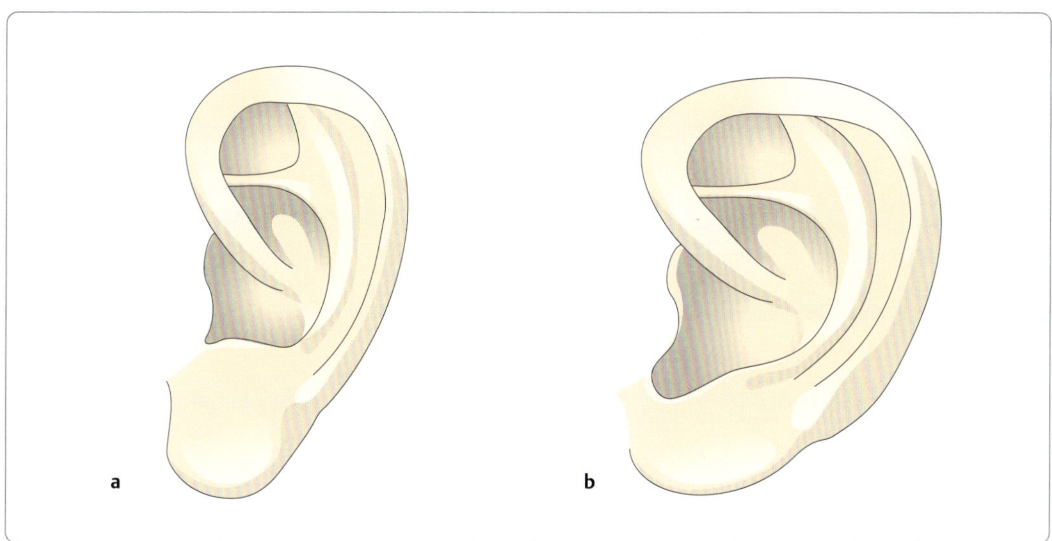

Abb. 9.9 Formen der Ohrläppchen.
a Kräftiges Ohrläppchen.
b Dünnes, zartes Ohrläppchen.

9.2 Unteres Ohr/ Ohrläppchen

Hier kommt die **Funktion von Drüsen, Verdauungssäften** und **Hormonen** sowie der **Zustand von Lymphe und Blut** zum Ausdruck. Es gibt auch eine **Beziehung zum Herz-Kreislauf-System**. Eine Falte im Ohrläppchen lässt nach Erfahrungen amerikanischer Forscher auf ein erhöhtes Herzinfarktrisiko schließen. Es ist eine Anstrengung, die aber nicht direkt Herzinfarktgefährdung zeigt, sondern mehr eine Disposition. In diesem Bereich sehen wir die Art der Erholungsfähigkeit eines Menschen, das seelische Bedürfnis nach Regeneration und materieller Sicherheit. Das **Ohrläppchen** sagt etwas über die **Körperökonomie** (wie gut kann er auf sich achten, wie schnell erholt er sich) und die **materielle Ökonomie** eines Menschen.

9.2.1 Großes, volles Ohrläppchen

Das Schwergewicht der Form liegt im unteren Teil des Ohres. Der mittlere und obere Teil des Ohres stehen demgegenüber zurück. Dieses kräftige Ohrläppchen (**Abb. 9.9a**) entspricht dem **Ruh-Naturel**l und ist ein **Zeichen für viel Ruheenergie**. Häufig haben die Menschen eine **größere Körperfülle**, weil alle Drüsen gut funktionieren.

Bedeutung:

- gute Drüsentätigkeit und Blutfülle, **guter Kreislauf** und **gesunder, guter Stoffwechsel**
- gute Körperkraft und **Regenerationsfähigkeit**
- weniger gefährdet, in körperliche oder psychische Erschöpfungszustände zu geraten
- **erfolgreiche Erwerbsmenschen**, große Instinktsicherheit für Geschäfte
- Streben nach Besitz, materielle Werte sind ihnen wichtig
- sammeln gerne alles, haben oft **große Vorräte**, werfen nur ungern etwas weg
- **große Genussfreude**

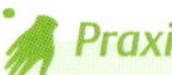

Praxistipp

Fühlen, Denken und Handeln erhalten bei Menschen mit großen Ohrläppchen eine gewisse Schwere. Zur Steigerung der Lebensfreude oder zur Heilung kann es hilfreich sein, sich mit familiär bestehenden materiellen Seiten des Lebens auseinanderzusetzen und sich den damit verbundenen Ängsten zu stellen. Es ist hilfreich, gemeinsam mit dem Patienten Strukturen zu überarbeiten, die ihn in seinem Leben einschränken, von denen er sich aber bisher nicht trennen konnte.

Rubrikenauswahl

Bei **großen, vollen Ohrläppchen** lohnt sich ein Blick in folgende Rubriken:

- Gemüt – Furcht – Armut, vor
- Gemüt – Geiz

9.2.2 Kleines, dünnes Ohrläppchen

Das dünne, zarte Ohrläppchen (**Abb. 9.9b**) weist auf eine **schwächere Körperkraft**, eine **schwache Funktion der Drüsen und des gesamten Stoffwechsels** hin: langsame Säfteproduktion, geringe Blutbildung, feines Lymphsystem. Lymph- und Drüsenorgane schalten sich schlechter ein.

Bedeutung:

- **geringe Regenerations- und Widerstandskraft bei anstrengender körperlicher Arbeit**, regelmäßige Pausen sind wichtig
- sollten sich körperlich nicht zu viel zumuten
- **geringe Regenerations- und Widerstandskraft bei Krankheit, nach Operationen** mit großen Blutverlusten erholen sie sich langsamer und brauchen mehr Unterstützung durch hochwertige Ernährung und begleitende Therapie
- müssen aufpassen, dass sie sich nicht überfordern
- meist **schlanker Körper**, neigen weniger zum Dickwerden
- langsamere Erholungsfähigkeit, **erhöhtes Schlafbedürfnis**
- brauchen viel Schlaf und Entspannung, um im Gleichgewicht zu bleiben, werden sonst leicht nervös
- **geringeres Besitzstreben**, materielle Werte und Besitz sind ihnen nicht wichtig
- Geschlechtskraft ist geringer, entscheiden sich häufig erst spät im Leben für eine dauerhafte Beziehung

Kombinationslehre Bei schwacher körperlicher Konstitution und kleinen, dünnen Ohrläppchen kann es in Überlastungssituationen zu **Trübsinn**, **Trostlosigkeit** und **Lebensüberdruss** kommen.

Das kleine und zarte Ohrläppchen in Kombination mit einem ausladenden oberen Ohr zeigt eine starke Tendenz, Probleme geistig zu lösen. Hier greift das Sprichwort „Wissen ist Macht“. Diese Menschen wollen geistig tonangebend sein und vernachlässigen leicht die körperliche Regeneration.

9.2.3 Matte Ohrläppchen

Matte, also dünne, blasse, welke Ohrläppchen, die auch schlaff herunter hängen können, sind ähnlich zu interpretieren **wie dünne Ohrläppchen**.

Bläuliche oder blasse Verfärbungen am Ohrläppchen stehen für **Energieschwäche in der Regenerationszone**. Die Menschen haben eine **lange Rekonvaleszenz** und erholen sich nach einer Operation oder einer Erkrankung schlecht.

9.2.4 Angewachsene Ohrläppchen

Beim normalen Ohr ist das Ohrläppchen sackartig geformt, d. h., der untere Läppchenrand bildet einen Halbkreis. Wenn der **Läppchenrand** aber in **gerader oder stark nach unten geschrägter Linie in die Kopfhaut übergeht**, spricht man von leicht bzw. stark angewachsenen Ohrläppchen (**Abb. 9.10**).

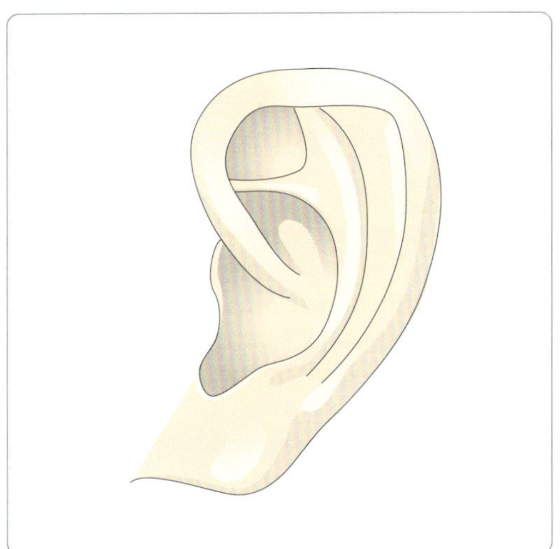

Abb. 9.10 Angewachsenes Ohrläppchen.

Bedeutung:

- sind **impulsiv** und **spontan**, neigen dazu, überraschend, unmittelbar und zu heftig zu reagieren
- **große Freude an Abwechslung**, Neigung zu Spekulationen und Abenteuern

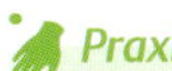

Praxistipp

Geben Sie Menschen mit angewachsenen Ohren den Tipp, immer eine Nacht über Entscheidungen zu schlafen, weil sie zu spontan reagieren und die Entscheidung später sonst schnell bereuen.

Bei **frei hängenden Ohrläppchen** (**Abb. 9.3**) gehen seelische Impulse nicht unmittelbar, sondern mit einer gewissen Unterbrechung, mit einer Verzögerung, ins Tatleben über.

Rubrikenauswahl

Bei **angewachsenen Ohrläppchen** lohnt sich ein Blick in folgende Rubriken:

- Gemüt – spontan, impulsiv
- Gemüt – hitzig, feurig
- Gemüt – schnell im Handeln
- Gemüt – überstürzt, vorschnell, unüberlegt, unbesonnen
- Gemüt – unbesonnen, unachtsam

9.3 Mittleres Ohr

Die innere mittlere Ohrmuschel steht in besonderer Verbindung mit der eigentlichen Aufgabe der Ohren, dem **Hören**. Je größer der innere Trichter, desto mehr möchte man differenziert aufnehmen. Das mittlere Ohr gibt Auskunft über die **Entfaltung des Gemüts**. Je feiner und differenzierter dieser Bereich ausgebildet ist, desto mehr **Feinfühligkeit** und **seelische Größe** zeigt sich in entsprechenden Situationen (vergleiche Mittelgesicht und Haut). Es zeigt die Art der Empfänglichkeit und emotionalen Beeindruckbarkeit. Ist der mittlere Teil des Ohres auffällig, ist der Mensch in seinem Gefühlsleben sehr beeindruckbar. Der Mensch ist zugänglich für gute Worte und Belehrung, Gesang und wohlklingende Musik. Wir lesen auch eine besondere **Laut- und Tonempfindlichkeit**. Es besteht das Bedürfnis nach feinen, wohlklingenden Eindrücken. Es ist auch ein Verlangen nach dem „Du".

9.3.1 Innere Leiste tritt nach außen

Bedeutung:

- starke Mitteilungsfähigkeit, sprechen gerne
- gestalterische Fähigkeiten

9.4 Oberes Ohr

Hier kommt die Stirn- und Großhirnveranlagung von Oberhaupt und Hinterhaupt zum Ausdruck. Es zeigt die **aus dem unbewussten Gefühlsleben aufsteigenden Antriebe zur Entfaltung idealgeistiger Gefühle und Aktivitäten**. Hier zeigt sich die Qualität und Richtung des Geisteslebens, die Hinwendung zum Erkenntnisstreben in geistiger und intellektueller Form. Je wohl gerundeter dieser Bereich ausgeformt ist, desto harmonischer sind Denken und Fühlen aufeinander abgestimmt. Es ist die Zone der seelisch-geistigen Entwicklung, des Denkens und der künstlerischen Impulse.

9.4.1 Größer als das untere Ohr

Bedeutung:
- **geistig-intellektuell oder idealistisch eingestellt**, wachbewusste Prozesse werden unter diese inneren Impulse gesetzt
- Wunsch nach Verfeinerung der inneren Erfahrung, stellen sich reformerische Lebensfragen, beschäftigen sich z. B. mit religiösen Gefühlen
- starke **Empfänglichkeit für Ideales**
- sehr kleiner unterer Teil: Neigung, das Materielle und den Erwerb zu vernachlässigen

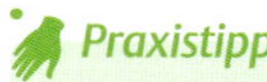
Praxistipp

Das obere Ohr muss immer in Kombination mit anderen Zeichen, mit einem weichen und strahlenden Mittelgesicht und entsprechendem Augenausdruck, gedeutet werden. Betrachten Sie die Zeichen differenziert und setzen Sie die Kombinationen mit viel detektivischem Spürsinn zusammen.

ⓘ *Rubrikenauswahl*

Ist der **obere Teil des Ohres größer als der untere**, lohnt sich ein Blick in folgende Rubriken:
- Gemüt – Idealist
- Gemüt – Philosophie – Fähigkeit zu
- Gemüt – Theoretisieren
- Gemüt – Beten

9.4.2 Eingeengter oberer Ohranteil, spitze Ohrkuppe

Bedeutung:
- Neigung zu fantastischen Vorstellungen
- Flucht in Wunschträume

9.4.3 Musikerohr

In psychophysiognomischen Lehrbüchern wird häufig das typische Musikerohr beschrieben, doch findet man durchaus Musiker in Orchestern, die kein typisches Musikerohr haben. Sind das keine Musiker? Was zeichnet die Qualität „Musiker“ aus? Tatsächlich gestaltet das Leben alle nur erdenklichen Kombinationen, sämtlichen vereinfachenden Systemen zum Trotz. Wir sind gefordert, noch genauer, feiner und differenzierter zu schauen: Damit ist gemeint, dass wir uns darin üben müssen, genau zu sehen und gleichzeitig mit unserem geistigen Auge intuitiv zu erfassen. Damit können wir das anwenden und weiterentwickeln, was wir als Grundlage aus den bisherigen Erkenntnissen vorfinden.

Auf **gutes Musikaufnahmevermögen** lässt ein Ohr schließen, wenn
- die **Ohrrille trompetenförmig** ausgebildet ist,
- die innere Ohrleiste schön geformt ist, sanft gegenüber der äußeren Ohrleiste zurücktritt und
- bis unten in das Ohrläppchen verläuft.

Gleichzeitig sollte das Hinterhaupt fein und differenziert gebildet sein, damit man auch die Fingerfertigkeit hat, um ein Instrument zu spielen. Ebenso sollte der Tonsinn in der 2. Stirnregion gut ausgebildet und die Haut fein sein. Es gibt eine Fülle von Kombinationen, die uns darauf schließen lassen, dass dieser Mensch ein guter Musiker sein könnte.

9.5 Ohrengröße

Zur Beurteilung der Größe von Ohren betrachtet man das **Verhältnis ihrer Größe zur Größe der übrigen Formelemente von Kopf und Gesicht**.

9.5.1 Große Ohren

Große Ohren sind in **Abb. 9.11b** dargestellt.

Bedeutung:
- nehmen **intensiv am Leben** teil
- gestalten und wirken kraftvoll nach außen
- **robuste innere Organisation**, was zu entsprechender Leistungsfähigkeit und innerer Ruhe führt
- haben viel Sicherheit und Kraft

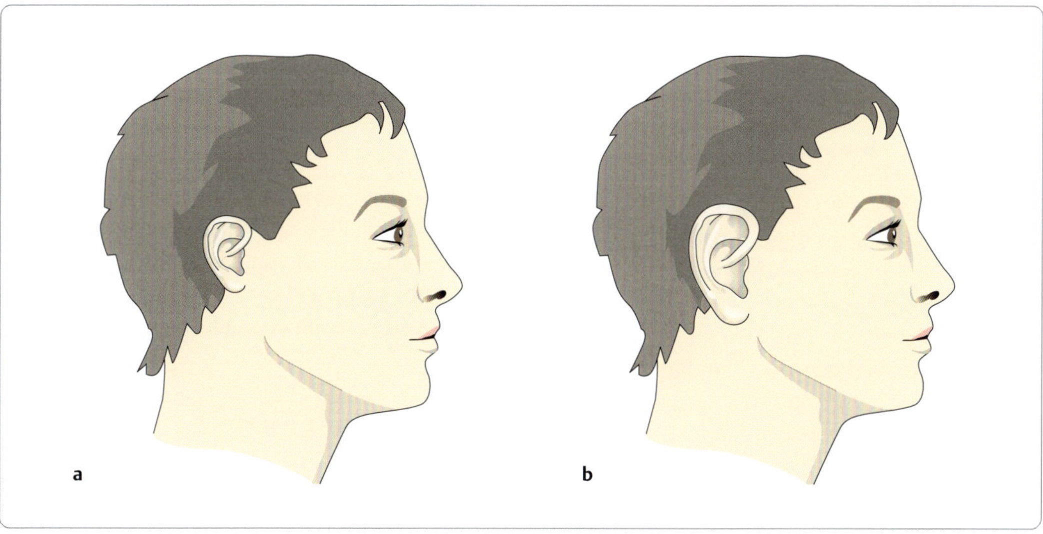

Abb. 9.11 Ohrengröße.
a Kleines Ohr.
b Großes Ohr.

Wissenswert

Menschen mit **großen Ohren** sollten im Umgang mit Menschen mit kleinen Ohren darauf achten, nicht zu dominant aufzutreten und diese nicht zu unterdrücken.

Gut geformte große Ohren

Bedeutung:

- Sinn für **Schönheit und Harmonie**, **Offenheit**, **Lebensmut** und **geistige, vielseitige Beweglichkeit**
- **Tatkraft**, **Unternehmungslust**, **Mut**, **Entschlossenheit**, starke motorische Energie und **Ausdauer**
- setzen sich leichter durch, weil das Seelenleben expansiver und die innere Sicherheit größer ist
- große innere Standfestigkeit und keine Ängste
- vertragen laute Musik gut
- ausdauernde Aufnahme- und Verarbeitungsfähigkeit für akustische Eindrücke, je nach Qualität der Ohrmuschel freuen sie sich umso mehr, je lauter es zu- und hergeht

Merke

Gerade und große Ohren strahlen seelische Ruhe aus.

Rubrikenauswahl

Bei gut **geformten großen Ohren** lohnt sich ein Blick in folgende Rubriken:

- Gemüt – mutig
- Gemüt – furchtlos
- Gemüt – Entschlossenheit
- Gemüt – Beharrlichkeit

Übermäßig große Ohren

Bedeutung:

- brauchen Sicherheiten
- sind im inneren Anspruch eher **unflexibel**, bei zugleich dicken Ohren spricht dies für Schwerfälligkeit bis Trägheit, haben sie etwas beschlossen, sind sie nicht mehr davon abzubringen

9.5.2 Kleine Ohren

Kleine Ohren (**Abb. 9.11a**) passen zum **Empfindungs-Naturell**, aber wir finden dieses Ohr auch bei Menschen, die in einem anderen Naturell liegen. Die Natur schafft alle möglichen Kombinationen, die wir kombiniert betrachten müssen. Alte Menschen haben keine kleinen Ohren, da die Ohren ein Leben lang wachsen.

Bedeutung:

- erleben die Welt aus einer anderen inneren seelischen Tiefenschicht
- werden fürsorglich, wenn sie ansonsten eine robuste Natur haben
- Hinweis auf **Empfindsamkeit**, **Schüchternheit** und **Zaghaftigkeit**
- sind **nicht sehr risikofreudig** und neigen zu **Ängstlichkeit**
- beschäftigen sich mit **spirituellen Dingen**
- brauchen mehr Fakten zur Entscheidungsfindung als Menschen mit großen Ohren

Rubrikenauswahl

Bei **kleinen Ohren** lohnt sich ein Blick in folgende Rubriken:

- Gemüt – Furcht – unternehmen; irgendetwas zu
- Gemüt – Schüchternheit, Zaghaftigkeit
- Gemüt – verschiebt alles auf den nächsten Tag

Übermäßig kleine Ohren

Bedeutung:

- Überempfindlichkeit
- Ängstlichkeit
- Unsicherheit

9.6 Ohrformen

9.6.1 Feste, harte Ohrformen

Bedeutung:

- Ausdrucksformen der inneren Spannungen, die sich seelisch aufbauen, entsprechen der elektromagnetischen Energie
- in Verbindung mit dem Kontrastsinn ein Zeichen von Sarkasmus und Ironie

9.6.2 Eckige Ohren

Die Ausformung der Ohren ist individuell. Wenn sie mehr eckig sind, ist das ein Zeichen von Elektrizität (S. 99).

Ungleichmäßige Formgebung, weitere Auffälligkeiten Dies ist z. B. bei einem Ohr der Fall, das aussieht wie **gehämmert**. Die Menschen neigen dazu, Dinge **misszuverstehen**.

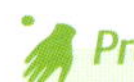

Praxistipp

Menschen mit ungleichmäßiger Form und weiteren Auffälligkeiten des Ohres sollten sich angewöhnen, nachzufragen, ob es stimmt, was sie verstanden haben. Umgekehrt sollten die Therapeuten nachfragen und sich wiederholen lassen, was dieser Mensch verstanden hat. Das kann etwas anderes sein als das, was gesagt wurde.

9.6.3 Einfache Ohren

Menschen mit einfach ausgeformten Ohren (**Abb. 9.12a**) vereinfachen alles, was sie hören.

9.6.4 Kompliziert ausgeformte Ohren

Menschen mit kompliziert ausgeformten Ohren (**Abb. 9.12b**) verkomplizieren die Dinge, die sie hören.

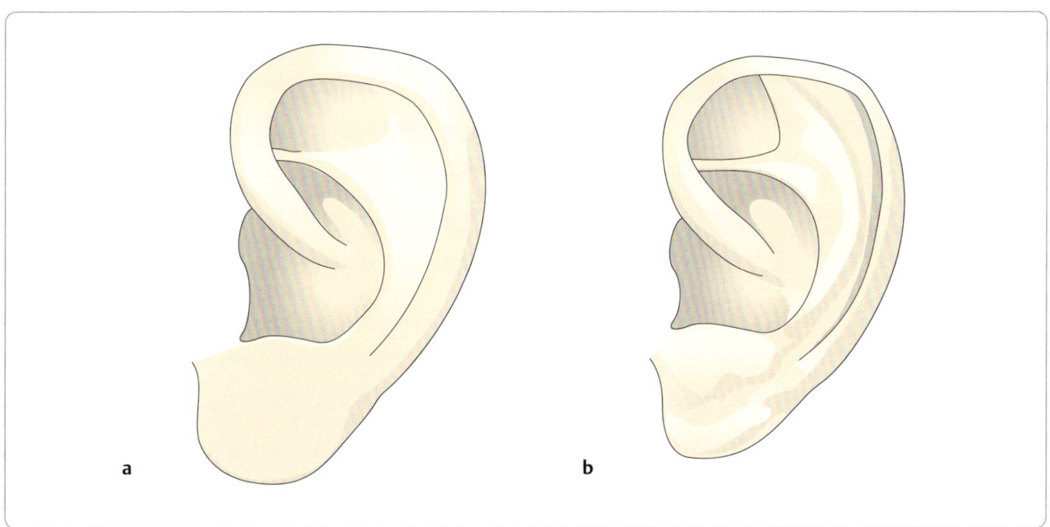

Abb. 9.12 Einfache und komplizierte Ohren.
a Einfaches Ohr.
b Kompliziertes Ohr.

9.7 Ohrrand

Der Ohrrand (Helixrand) hat eine Ausdruckskorrespondenz mit der **Wirbelsäule** und der **Schädelform**. Kommt es zu Eindellungen, Ausformungen oder Unregelmäßigkeiten, lässt dies Rückschlüsse auf die Wirbelsäule zu. Diese Leute haben entsprechend der Stelle oft **Rückenprobleme**. Ist der Ohrrand fein gebildet, deuten wir das als Empfindlichkeit des Rückgrats. Diese Menschen sollten nicht schwer heben bzw. immer ein Augenmerk auf die Stärkung ihres Rückens durch Rückenschulung haben. Die äußere Ohrleiste stimmt in der Regel, aber nicht zwingend mit der Schädelkontur überein – sprich, sie sollten ähnlich gerundet sein. Bei **Abweichungen** finden wir **Dissonanzen** auch im Leben, die sich z. B. bei Kindern in einer verzögerten motorischen Entwicklung zeigen können.

9.7.1 Dicker, eingerollter Ohrrand

Es sieht aus wie bei einer **nicht ausgewickelten Blüte**.

Bedeutung:

- Impulse, die aus dem Ohr kommen, sind embryonal noch eingerollt, schalten sich nicht so schnell ein
- Menschen können nicht so einfach mit ihren inneren Gefühlen aus sich herausgehen, neigen zu **Verschlossenheit**
- innere Bedürfnisse werden nicht einfach nach außen artikuliert

Wissenswert

Sind Ohrrand und Ohrläppchen fleischig und weich, wäre das der Ohrrand des Ruh-Empfindungs-Naturells. Es besteht eine Neigung zu körperlicher Fülle und Korpulenz.

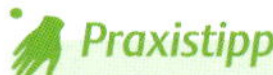

Praxistipp

In der Praxis kann man Menschen mit einem dicken, eingerollten Ohrrand nach Druckzuständen im Kopf fragen (Yang-Zustände!).

9.7.2 Knötchen am Helixrand

Diese bezeichnet man auch als „Gichttophi", doch ist noch zu überprüfen, ob Menschen mit diesen Knötchen tatsächlich häufiger unter Gicht leiden.

Bedeutung:

- Hinweis auf Probleme mit der **Wirbelsäule**
- bei mehreren solcher Knötchen sind plötzliche emotionale Entladungen möglich, evtl. in Kombination mit Selbstwertschwankungen

9.7.3 Fein und flach ausgebildeter Ohrrand

Der Helixrand ist oben **nicht mehr als Rille sichtbar**, sondern flach.

Bedeutung:

- schützender Einfluss der äußeren Ohrleiste ist nicht gegeben, Impulse gehen sofort in das mittlere und vordere Großhirn hinein, **weniger seelische Hemmungen**
- starkes **Bedürfnis, sich mitzuteilen**
- geben sich ohne Hemmungen ihren momentanen Gefühlen hin
- sehr abgeflachter Rand im oberen Bereich: schwache Lernkraft, Denken ist eine große Anstrengung, sehr nüchterne Lebenseinstellung (Beziehung zum Oberhaupt!)

9.7.4 Helixbogen oben abgeflacht

Im oben abgeflachten Helixbogen (**Abb. 9.13**) liegt in tiefen inneren psychischen Schichten eine **Hemmung**, eine **Unsicherheit** vor.

Bedeutung:

- geringeres Urvertrauen
- Denken und geistige **Reflexion** sind **erschwert**
- am linken Ohr abgeflachter Helixbogen: Urvertrauen und Vertrauen auf die Menschen in der näheren Umgebung sind schlechter, man ist mit Mitmenschen vorsichtiger, geht nicht sehr forsch an sie heran, hält sich eher zurück

Kombinationslehre Das Auftreten ist entsprechend **zurückhaltend** und kann z. B. im Gegensatz zu einem hohen Hinterhaupt stehen. Solche Menschen sind hin- und hergerissen zwischen sicherem Auftreten (Hinterhaupt) und Unsicherheit (Ohr).

Rubrikenauswahl

Ist der **Helixbogen oben abgeflacht**, lohnt sich ein Blick in folgende Rubriken:

- Gemüt – Furcht – Auftreten in der Öffentlichkeit; vor dem
- Gemüt – Schüchternheit, Zaghaftigkeit – Öffentlichkeit; beim Auftreten in der

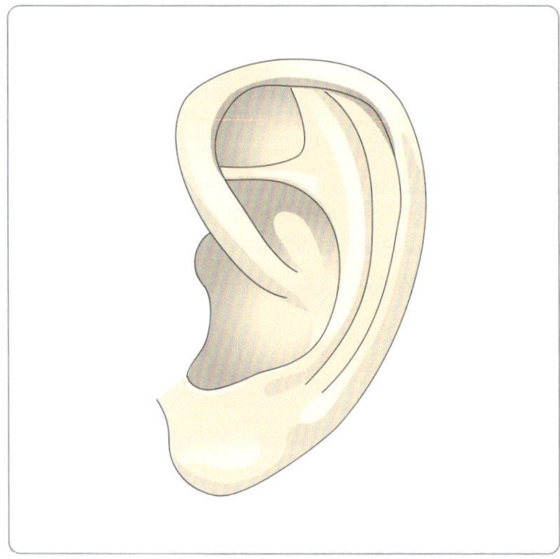

Abb. 9.13 Oben abgeflachter Helixbogen.

Helixbogen oben flach, nach außen ausgebildet

Der Helixrand ist oben abgeflacht und nicht mehr vorhanden (**Abb. 9.14**).

Bedeutung:

- wenig seelische Hemmungen
- gute innere Ohrleiste: haben **starkes Gestaltungsvermögen**
- geben sich ohne Hemmungen momentanen Gefühlen hin

9.7.5 Innere Ohrleiste

Hervortreten

Bedeutung:

- Mitteilungsbedürfnis der seelischen Energie
- **extrovertiert**, sprechen gerne über das, was sie im Inneren bewegt

Zurücktreten

Bedeutung:

- Mitmenschen kommen nicht so gut an sie heran
- **introvertiert**, sprechen nicht gerne von sich

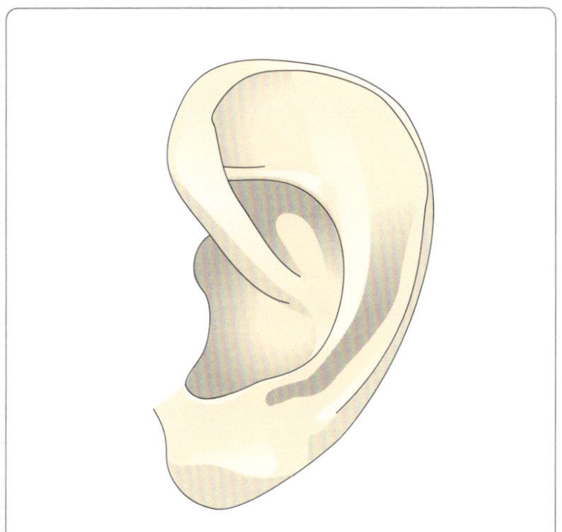

Abb. 9.14 Oben flach ausgebildeter Helixrand.

9.7.6 Spitze Ausformung, Eckenbildungen

Sie sind in Beziehung zur entsprechenden Achsenlage zu sehen. Siehe dazu auch Kap. Hinterhaupt (S.224).

Bedeutung: Im oberen Ohrteil spitz verlaufende Ohren lesen wir je nach der Richtung, in die diese Spitze weist, unterschiedlich:

- in die Mitte nach oben: beschäftigt sich aus seelischem Bedürfnis mit **transzendenten Fragen**
- nach hinten: neigt aus tiefen inneren Schichten zur **Überheblichkeit**
- nach vorne: beschäftigt sich aus seelischem Bedürfnis mehr mit **intellektuellen und sozialen Themen**

Kombinationslehre Hat der Mensch einen eingedellten hinteren Oberhaupt und eine Spitze am hinteren oberen Ohrrand, bestimmt das Ohr den **Charakter**. Wir müssen aber immer die Kraft-Richtungs-Ordnung (S.92) beachten. Die knöchernen Entsprechungen am Kopf bilden sich nach den energetischen Kraftbildern.

9.8 Lage der Ohren

Der Ansatz der Ohren am Kopf hat natürlich auch eine Bedeutung. Die Ohren können in der **Willens-** (S.239), der **Festigkeits-** (S.242), der **Tätigkeits-** (S.241), der **Liebes-** (S.239) und der **elektrischen Achse** stehen (**Abb. 9.15**, **Abb. 10.12**). Auch sind die Ohren in der Höhe nicht immer gleich am Kopf angewachsen.

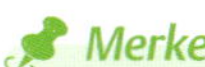

Merke

Die Ohren sitzen i. d. R. mittig oben auf der Höhe der Augenbrauen und unten auf der Höhe des Nasenstegs. Der Ansatz der Ohren muss in der Beurteilung berücksichtigt werden. Er bedingt unterschiedliche Tiefenschichten und einen Einfluss auf die Wesensart.

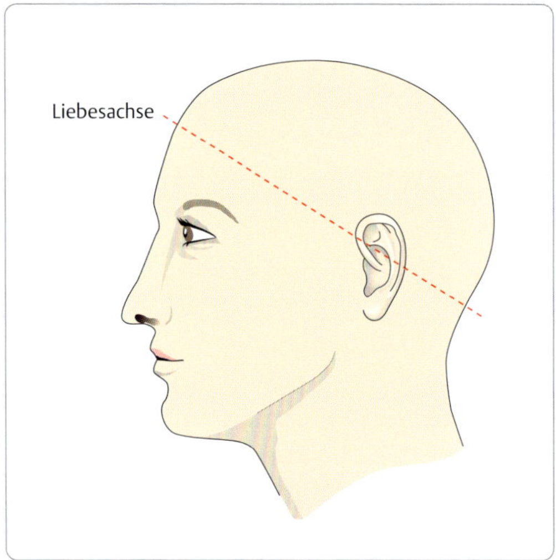

Abb. 9.15 Ohr in der Liebesachse.

9.8.1 Senkrecht angesetzte Ohren

Das steile Ohr liegt in der **Festigkeitsachse** (S. 242).

Bedeutung:

- **seelisch verstärkte Festigkeit**, **Geradheit**, **Offenheit** und **Wahrhaftigkeit**
- verstellen sich nicht
- motorische Impulskraft kann schwächer sein, d. h., es dauert etwas länger, bis diese Menschen Veränderungen zulassen

9.8.2 Schräg angesetzte Ohren

Diese Ohren (**Abb. 9.16a**) liegen in der **Willensachse** (S. 239).

Bedeutung:

- Willensbestimmtheit, **starke motorische Impulskraft**
- machen seelisch tiefgehende Erfahrungen und gewinnen eigene Vorstellungen, die sie verwirklichen wollen
- wollen nicht fremdbestimmt sein
- seelisches Bedürfnis nach **Selbstständigkeit**

Schräg sitzende und oben spitze Ohren

Bedeutung:

- „Schlitzohren" verraten **diplomatische Klugheit**
- können in Kombination mit anderen psychophysiognomischen Merkmalen Hinweise auf Angriffslustigkeit und Aggression liefern

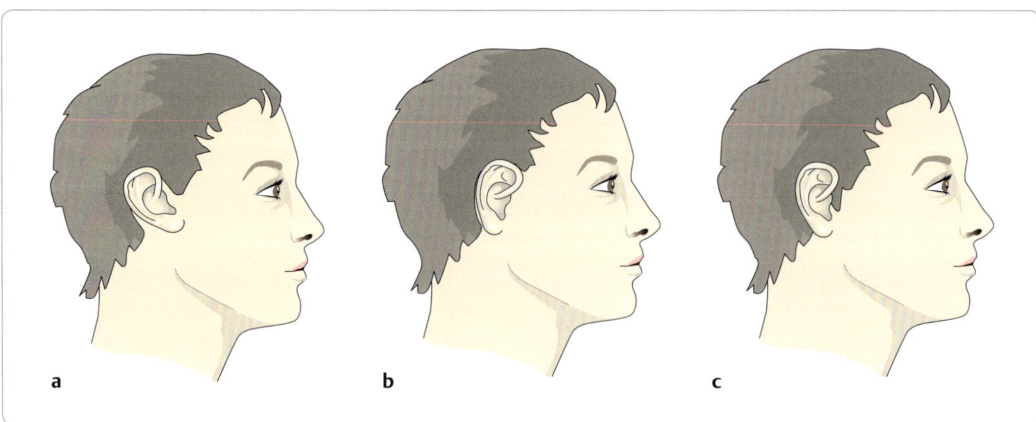

Abb. 9.16 Lage der Ohren am Schädel.
a Schräg angesetztes Ohr.
b Vorne angesetztes Ohr.
c Gerade angesetztes Ohr.

9.8.3 Abstehende Ohren

Das abstehende Ohr ist in **Abb. 9.17** dargestellt.

Bedeutung:

- Je weiter die Ohren vom Kopf abstehen, desto stärker wirkt die elektrische Energie.
- **starke Innenspannung** und Neigung zu explosionsartigen Reaktionen
- können nicht stillsitzen, müssen sich ständig bewegen und wollen immer Veränderung, Progression und Erneuerung
- **unbändiger Tatendrang**, **Mut** und **Durchsetzungsvermögen**
- **lebenskritische Einstellung** und damit einhergehender ständiger Veränderungswille kann von anderen sowohl als bereichernd als auch als anstrengend erlebt werden

Die Art und Weise, wie sie ihren Veränderungswillen, ihre Oppositions- und Widerspruchsbereitschaft umsetzen, hängt von der **gesamten Ausformung des Ohres** ab und kann wie im Folgenden dargestellt differenziert werden:

- insgesamt **schönes Ohr**
  - Neigung zu konstruktiver, verbessernder und reformerischer Veränderung
- **weiches Ohr**
  - Veränderungsdrang ist nicht so stark ausgeprägt
  - können im Laufe des Lebens auch ruhig werden
  - es kann sein, dass diese elektrische Energie der Ohrform auch nie gelebt wird
- **harte Ohren**
  - Ohren lassen sich auch durch eine Operation nicht verändern
  - werden sie operativ angelegt, färben sie sich oft rot und sind nach wenigen Jahren wieder abstehend, Körper strebt wieder in die ursprüngliche elektrische Form

Bei abstehenden Ohren kann man beurteilen, ob sie **normal oder extrem abstehen**. Man sollte darauf achten, in welchem Bereich die Ohren abstehen bzw. ob sie links oder rechts mehr abstehen. Auf diese Punkte soll im Folgenden eingegangen werden:

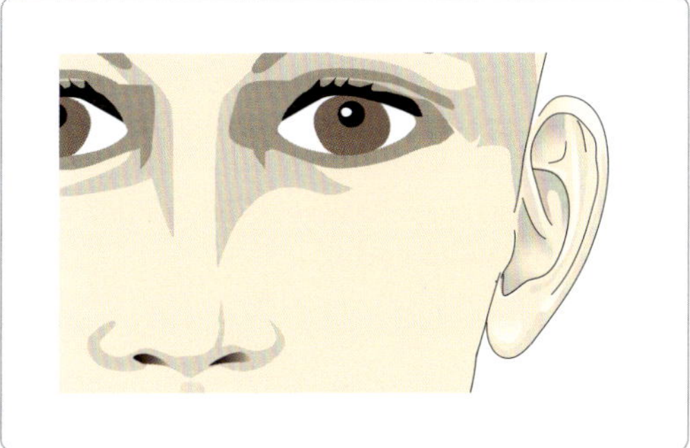

Abb. 9.17 Abstehendes Ohr.

- **normal abstehend**
  - reger Beteiligungsdrang und seelische Anteilnahme
  - Veränderungen, die sie nicht selbst wollen, lehnen sie ab
- **extrem abstehend** (Henkelohren, in 90°-Winkel abstehend)
  - unbezähmbarer seelischer Drang zur Veränderung
  - Kritiksucht
  - bei disharmonischer Veranlagung Streitlust bis zur Zerstörungswutbei gleichzeitig hoher Ethik zeigen Menschen den mutigen Reformer oder sie weisen auf den scharfen Kritiker und satirischen Spötter hin

(i) Wissenswert

Sind die **abstehenden Ohren hart und grob**, weisen sie auf Jähzorn und Streitlust hin. Die Menschen können hart und rücksichtslos handeln.

Im oberen Teil abstehend

Bedeutung:

- unbewusste **geistige Unruhe** und **Anspannung**
- setzen sich mit **Lebensproblemen** auseinander

Im unteren Teil abstehend

Bedeutung:

- **seelische Unruhe** bei materiellen und wirtschaftlichen Bestrebungen
- haben **Angst vor Besitzverlust, Geldverlust und materiellem Verlust**

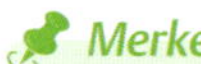

Merke

Impulse der abstehenden Ohren können verändert werden. Wenn sich ein Mensch mit stark abstehenden Ohren einige Jahre darin übt, durch Selbstreflexion innerlich ruhig zu bleiben und den Ausgleich zu suchen, wird die elektrische Energie verringert. Die Ohren verlieren den Spannungsausdruck und legen sich mehr oder weniger an.

(i) Rubrikenauswahl

Bei **abstehenden Ohren** lohnt sich ein Blick in folgende Rubriken:

- Gemüt – Widerspruch – Neigung zu widersprechen
- Gemüt – widerspenstig
- Gemüt – herausfordernd
- Gemüt – kämpfen, möchte

Anliegende Ohren

Das anliegende Ohr ist in **Abb. 9.18** dargestellt.

Bedeutung:

- **geringe seelische Expansionslust**
- vermeiden alles, was zu heftigen seelischen Auseinandersetzungen führen könnte
- großes Bedürfnis nach **Friedfertigkeit** und danach, das Bestehende zu erhalten
- eher konservative Einstellung

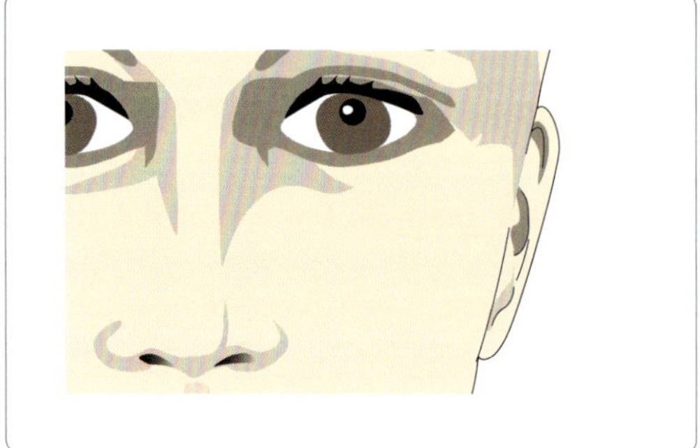

Abb. 9.18 Anliegendes Ohr.

(i) Rubrikenauswahl

Bei **anliegenden Ohren** lohnt sich ein Blick in folgende Rubriken:

- Gemüt – Schüchternheit, Zaghaftigkeit
- Gemüt – zurückhaltend, reserviert
- Gemüt – angesprochen zu werden – Abneigung
- Gemüt – bittet – nichts; um
- Gemüt – Harmonie – Verlangen nach
- Gemüt – diplomatisch
- Gemüt – streiten – Abneigung gegen

9.9 Ansatz der Ohren

Der Ansatz wird als „normal“ definiert, wenn er in der Höhe ist, in der die Unterstirnecke endet, zwischen Nasenspitze und Stirnknochen. In **Abb. 9.19** sind an den Gesichtsformen auch die unterschiedlichen Charakteranlagen sichtbar. Links befindet sich der mehr aus dem Gefühl handelnde Mensch, rechts der mit kühlem Verstand umsetzende Mensch.

9.9.1 Hochsitzende Ohren

Das Ohr sitzt mehr in Richtung Oberhaupt (**Abb. 9.19a**) und gibt uns physiognomisch einen Ausdruck für **tiefe Gefühlsempfindungen**.

Bedeutung:

- Entscheidungen werden **emotional** getroffen
- Gefühlsleben herrscht vor und übertönt Verstand und Logik
- nüchterne und kalkulierte Überlegungen stellen sie oft zurück
- körperlich sind sie weniger geschickt und nicht belastbar

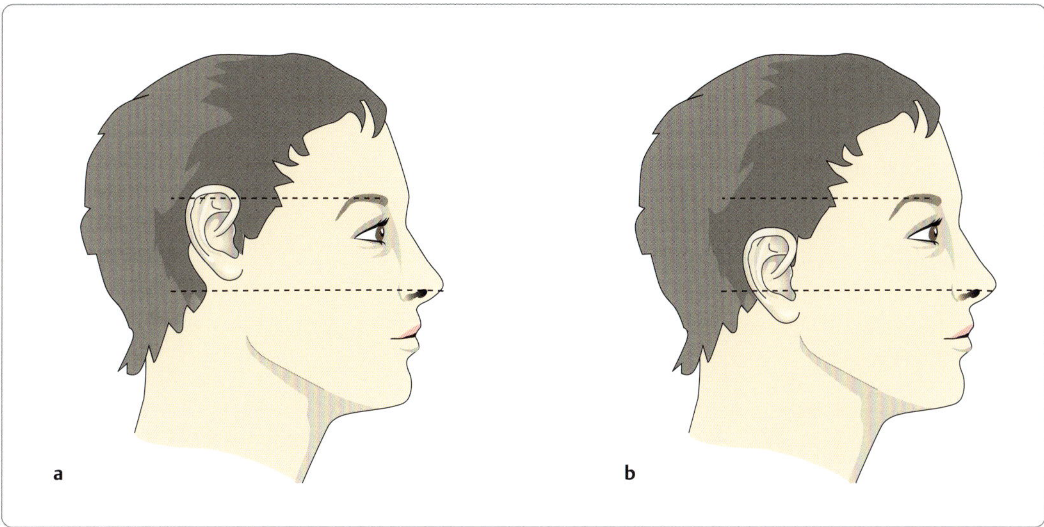

Abb. 9.19 Sitz der Ohren.
a Hochsitzende Ohren.
b Tiefsitzende Ohren.

Rubrikenauswahl

Bei **hochsitzenden Ohren** könnte man in folgende Rubrik blicken:
Gemüt – Fantasien – übertrieben, hochfliegend.

9.9.2 Tiefsitzende Ohren

Das tief sitzende Ohr ist in **Abb. 9.19b** dargestellt.

Bedeutung:

- wollen ihre Wünsche in die Realität umsetzen, bleiben aber im Rahmen des real Möglichen
- **verstandesbetont** und verfügen über ein nüchternes, reales und klares Denken
- sehr gewissenhaft und **gründlich**
- lassen sich zu **weniger Gefühlsregungen** leiten
- bei stark durch die Empfindungsenergie beeinflussten Menschen ein Zeichen des **seelischen Realitätsbezugs**, der Gewissenhaftigkeit und Gründlichkeit, die Ohren sind als Harmonisierung der Empfindungsanlage zu deuten

Rubrikenauswahl

Bei **tiefsitzenden Ohren** lohnt sich ein Blick in folgende Rubriken:

- Gemüt – Nüchternheit, Besonnenheit
- Gemüt – Ernst
- Gemüt – Pflicht – zu viel Pflichtgefühl

9.9.3 Unterschiedlich hoch angesetzte Ohren

Bedeutung:

- Zeichen von **Unausgewogenheit**
- innere Unruhe, die zu kritischem, manchmal auch zu unausgeglichenem Handeln verleiten kann
- können **sehr eigensinnig** leben
- je nach Grad der Unterschiedlichkeit finden sie die innere Ruhe nur schwer, auch wenn sie sehr intelligent, tätig und fleißig sind

Wissenswert

Jeder Mensch hat eine leichte Unausgewogenheit in irgendwelchen Anlagen. Das ist dadurch gegeben, dass beide Gehirnhälften nicht vollkommen gleich arbeiten.

9.10 Umgebung der Ohren

Hierbei geht es um die Seitenkopfteile, die um die Ohren herumliegen (**Abb. 9.20**). Die 3 Hauptteile des Schädels und die 3 Grundkräfte des Seelenlebens **treffen in der Ohrengegend zusammen**. Ebenso verlaufen die aus dem Körper aufsteigenden Lebenssäfte und -kräfte in Hals und verlängertes Mark. An beiden Polen der elektrischen Achse, beiderseits am Seitenhaupt in der Ohrengegend, wirkt die **elektrische Energie** am stärksten.

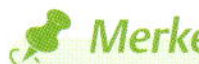
Merke

Je breiter der Kopf in der Ohrengegend ist, umso stärker sind die Kräfte, die nach Entladung und Ausgleich drängen. Aus der Breite des Kopfes sind Kraft und Intensität des Veränderungstriebs abzuleiten.

Veränderung

- im **negativen** Sinne: Zerstörung, Verneinung und Vernichtung
- im **positiven** Sinne: Bejahung, Verbesserung, Erfindung, Fortschritt
- im **neutralen** Sinne, d. h. im inneren persönlichen Interesse: Wehr-, Widerstands- und Verteidigungskraft des Individuums

9.10.1 Vortretende Stirn

Bedeutung:

- Veränderungstrieb wird vom **Verstand** geleitet
- forschen auf anderen als bisher bekannten Gebieten und mit anderen als den bisherigen Methoden

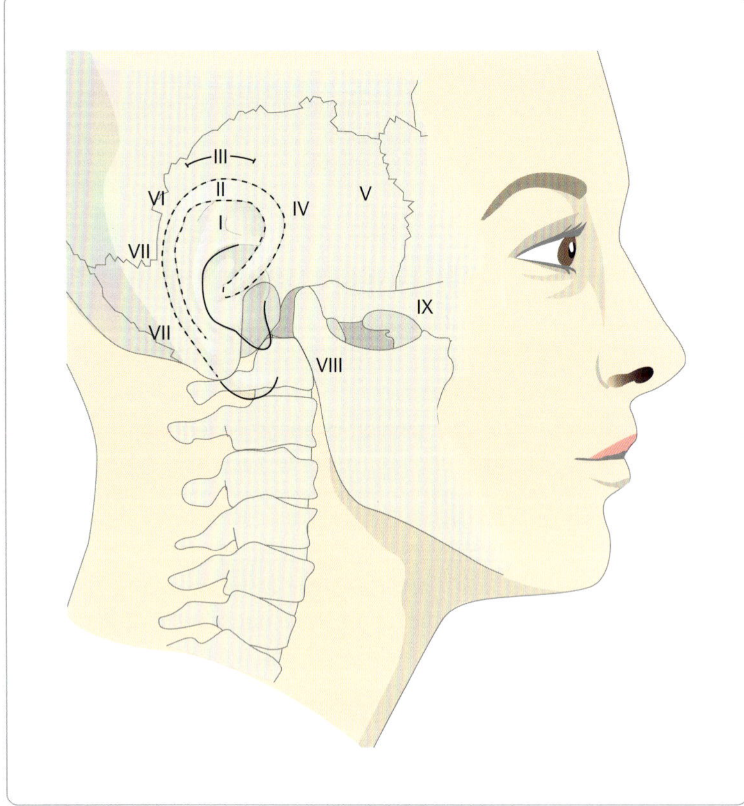

Abb. 9.20 Ohr und Schädelumgebung. **I** Anspannungstrieb, **II** Selbsterhaltungstrieb, **III** Lebenserhaltungstrieb, **IV** Nahrungssinn, **V** Ruhe und Schlaf, **VI** Lebensschutzsinn, **VII** Mut- und Widerstandssinn, **VIII** Unterkieferbogen, **IX** Jochbein.

9.10.2 Hohes und starkes Oberhaupt

Bedeutung:

- **Gefühlsleben** herrscht vor
- Veränderungssinn treibt zu **Reformen** der bestehenden Religions-, Rechts-, Moral- und Staatsideen und -einrichtungen

9.10.3 Starkes Hinterhaupt

Bedeutung:

- **motorisches Tatleben** herrscht vor
- neigen zur Veränderung der Dinge durch die Tat

Die Position der einzelnen Anlagen ist in **Abb. 9.20** dargestellt.

- **I Anspannungstrieb** treibt zur Tat und Kraftentfaltung und zur Veränderung der Dinge, des Gefühls, der Gedanken und des Willens an; richtet sich auf die Erhaltung des eigenen Ichs, des Lebens
- **II Selbsterhaltungstrieb**
- **III Lebenserhaltungstrieb:** zur notwendigen Lebenserhaltung gehört beispielsweise auch die Sorge für Nahrung, Bekleidung und Wohnung
- **IV Nahrungssinn:** Sinn für feste und flüssige Nahrung, Feingeschmack für gewählte Nahrung
- **V Ruhe und Schlaf:** sorgt für das Gleichgewicht der Körperkräfte und dafür, verbrauchte Lebens- und Spannkräfte wieder zu ersetzen
- **VI Lebensschutzsinn:** gute Wohnung, Grundbesitz, ordnet sich vom Anspannungstrieb zu den Tattrieben des mittleren Hinterhaupts verlaufend
- **VII Mut- und Widerstandssinn:** bis hin zum Gewaltsinn – „der hat's faustdick hinter den Ohren“
- **VIII Unterkieferbogen** – Durchführung
- **IX Jochbein:** Eigengesetzlichkeit, Widerstand, Arbeitsliebe und Überwindungskraft

10 Hinterhaupt, Nacken, Achsen

10.1 Allgemeines

Unter Phrenologie versteht man die **Schädelausdruckskunde**, die auf **Josef Gall** zurückgeht. **Carl Huter** entwickelte den Begriff der **Neuphrenologie**. Die Begriffe stammen aus einer Zeit, in der es zur Neurobiologie noch keine Forschungen gab. Es darf daher alles überprüft werden, was wir an Aussagen zu diesem Thema haben.

Am Hinterhaupt kann man die **Kraft oder die Schwäche einzelner Körperteile** erkennen. Bei der Deutung der Schädelformen muss jedoch immer das Gesicht mit in Betracht gezogen werden, sonst kann man leicht fehlinterpretieren.

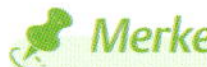
Merke

Der Mensch ist ein sehr komplexes Wesen. Kombination und Ausstrahlungsqualität sind wichtig. Mit schnellen Deutungen der Formen werden wir dem Individuum nicht gerecht.

10.1.1 Einteilung des Schädels

Der Schädel wird entsprechend dem Aufbau des Gehirns unterteilt in Hinterhaupt, Stirn, Seitenhaupt und Oberhaupt:

- Die **Stirn**, die physiognomisch vom vorderen Großhirn gebildet wird, steht für das Verstands- und Vernunftleben.
- Das **Seitenhaupt**, das physiognomisch von den seitlichen Großhirnpartien gebildet wird, steht für das Wirtschaftsleben.
- Das **Oberhaupt**, das physiognomisch vom oberen Großhirn gebildet wird, steht für das Gefühlsleben.
- Das **Hinterhaupt**, das physiognomisch vom Kleinhirn und hinteren Großhirn gebildet wird, ermöglicht eine Aussage über das körperliche Tatleben. Es zeigt uns, welche Impulse durch den Körper wirken. Es gibt besonders Aufschluss über die Kraft des Körpers, die instinktiven Bedürfnisse und die Geschicklichkeit der motorischen Antriebe.

10.2 Hinterhaupt

Nach Carl Huter wird jeder Bereich des Schädels in 3 Abschnitte unterteilt. So ist jeder Hinterhauptbereich (**Abb. 10.1**) mit einer bestimmten **Motorik des Körpers** verbunden.

Die **Größe** des Hinterhaupts liest man in seiner **Breite und Fülle** ab. Wenn es Abflachungen gibt, haben wir Unterbrechungen in der körperlichen Tüchtigkeit. Wenn es energetische Veränderungen in einem Hinterhauptsanteil gibt, verändert sich immer zuallererst das Haar in seiner Spannung oder in seinem Glanz.

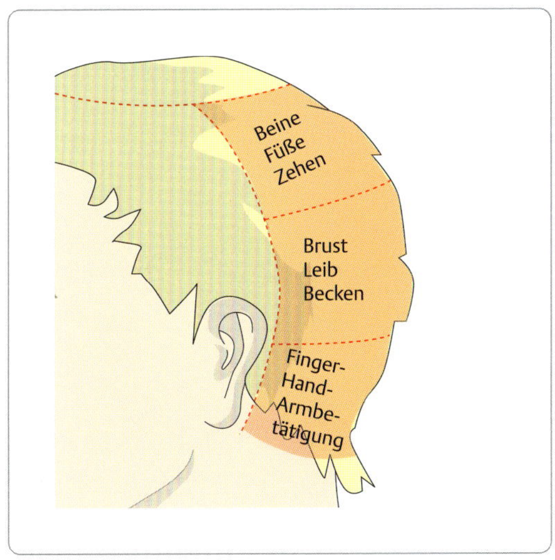

Abb. 10.1 Dreiteilung des Hinterhaupts.

10.2.1 Unteres Hinterhaupt

Die unterste Region des Hinterhaupts (**Abb. 10.2**) beginnt am Unterrand des Hinterhauptbeins, des Os occipitale und reicht bis zum oberen Ohransatz. Das Os occipitale ist von der durch Muskelstränge gebildeten „Kuhle“ ausgehend im Nacken nach oben tastbar. Wir müssen die **gesamten Kopfproportionen beachten**, den Ansatz des Ohres berücksichtigen, individuell hinschauen und uns vom fühlenden Proportionen-Sehen leiten lassen. Die Strahlung des **Gewebes**, die Feinheit und die Reinheit der **Haut**, die Kraft, die Schönheit und die Tracht des **Haares** sind besonders zu analysieren und zu beurteilen.

Bedeutung:

- **Hand- und Fingergeschicklichkeit:** Aussagen über Fingerspitzengefühl, Feingefühl und Feinmotorik
- **Sexual- und Familientrieb:** Ausdruck für die Liebes- und Zeugungskraft, den angeborenen Grad des Geschlechtstriebs und die Liebe zur eigenen Art, wir sehen den instinktiven Selbsterhaltungsdrang, die Partner-, Kinder- und Tierliebe

Gut ausgeprägtes unteres Hinterhaupt

Das stark ausgebildete untere Hinterhaupt ist in **Abb. 10.3a** dargestellt.

Bedeutung:

- können geschickt mit ihren Händen umgehen
- sind **feinmotorisch gut entwickelt**, setzen diese Begabung gerne ein

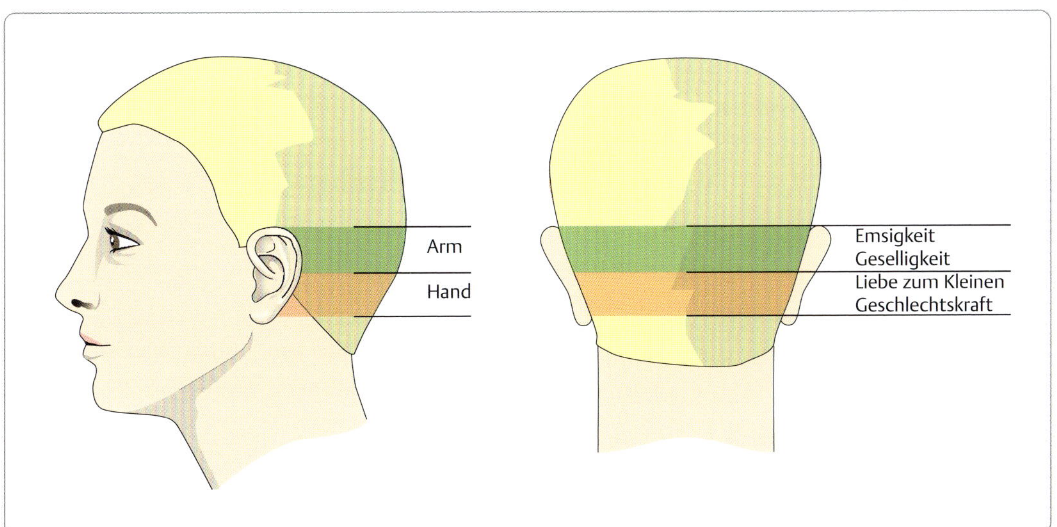

Abb. 10.2 Unteres Hinterhaupt.

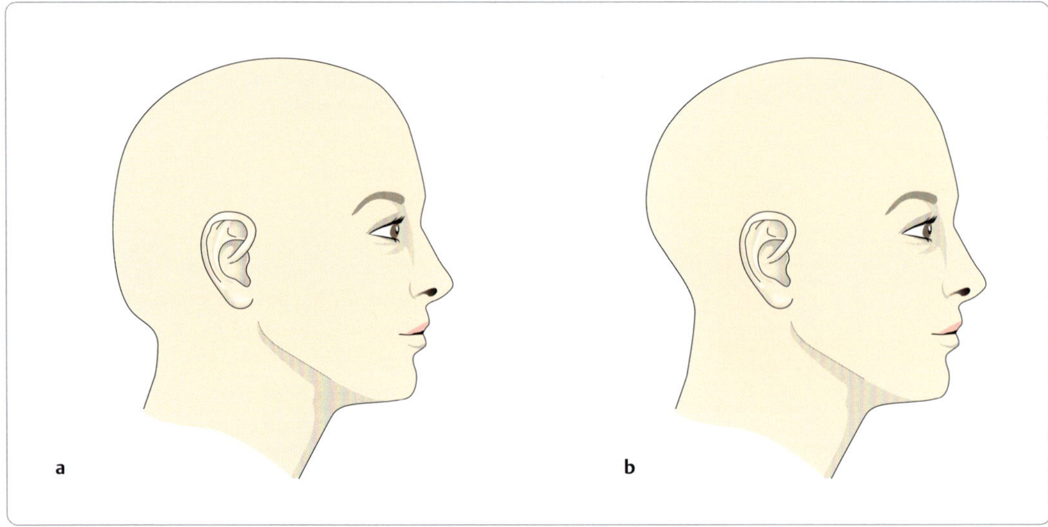

Abb. 10.3 Unteres Hinterhaupt.
a Stark ausgebildet.
b Schwach ausgebildet.

- meist **naturverbundene Menschen**, die alles Zarte und Kleine achten, mit kleinen Kindern, Pflanzen und Tieren gut umgehen können
- ermüden nicht leicht, wobei wir auch auf andere Zeichen wie die Schläfen und die Ohrläppchen achten müssen
- lieben **Geselligkeit**
- sind ihrer Heimat sehr verbunden, verlassen sie ungern, leiden leicht unter Heimweh
- sind **verlässlich**, pflegen Freundschaften, zeigen sich **ritterlich** und **großmütig**
- haben ein großes Interesse am anderen Geschlecht, auch hier sind wieder andere Zeichen zu beachten

Schwach ausgeprägtes unteres Hinterhaupt

Das schwach ausgebildete untere Hinterhaupt ist in **Abb. 10.3b** dargestellt.

Bedeutung:

- sind **weniger feinmotorisch geschickt** und haben weniger Armkraft
- fühlen sich weniger an die Heimat gebunden, möchten unabhängig und frei sein
- können gut enthaltsam leben
- brauchen **mehr Schlaf**, jedoch sollte man auch die Ohrläppchen, die Schläfen und die gesamte Konstitution betrachten

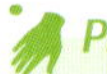 *Praxistipp*

Das untere Hinterhaupt kann gestärkt werden, wenn Sie Ihren Patienten ermutigen, dass er zusätzlich zum Berufsleben körperliche Arbeiten in Haus und Garten erledigt, sodass Finger, Hände und Arme gefordert werden.

10.2.2 Mittleres Hinterhaupt

Es erstreckt sich vom oberen Ohransatz bis unterhalb der Haarwirbelzone (**Abb. 10.4**). Die Fähigkeiten des mittleren Hinterhaupts sind davon abhängig, wie sich seine Kraft aus den Leibesorganen sammeln und entfalten kann.

Bedeutung:

- Kraft oder Schwäche der Leibesorgane
- Grad der allgemeinen körperlichen Leistungs- und Konzentrationsfähigkeit

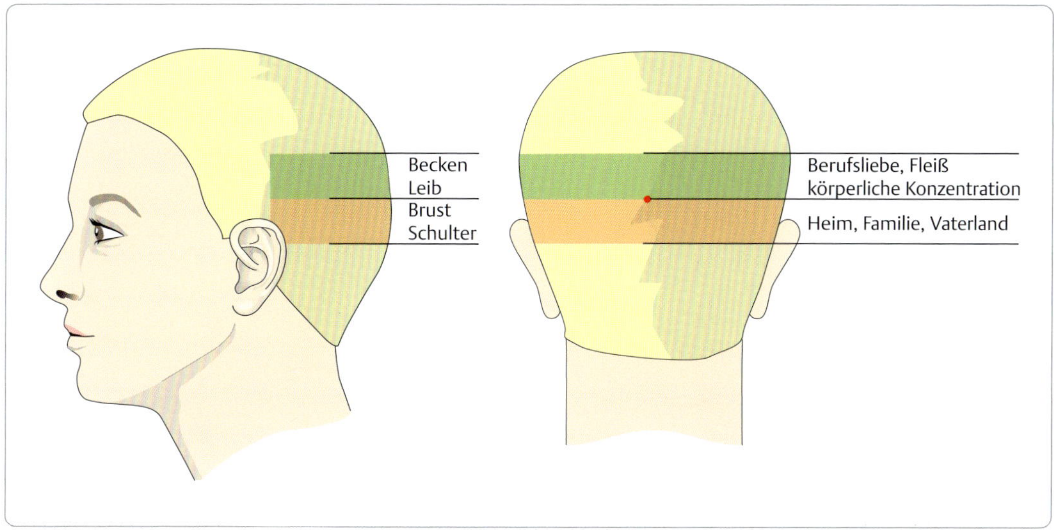

Abb. 10.4 Mittleres Hinterhaupt.

10

- Körpergewandtheit, körperliche Geschicklichkeit und körperliche Berufstüchtigkeit
- **Einsatzwille** und **Ausdauer**
- Erwerb des Lebensnotwendigen
- **Nestbautrieb**, möchten ihre Familie und ihr Heim erhalten
- Gesellschaftsliebe, Gemeinschafts- und Gebundenheitsgefühle
- Selbstvertrauen aus der eigenen Leistung heraus
- Art des Wollens und Könnens aus seelischer Liebe

Gut ausgeprägtes mittleres Hinterhaupt

Das gut ausgebildete mittlere Hinterhaupt ist in **Abb. 10.5a** dargestellt.

Bedeutung:

- Zeichen von **Gesundheit**, gutem Stoffwechsel und funktionierender Atmung
- sind **sehr fleißig**, beruflich ausdauernd und **zähe Kämpfer**
- geringe Spannkraft: Menschen leisten weniger im motorischen Antrieb und im körperlichen Fleiß, können unter Umständen wirtschaftlich sehr geschickt handeln
- sind ständig interessiert, die Produkte ihrer Arbeit zu verbessern
- gründen frühzeitig eine **Familie**, streben nach eigenem Grundbesitz, sind häuslich und sesshaft
- nehmen starken Anteil am anderen

Schwach ausgeprägtes mittleres Hinterhaupt

Die Haare von Menschen mit schmalem und leicht abfallendem Hinterhaupt (**Abb. 10.5b**) zeigen wenig Spannkraft.

Bedeutung:

- **geringe körperliche Geschicklichkeit** und Ausdauer
- sind weniger beständig, können keine schwere Last auf ihren Schultern tragen, auch nicht für Familie und Gemeinschaft
- gründen später eine Familie
- neigen **weniger zur Sesshaftigkeit**
- haben schwächere Leiborgane, einen schwächeren Stoffwechsel, eine schwächere Atmung und Herzkraft und müssen mehr auf ihre Gesundheit achten

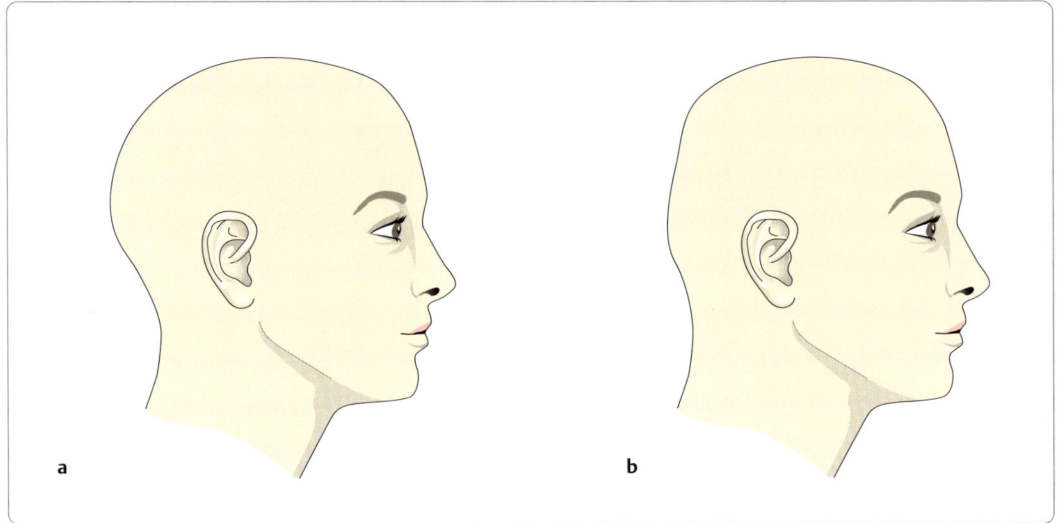

Abb. 10.5 Mittleres Hinterhaupt.
a Stark ausgebildet.
b Schwach ausgebildet.

Wissenswert

Das **schwache mittlere Hinterhaupt** kann die Anlage zu geistiger Tätigkeit, zur Verinnerlichung und Poesie oder Religion ausdrücken.

10.2.3 Oberes Hinterhaupt

Das obere Hinterhaupt liegt in der Haarwirbelzone, der letzten Zone vor dem Übergang zum Oberhaupt (**Abb. 10.6**). Die **Tätigkeit der Gliedmaßen** lässt sich an dieser Kopfstelle am besten ablesen. Wenn es gut gerundet und auch in der Breite gut ausgebaut ist, sprechen wir von einem kräftigen oberen Hinterhaupt. Neben der **Form** achtet man besonders auch auf die **Kopfhaltung** und **Spannung** sowie auf **Haare** und **Frisur**.

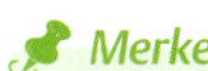
Merke

Am oberen Hinterhaupt zeigt sich, inwiefern sich der Mensch bewusst ist, neben Pflichten auch gewisse Rechte zu haben.

Bedeutung:

- Bein-, Fuß- und Zehentätigkeit: **Freude an der Bewegung** durch Fuß- und Beinarbeit, durch Gehen, Laufen, Springen und Tanzen
- **Sicherheit im Auftreten**
- Streben nach Freiheit und Unabhängigkeit, Einschätzung eigener Leistungsfähigkeit
- Reiselust, Unternehmungslust und Freude an Ortsveränderung
- Rückschlüsse auf Selbstständigkeit, Selbstbeherrschung, Würde und Wertgefühl der eigenen Leistung
- Streben nach Anerkennung und Hochschätzung der eigenen Person

Kombinationslehre Am oberen Hinterhaupt lesen wir das Bedürfnis nach **Selbstverwirklichung**: Verwirklichung der eigenen materiellen Bedürfnisse, Verwirklichung im realen Bereich. Die Energie dazu formt den Nasenrücken in seiner mehr oder weniger konvexen Form.

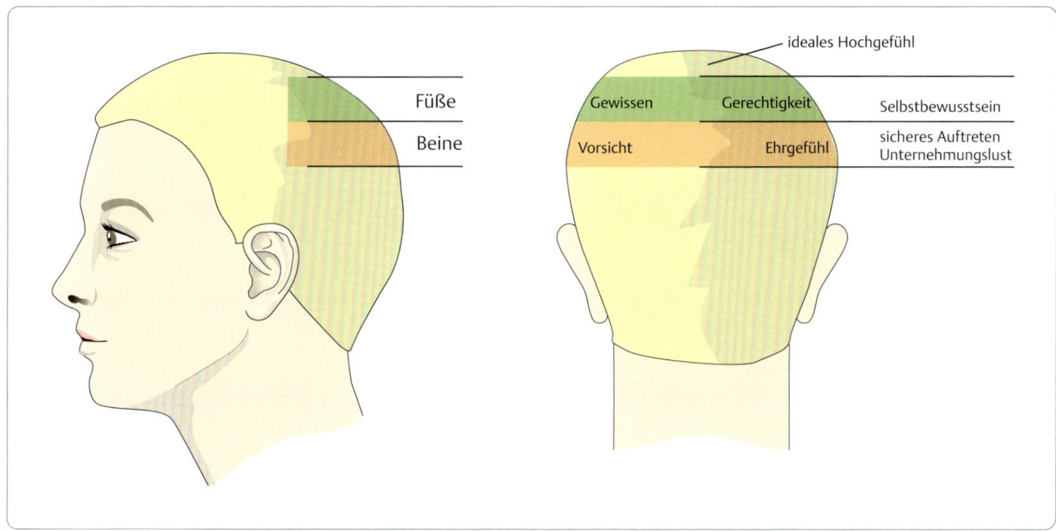

Abb. 10.6 Oberes Hinterhaupt.

Stark ausgebildetes oberes Hinterhaupt

Das stark ausgebildete obere Hinterhaupt ist in **Abb. 10.7a** dargestellt.

Bedeutung:

- mittelstarke Ausbildung
  - arbeiten gerne im **Team**
  - erhalten ihre Selbstsicherheit durch Anerkennung ihrer Fachkenntnisse
  - sind nicht zu bescheiden, aber auch nicht rücksichtslos im Durchsetzen ihrer Person und ihres Willens
  - verstehen es, sich Ansehen zu verschaffen
- starke Ausbildung
  - sehr geschickt in der Bewegung von Beinen und Füßen
  - häufig gute Tänzer, gehen gerne zu Fuß, wandern viel und lange
  - strengen sich an, um vorwärtszukommen
  - sind stolz auf die eigenen Leistungen
  - vertrauen auf sich selbst, sind **ehrgeizig**, **mutig**, **verantwortungsvoll** und haben ein **ausgeprägtes Ehrgefühl**
  - arbeitslustig, ausdauernd und emsig in ihrem Beruf
  - **fleißig**, rastlos und gleichzeitig starke Willensmenschen
- sehr starke Ausbildung
  - mit starker Plastik und Spannkraft bei straffer, aufrechter Kopf- und Körperhaltung: brauchen viel Bewegung in den Füßen zum inneren Ausgleich
  - sind **selbstsicher** und gewandt, neigen aufgrund ihres inneren Hochgefühls manchmal zur Selbstüberschätzung, haben hohen Anspruch an sich selbst und andere
  - **Kraft** und **Geschicklichkeit** bestimmen ihr Auftreten
  - fühlen sich in untergeordneter Stellung nicht wohl, sind **geborene Unternehmer**, die selbstständig und unabhängig arbeiten möchten, auch als Angestellter brauchen sie innere geistige Freiheit und die Möglichkeit zu selbst entschiedenem Handeln
  - brauchen regelmäßig **Anerkennung**, **Lob** und **Huldigung**
  - sind unternehmungs- und reiselustig aus Unabhängigkeitsstreben

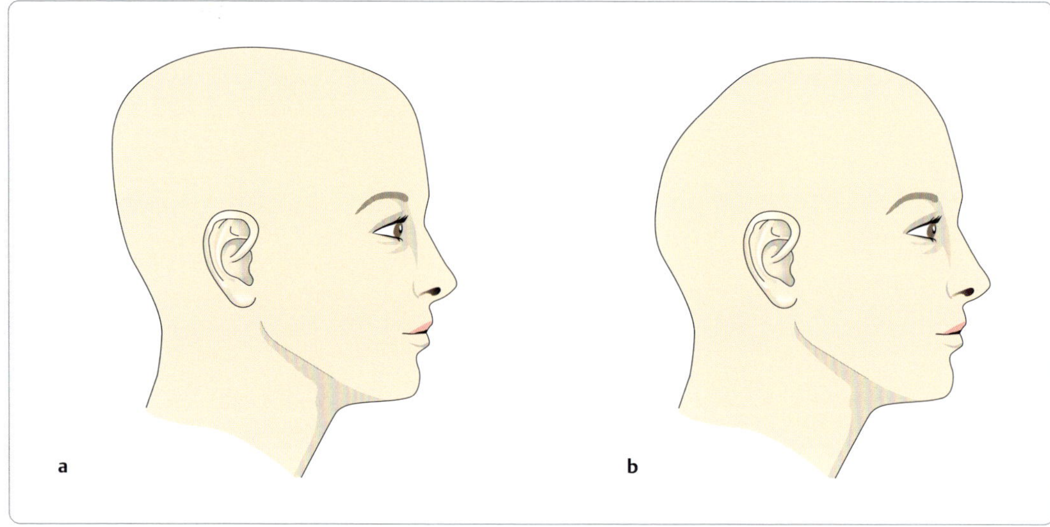

Abb. 10.7 Oberes Hinterhaupt.
a Stark ausgebildet.
b Schwach ausgebildet.

Wissenswert

Wenn das **obere Hinterhaupt breit** ist, ist dieser Mensch auch sozial und gerecht eingestellt. Dies ist besonders der Fall, wenn eine hoch und breit ausgebaute Stirn und Oberhauptbildung hinzukommen. Dann ist er gewissenhaft und leidet unter Ungerechtigkeiten.
Ein breites oberes Hinterhaupt steht für Vorsicht, Gewissenhaftigkeit, Gerechtigkeitsstreben und aktive Moral. Es erwacht die Mitverantwortlichkeit für das Tun und Lassen der Mitmenschen. Strebt das **Hinterhaupt ohne mittlere Rundung gerade nach oben**, sodass es oben am stärksten ausgebildet ist, verfügt der Mensch über ein starkes Selbstbewusstsein. Er neigt mehr zum Herrschen als zum Dienen. Ist das **Hinterhaupt nicht so hoch aufgebaut**, ist das Selbstbewusstsein nicht groß. Diese Menschen beschäftigen sich häufig mehr mit inneren Fragen und sind eher introvertiert.

Schwach ausgebildetes oberes Hinterhaupt

Ist das obere Hinterhaupt schmal, schwach und abfallend (**Abb. 10.7b**), sieht man das auch an einer geneigten Kopfhaltung und weniger straffen Körperhaltung.

Bedeutung:

- sind weniger zum Tanzen und Laufen geeignet
- haben **weniger Selbstbewusstsein**, treffen Entschlüsse **selten spontan**, stellen sich selbst infrage
- lassen sich leicht zu etwas überreden, man kann sie ausnutzen und unterdrücken
- sie können sich schlecht durchsetzen

Kombinationslehre Allgemeine **Kritik** beziehen Menschen mit einem schmalen oder abfallenden oberen Hinterhaupt schnell auf die **eigene Person** – v. a. in Kombination mit Kinngrübchen.

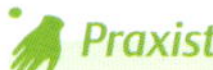
Praxistipp

Ein zu schwaches oberes Hinterhaupt kann durch rege Bein- und Fußtätigkeit wie Wandern, Tanzen oder Rückenschulung gestärkt werden, wodurch sich auch die entsprechenden psychischen Fähigkeiten stärken. Ermutigen Sie Ihren Patienten dazu.

Carl Huter schrieb, dass Menschen mit einem **zu schwachen oberen Hinterhaupt** leicht sich selbst und ihre Interessen vernachlässigen. Menschen mit einem **zu starken Hinterhaupt** werden hingegen leicht herrschsüchtig, egoistisch und pflichtlos.

Wenn das Hinterhaupt kürzer als das Gesicht ist, ist man weniger körperlich angetrieben als von der geistigen Regsamkeit.

Rubrikenauswahl

Beim **hoch aufgebauten oberen Hinterhaupt** könnte man in folgende Rubrik blicken:
Gemüt – Wahnideen – hochgestellte Persönlichkeit; er sei eine.

10.2.4 Übergänge zwischen den Hinterhauptregionen

Man beurteilt, ob das mittlere Hinterhaupt mehr mit dem oberen oder dem unteren Hinterhaupt verbunden ist.

Gute Verbindung mit unterem Hinterhaupt Ist gleichzeitig das mittlere und das untere Hinterhaupt stark, kommen zu den Eigenschaften des mittleren Hinterhaupts noch die Arm- und Handgeschicklichkeit und die Gatten- und Kinderliebe dazu. Wir haben es mit dem **Familienmenschen** zu tun, der vorbildlich und aufopfernd für seine Familie und für Angehörige, aber auch für Freunde, Nachbarn oder Ortsbewohner sorgt und -handelt. Die Menschen haben vielfach gemeinnützige Stiftungen und Gründungen geschaffen.

Gute Verbindung mit oberem Hinterhaupt Geht die Kraft vom mittleren Hinterhaupt mehr zum ebenfalls stark ausgeprägten oberen Hinterhaupt, gesellen sich zu der **Berufstüchtigkeit** die **Unternehmungslust**, das sichere Auftreten, der **Ehrgeiz** und das **Selbstbewusstsein**. Diese Menschen machen sich aufgrund ihres Könnens erfolgreich selbstständig.

Harmonisch gerundetes Hinterhaupt Bei gut gerundetem Hinterhaupt mit guten Übergängen nach oben und unten finden wir den **Handwerker** und **Künstler**, der vortreffliche Arbeit leistet, bis hin zum Berufsvirtuosen.

Asymmetrien am Hinterhaupt Ist das obere Hinterhaupt symmetrisch, gibt dies das Gefühl der inneren Sicherheit. Die Selbstsicherheit ist ungestört. Ein eckiger, unschöner Verlauf des Hinterhaupts zeigt eine **Anlage für unstimmige, dissonante Verhaltensäußerungen**. Ist dazu das Kinn asymmetrisch, ist das ein weiteres Indiz für unrund laufende Impulse. Kommt noch eine gewisse Nervosität und damit die Gefahr der Ablenkbarkeit hinzu, steigert sich die Unfallneigung.

10.2.5 Haare

Haarwirbel

Grundsätzlich sagt man in der Physiognomik: Wo Wirbel sind, da wirbelt es! Der Haarwirbel sollte **am Übergang von oberem Hinterhaupt und hinterem Oberhaupt** sein. Alles, was davon abweicht, deutet auf eine Unstimmigkeit hin. Der Haarwirbel kann hoch oder tief sitzen, das Haar kann fest, struppig und hart oder mild und weich um den Wirbel liegen. Liegt der Haarwirbel tief und seitlich, ist das Selbstbewusstsein des Menschen verrutscht. Die Selbstsicherheit ist dann leicht zu erschüttern. Diese Menschen haben häufig Eigenarten im Auftreten und Benehmen, in der Einstellung zur Umwelt, die unangenehm auffallen und sich und anderen Peinlichkeiten bereiten. Es kann schwierig sein, auf sie zu bauen.

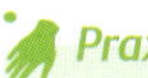
Praxistipp

Durch Lob und Ermutigung stärken Sie die Haltung und das Selbstbewusstsein eines Menschen mit Haarwirbeln.

Zwei Wirbel sind häufig Hinweis auf Hüft- und Knieprobleme, psychologisch auch auf Identitätsprobleme. Wenn sich Wirbel lösen, lösen sich auch die energetischen Unstimmigkeiten.

Haartracht

Die Höhe am Hinterhaupt, wo Frauen ihre Haare zusammenbinden, können wir auch entsprechend den Hinterhauptszonen werten:

- **Haare im Nacken geknotet:** Hier liegen die Organe des Kleinhirns, die der weiblichen Eigenart entsprechen, diese schützen und stärken. Diese Frauen haben Freude daran, die Familie zu versorgen und Kinder großzuziehen.
- **Haare am Oberhaupt geknotet:** Damit zeigt der Mensch, dass er beachtet werden möchte. Er möchte sein Selbstbewusstsein betonen, seine Selbstsicherheit stärken und sich zur Geltung bringen.
- **Haare am mittleren Hinterhaupt geknotet:** Durch konzentrierte körperliche Tätigkeit, Körpergewandtheit und körperliche Geschicklichkeit verwirklicht sich dieser Mensch im realen Leben. Er bringt Leistung und zeigt Kreativität. Ausdauer und Einsatzwille können wir in der Profilierung lesen.

10.2.6 Hinterhauptszonen

In der Psycho-Physiognomik gliedert man das Hinterhaupt von unten nach oben in **10 horizontale Zonen** (**Abb. 10.8**) sowie in **7 vertikale Zonen**, die jeweils von der Mitte ausgehend über die Breite des Hinterhaupts nach links und rechts verlaufen. Eine differenzierte Betrachtung kann nur über das Ertasten des Hinterhaupts geleistet werden. Die Breite des Hinterhaupts zeigt Bewegung und Veränderung. Die Ausdehnung zeigt Kraftzufuhr aus dem Körper.

Zone 1

In der 1. Zone des Hinterhaupts finden wir ein **feines Fingerspitzengefühl**. Der Mensch erlebt die Welt, indem er sie ertastet und damit Erfahrungen zur Entwicklung der eigenen Ich-Kraft macht. Daher finden wir folgende Eigenschaften in dieser Zone:

- **Geschlechtsliebe** und motorischen Liebesimpuls

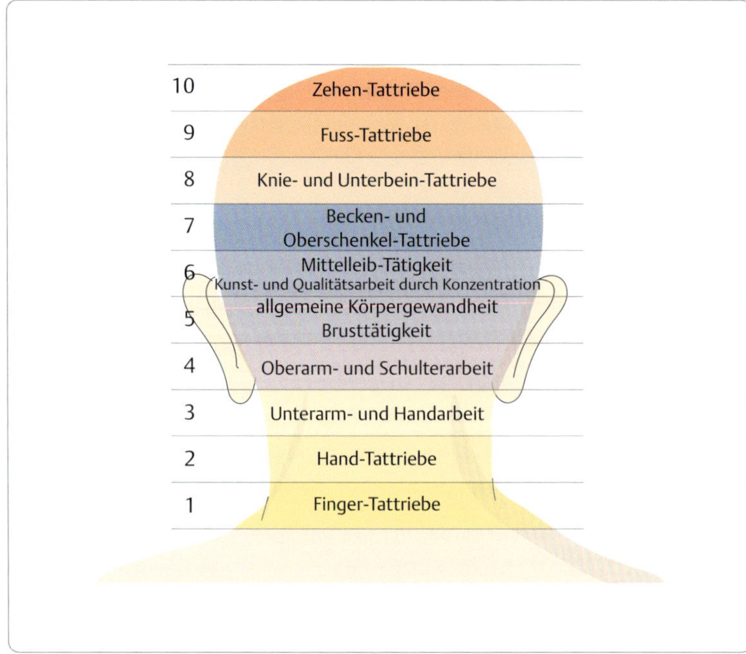

Abb. 10.8 Die 10 Zonen des Hinterhaupts (basierend auf Daten von Huter [18]).

- Basis ist die Erhaltung der Art, dazu inszeniert die Natur mit entsprechendem Triebverlangen, mit hormoneller Steuerung, das Geschlechtsleben
- unbewusst steuern feine Körperbewegungsimpulse die Begegnungen zwischen den Geschlechtern, dies wird in der Profilierung des Nackens, in Anmut, in Maß und Schönheit deutlich
- Leistungskraft für motorisch muskuläre Prozesse der oberen Extremitäten
- **Regenerationsfähigkeit** und **Kraftreserven**
- konzentriertes Feingefühl

In der Breite finden sich 1–7 Ausdruckszonen:
- körperliche, triebhafte, seelische und bergende **Liebeseigenart**
- Quantität und Qualität von Partnerschafts- und Zeugungsbereitschaft sowie Zeugungsfähigkeit
- Kraftreservoir und Regeneration für Leistung in motorisch muskulären Prozessen

Zone 2

In der 2. Hinterhauptszone finden wir **Gebundenheitsgefühle**, die sich in folgenden Eigenschaften zeigen:
- Gattenliebe: aus der Geschlechtsliebe baut sich das Verbundenheitsgefühl auf
- Handantrieb: Fingerspitzengefühl als feiner motorischer Liebesimpuls, der das Zeugungsbegehren einleitet und die seelische Bereitschaft „abtastet"
- Fürsorglichkeit

In der Breite dieser Zone finden wir:
- 1–3: Sinn für **Freundschaft**
- 4–5: Anhänglichkeit an Ort und Heim (Heimweh)
- 6–7: Gefühl für Partnerschaftsbindungen, Familie, Sippen, Verein, Verbände, Volk, Nation und Weltbürgerschaft

Zone 3

In der 3. Zone des Hinterhaupts finden wir Kindesliebe, Freundschaft und Heimatliebe:
- Hier ist **Kindesliebe** angelegt, die die Handgeschicklichkeit fordert und fördert, aber auch mit **Freundschafts- und Gebundenheitsgefühlen** den Antrieb zum emsigen Nestbau impulsiert.
- Unterarm- und Handantriebe
- **Emsigkeit**: Arbeitseinsatz für Heim und Familie (Großfamilie)
- Drang, die Familie zu verteidigen sowie Eigenes geheim zu halten (Geheimsinn), wird in der Breite zum Ohr hin verstärkt

In der Breite dieser Zone finden wir:
- 1–6: Hand- und Unterarmkraft, Emsigkeit, Ausdauer und Einsatz
- 7: Kampf und Verteidigung für die Familie

Zone 4

In der 4. Zone des Hinterhaupts finden wir Anlagen für den **Nestbautrieb**: die Tattriebe für Oberarm und Schulter. Den Antrieb dazu und den Erwerb des Lebensnotwendigen (und auch die Verteidigung des Erworbenen) sehen wir in Kombination über den Ohren am Seitenhaupt. Zusammen mit den Handantrieben, die zur Fürsorglichkeit eingesetzt werden, ergibt sich die weitere Entwicklung des Menschen.

In der Breite dieser Zone finden wir:
- 1–2: Mensch braucht mehr Schlaf und Ruhepausen nach Anstrengung
- 3–5: fleißig, ausdauernd, gute Armkraft
- 6–7: haben viel Kraft, können Schlaf entbehren, können für viele Menschen sorgen

Zone 5

In der 5. Zone des Hinterhaupts finden wir Anlagen zur **Sesshaftigkeit**, die sich wie folgt leben:
- allgemeine Körpergewandtheit
- Körperkonzentration in Verbindung mit der Konzentrationsachse, Konzentration zur Leistung und Qualitätsarbeit
- Achsen definieren sich als Kraftfelder oder zwischen 2 Polen als Spannung:
  - A = Konzentration zur geistigen Tätigkeit
  - B = Konzentration zur Lebenssteuerung
  - C = Konzentration zur körperlichen Tätigkeit

10

- Einschätzung des eigenen Könnens
- Leistung von Atmung und Lunge
- Art der Geselligkeit im erweiterten Freundes- und Familienkreis
- **Gemeinsinn**, Interessengemeinschaften bis hin zum Patriotismus

In der Breite dieser Zone finden wir:

- 1–2: schwache Herz- und Lungenkraft, zu starke körperliche Anstrengungen können langfristig belasten
- 3–5: gute Kraft von Lunge, Herz und Verdauungsorganen, können ausdauernde körperliche Arbeit leisten
- 6–7: **starke Kraft der inneren Organe**, können viel leisten und auch Fehler in der Lebensführung ausgleichen

Zone 6

In der 6. Zone des Hinterhaupts sehen wir die Anspannung für die **eigene Dynamik**: Leistungsniveau durch Konzentrations- und Sammlungsfähigkeit.

In der Breite dieser Zone finden wir:

- 5–7: Bereitschaft und Kraft, sich über die eigenen Belange hinaus für andere zu engagieren.

Zone 7

In der 7. Zone des Hinterhaupts finden wir die **motorische Antriebskraft von Oberschenkel und Becken**.

Zone 8

In der 8. Zone des Hinterhaupts finden wir die **motorische Antriebskraft der Knie** (Antrieb zum Auftreten, zielgesetzte Bewegung):

- **sicheres Auftreten** (Mut)
- Bewusstsein für eigenes Können

Zone 9

In der 9. Zone des Hinterhaupts finden wir die **motorische Antriebskraft der Füße** (Antrieb zum Auftreten):

- **Willens- und Talententfaltung**
- Bedürfnis nach Ortsveränderung (Reiselust)
- Ehrgefühl und Stolz

Zone 10

In der 10. Zone des Hinterhaupts finden wir die **motorische Antriebskraft der Zehen** (Antrieb zum Auftreten):

- **Selbstsicherheit, Selbstvertrauen, Selbstachtung und Selbstliebe**
- Standort der Ich-Erfahrung
- Selbstwert = Selbstvertrauen + Selbstachtung + Selbstliebe – hinteres Oberhaupt

Vertikale Zonen zu den Zonen 7, 8, 9 und 10

In der Breite der Zonen 7, 8, 9 und 10 finden wir:

- 1–3: **Selbstbewusstsein**, Stolz, Ruhm und Eitelkeit
- 4–5: Gewissen und Gewissenhaftigkeit
- 6–7: Sorgsinn, Antrieb zur Veränderung, Verbesserung, Reform und Revolution

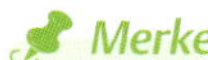

Merke

Bei der Beurteilung des Hinterhaupts ist die Gesichtsbildung mit in Betracht zu ziehen, da beides aufeinander einwirkt und wir eine gute Kontrolle der einzelnen Merkmale haben.

10.3 Nacken

Im unteren Hinterhaupt haben wir den **Zeugungs- und Liebestrieb** kennengelernt. Damit gehen **Emsigkeit, Schaffenskraft, Ausdauer** und das aus dem Körperleben aufsteigende instinktive **Eigenkraftgefühl** einher. Im Wort „hartnäckig" kommt diese Ausdauer deutlich zum Ausdruck. Mensch und Tier zeigen im unteren Hinterhaupt und dessen Übergang zur Nackenpartie (**Abb. 10.9**) die **Art des Liebeslebens**: kraftvoll und leistungsfähig, gesund oder krank, grob oder fein, rein und schön oder schmutzig.

> *„Das Gehirn, das Herz und die Geschlechtsanlage liegen in der magnetischen Achse. Polar der Gehirn-(Denk-)Anlage liegt die Geschlechtsanlage. In beiden polarisiert sich das Empfindungsleben bzw. das Geistige, welches dahin*

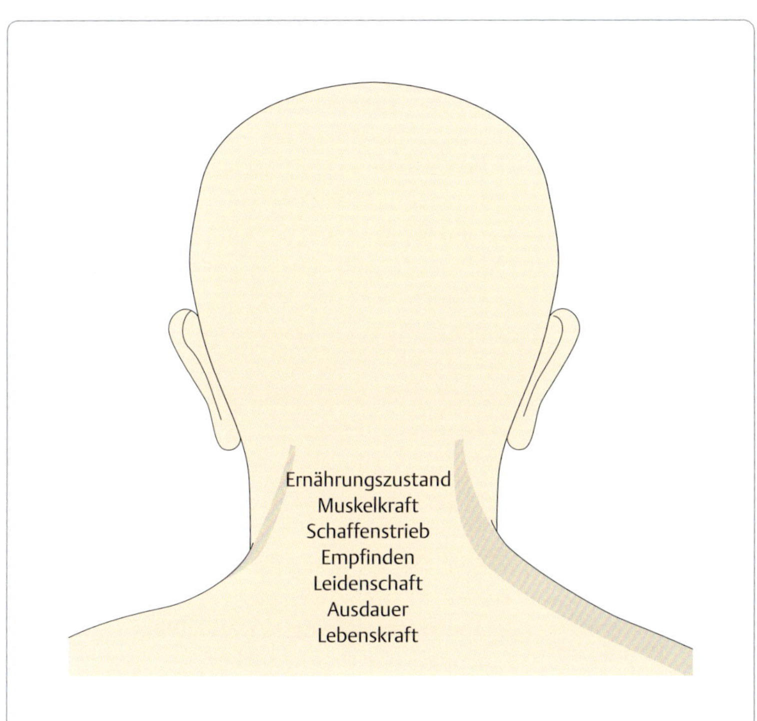

Abb. 10.9 Nacken mit Zoneneinzeichnung.

strebt, dem Ganzen Charakter und Richtung zu geben: geistige Individualität in der Gehirnanlage, substantielle Universalität (nach Stoffen und Kräften) in der Geschlechtsanlage. Beides strebt wieder zum entgegengesetzten Pol. Das Gehirn neigt in seiner Weiterentwicklung zur universellen Welterkenntnis und die Geschlechtsanlage zur individuellen Einheit in der Einehe. Nur auf dem Boden einer natürlich gesunden Geschlechtlichkeit erwächst auch ein gesundes, entwicklungsfähiges Geistesleben. Ist der eine Pol gestört, so löst dieses am anderen Pol parallele Wirkungen aus.“

Carl Huter

Der **7. Halswirbel** liegt im Spannungs- und Kreuzungspunkt der magnetischen mit der elektrischen Energie. Die kräftige fühl- und sichtbare Ausbildung des 7. Halswirbels und des 1. Brustwirbels (**Abb. 10.10**) und der kräftige, plastische Schwung der Nackenlinie zum Rücken und zum unteren Hinterhaupt lassen auf eine starke Lebens- und Schaffenskraft schließen. Der Mensch ist **unermüdlich in seinem Schaffenseifer**: Je mehr Arbeit, desto größer die Leidenschaft, Ausdauer und Liebe zur Arbeit.

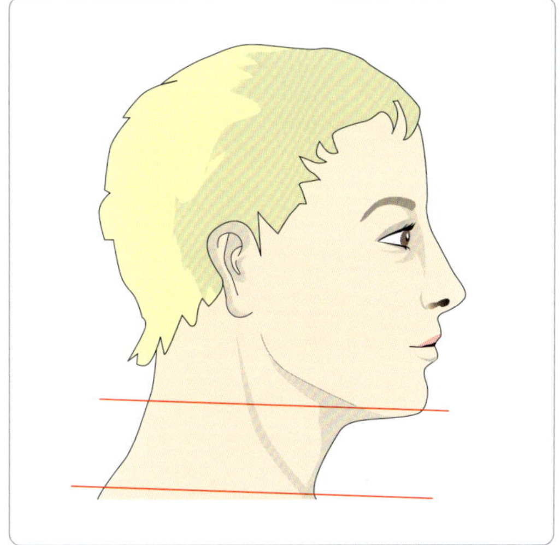

Abb. 10.10 Nacken: Anatomische Abgrenzung.

10.3.1 Stärke der Geschlechtskraft

Die Fülle des Nackens wächst nach der Pubertät und wird mit dem Leistungsvermögen als Kraftreserve abgelesen. Bei Erschöpfung verbrauchen sich diese Reserven genauso wie durch die Lebensleistung, sodass der Nacken des greisen Menschen sich deutlich von dem eines jugendlichen Menschen unterscheidet.

Am Nacken sehen wir auch die **Stoffwechselbelastungen**, wenn der Mensch sich häufig falsch ernährt, sich damit Fremdstoffe ablagern und die Ausdauer, das Empfinden, die Schaffens- und Muskelkraft leiden. Wenn sich viele Fremdstoffe anlagern, kann die Nackenlinie nicht nur dick und wulstig werden, sondern auch steif.

Nach Huter berechnet sich die Geschlechtskraft nach **7 Graden** (**Abb. 10.11**). Die Stärke der sinnlichen Liebestriebe ist aus der jeweiligen Entfernung vom Ohreingang bis zum Nacken zu ersehen. Die Kraft des Geschlechtsvermögens ermittelt sich aus der Stärke, Breite und Fülle des Nackens, wobei Spannung und Kompaktheit des Gewebes entscheidend sind. Der Abstand in der Skaleneinteilung ist alters- und leistungsentsprechend und daher nicht konstant. Dies wird beim Vergleich der Nackenanlagen eines Kleinkinds, eines Menschen im Vollbesitz seiner Leistungsfähigkeit und des Greisenalters deutlich.

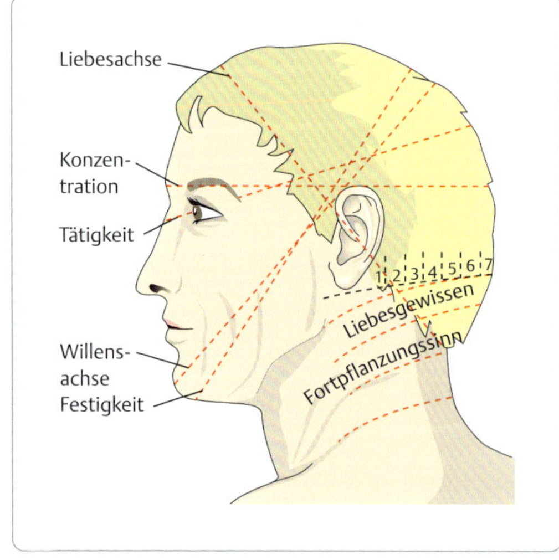

Abb. 10.11 Einteilung des Nackens.

Grad 1–2

Sehr wenig Geschlechtsimpulse – es ist eigentlich eine **geschlechtliche Indifferenz**. Solche Menschen können ohne Schaden dem körperlichen Liebesaustausch entsagen.

Grad 2–3

Die schwache Veranlagung mit wenig Interesse am anderen Geschlecht. Dieser Mensch kann leicht enthaltsam leben und bleibt treu. Bei anstrengender Berufsarbeit bleibt **keine Energie mehr für die Sexualität**. Ist gleichzeitig das Gewebe schlaff, ist das ein Zeichen hohen Kräfteverbrauchs und einer sehr geringen Säfteproduktion.

Grad 3

Dieser Mensch hat etwas mehr Veranlagung, kann jedoch ohne Beschwerden längere Zeit geschlechtlich enthaltsam leben.

Grad 4

Dieser Mensch hat eine mittelstarke Veranlagung. Er vermag sich zeitweise zu enthalten und zu beherrschen, aber das Interesse am anderen Geschlecht ist stärker als bei den vorigen Graden.

Grad 5

Starke körperliche Geschlechtsimpulse, die schwer zu beherrschen sind. Werden sie unterdrückt, können körperliche und seelische Schäden entstehen. Diese Menschen haben eine reichliche Säftebildung, können Tag und Nacht arbeiten und sind nach kurzer Pause wieder frisch.

Grad 6

Die Beherrschung der Körperlichkeit ist noch schwieriger zu leben. Bei Enthaltsamkeit kommt dieser Mensch in schwere seelische und körperliche Konflikte.

Grad 7

Vollständige Enthaltsamkeit macht diesen Menschen krank. Er muss seine körperliche Kraft für das Gute und die Fürsorge für andere einsetzen.

Häufig neigen diese Menschen dazu, die Körperlichkeit mit mehreren Partnern zu leben. Menschen mit Geschlechtskraft 6 und 7 neigen zu Liebesabenteuern und sind eher **Don-Juan-Typen**.

Schöpferische Menschen können ihre Körperkraft, die sich am Nacken zeigt, in künstlerische und körperliche Aktivität umsetzen und sind dann in ihrer Sexualität zurückhaltend. Bei gleichen Denkstrukturen, die wir an der Stirnform erkennen, entsteht bei der starken Geschlechtsanlage eine dem Leben zugewandte Philosophie, wonach die geschlechtliche Leistung als gottgegeben dargestellt wird und deshalb ausgelebt werden soll und darf. Bei einer schwachen Geschlechtsanlage entsteht die Lebenseinstellung der Enthaltsamkeit als Tugend.

Früher sagte man, dass der Mann eine um 1–1,5 Grad stärkere Triebkraft als die Frau haben sollte, um eine harmonisch verlaufende Ehe zu sichern. Das galt hauptsächlich deshalb, weil der Mann im Beruf mehr Kräfte und Reserven brauchte. Wenn die Frau intensiv beruflich tätig ist, gilt dasselbe auch für die Frau. Generell sollte aber die Qualität, die Feinheit der Haut und der Haare im Nacken bei Mann und Frau ähnlich sein, sonst besteht die Gefahr der Enttäuschung allein aufgrund der unterschiedlichen Feinfühligkeit.

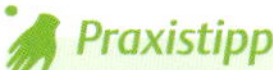

Praxistipp

Besonders bei der Berufsberatung ist die Qualität des Hinterhaupts bevorzugt zu differenzieren, da ohne gute Formbildungen des unteren Hinterhaupts Berufe, die geschickte Hände erfordern, weniger zu empfehlen sind.

Beim Thema Nacken haben wir es mit dem **großen Komplex der sexuellen Themen** zu tun. Wollen wir diese Themen repertorial übersetzen, empfiehlt es sich, das Kapitel „Männliche Genitalien“ zu verwenden, da sich zur Zeit der Herstellung des Repertoriums noch wenig Frauen zu diesen Themen äußerten. Probleme in diesem meist sehr tabuisierten Bereich der Sexualität, der Liebe und Partnerschaft sind nicht selten in Anbetracht des heutigen Leistungsdenkens, das auch in Beziehungen hineinwirkt. Sie sollten in der Praxis differenziert beraten werden. Hierbei ist eine grundsätzliche **Beschäftigung mit der Rolle der Frau und der Rolle des Mannes in Geschichte und Gegenwart unerlässlich**, um zu verstehen, was der Auftrag der heutigen Zeit sein kann.

Persönlichkeitsentwicklung, die in einer reifen und selbstbewussten Beziehung mündet, gründet darauf, dass sich alles im Wandel befindet und letztlich nur durch wirkliche Liebe verbunden bleibt.

10.4 Haupt – Schädelachsen nach Huter

Alle Vorgänge im Gehirn, also Denken und Fühlen, laufen **vernetzt** und für uns völlig **unbewusst** ab. Durch die beiden Pole des Unbewussten auf der einen und des Bewussten auf der anderen Seite erfahren wir den Prozess der Bewusstwerdung. Eine psychophysiognomische Möglichkeit, die unbewussten Antriebe aus dem Hinterhaupt mit den bewussten Reflexionszonen des Gesichts im Zusammenhang zu sehen, bieten die **Schädelachsen**.

Die Achsen (**Abb. 10.12**), d. h. gedachte Linien durch das Profil eines Menschen, stellen Zusammenhänge des Aufbaus des Hinterhaupts mit dem Formbau des Gesichts her. Streng genommen gibt es unzählige Achsen, denn in der unbegrenzten Vernetzung unseres Gefühls- und Denksystems ist jeder Ausdruckspunkt mit jedem anderen in seinem Beziehungsreichtum im Zusammenhang. Hier sollen die von **Carl Huter** beschriebenen **Achsen aus der Psycho-Physiognomik** dargestellt werden. Sie entspringen jeweils am Hinterhaupt und verlaufen zum Vorderhaupt. Sie zeigen, ob die Impulse aus dem Hinterhaupt auch genügend geistige Resonanz im Gesicht finden.

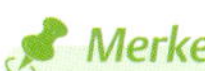

Merke

Die unbewussten Antriebe liegen am Hinterhaupt, die bewussten Reflexionszonen sind hingegen im Gesicht zu sehen. Zwischen beiden Polen, den Enden einer Achse, besteht jeweils ein Kraftfeld.

10

10.4.1 Beurteilung

Man beurteilt in erster Linie die **Länge der Achse** und sucht dann die proportional längste Achse heraus. Die Länge wird bei der Beurteilung der Achsen nicht absolut gesehen, sondern nochmals in Hinterhaupts- und Vorderhauptslänge unterschieden. Das Ohr dient im proportionalen Sehen als Orientierungshilfe (**Abb. 10.13**), d. h., es wird überprüft, ob sich die Achse ausgewogen auf Hinterhaupt und Vorderhaupt verteilt oder ob ein Bereich größer ist als der andere.

Tritt eine Achse stark hervor, bedingt dies, dass die anderen Achsen zu kurz kommen. Finden wir eine Achse sehr lang vor, wissen wir, dass der Mensch bestimmte Eigenschaften hat, denen sich die anderen Anlagen bei- oder unterordnen.

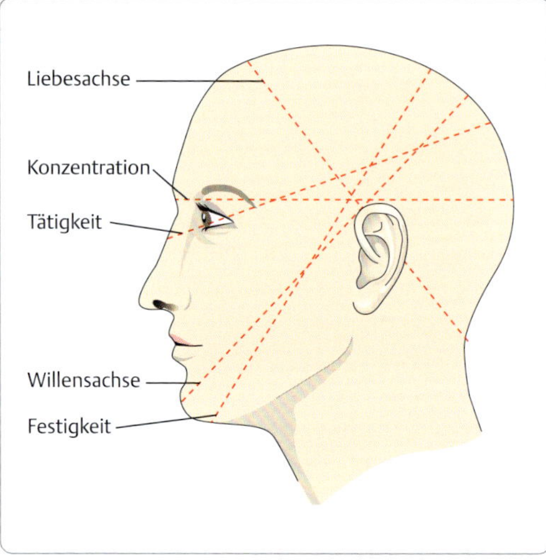

Abb. 10.12 Schädelachsen nach Huter.

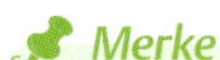

> **Merke**
>
> Die Gesamtlänge der Achse sowie die Spannung und Strahlung der Zonen lassen erkennen, welche Verwirklichungsebenen vom Individuum bevorzugt aufgesucht werden.

Carl Huter unterscheidet 5 Achsen (**Abb. 10.12**):

- Liebesachse
- Willensachse
- Konzentrationsachse
- Tätigkeitsachse
- Festigkeitsachse

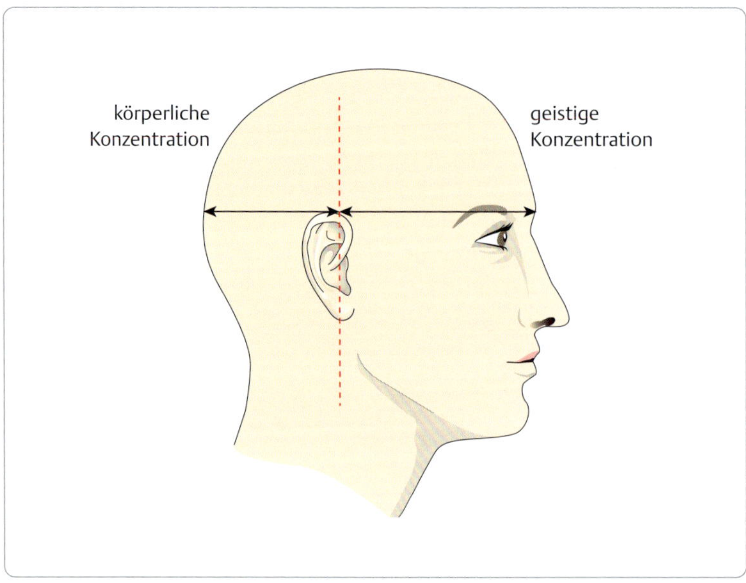

Abb. 10.13 Das Ohr als Orientierungshilfe zur Beurteilung der vorderen und hinteren Achsenlänge (hier am Beispiel der Konzentrationsachse).

Liebesachse

Die Achse (**Abb. 10.14**) verläuft **vom unteren Hinterhaupt**, das Ausdruck für Handgeschicklichkeit, Familienliebe und Geselligkeit ist, **zum vorderen Oberhaupt**, an dem wir das „Du", die Menschenliebe, Herzensgüte, Wohlwollen, humane und soziale Gesinnung, lesen. Sie zeigt die Art der **Beziehung zur Umwelt**. Wenn diese gut und ethisch ist, muss sie von viel Liebe getragen werden.

Der Liebesmensch oder auch „Du-Mensch" liebt Pflanzen, Blumen, Tiere und Menschen. Partner- und Kinderliebe verbindet sich mit Herzensgüte und Hilfsbereitschaft. Menschen mit ausgeprägter Liebesachse sind **gutmütig**. Ihr Denken wird von Wärme und Liebe getragen. Dies kann allerdings dazu führen, dass sie leicht ausgenutzt werden. Sie haben einen Sinn für die Gemeinschaft und gleichzeitig eine **bewusste humane Gesinnung und Wohlwollen für das soziale Umfeld**. Harmonie im häuslichen Umfeld, Treue, Freundschaft und Verbundenheit sind ihnen wichtig. Liebesmenschen sind für soziale Berufe, Erziehung, Jugend- und Erwachsenenfürsorge geeignet.

Langer vorderer Teil:

- Betonung des ethischen, sozialen, warmen Denk- und Gefühlslebens
- haben eine sehr soziale Einstellung, sind gerne **fürsorglich** und fühlen **empathisch** mit anderen Menschen mit
- die eigenen Lebensbedürfnisse und -erwartungen werden oft zurückgestellt

Langer hinterer Teil:

- besondere Begabung für feine **handwerkliche Tätigkeiten**
- Geselligkeit, soziales Umfeld, Nachbarschaft und Vereinsleben sind ihnen wichtig
- starke Liebe zu (Ehe-)Partner und Kindern

Willensachse

Die Achse (**Abb. 10.15**) verläuft **vom oberen Hinterhaupt der Haarwirbelzone**, an der Persönlichkeitsstreben, Wille, Drang nach Unabhängigkeit, Selbstbewusstsein und Streben nach Erhöhung der eigenen Person abgebildet werden, **zum vorderen Kinn**, das für körperlichen Impuls, Angriff und Willen steht. Allgemein kann man sagen, dass diese Achse für **Wille und Ehrgeiz** steht. Die Willensachse zeigt uns, wie zielstrebig jemand seine Vorhaben und Ziele verfolgt. Auch hier unterscheiden wir wieder zwischen einer mittellangen und einer (sehr) langen Willensachse.

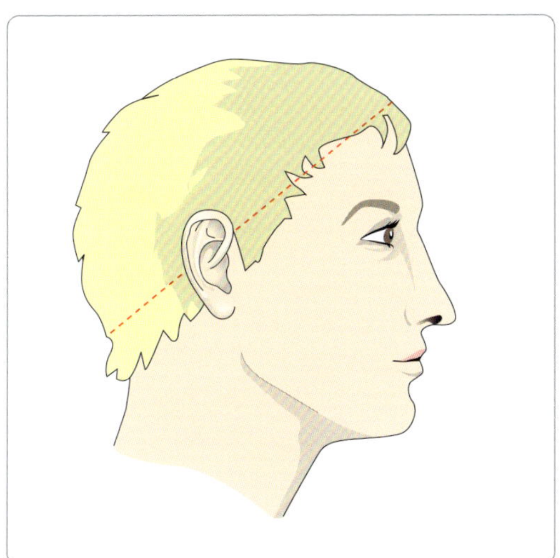

Abb. 10.14 Liebesachse.

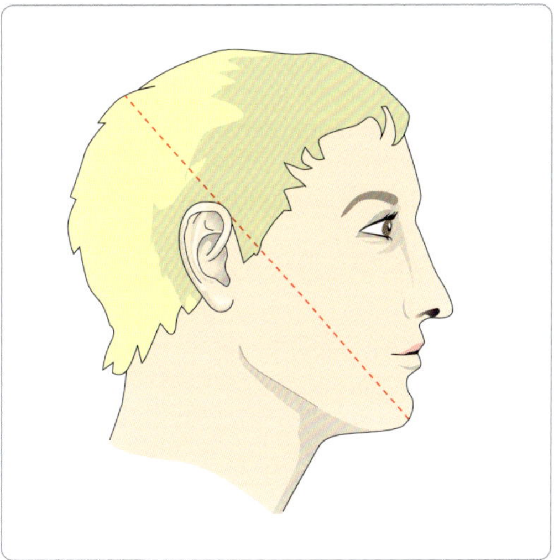

Abb. 10.15 Willensachse.

Mittellange Willensachse:

- verfolgen eigene Ziele **zielstrebig**, wobei sie stets flexibel bleiben
- eigene Leistungen werden realistisch eingeschätzt
- eigener Standpunkt ist differenziert, klar durchdacht und eingenommen, ohne dabei anmaßend zu sein
- können sich gut auf ihre Umgebung einstellen und behalten trotz klarer Ziele ihre Teamfähigkeit und Kompromissbereitschaft

Sehr lange Willensachse:

- sind in der Durchsetzung ihres Willens oft **dominant** und **unnachgiebig**
- je nach Ausprägung der anderen Merkmale haben sie ein übersteigertes Selbstbewusstsein
- sind **sehr ehrgeizig** und streben nach äußerer Anerkennung

Kombinationslehre Die Stärke des vorderen Kinnes gibt zusätzlich zur Willensachse einen Hinweis auf die Willenskraft und zeigt bei entsprechender Länge ein „energisches Kinn".

Kurze Willensachse:

- neigen dazu, Vorhaben nicht immer bis zum Schluss durchzuführen
- Pläne werden seltener realisiert
- Selbstsicherheit als Antrieb zur Selbstverwirklichung ist geringer

Hinten lange Tätigkeits- und Willensachse:

- **starkes Unabhängigkeitsbestreben**, große Reiselust, kommen oft schwer zur Ruhe: kaum zurück aus einem Urlaub, zieht es sie schon wieder in die Ferne
- sind sie **sehr emsig** in ihrem Bemühen und Tun
- in ihrer Arbeit erfahren sie den eigenen körperlichen Wert
- unermüdliche Willensanspannung, wollen gerne **Führungsrollen** übernehmen

Nach vorn lange Tätigkeits- und Willensachse:

- ist der vordere Teil zum Kinn betont, zeigt dies eine starke Verwirklichungskraft
- sind geistig und körperlich **fleißig**
- erledigen die gestellten Aufgaben aktiv, **energisch** und **impulsiv**
- möchten aus einer inneren Spannkraft ihrer Persönlichkeit heraus Verantwortung tragen

Konzentrationsachse

Die Achse (**Abb. 10.16**) verläuft **vom mittleren Hinterhaupt** (Kraft und Geschicklichkeit des Körpers) **zur Nasenwurzel** (konzentrierte Erfassungskraft, geistige Ruhe und Übersicht). Im Bereich des vorderen Ohres bzw. des Ohrlochs wird diese Achse in einen vorderen und hinteren Teil geteilt. Durch die Bestimmung der Konzentrationsachse lässt sich das Verhältnis von Vorderhaupt und Hinterhaupt gut zueinander abwägen. Der Mensch wird mehr von **geistigen Impulsen** oder von **körperlichen Antrieben** gesteuert.

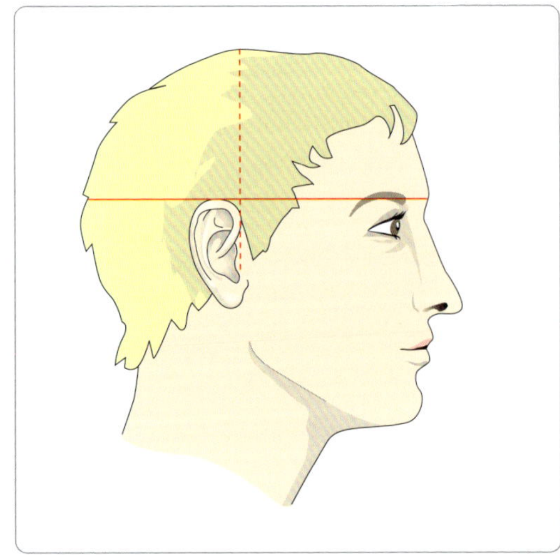

Abb. 10.16 Konzentrationsachse.

Lange Konzentrationsachse (eine plastische Auswölbung des Hinterhaupts und eine vorgedrängte Stirnbildung und Nasenwurzel):

- körperlich und geistig **leistungsfähig**, ausdauernd und außergewöhnlich **fleißig**
- wählen gerne Berufe, die Geistesgegenwart, gute und ausdauernde Konzentration verlangen
- erbringen als Sportler, Fußballer oder Tänzer Höchstleistungen
- sind **vielseitig talentiert**

Kurze Konzentrationsachse:

- dauerhafte Konzentration fällt ihnen schwer – sowohl geistige wie auch konzentrierte sportliche Leistungen
- übermäßige Anstrengungen werden zugunsten von **mehr Gemütlichkeit** gemieden

Nach vorne lange Konzentrationsachse:

- große geistige Ruhe beim Erfassen der Umweltreize
- eignen sich für Tätigkeiten, bei denen es auf eine starke Konzentration ankommt, hier sind sie **ausdauernd** und **gründlich**
- haben wenig Freude und Interesse an körperlicher Arbeit, hier fehlt es an Geschick und entsprechender Kraft

Nach hinten lange Konzentrationsachse:

- sehr große **Körpergeschicklichkeit**, die bis hin zur Akrobatik gehen kann
- eignen sich für körperliche Arbeit
- verfügen über die nötige Kraft, Ruhe, Sicherheit, Ausdauer und Konzentration
- **Tat- und Kraftmenschen** mit großem technisch-praktischem Geschick
- wenig Geduld und Ausdauer für geistige Tätigkeiten

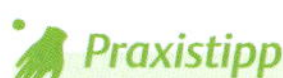
Praxistipp

Bei der Beurteilung der Konzentrationsachse kommt es darauf an, die Strahlung und Spannung in den Geweben, im Gesicht, im Kopfbau und auch im Haar zu sehen und zu bewerten. Wo Strahlung und Spannung fehlen, fehlt auch die Kraft zu entsprechender Betätigung.

Tätigkeitsachse

Die Achse (**Abb. 10.17**) verläuft **vom unteren Teil des oberen Hinterhaupts zum Nasenhöcker**. Ihre Ausprägung weist auf den Antrieb hin, geistige und körperliche Vorhaben zu entwickeln.

Lange Tätigkeitsachse:

- **fleißig** und tätig
- wollen sich mit ganzer Kraft sowohl körperlich wie geistig verwirklichen und an sich arbeiten
- große Arbeitsbereitschaft, treiben sich und ihr Team zu Höchstleistungen an
- ihre Tätigkeit entspringt einem **inneren, geistigen Antrieb**, der ihnen eine große Hingabe für ihre Aufgaben ermöglicht
- zeigen einen energischen geistigen Antrieb in der Nase, eine ausgeprägte Berufstüchtigkeit im mittleren Hinterhaupt und verfügen über ein gutes Bewusstsein für das eigene Können
- können Sachen sehr gut nach außen hin vertreten, handeln um der Sache willen, Vorhaben und Absichten werden gezielt umgesetzt

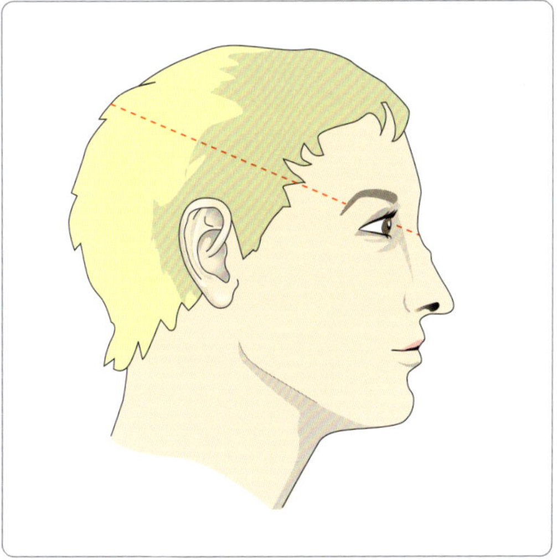

Abb. 10.17 Tätigkeitsachse.

Kurze Tätigkeitsachse:

- es **fehlt oft an Antrieb und Zielorientierung**
- geistige und physische Spannkraft lassen ziemlich schnell nach
- ist der berufliche oder private Aufstieg nur durch ständige Aktivitäten zu erreichen, verzichten sie lieber auf eine Karriere

Festigkeitsachse

Die Achse (**Abb. 10.18**) verläuft **vom hinteren Oberhaupt**, wo die Festigkeit der Grundsätze eingetragen ist, **zum unteren Kinn**, wo wir im Kanon die Eintragung für Würde verzeichnet finden. Die Festigkeitsachse steht für **Festigkeit** und **Überzeugungen** sowie für die **Moral** und das **Wertebewusstsein**.

Lange Festigkeitsachse (gute Rundung des oberen Hinterhaupts und eine schöne Rundung und Plastik des Kinnes):

- **charakterliche Festigkeit** und **Verlässlichkeit**
- vertreten Vorstellungen und Grundsätze mit einer großen inneren Kraft
- lassen nur selten mit sich verhandeln
- bleiben ihrer einmal eingeschlagenen Linie, ihrem Weg und ihren Wertvorstellungen treu
- leben eine **ausgeprägte persönliche Moral**

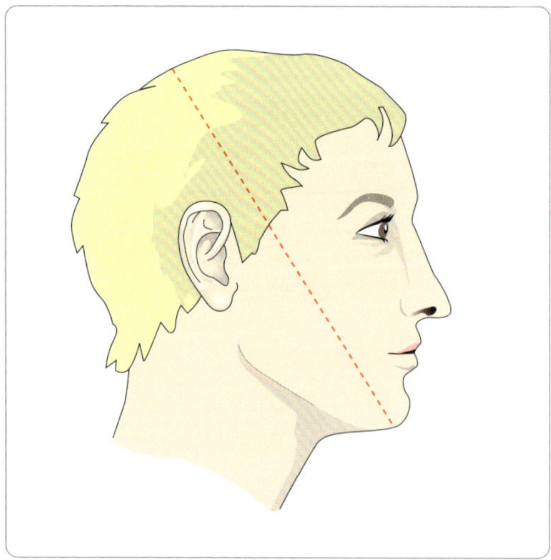

Abb. 10.18 Festigkeitsachse.

- es geht ihnen nicht darum, andere von ihren Vorstellungen zu überzeugen, sondern um die Bewahrung der eigenen Grundsätze
- **Freundschaft**, **Treue** und **Zuverlässigkeit** sind ihnen auch über Jahre und über große räumliche Distanzen hinweg sehr wichtig

Nach hinten lange Festigkeitsachse:

- **ausgeprägte Willenskraft**
- sind überzeugt von den eigenen Prinzipien und bleiben diesen absolut treu
- zeigen sich **sehr beherrscht**, **innerlich fest** und **sehr gewissenhaft**
- stolz auf die eigenen Leistungen und bringen eine Portion Eigenliebe mit

Nach vorne lange Festigkeitsachse:

- feines Gefühl für die eigene und die mitmenschliche **Würde**
- können **sensibel auf Kritik** reagieren, die besonders vorsichtig und wertschätzend geäußert werden sollte

Kurze Festigkeitsachse:

- Schwierigkeiten, die eigenen Vorstellungen und Grundsätze zu entwickeln und sie nach außen zu vertreten
- durch **Kritik** kommt es schnell zur **Verunsicherung**, dies führt zu Schwierigkeiten auf der Beziehungsebene, da diese Menschen häufig schwer einschätzbar sind

10.4.2 Kreuzungsareal

Fast alle Achsen kreuzen sich in einer bestimmten Region. Hier liegen die Antriebe zur Selbsterhaltung. Anatomisch liegen im **Kreuzungsareal** der Achsen das **Mittelhirn** und das **Ohr**. Im Ohr sind die Ortungen durch Lautempfindlichkeit zu erfahren und eine Gleichgewichtslage für innere und äußere Erfahrungen herzustellen. Die Ausdrucksareale des Mittelhirns im Gesicht liegen im Mittelgesicht, in der sogenannten Maske, in der Partie, die die Augen, die Nase mit Nasenwangenzug und Mund umschließt. Vom oberen Hinterhaupt, von der Motorik des Großhirns, dort wo die Festigkeitsachse (S. 242), Willensachse (S. 239) und Tätigkeitsachse (S. 241) beginnen, gehen **Antriebe für die Selbstverwirklichung** aus.

Durch die Achsenverhältnisse können die Proportionen von Hinterhaupt, Oberhaupt und Gesicht im Verhältnis und in ihren Beziehungen zueinander gesehen werden. Die Verbindungsachsen zeigen uns, welche Impulse durch innere Kräfte, Spannung und Strahlung aufeinander einwirken und in enger Beziehung zueinanderstehen.

10.4.3 Fragen für die Anamnese

Wichtige Fragestellungen sind:

- Kennen Sie es, dass Ihre Gutmütigkeit und **Hilfsbereitschaft ausgenutzt** wurde?
- Kümmern Sie sich gerne um Pflanzen, Tiere, Kinder, Alte oder Bedürftige?
- Wie wichtig ist Ihnen **Harmonie in der Familie**?
- Wie ehrgeizig verfolgen Sie Ihre Ziele?
- Sind Sie ehrgeizig oder ist es Ihnen nicht so wichtig, wenn manche Pläne nicht realisiert werden?
- Sind Sie eher körperlich oder geistig ausdauernd und leistungsfähig? Oder fällt Ihnen beides auf lange Sicht eher schwer?
- Kennen Sie es, dass Sie durch Ihren fleißigen Einsatz auch andere mit anspornen?
- Kennen Sie es, dass es Ihnen häufig an **Zielorientierung** und innerem Antrieb fehlt?
- Charakterfestigkeit, Verlässlichkeit und persönliche Moral sind wichtige Werte in Ihrem Leben. Wie sehr sind Sie bereit, Ihre Ansichten zu überdenken und zu revidieren?

10.4.4 Therapeutische Hinweise

ⓘ ***Rubrikenauswahl***

Je nach **Länge der Achsen** lohnt sich ein Blick in folgende Rubriken:

- Gemüt – liebevoll, voller Zuneigung, herzlich
- Gemüt – Wohlwollen, Güte
- Gemüt – Ehrgeiz – erhöht, vermehrt, sehr ehrgeizig
- Gemüt – Konzentration – gut, aktiv
- Gemüt – Ungeschicklichkeit
- Gemüt – eigensinnig, starrköpfig, dickköpfig
- Gemüt – Bestimmtheit
- Gemüt – gewissenhaft, peinlich genau in Bezug auf Kleinigkeiten
- Gemüt – Verantwortung – ernst; nimmt seine Verantwortung zu
- Gemüt – Pflicht – zu viel Pflichtgefühl
- Gemüt – Wahnideen – vernachlässigt – Pflichten vernachlässigt; er habe seine

11 Stirn

11.1 Allgemeines

11.1.1 Physiognomische Merkmale

Der **Aufbau der Stirn** zeigt, wo der Mensch seine **Schwerpunkte im Denken** hat, welche Themen ihn besonders interessieren. Die Form und der Aufbau der Stirn zeigen die Denkrichtung, aber noch wichtiger ist die Strahlung, die Spannung des Gewebes, die Modellierung und damit die Qualität der Stirn. Ist eine Stirn matt oder strahlend? Daran erkennen wir, wo die Energie zum Zeitpunkt der Betrachtung hingeht.

Schließlich müssen wir in die Betrachtung der Stirn auch immer die **Augen einbeziehen**, die durch ihren schnell wechselnden Ausdruck unmittelbar etwas aussagen über das, was im Denken und Fühlen derjenigen Person abläuft. So können wir wertfrei auf Begabungen und Talente hinweisen. Aber was ist Denken eigentlich? Der Philosoph Martin Heidegger beschreibt **Denken** als „das Ordnen von Vorstellungsbildern". Das heißt, wenn wir denken, ordnen wir das, was wir wahrnehmen, wir kombinieren es mit dem, was wir kennen, öffnen uns für neue Ideen und Kombinationen und ziehen aus allem unsere Schlüsse.

In denjenigen Denkbereichen, in denen wir nicht nur Fakten zur Kenntnis nehmen, sondern innere Erkenntnis gewinnen, bekommt auch die Stirn mehr Spannung und Strahlung. Wenn wir uns nach tiefem Verständnis und Wissen sehnen, danach suchen und uns dafür denkend anstrengen, zeigt sich das auch an unserer Stirn. Ist die **Stirn matt**, gibt das den Hinweis darauf, dass die **Denkanlage zu wenig betätigt** wird, der **Mensch krank** ist oder durch eine schwierige Lebensphase geht.

Praxistipp

Wir müssen uns für die Betrachtung der Stirn viel Zeit lassen. Ein kurzer Blick gibt nur oberflächliche Botschaften. Je länger und intensiver wir eine Stirn betrachten, umso mehr nehmen wir Unregelmäßigkeiten, Spannung, Färbung, Glanz und Mattigkeit wahr.

Die Stirnhöhe wird durch unser Proportionsgefühl ermittelt, indem wir die verschiedenen Gesichtsabschnitte, Untergesicht, Mittel- und Obergesicht, proportional bewerten und vergleichen.

11.1.2 Stirnmaß

In der Physiognomik wird gerne ein Maß verwendet, indem wir eine **Mittellinie vom Ohr zum Oberhaupt** bilden und vom **Ohr zur Augenbrauenregion**. Wenn wir diesen Winkel halbieren, um ca. 45°, erhalten wir in etwa das Maß, wie hoch die Stirn bei diesem Menschen ist (**Abb. 11.1**). Dieses Maß ist genauer, da aufgrund eines falsch eingeschätzten Haaransatzes

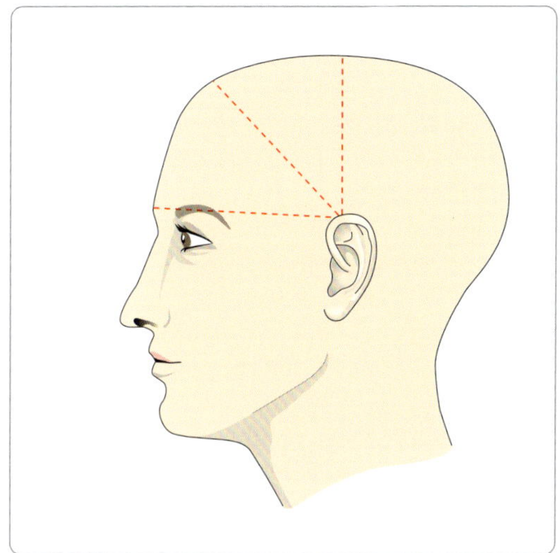

Abb. 11.1 Stirnhöhe.

die proportionale Bewertung der Stirn oftmals schwierig ist. Eine idealgeformte Stirn ist glatt, zur Seite und nach oben gewölbt und zugleich breit und hoch. Diese Stirn ist von Schläfe zu Schläfe und zwischen Haaransatz und Augenbrauen weit.

Die Stirn und der Kopf modellieren sich lebenslänglich. So ist die Kinderstirn ganz gerundet und im unteren Bereich noch schwächer ausgebildet. Sie zeigt uns, dass genaues Beobachten und Speichern noch unvollkommen sind, dafür aber eine ausgesprochen gute Fantasie vorhanden ist.

Je nachdem mit welchen Bereichen man sich beruflich und privat beschäftigt, wo man sich weiterentwickelt, verändert sich auch die Stirn. Sie wird größer, breiter und kantiger.

Linke und rechte Gehirnhälfte

Die Stirn wächst und verändert sich ein Leben lang ständig. Im Laufe der Evolution haben sich die Stirnen immer mehr in die Höhe und in die Rundung entwickelt. Es scheint, als würde entwicklungsgeschichtlich das Ideal einer Halbkugel des Kopfes angestrebt.

Betrachten wir funktionell die unterschiedlichen Gehirnhälften, ist die **rechte Gehirnhälfte** zuständig für sensorischen Input, auditives und visuelles Bewusstsein, Kreativität und räumlich-zeitliches Bewusstsein. Hier werden beispielsweise auch die Gefühlsbestandteile der Sprache, der Sprachmelodie und der Intonation wahrgenommen und interpretiert. Selbst wenn wir eine Sprache nicht kennen, entnehmen wir den Sinn des Gesagten aus dem Tonfall, ob der freundlich, feindlich, ärgerlich, ängstlich oder unruhig ist. Diese Seite steht für weibliche Eigenschaften, Feinfühligkeit und sensibles Wahrnehmen. Fügt man bei einem Menschen die beiden rechten Gesichtshälften zusammen (durch Spiegelung), erhalten wir in der Regel einen offeneren, sozialeren und zugänglicheren Gesichtsausdruck.

Vornehmlich in der **linken Gehirnhälfte** sind Sprechen, Sprache, logisches und analytisches Denken angesiedelt. Damit kann behauptet werden, dass sie hauptsächlich für männliche Eigenschaften steht. Hier werden Inhalte zerlegt, analysiert und abstrahiert.

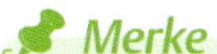

Merke

Gesichtsseite ist nicht gleich Gehirnseite! Die linke Gehirnhälfte kontrolliert die Bewegungen der rechten Gesichtsseite, die emotionalere rechte Gehirnhälfte die der linken Gesichtsseite.

Linke und rechte Kopf- und Gesichtsseite

Die linke und rechte Kopfseite bilden Polarisationsflächen, Korrespondenzen und Resonanzen, zwischen denen sich Spannungsfelder aufbauen können. Die rechte Seite des Körpers, auch des Gesichts wird von der linken Gehirnhälfte gesteuert, die gesamte linke Seite steht unter der Regie des rechten Gehirns. In der linken Gesichts-, Kopf- und Körperseite zeigt sich unsere weibliche, private und emotionale Seite. In der rechten Gesichts-, Kopf- und Körperseite zeigt sich unsere männliche, rationale und vernünftige Seite.

Je **unterschiedlicher die 2 Gesichtsseiten** sind, desto **größer ist die Spannung** des betreffenden Menschen **zwischen seiner Gefühls- und Verstandsseite**, **zwischen seinem bewussten und seinem unbewussten Leben**. Dann kommt es zu Äußerungen, die von der Umwelt schwer eingeordnet und verstanden werden können, da der Mensch seine Unausgewogenheit häufig nach außen lebt und projiziert.

Gesichtsasymmetrien und unterschiedliche Ohren sind Ausdruck von Innenspannungen. Diese Menschen brauchen Zeit, häufig Anleitung und Verständnis von außen, um die Innenspannungen zu erkennen, auszuhalten und damit umzugehen. Nur da, wo sich die Menschen selbst erkennen, müssen sie ihre eigene Unausgewogenheiten nicht mehr nach außen projizieren. Je mehr Unausgewogenheiten und Spannungsfelder bei einem Menschen vorliegen, umso mehr Zeit braucht es, um diese auszugleichen. Die Unterschiede der beiden Gesichtshälften können aber auch zur kreativen Auseinandersetzung mit den unterschiedlichen Seiten im Menschen führen. So haben gerade Künstler oft 2 recht unterschiedliche Gesichtshälften.

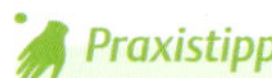

Üben Sie, die Proportionen und das Harmoniemaß bei der Betrachtung des Menschen zu sehen. Das erfordert reichliche und wiederholte Übung.

Der Schwerpunkt der Betrachtung liegt auf dem Teil des Kopfes, der betont ist, also auf Vorderhaupt, Seitenhaupt, Hinterhaupt oder Oberhaupt (**Abb. 11.2**). Dies zeigt uns, von welchen Antrieben die stärksten Impulse ausgehen, die das Gesamtbild der Persönlichkeit beeinflussen und formen:

- **Stirn und Vorderhaupt:** Vernunft und Verstand, Werkstatt des Geistes, des Denkens und des Verstands
- **Seitenhaupt:** Selbsterhaltungstrieb, Ökonomie, Wirtschaftsleben, Kapital und ideelle Güter
- **Hinterhaupt:** Tatkraft, körperliche Gewandtheit, das Triebhafte und die motorische Nervenkraft
- **Oberhaupt:** Gemüt, Gefühlsleben, Sinn für Religion und höchste Verehrung

Ebenso ist die Stirn ein Teil des Gesichts und auch hier muss entsprechend dem Proportionsgefühl gesehen werden, welcher Teil besonders betont ist.

Eine Betonung

- des **Untergesichts** zeigt körperliche Leistungsfähigkeit und triebhaftes Körperleben,
- der **Nase und des Mittelgesichts** zeigt die seelische Kraft, das Wollen aus dem innersten Antrieb, der Charakter und Persönlichkeit bedingt,
- der **Stirn** zeigt die Art des Wissens und Erkennens sowie des Denkens.

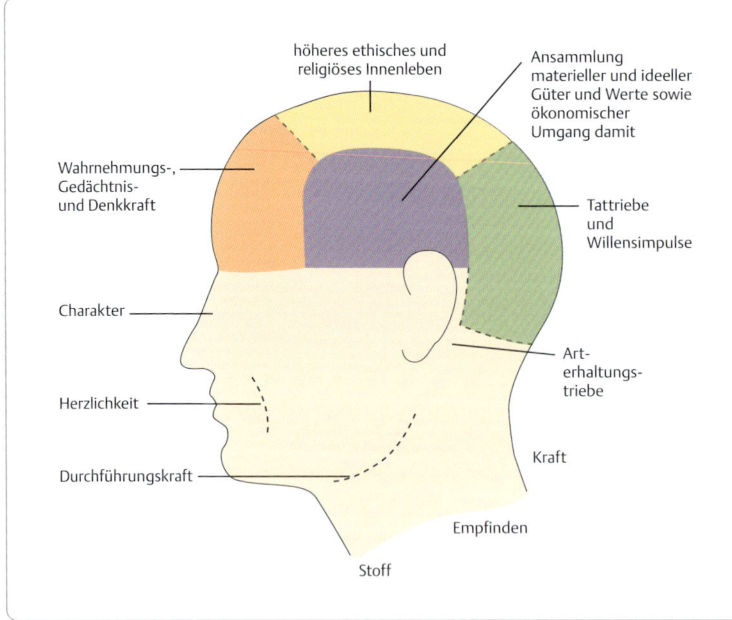

Abb. 11.2 Schädel mit Bezeichnungen der Triebe bei Stirn, Seiten-, Hinter- und Oberhaupt.

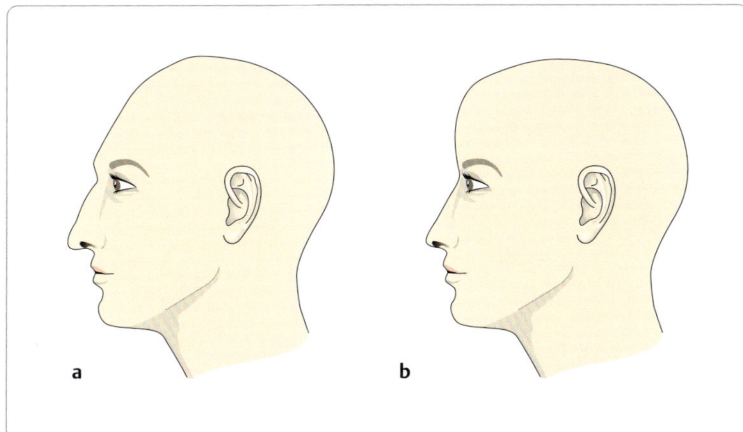

Abb. 11.3 Stirnausprägungen.
a Unterstirn betont.
b Oberstirn betont.

Wissenswert

Betrachten wir das gesamte Gesicht in der bekannten Dreiteilung, sind Menschen mit einem **längeren Stirnabschnitt** eher introvertiert, weil sie im Leben viel mehr Zeit mit Nachdenken und vielleicht sogar mit Grübeln verbringen. Menschen mit einem **längeren unteren Gesichtsabschnitt** (Nasenspitze bis Kinn) sind eher extrovertiert, weil sie ihr Leben anpacken, etwas gestalten und in die Tat umsetzen.

Schon beim ersten Blick auf das Gesicht kann man sehen, ob der Mensch viel mit Nachdenken und Grübeln zubringt. Man kann ihn fragen, welche Themen sein Denken bewegen und ob er das, was er sich ausdenkt, auch in die Tat umsetzt und wie ihm das gelingt.

Praxistipp

Menschen, die viel nachdenken und wenig umsetzen, neigen dazu, melancholisch zu werden und in Traurigkeit bis hin zu depressiven Phasen zu fallen. Es ist wichtig, diese Menschen in Bewegung zu bringen.
Menschen, die viel in die Tat umsetzen, aber zu wenig vorher nachdenken, wo sie hinwollen, können leichter in Erschöpfungszustände geraten. Die Gefahr eines Burn-outs ist gegeben. Therapeutische Hilfe besteht darin, für Zeiten der Ruhe zu sorgen, in denen der Mensch über das eigene Leben nachdenkt. Er sollte darauf achten, woher er kommt, wohin er will und was ihm wichtig ist.

11.1.3 Horizontale Stirnregionen (Grobeinteilung)

Zweiteilung der Stirn

In der Gesamtbetrachtung der Person fällt es uns am Anfang leichter, ein Proportionsgefühl für eine im unteren oder im oberen Bereich betonte Stirn zu sehen. Wir können damit die Stirn in 2 Bereiche unterteilen (**Abb. 11.3**).

Eine im **unteren Teil betonte Stirn** bedeutet:

- **realpraktische Denkansätze** und Übersetzungsmuster
- sehr gute Beobachtungs- und Auffassungsgabe
- **gute Wahrnehmungsfähigkeit** für Formen, Raum, Gestalt, Farbe, Ort, Zeit, Zahl, Mathematik und Berechnung
- zielgerichtete Außenorientierung

Eine im **oberen Teil betonte Stirn** bedeutet:

- theoretische Denkansätze: Menschen bleiben länger in der theoretischen Erwägung
- **kritisches Denken**, das aus dem Bedürfnis entsteht, die Welt zu deuten und zu verstehen
- spekulative Gedankenarbeit: der Mensch verlässt oft die Realität und denkt sich Dinge aus
- **schöpferische Fantasie**

Dreiteilung der Stirn nach Huter

Zur besseren Übersicht hat Carl Huter die Stirn in 3 Teile unterteilt (**Abb. 11.4**). Die Dreiteilung ermöglicht es, ein Proportionsgefühl für Kopf,

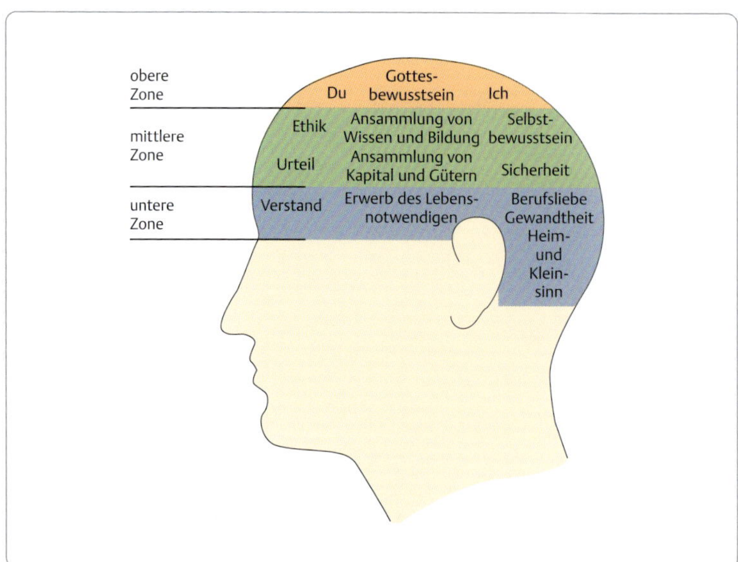

Abb. 11.4 Dreiteilung der Stirn nach Huter.

Gesicht und Stirn zu entwickeln. Damit werden Schwerpunkte im Denkvermögen definiert:

- **untere Stirnzone**: Beobachtungs- und Auffassungsfähigkeit, praktisches Denken
- **mittlere Stirnzone**: umfassendes und verbindendes Denken, Veranlagung für abstraktes Denken in der horizontalen Ebene, Gedächtniszone in der vertikalen Ebene
- **obere Zone**: Denken in Bezug auf höhere Lebensideale sowie in philosophischen, sozialethischen und spirituellen Bereichen

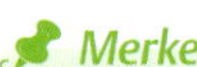
Merke

Wir müssen bei der Beurteilung der Stirn immer auf die Strahlung, das gesamte Gesicht und den Augenausdruck achten.

Unterstirn

An der Ausprägung, Form und Leuchtkraft der Unterstirn (**Abb. 11.5**) erkennen wir das Interesse des Menschen für **Gegenwartsfragen**. Diese Menschen registrieren die sinnliche Welt so, wie sie sich über unsere Sinne erschließt. Der Mensch hat Interesse an Formen und Gestalten, er liebt und beobachtet die Natur. Hier sehen wir die Freude an der Natur, ihren Farben und ihrem Formenreichtum. Menschen mit einer gut entwickelten Unterstirn haben in gutes Gedächtnis und eine gute bildhafte Vorstellung.

Gut ausgebildete, plastische und breite Unterstirn

Bedeutung:

- **gute Beobachtungsgabe** und Auffassungskraft
- Interesse für Naturwissenschaft und Technik sowie für alle real sicht- und messbaren Wissensgebiete
- praktisches und experimentelles Denken
- breite Unterstirn: gute Anlage für **Organisation** und **Systematik**, bringt gerne Ordnung in sein Umfeld, ist erfinderisch in praktischen Angelegenheiten
- Betonung der Unterstirn: Gesetzesmensch, registriert reale Fakten nüchtern und verleugnet, was nicht mit Instrumenten nachgewiesen werden kann, feinere Wahrnehmungen, die auch Gefühle zulassen und ernst nehmen, sind ihm fremd

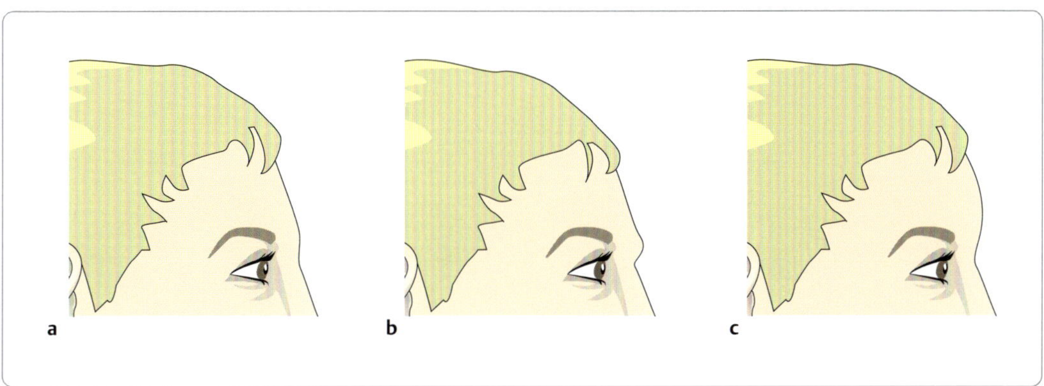

Abb. 11.5 Unterstirn.
a Normale Ausprägung.
b Starke Ausprägung.
c Schwache Ausprägung.

Wenig ausgebildete, schwache und schmale Unterstirn

Bedeutung:

- schwache Anlage und Kraft zur genauen Beobachtung und Auffassung
- **Tatsachen** können **schlechter im Gedächtnis** behalten werden, weil sie nicht genau oder fehlerhaft beobachtet wurden
- alles, was an realen Gegebenheiten nicht genau beobachtet wurde, wird häufig durch Fantasie ergänzt und eingefärbt

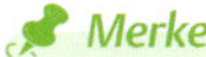 *Merke*

Durch Fleiß und Übung kann man eine schwache Unterstirn stärken und trainieren.

Gleichmäßig ausgebildete Unterstirn

Bedeutung:

- **Schönheitssinn**, wenn eine gleichmäßig ausgebildete Unterstirn vorliegt und die Augenbrauen eine gleichmäßige Rundung beschreiben
- können stimmige Proportionen, Perspektiven und Farben registrieren

Mittelstirn

Dieser Stirnbereich (**Abb. 11.6**) zeigt die Fähigkeit, alle Erfahrungen und Eindrücke im Denken zu sammeln, zu abstrahieren und daraus über das eigene Nachdenken aus allem einen praktischen Nutzen zu ziehen. Hier finden wir die **Fähigkeit, Lebensthemen zu hinterfragen**.

Bedeutung:

- Veranlagung für **umfassendes, abstraktes und selbstständiges Denken**, Mensch erarbeitet Hypothesen
- Fähigkeit zur Begriffs- und Sprachbildung
- Verlangen nach geistiger bzw. gedanklicher **Unabhängigkeit**
- kritisches Prüfen, Fakten analysieren, vergleichen, systematisieren und schlussfolgern
- **Urteilsfähigkeit**, der Mensch will die Ordnung der Welt begreifen
- Wissensdrang und intellektuelle Bildung, subjektives Forschen, unentwegtes Bestreben nach Gewinn neuer Erkenntnisse
- Philosophie, spekulative Gedankenarbeit und praktische Vernunft
- der Mensch ist aus dem Verstand heraus ein **Praktiker**
- Eignung für wissenschaftliche Berufe, Eignung für Praxisgrundlagen

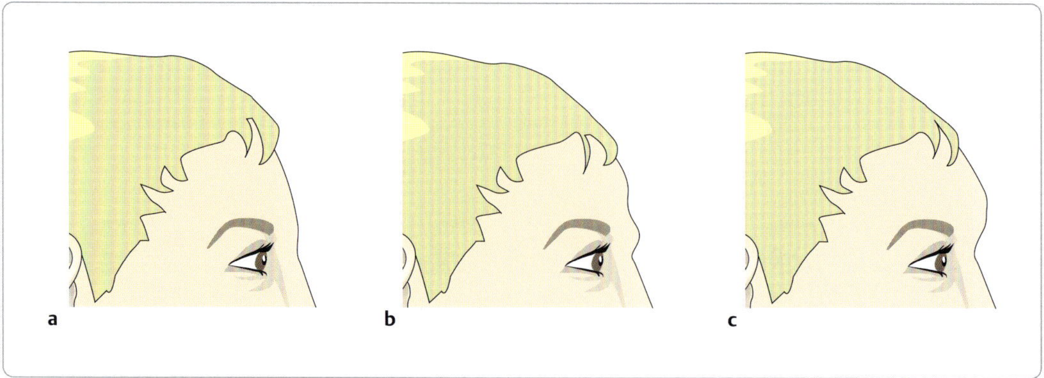

Abb. 11.6 Mittelstirn.
a Normale Ausprägung.
b Schwache Ausprägung.
c Starke Ausprägung.

Starke, breite und plastische Mittelstirn

Bedeutung:

- sehr gute reale **Urteilsfähigkeit**
- können eigene logische Schlussfolgerungen ziehen, die Dinge anschaulich und kontrastreich schildern
- können einen Sachverhalt aus unterschiedlichen Blickwinkeln kritisch betrachten, um praktische Lösungen zu finden

Schwache Mittelstirn

Bedeutung:

- es **mangelt an praktischem Denken**
- schwache Fähigkeit, aus den Erkenntnissen der realen Beobachtung den besten praktischen Nutzen zu ziehen
- schwaches Kritik- und Unterscheidungsvermögen
- schwacher Sinn für den praktischen Wert der Dinge und Sachlagen, besonders bei matter Stirn
- nach chinesischer Lehre wird davon abgeraten, Geschäfte zu führen oder andere einzustellen

Oberstirn

Die Oberstirn (**Abb. 11.7**) steht mit dem Geschmacks- und Gefühlssinn in Verbindung. In der Oberstirn **verbinden** wir alle **Erkenntnisse aus der realen Wahrnehmung** und der **Spekulation mit unseren subjektiven Überzeugungen**. In dieser Stirnregion beschäftigt sich der Mensch mit den **ureigenen Daseinsfragen**.

Breite, hohe, runde und plastisch aufgebaute Oberstirn

Bedeutung:

- Menschen mit sozialen Gefühlen und einem feinen Gewissen, die eher dazu neigen, Fragen des Lebens im Inneren zu durchdenken
- **Schöngeister**, die sich für alles Wahre, Schöne und Gute interessieren
- oberes Stirndrittel steht für das Denken, das auf höhere Lebensideale gerichtet ist
- Bestreben, gute, menschliche Beziehungen zu pflegen
- Einfälle in Bezug auf sozial-gesellschaftliche Verbesserungen
- intuitive und schöpferische Begeisterung für Schönheit, Kunst und Religion
- **Idealismus**, Menschenliebe, soziales Denken, Streben nach immer besserer Erkenntnis
- Oberstirnmenschen sind **Liebesmenschen**

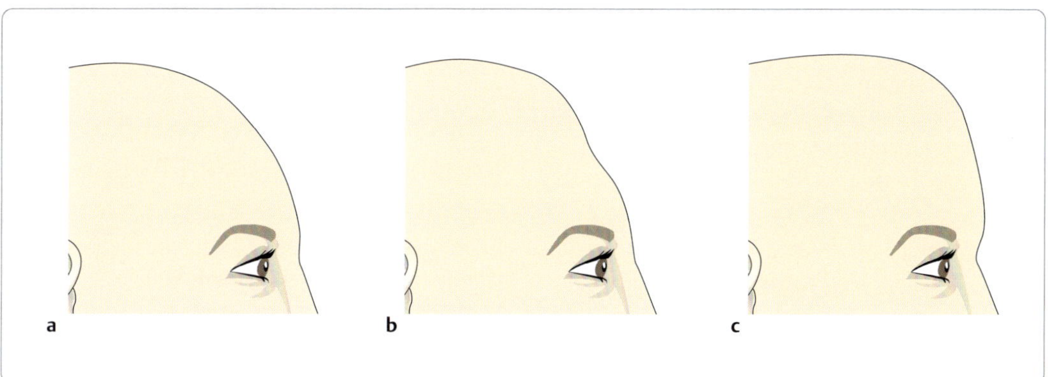

Abb. 11.7 Oberstirn.
a Normale Ausprägung.
b Schwache Ausprägung.
c Starke Ausprägung.

- Menschenrechte, das harmonische und friedliche Miteinander stehen im Vordergrund
- Gefahr bei sehr starker Oberstirnbetonung, dass der Mensch zu sehr ins schwärmerische, ideale, teilweise auch fanatische Denken gerät, das die realen Tatsachen außer Acht lässt

Starke Oberstirn

Bedeutung:

- **Fantasie** und Einfallsreichtum
- obere Stirnregionen mehr miteinander verbunden: Menschen werden vom gefühlsmäßigen Denken und weniger vom analytischen Denken bestimmt, sie sind tolerant und berücksichtigen soziale Aspekte im Miteinander
- Gefahr, dass sie viele schwärmerische Fantasien pflegen und den Praxisbezug verlieren

Schwache Oberstirn

Bedeutung:

- **realpraktisches Denken**, das sich v. a. für die klaren Tatsachen interessiert, dominiert
- beschäftigen sich weniger mit ethischen und sozialen Fragen

11.1.4 Stirnaufbau der Naturelle

Selbstverständlich setzen wir immer auch das Naturell (**Abb. 2.3**) in Bezug zur Stirn:

- **primäre Naturelle:**
  - **Ruh-Naturell:** Es hat eine schwache Oberstirn sowie eine breite und kräftige Unterstirn. Der untere Teil ist plastisch zum Seitenhaupt hin gewölbt. Die Stirn ist mittelhoch.
  - **Bewegungs-Naturell:** Es hat eine schwache Oberstirn und eine starke Unterstirn, die plastisch vorspringt und keinen Übergang ins Seitenhaupt bildet.
  - **Empfindungs-Naturell:** Es hat eine starke, hohe und breit angelegte Oberstirn sowie eine schwache, feine Unterstirn.
- **duale Naturelle:**
  - **Ruh-Empfindungs-Naturell:** Die Stirn ist höher als beim Ruh-Naturell, aber niedriger als beim Empfindungs-Naturell. Sie ist rund, fein, mittelhoch und wenig gespannt mit feiner, breiter Unterstirn. Das Oberhaupt ist voller.
  - **Bewegung-Empfindungs-Naturell:** Die Stirn ist markant, hoch und hat eine breite Oberstirn. Sie haben eine fein-markante Unterstirn – stärker als beim Empfindungs-Naturell. Stirn und Hinterhaupt dominieren.

- **Bewegungs-Ruh-Naturell:** Die Stirn ist breit, gespannt, nicht hoch und nicht fein. Die Unterstirn ist betont, nicht markant. Gehirn und Muskeln werden durch die reichlich produzierten Körpersäfte gut ernährt.

11.2 Sieben horizontale Stirnregionen nach Huter

Für unser Proportionsgefühl zur Einteilung der Stirn ist die oben erläuterte Dreiteilung wichtig. Carl Huter teilte die Stirn weiter in 7 vertikale und in 7 horizontale Regionen ein (**Abb. 11.8**).

Alle 7 Stirnregionen stehen auch in Verbindung mit Ausdrucksarealen am Hinterhaupt, die sich gegenseitig impulsieren (**Abb. 11.9**).

Die Stirnregionen 1 + 2 werden dabei zur **Unterstirn** (untere Zone), die Region 3–5 zur **Mittelstirn** (mittlere Zone) und die Regionen 6 + 7 zur **Oberstirn** (obere Zone) gezählt (**Abb. 11.4**).

11.2.1 Erste Region: Beobachtungsfähigkeit

Starker, breit entwickelter Knochenbau über den Augenhöhlen mit guter Spannung

In der ersten Stirnregion lesen wir die **Beobachtungs- und Auffassungsfähigkeit**. Wir finden hier die Registratur der sinnlichen Welt. Beobachtung und Auffassung sind die Grundlagen menschlicher Denktätigkeit.

Bedeutung:

- Fähigkeit, die Welt der Dinge konkret aufzufassen und zu beobachten
- rasche und genaue Auffassung für nahe und ferne Dinge aus der Umwelt
- Naturbeobachtung
- **Realitätssinn**
- fotografisches Bildgedächtnis
- schnelles und sicheres Reaktionsvermögen
- stetes Verlangen, neue Eindrücke aus der Umwelt aufzunehmen

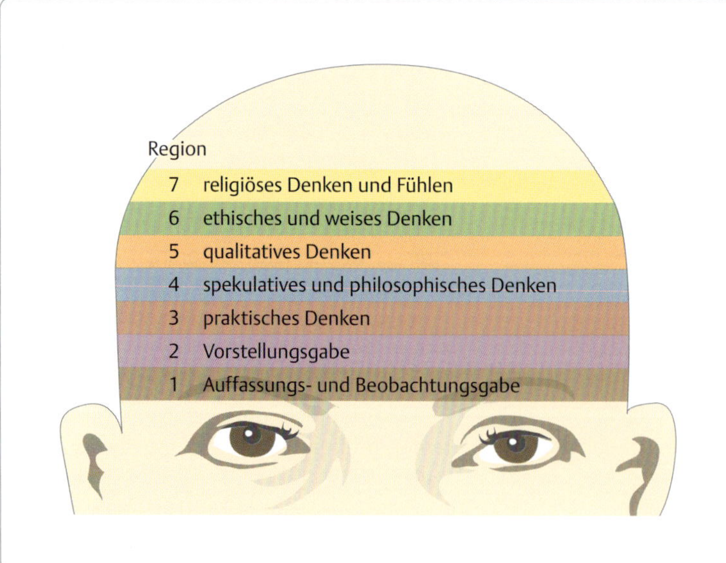

Abb. 11.8 Horizontale Stirnregionen nach Huter.

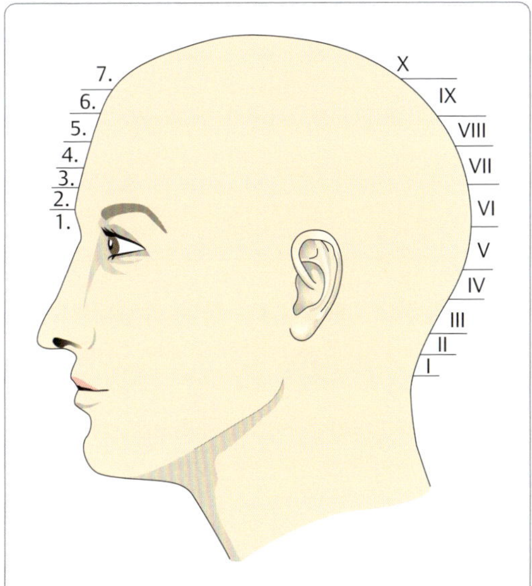

Abb. 11.9 Die Stirnregionen und die Verbindung zu den Hinterhauptszentren. (Castrian W. Lehrbuch der Psycho-Physiognomie. 4. Aufl. Stuttgart: Haug; 2010)

Wissenswert

Für alle praktischen Berufe ist die **1. Stirnregion** sehr wichtig, weil die Grundlage für die Ausführung des Berufs eine genaue Beobachtungsgabe ist.

Kombinationslehre Bei einer gut ausgeprägten Nasenform und einer gut angelegten unteren Stirnregion lesen wir eine gute Anlage für Einteilung, Berechnung und Organisation. Wir finden eine scharfsinnige Naturbeobachtung.

Schwache und enge erste Stirnregion

Bedeutung:

- klare Auffassungsfähigkeit fehlt
- Beobachtung ist oftmals unkonzentriert und flüchtig
- begehen Fehler, indem sie Details übersehen

11.2.2 Zweite Region: Vorstellungsfähigkeit

Es ist die Fähigkeit, sich jederzeit Gesehenes in Erinnerung zu rufen, auch ohne äußere, optische Veranlassung. Diese Stirnregion zeigt, wie gut das **Vorstellungsvermögen eines Menschen** ist. Wir lesen in der 2. Region die bildhafte Reflexion und Abstraktion. Man sieht daran auch das verstandsmäßige Erkennen und das Gedächtnis.

Bedeutung:

- Fähigkeit, sich bildhaft das Aufgefasste und Beobachtete den Tatsachen entsprechend und in allen Einzelheiten genau vorzustellen
- Begabung, sich beliebig Geschehenes in die Vorstellung zurückzurufen
- Interesse für Geschichte
- **Begebenheitsgedächtnis**
- neue Varianten denken und sich bildhaft vorstellen

11.2.3 Dritte Region: praktisches Denken

Ab der 3. Stirnregion taucht der Begriff „Denken“ auf – Denken als das Ordnen von Vorstellungsbildern. Der Mensch lernte aus dem Beobachten und Vorstellen (sichtbar in den ersten beiden Stirnregionen), real zu denken.

Bedeutung:

- praktische Verwertung dessen, was beobachtet, geordnet und im Gedächtnis festgehalten wurde
- Fähigkeit zur **Technik**
- eigene logische und abstrahierende schlussfolgernde Denkleistung
- Einschnürung in der 3. Stirnregion: Hinweis auf ein Defizit, Dinge praktisch verwerten zu können, Menschen müssen das Lösen eines Problems im Tun entwickeln

11.2.4 Vierte Region: spekulatives und philosophisches Denken

In der 4. Region ist die Fähigkeit lokalisiert, mithilfe kritischen Denkens und objektiven Fühlens Vergleiche anzustellen, zu prüfen, zu hinterfragen und logische Schlüsse zu ziehen. Es ist die **Fähigkeit zu abstrahieren**. Es geht darum, Reales und Ideales, Sichtbares und Unsichtbares gegeneinander abzugrenzen und richtig zu bewerten. Dazu gehört eigenes Urteilsvermögen, das dem Menschen Einsicht und Erkenntnis bringt. Wenn diese Region breit und kräftig ist, können die Menschen sich schnell ein eigenes Urteil bilden. Es geht um die **Suche nach einem Sinn in Lebensdingen**, im Alltag, beruflich und privat. Menschen mit einer breiten Mittelstirn suchen sich den eigenen Weg durch das Leben, sie machen sich unabhängig von der Meinung der Masse und fühlen sich nicht wohl in ausgetretenen Bahnen.

Schmale und schwache Region:
- tendenziell **engstirniger** als andere
- urteilen schnell und dadurch auch leicht falsch
- neigen dazu, sich an die Meinung anderer anzupassen
- tun sich schwer, eine eigene differenzierte Meinung zu bilden und zu vertreten

11.2.5 Fünfte Region: qualitatives Denken und Weisheit

In der 5. Stirnregion finden wir das **erfahrene Schlussfolgern**, in der der Mensch das, was ist, aus eigener gedanklicher Auseinandersetzung wertet und versucht, es in ethisch erweiterte Ebenen zu integrieren.

Qualitatives Denken lässt sich beschreiben als:
- Gabe, die Dinge auf ihre Qualität zu prüfen und auszuwählen
- **gute Wahrnehmung** für alle Lebenswerte
- gutes Erkennen der Menschen an ihren Fähigkeiten und Eigenschaften
- Vorliebe für qualitative, geistig bildende Literatur und künstlerische Darbietungen

11.2.6 Sechste Region: Ethik, Ehrfurcht vor dem Leben, dem Sein und der höchsten Gesetzmäßigkeit

In der 6. Stirnregion entwickelt sich **bewusstes ethisches Denken**. Moral, Ethik, Normen und Maxime der Lebensführung werden reflektiert, Verantwortung gegenüber anderen als selbstverständlich angesehen. In dieser Region haben wir eine enge Verknüpfung mit der 5. Stirnregion. Es ist von daher sinnvoll, beide Regionen gemeinsam zu betrachten.

Bedeutung:
- Ehrfurcht vor dem Leben
- **gewissenhafte, charakterfeste Menschen**
- Selbsterkenntnis und Selbstkritik
- individuelles Unterscheidungsvermögen, individuelle Rechte, Suchen nach individueller Behandlung im universellen Gesetz
- Weisheit und Ethik zur Erhöhung des Lebens, weises Vorausdenken
- Streben nach Vervollkommnung und einer höheren und besseren Gesellschaftsordnung

11.2.7 Siebte Region: religiöses Denken

Soziales Denken ist in der Region des „Du“ lokalisiert. Nach der chinesischen Betrachtungsweise finden wir am oberen Gesichtsrand zum Haaransatz hin die Freundschaftsregion. Diese 7. Region sollte hoch sitzen und sich gleichmäßig von einer Gesichtsseite zur anderen erstrecken. Sind beide Ecken weit und unbehaart, schließt der Mensch leicht Freundschaften, die auch lange halten.

Es ist die Region, die aufzeigt, wie der Mensch sich im Denken **auseinandersetzt mit der Suche nach dem Wesens- und Wahrheitsgehalt**. Der Mensch stellt sich Fragen nach dem **Daseinshintergrund**, nach der Transzendenz. Es ist die Frage, wie sehr ein Mensch sein Dasein unter eine höhere Instanz stellt.

Mit der 7. Stirnregion hat der Mensch die Chance, sich innerlich religiös-spirituell auf etwas Höheres auszurichten. Diese Dimension (Ausrichtung auf etwas Höheres) ist verbunden mit der Gegenwart und ermöglicht ein freies Leben. Menschen, denen dies möglich ist, haben eine besondere Ausstrahlung. Ein philosophischer Mensch kann reden, ein religiöser Mensch strahlt aus.

Bedeutung:

- tiefgründiges, auch forschendes Denken und Fühlen in Bezug auf die letzten und höchsten Lebensfragen
- religiöses Verantwortungsbewusstsein
- **Opferbereitschaft für das Wohl aller**
- ausgeprägte **Toleranz** gegenüber Andersdenkenden
- liebevolles Dienen

Haarspitze ragt in die Mitte der Oberstirn

Bedeutung:

- Selbstzweifel und Zweifel in der Bewertung dessen, was abläuft: **kritischer Geist**
- Auflehnung des Gefühls gegen den Intellekt: nimmt gerne eine gegenteilige Position ein, **Ironie**
- Dramatisieren
- Zickigkeit

11.3 Therapeutische Hinweise

Nach all diesen psychophysiognomischen Beschreibungen können wir für die Therapie, die Anamnese und die therapeutischen Gespräche sehr interessante Konsequenzen ziehen. Das Vertrauen unserer Patientinnen und Patienten erlangen wir nur, wenn sie sich von uns verstanden fühlen und damit Sicherheit bekommen, sich mehr auf den angebotenen Behandlungsprozess einzulassen.

11.3.1 Unterstirn

Betonte Unterstirn

Die Schwerpunkte des Denkens liegen in der **praktischen, realen, nüchternen Betrachtung der Welt**. Deshalb können solche Menschen am besten erreicht werden, wenn ihnen klare Fakten an die Hand gegeben werden, man ihnen alles genau erklärt und ihnen präzise Anweisungen für die Verabreichung der Medikation erteilt. Unterstirnbetonte Menschen lieben es, wenn wir am Ende der Sitzung gemeinsam eine Liste der Symptome erstellen, die wir als Verlaufsparameter in Ziffern von 1 bis 10 unterteilen, in die in regelmäßigen Abständen die Verläufe eingetragen werden. Sie brauchen **klare Anweisungen**, wann sie sich rückmelden sollen und welche Informationen wir von ihnen benötigen. Diese Menschen lieben es, wenn auch labortechnische oder andere Messmethoden zur Diagnosestellung benutzt werden. Sie schätzen diagnostische Untersuchungen und fühlen sich damit ernst genommen in ihrer Weltsicht. In der Wortwahl ist diesen Menschen auch ein praktischer Wortschatz, mehr aus dem technisch-analytischen Feld, am liebsten.

Schwache Unterstirn

Hier müssen wir uns als Behandler bewusst sein, dass das genaue und konkrete Wahrnehmen nicht immer präzise ist. Die **Patienten neigen dazu, schnell ihre eigenen Interpretationen zu liefern**. Wir müssen sie erst vertraut machen mit der **Übung der genauen Selbstbetrachtung** und ihnen wenige, nicht zu viele Aufgaben geben. Wenn wir diesen Menschen zu viele Dinge auf einmal sagen, was sie alles wie beobachten sollen, überfordern wir sie. Sie fühlen sich dann minderwertig und fantasieren etwas zusammen, weil sie es nicht exakt beobachtet haben, uns aber auch keine Antwort schuldig bleiben wollen.

11.3.2 Betonte Mittelstirn

Diese Menschen können eigene logische Schlüsse ziehen und praktisch auswerten, was sich ihnen darbietet. Sie können ihren eigenen Weg gehen, sich **selbstständig** und **unabhängig** von der Meinung anderer Menschen entscheiden. Hier ergibt sich die Frage, ob sich diese Mittelstirn mehr mit einer starken Unterstirn oder mit einer starken Oberstirn verbindet.

Mit Unterstirn verbunden

Diese Stirn ist auf das Praktische, Ökonomische und Reale ausgerichtet. Menschen mit solcher Unterstirn ist ein **gutes Preis-Leistungs-Verhältnis** und **Zeitverhältnis auch in der Therapie** wichtig. Es kann sein, dass sie es schwer einsehen, selbst Hilfe in Anspruch zu nehmen, weil sie selbst praktische Lösungen für sämtliche Probleme ihres Lebens finden. Sie leben im realen Denken und sind menschlich-verbindlich.

Lehrer und Therapeuten mit dieser Stirn können komplexe Themen vereinfacht und sehr anschaulich darstellen. Sie haben eine Fähigkeit, in komplizierten Lebensgeschichten einfache Stränge zu finden, das richtige Arzneimittel zu verschreiben, die richtigen Worte und die passenden Übungen zu finden.

Patienten mit dieser Stirn mögen genau diesen **Bezug zur Realität**, die **Vereinfachung**, das **Anschauliche**, **Nachvollziehbare**, keinen komplizierten Klimbim, sondern Tatsachen und praktische Lösungsfindungen. Sie mögen einfache Übungen, die sie in ihren Alltag einbauen können, die nicht viel Zeit und Geld kosten. Sie brauchen **klare und praktische Anweisungen**, was sie tun können, wenn dieser oder jener Fall eintritt. Sie therapieren sich wenn möglich auch gerne selbst, wenden an, was sie irgendwo gelesen oder gehört haben. Ihnen hilft es, wenn sie wissen, was sie wann tun dürfen und was nicht, z. B.: „Wenn der Hautausschlag stark juckt, dürfen Sie diese Calendula-Creme einreiben.“ Körperübungen, Meditationsübungen oder energetische Übungen für bestimmte Krisensituationen werden von ihnen gerne aufgenommen und ausgeführt.

Mit Oberstirn verbunden

Ist die starke Mittelstirn mehr mit der Oberstirn verbunden, denkt der Mensch mehr **philosophisch**, zieht seine Rückschlüsse aus dem kritischen Nachdenken und macht sich weniger Gedanken über den praktischen Lebenserwerb und die praktisch zu lösenden Lebensaufgaben. Genau darin braucht der Mensch Unterstützung und Hilfe, damit er Klarheit findet, was für ihn stimmt. Er braucht Hilfe, dass er den Brötchenerwerb vor lauter Ideen, was er noch alles für sich tun und entwickeln kann, nicht vergisst.

Es besteht eine große **Gefahr der Übertragung auf den Therapeuten**, der sich dessen bewusst sein und dem Patienten immer wieder Hilfestellung bieten sollte, dass dieser seine Alltagsbelange nicht übersieht. Beim Hervortreten der Oberstirn neigen die Menschen immer vermehrt zum Grübeln und zu depressiven Verstimmungen. Diese können durch Bewegung in der Natur, durch genaues Betrachten der Natur und durch konkretes Üben unserer Sinne (Sehen, Riechen, Schmecken, Tasten, Hören) auf den Boden der Tatsachen geholt werden.

11.3.3 Betonte Oberstirn

Wenn eine **gute Unterstirn** zur Betonung der Oberstirn dazu kommt, können diese Menschen sich selbst, ihre Reaktionen und die Umwelt **sehr gut beobachten**. Gleichzeitig sind sie offen und fähig zu assoziieren, in Bildern zu denken und kreativ mit Fragestellungen umzugehen. Sie sind **selbstkritisch** und an der Verbesserung und Weiterentwicklung des individuellen und universellen Lebens interessiert.

Kombiniert mit einem weichen und warmen Mittelgesicht sind diese Menschen in gutem Kontakt mit sich und bereit, sämtliche Methoden der humanistischen Psychologie umzusetzen, sich selbst immer mehr zu erkennen und an sich zu arbeiten. Sie können Heilung prozessorientiert sehen und sind bereit, sich selbst einzubringen.

Ist die **Unterstirn eher schwach** ausgebildet, haben wir es unter Umständen mit einem Menschen zu tun, der offen für alle interessanten, feinen und psychologischen Methoden ist, aber zur Abhängigkeit vom Behandler neigt. Beziehungsdynamiken müssen vom Therapeuten genau beobachtet werden, damit dieser immer wieder rechtzeitig die Strukturen klären und Übertragungsphänomene bearbeiten kann.

11.4 Breiteneinteilung der Stirn

Man kann die Stirn entsprechend der Höheneinteilung in 7 Regionen auch in 7 Einteilungsgrade der Breite denken. Damit ergibt sich der **Stirnkanon nach Carl Huter** (**Abb. 11.10**). In der **Psycho-Physiognomik** werden **zu den bekannten 5 Sinnen noch weitere Wahrnehmungsebenen als Sinne** benannt. Diese Fähigkeiten haben wir im Laufe der 7 Millionen Jahre Entwicklungsgeschichte gebildet. Wir können einen Formen-, Raum-, Gewichts-, Farb-, Ordnungs- sowie Mathematiksinn und in der Transformation nach oben viele weitere „Sinne" an der Stirn ablesen. Bei allen Menschen finden wir die einzelnen Sinne an den entsprechenden Stellen, sie haben aber individuelle Ausdehnungen, Betonungen und Färbungen.

Grundsätzlich unterscheiden wir in der Breiteneinteilung eine Stirn, die breit ist, von einer Stirn, die proportional zum Gesicht schmal ist (**Abb. 11.11**).

11.4.1 Schmale Stirn

Bedeutung:

- bedenken nicht so viele Fakten
- neigen zur Vereinheitlichung im Denken
- Interessengebiet wird speziell durchdacht mit der Gefahr der einseitigen Sichtweise

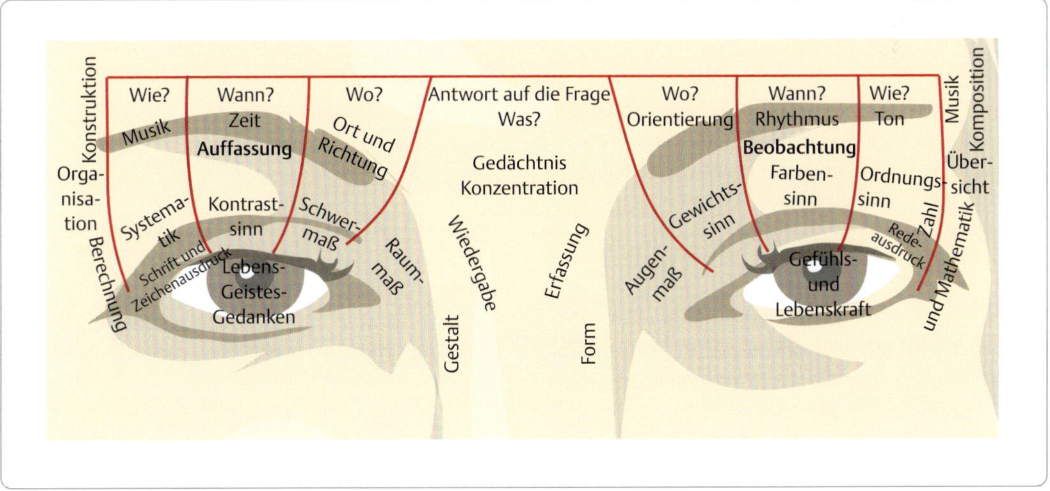

Abb. 11.10 Breiteneinteilung der Stirn (Art des Gedächtnisses der Wiedergabe und Darstellung).

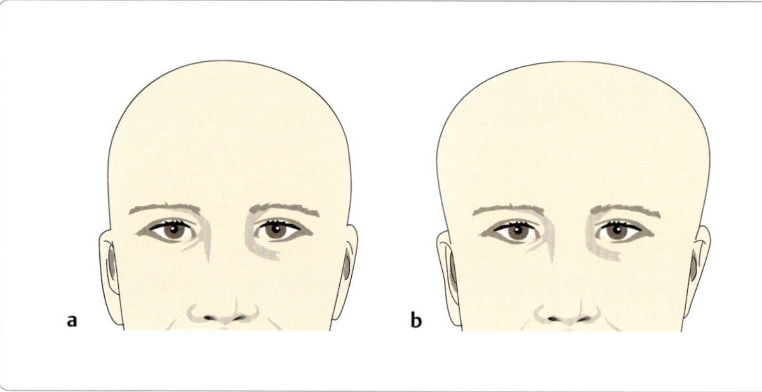

Abb. 11.11 Stirnbreiten im Vergleich.
a Schmale Stirn.
b Breite Stirn.

11.4.2 Breite Stirn

Bedeutung:

- ziehen sehr viele Fakten in Betracht
- versuchen die Vielfalt zu durchdenken
- Interessengebiet wird von allen möglichen Seiten her durchdacht, Fernliegendes wird erfasst und geistig verarbeitet

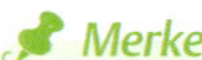

Merke

Bei schwacher Mittelstirn besteht die Gefahr, dass der Mensch leicht abschweift, sich in der Vielheit verliert und Nächstliegendes übersieht.

Wissenswert

Menschen mit einer **breiten Stirn** brauchen eine gute Konzentrationsenergie (S. 94) in der Mitte, sonst können sie schnell die Übersicht verlieren. Dies ist v. a. der Fall, wenn die Stirn im oberen Bereich sehr breit ist.

Kombinationslehre Bei einer schmalen oder breiten Stirn müssen wir immer den **Augenausdruck** beobachten. Wird dieser eng und fixierend, kann eine breite Stirn nicht mehr alle Möglichkeiten durchdenken und erwägen.

11.5 Stirneinteilung – Übersicht

Bei allen Sinnen in der Breiteneinteilung unterscheiden wir von der Mitte ausgehend eine linke und rechte Seite – jeweils vom Klienten aus betrachtet. Das wird aber nur in Nuancen unterschieden, die sich aus der Polarität von Gefühl und Willen ergeben. Auf der **rechten Seite** erkennen wir die willentlichen Ausdruckszonen (**Abb. 11.12**), die in der Betätigung sind, real, nüchtern, auf Äußerlichkeiten und Kraft ausgerichtet. Auf der **linken Seite** erkennen wir Ausdruckszonen, die vom Gefühl geleitet sind und in der Empfindung liegen.

11.5.1 Stirnmittelpartie I

In der Stirnmittelpartie beobachten wir 3 Regionen:

- Am seitlichen Dach und Schwung der Nasenwurzel finden sich die **Auffassungskräfte** für die wichtigsten täglichen Begebenheiten nach Form und Gestalt.
- Am seitlichen Dach und Schwung der Nasenwurzel, wo Nasenwurzel und Stirn zusammentreffen und zu den Augenwinkeln herabziehen, finden wir das **Augenmaß für Raum und Entfernung** und das **Verhältnis der Größen** zueinander.

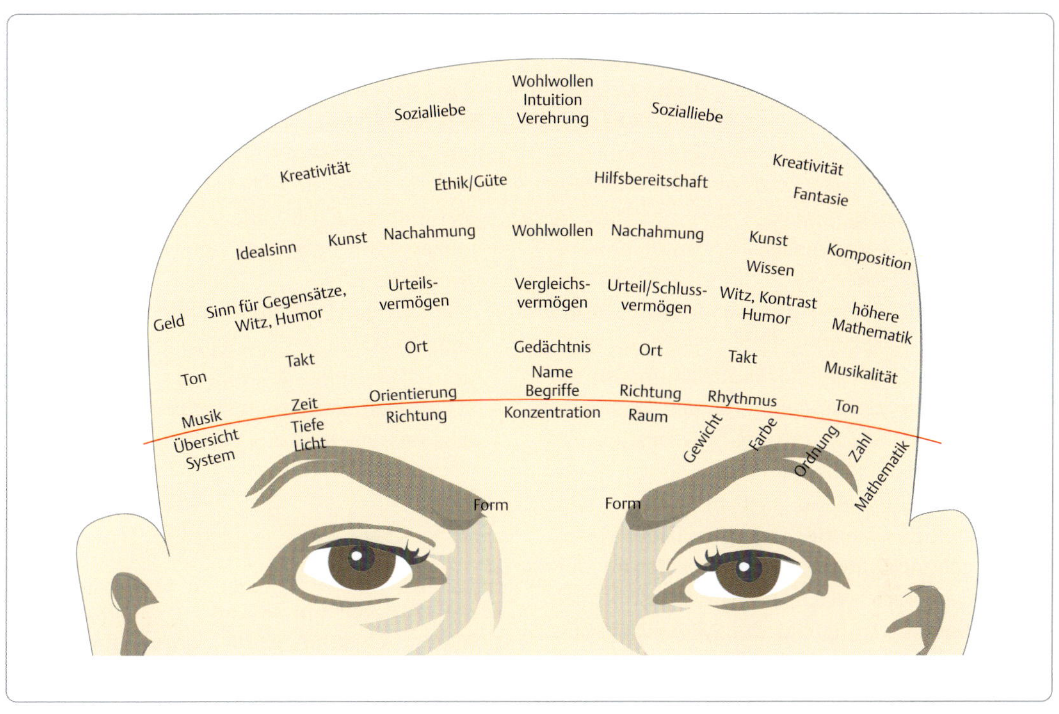

Abb. 11.12 Kopfform mit den Sinnen.

- An der Breite der Nasenwurzelpartie finden wir das **Gedächtnis** und die **Konzentration**. Bei **breiter Nasenwurzel** hat der Mensch ein **gutes Darstellungstalent** und kann eine Sache lebhaft und fließend wiedergeben. Er ist ein gewandter Diskussionsredner.

Formen- und Gestaltsinn

Die erste Orientierung in dieser Welt geht über den **Formensinn**, der uns vertraut macht mit der Umgebung. Dieser Sinn lässt uns die Vielfalt der Formen, der Dimensionen sowie ihre Proportionen erkennen. Es zeigt sich, wer Talent für Form und Gestalt besitzt. Die Kraft der Nasenwurzel in ihrer Breite und Tiefe bis zu den Augen gilt als Maß für den Formen- und Gestaltsinn. Ohne ihn können Bildhauer, Maler, Modeschöpfer, Zuschneider, Redner, Psychologen und Menschenkenner nicht auskommen.

Wenn Kinder mit Bauklötzen spielen, entwickeln sie eine Differenzierung ihres Formensinns. So wie Kindliches entwickelt ist, sollte es auch der Erwachsene **kultivieren**. Wenn er modelliert, zeichnet, die Augen lange auf einem ausgeformten Objekt verweilen lässt, vertieft sich seine Fähigkeit, Formen zu sehen. Davon abgeleitet lässt sich ein Zusammenhang zwischen der Stirnmitte, also zwischen der Konzentrationsfähigkeit, und dem Formensinn herstellen: Sind diese Areale bei einem Menschen ausgeprägt, steht das Gedächtnis für die Gestalt und für Formen im Vordergrund. Das kann man auf andere Elemente, z. B. die Sprache zu formulieren, übertragen.

Raumsinn und Augenmaß

Das Raumgefühl scheint in der **frühen Kindheit** zu entstehen, bereits wenn die Ohren (d. h. der Gleichgewichtssinn, der auch Richtungssinn ist) zur Umwelt Kontakt aufnehmen können. Mit diesem Sinn registrieren wir die **Existenz der dreidimensionalen Welt**, die uns neue Perspektiven eröffnet. Distanzen schätzen wir mit dem Raumsinn ein (**Abb. 11.10**). Es ist auch ein Augenmaß für Geometrie und Architektur. Ist diese Partie breit, gehoben und hat Spannkraft, bedeutet dies: Formen und Gestalten werden genau gesehen. In der 2. Stirnregion werden sie gut im Gedächtnis behalten und wiedergegeben. Diese Menschen haben ein **gutes Personengedächtnis**. Sie haben **Talent zum Zeichnen und Modellieren**, da Größen, Entfernungen und Räume gut eingeschätzt werden können. Dies ist wichtig für Flieger, Autofahrer und Offiziere. Was wären die ohne einen Sinn für Raum und Richtung? Auch der Astronom braucht diesen Sinn, um die rätselhaften Tiefen des Weltraums zu erforschen. Der Geograf braucht ihn, um die fernen Länder einzuteilen, und der Geometer muss mithilfe des Raumsinns ein bestimmtes Gebiet vermessen können.

In der 2. Stirnregion sagt uns dieser Sinn etwas über die **Orientierung**, die wir bei Leuten finden, die viel unterwegs und auf Reisen sind und sich im Wald wie in der Großstadt schnell zurechtfinden. Häufig hat der Mann den besseren Orientierungssinn als die Frau.

Einheitsachse

An dieser Achse, die in der Mitte der Stirn über der Konzentrationszone, der Nasenwurzelzone, nach oben läuft, erkennt man das **Zusammenfassende** im Gegensatz zum Vielfältigen und Vielseitigen. Wenn sich die Kraft der Stirn zur Mitte hin orientiert, ist das ein Zeichen für die Ansammlung des Wissens zur Darstellung. Die Kraft des Geistes durchstrahlt das ganze Gesicht. Bei allen Menschen, die sich geistig-seelisch orientieren, erkennen wir dies an der Nasenwurzelzone, die die hellste Zone im Gesicht ist.

Gedächtnisebenen

Über der Einheitsachse nach oben finden wir entsprechend den 7 Stirnregionen folgende Gedächtnisebenen:

- 1. Stirnregion: **Gegenstandssinn**
- 2. Stirnregion: **Gedächtnis für Namen** von Personen, Gegenstände und Tiere
- 3. Stirnregion: **Gedächtnis für Tatsachen**
- 4. Stirnregion: **Synthese von Gedankengängen** – im Gegensatz zur Analyse von Gedankengängen
- 5. Stirnregion: **juristischer Tiefensinn**; Zusammenfassung all der Vorgänge, die intellektuell geprüft werden können
- 6. Stirnregion: **ethisches Denken**; hier erkennen wir, ob das Wohlwollen und ethische Denken eines Menschen sich mit Dominanz der Einheitsachse auf bestimmte Personen konzentriert oder auf viele Menschen ausgedehnt wird
- 7. Stirnregion: **religiöser Tiefensinn**; hier erkennen wir an der Einheitsachse, ob sich der Mensch im religiösen Fühlen auf eine Person (einen Heiligen) konzentriert oder in vielen Religionssystemen das Verbindende sucht

11.5.2 Stirnseitenpartie II

Es handelt sich um die untere Stirnkante, die sich unmittelbar an das Nasenwurzeldreieck anschließt (**Abb. 11.12**).

Gewichtssinn, Schwermaß, Abwägen und Priorität

Gewichtssinn (**Abb. 11.10**) ist auch **Vergleichsvermögen**. Es ist das Vermögen, leichte von schweren Gegenständen zu unterscheiden, und in der Übertragung ist es das Abwägen bis zum Urteil. Mit diesem Sinn kann der Mensch seine Fähigkeit abschätzen, Materialien zu bewegen und zu Bauten zusammenzufügen. Heute, da wir technische Geräte zur sehr genauen Gewichtsfeststellung entwickelt haben, erleben wir unseren **Gewichtssinn** als die Fähigkeit, Gedanken und Ideen abzuwägen, sie zu gewichten, Prioritäten zu setzen und Urteile zu finden. Diese Sinne bildeten sich bei Einkäufern, Spediteuren, Handwerkern, Verkäufern, Händlern und sonstigen Bearbeitern von Materialien besonders stark aus.

Über diesem Breitensinn bildet sich Höhenaufbau in den 7 Stirnregionen darüber:

- 2. Stirnregion: Sinn für Orientierung und Entfernung
- 3. Stirnregion: Sinn für Ort und Richtung im Raum

- 4. Stirnregion: Sinn für Beschaffenheit und Urteilsvermögen
- 5. Stirnregion: Sinn für Urteilsvermögen
- 6. Stirnregion: nationaler Sinn und soziale Liebe
- 7. Stirnregion: Hoffnungssinn

Es besteht somit ein **tiefer Zusammenhang zwischen Orientierung und Sozialliebe, Ortskenntnis und Nationalsinn**.

11.5.3 Stirnseitenpartie III

Sie findet sich leicht seitlich von der Mitte des Augapfels gesehen.

Farben-, Tiefen- und Lichtsinn

In Verbindung mit dem Lichtsinn (**Abb. 11.10**) dient der Farbensinn dem **Unterscheidungsvermögen in einer kontrastreichen Umgebung**. Die Farben sind die Kinder des Lichtes. Mit diesem Sinn sehen wir die Welt bunt und abwechslungsreich – auch im übertragenen Sinne. Es ist der Sinn für den Gegensatz oder Kontrast der Dinge. Es ist ein Sinn, um die feinsten Tönungen, Schattierungen und Lichteffekte rasch erfassen zu können. Wir finden ihn häufig bei Malern, Dekorateuren, Färbern, Fotografen und Chemikern. Der Farbensinn eröffnet die Kontraste nicht nur in der Farbigkeit der Gestaltung, sondern auch im philosophischen Denken und kann uns in die Tiefe der Intuition leiten.

Über dem Farben- und Lichtsinn finden wir in der:

- 2. Stirnregion: Sinn für Rhythmus und Zeit
- 3. Stirnregion: Sinn für Takt
- 4. Stirnregion: Kontrastsinn: Prüfen, Vergleichen und Schlussfolgern; Sinn für Witz und Humor
- 5. Stirnregion: Sinn für Wissensansammlung
- 6. Stirnregion: Sinn für Schönheitsliebe und Kunst
- 7. Stirnregion: Sinn für Kreativität

11.5.4 Stirnseitenpartie IV

Es handelt sich um die Weichteile über der Braue unmittelbar über dem äußeren Augenwinkel.

Ordnungs- und Zahlensinn, Systematik und Mathematik

Systemorientierung mit dem Schwerpunkt seines Interesses. Links finden wir die Orientierung (**Abb. 11.10**) innerlich, rechts äußerlich. Es ist das **Interesse für Einteilung, Berechnung und Mathematik, Systematik und Übersicht**. Das Talent für höhere Mathematik gibt sich durch eine feine Plastik kund, die von der äußersten Stirnpartie bis in die 4. Stirnregion verläuft. Fehlt dieser plastische Zug im oberen Teil, kann der Mensch sehr tüchtig im gewöhnlichen Rechnen sein, aber höhere Mathematik ist nicht sein Ding.

Die Einblicksfähigkeit in die Ordnung der Welt und die Einordnung in die große Ordnung ist den Menschen ein Bedürfnis. Der Mensch erkennt das Chaos und beginnt es zu gestalten, er schafft sich eine Übersicht und ordnet sich ein. Auch der Ordnungssinn **benutzt die exakte Beobachtung**, um aus den vorgegebenen Details einen übergeordneten Bauplan zu erkennen oder zu gestalten. Der Ordnungssinn ist **mit dem Zahlensinn gekoppelt**. Zahlen dienen als Symbole, die schließlich mit dem Mathematiksinn eine Einsicht in die Ordnung der Welt vermitteln.

Merke

Eine breite Unterstirn deutet auf bessere Übersicht hin als eine schmale Stirn. Wobei man auch die Frische im Ausdruck dieser Region betrachten muss.

Über dem Ordnungssinn finden wir:

- 2. Stirnregion: Ton- und Musiksinn, der mit dem Sinn für Rhythmus zusammenhängt
- 3. Stirnregion: Sinn für Musikalität
- 4. Stirnregion: Talent für höhere Mathematik
- 5. Stirnregion: Sinn für Komposition
- 6. und 7. Stirnregion (Oberstirn): intuitives Schöpfen aus dem Inneren, Fantasie

11.5.5 Stirnseitenpartie V

Sie befindet sich über dem äußeren Augenwinkel am Übergang von der Stirn zur Schläfe. Die Stirnecke bildet sich bei guter Ausprägung erst in der Schläfenregion.

Zahlensinn

Menschen fanden stets Abstraktionen für Bedeutungen, woraus Symbole als geistige Bedeutungsträger entstanden. Der Zahlensinn (**Abb. 11.10**) gibt uns ein **Symbolverständnis**.

Mathematiksinn

Einsicht in die Ordnung der Welt. Die Stirn ist an dieser Stelle häufig auffällig verbreitert. Der Mathematiksinn (**Abb. 11.10**) ist links stärker als rechts ausgebildet. Hier finden wir auch die **Anlagen für Übersicht, Organisationstalent und den Sinn für Bauen und Konstruieren**. Mathematik ist keine Lehre von ideellen Sachverhalten hinter den Dingen, die von begabten Auserwählten wie fremde Erdteile entdeckt werden. Mathematik ist eine spezielle Art und Weise, die Wirklichkeit aktiv durch Konstruktion zu bewältigen. Mathematik gilt für jede materielle Erscheinung und wird im Gesetz der Zahl benannt. Der Mathematiksinn lässt in Verbindung mit dem Zahlen- und Ordnungssinn Denkmuster und die Struktur der Ordnung erkennen, deren Ausdruckssymbol die Zahlen sind.

(i) Wissenswert

Hat ein Mensch einen ausgeprägten Mathematiksinn, d. h., ist die Stirn dort sichtbar ausgewölbt und hat sie eine feine, helle Haut, betätigt er den Sinn dominierend über die anderen. Er ordnet sein eigenes Vermögen, den Sinn des Lebens zu erfassen, und seine weltanschauliche Strukturierung über den Mathematiksinn.

Fantasiesinn

Wenn die obere Breite in der 6. und 7. Stirnregion gut ausgebildet ist, finden wir hier den Fantasiesinn. Die Fantasie fördert den **Ideen- und Improvisationsreichtum** und die **Kreativität**. Man nennt diese Region auch den **Dichtersinn**. Wenn man in die Fantasie geht, beginnt man meist mit Staunen, das uns anschließt an seelische Qualitäten. Die heitere, frohsinnige und lachende Fantasie schließt Seelentore auf. Hier beginnt das, was mit innerer Schau die Erweiterung zur Ewigkeit denkt.

Sinn für Schrift- und Zeichenausdruck

Im Raum zwischen den Augenlidern und Augenbrauen findet sich der Sinn für Schrift- und Zeichenausdruck sowie **Redetalent**. Ist diese Region gut ausgebildet, finden wir **große Lust am Sprechen, Fabulieren und Diskutieren**. Wenn diese Partie schwach ist, ohne Strahlung und die Augen tief liegen, hört der Mensch lieber zu, als dass er selbst spricht. Siehe dazu auch das Kap. Ausdrucksareale am Mund (S. 150).

(i) Wissenswert

Alle Einzelheiten der Beobachtung, der Wahrnehmung und Auffassung sowie alle möglichen Bewusstseinsimpulse müssen konzentriert und zur Einheit zusammengefasst werden. Dabei sind alle Basissinne der Unterstirn geistig zu transponieren, d. h., Orientierung geschieht nicht nur in dreidimensionalen Räumen. Systematische Denkweisen sind in allen Regionen unerlässlich.

Gelderwerbssinn

Im Seitenhaupt oberhalb der praktischen Region findet sich der Gelderwerbssinn. Ist diese Region ausgeprägt, finden wir ein **gutes Gespür für den Gelderwerb**.

Erkenntnis

Betrachten wir die Stirn von unten nach oben, ist die Natur das Rohmaterial für die schöpferische Fantasie des Menschen. Der menschliche Einfallsreichtum ist der Motor des Fortschritts, wobei es wichtig ist, dass der Mensch sich mit Haut und Haaren in seine Aufgaben stürzt, sich engagiert, Stellung bezieht und vorurteilsfrei wertet. Dabei ist der Mensch immer anfällig für Fehler und Selbsttäuschungen. Deshalb ist es **wichtig, ehrlich zu hinterfragen**, die Realität von der Fantasie zu trennen. Das erfordert **Ob-**

jektivität, Unparteilichkeit, Disziplin und immer wieder eine **erneute Korrektur der Erkenntnisse an der Wirklichkeit**.

11.6 Stirnfalten

Bei **Kindern und Jugendlichen** können Stirnfalten nicht zur Interpretation herangezogen werden, da sie über eine ebenmäßige Stirn verfügen. Stirnfalten entstehen erst im Laufe des Lebens **durch eine langjährige Auseinandersetzung mit komplexen Fragen und Problemen**. Die Stirnfalten unterrichten uns über die geistige Reife eines Menschen, wobei nicht die großen „Ackerfurchen" den höchsten Grad inneren Wachstums anzeigen, sondern die feinsten Falten. Falten sind auch **Ausdruck der Vergangenheit**. Die Interpretation muss in der Gegenwart wieder hinterfragt werden. Es ist wichtig zu sehen, ob dieser Bereich strahlt oder nicht.

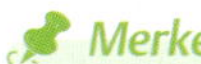
Merke

Wo viele Falten sind, werden viele Gedanken bewegt.

Die Stirnfaltenbildung geht **automatisch mit anderen Muskelbewegungen des Gesichts** einher, die zu offenen Augen (oder einem offenen Mund) führen können. Die Ausprägung und Lage der Stirnfalten können nur in Kombination mit der Stirnform sinnvolle Hinweise auf bestimmte Fähigkeiten und Anlagen eines Menschen geben. Der Verlauf der Stirnfalten ist eine Ergänzung der dort liegenden Sinne und Merkmale. So geben Stirnfalten, die deutlich ein Stirnfeld durchlaufen, eine erhöhte Aktivität der in diesem Bereich liegenden Sinne an. Stirnfalten bilden sich v. a. dort, wo **Denkkräfte am meisten beansprucht werden**, auch da, wo wir schwach veranlagt sind und diese Schwäche durch vermehrtes Bemühen ausgleichen wollen. Das sind dann auch Kompensationsfalten, wo weniger Plastizität an der Stirn ist, wo das Talent weniger ausgeprägt ist.

Wir unterscheiden **senkrechte** und **waagrechte Stirnfalten**. Zur Beurteilung der Falten an der Stirn sollten die Proportionen gemessen werden. Die senkrechte mittlere Zone ist die Gedächtniszone und der Ausdrucksbereich für die Konzentration. Wer sich sehr viel Konzentration über sein normales Maß hinaus abfordert, bildet tiefe Falten.

11.6.1 Waagrechte Stirnfalten

Waagrechte Stirnfalten (**Abb. 11.13**, **Abb. 11.14**) sind ein Hinweis darauf, dass die Aufmerksamkeit stark in Anspruch genommen ist. Man nennt sie auch **Aufmerksamkeitsfalten**. Diese Aufmerksamkeit kann aber unterschiedliche Anlässe haben:

- Schreck
- Angst
- Begriffsstutzigkeit
- (Er-)Staunen
- Verwunderung
- Verwirrung
- Überraschung

Menschen, die viele Anfechtungen überwinden müssen, haben oft **tiefe Stirnfalten**. Sie sind ein Zeichen von unaufhörlichem Angestrengtsein und durch Anspannung aller Sinne und erhöhte Aufmerksamkeit entstanden. **Durchgezogene Stirnfalten** sind ein Hinweis, dass der Mensch in der Lage ist, zusammenhängend zu denken. Man muss aber immer die Kraft-Richtungs-Ordnung (S. 92) mit beachten. Sind die Falten ruhig, ebenmäßig oder unruhig? Sind sie auf einer breiten oder einer schmalen Stirn?

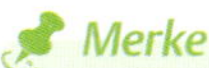
Merke

Waagrechte Stirnfalten, die nach unten weisen, zeigen seelische Verspannungen.

Man unterscheidet:

- **waagrechte Stirnfalten und offene Augen**: Sie werden als abwartende, aufmerksame innere Haltung gelesen.

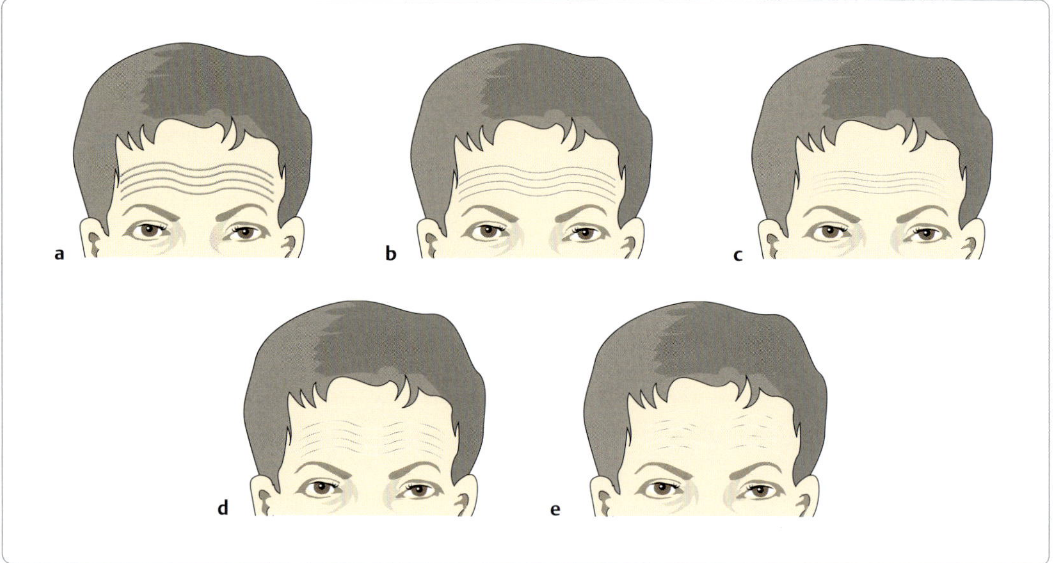

Abb. 11.13 Waagrechte Stirnfalten.
a Grobe Falten.
b Flache Falten.
c Feine Falten.
d Durchbrochene Falten.
e Durcheinanderliegende Falten.

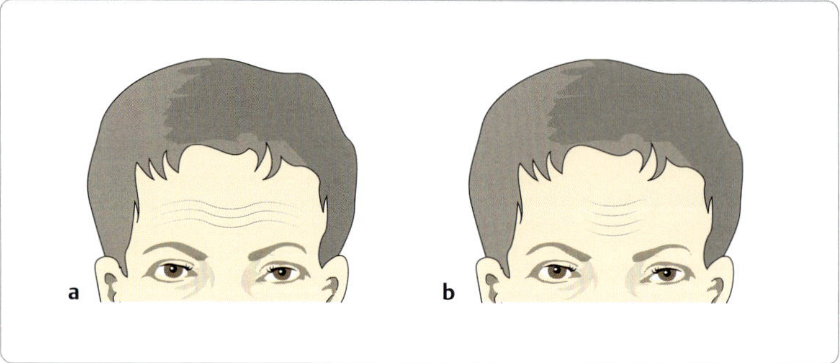

Abb. 11.14 Falten auf der Stirn.
a Untere Stirnregion.
b Stirnmitte.

- **waagrechte Stirnfalten mit halbgeschlossenen** (zugekniffenen) **Augen**:
  Man kann sie als großes Bemühen, zuzuhören und aufzupassen lesen.
- **Falten am äußeren Augenrand**:
  Damit ist der Konstruktionssinn angesprochen, der vom Mathematik- und Ordnungssinn nach hinten verläuft. Es kann sein, dass der Mensch konstruiert. Er beweist meist strategische Geschicklichkeit.

11.6.2 Senkrechte Stirnfalten

Senkrechte Stirnfalten (**Abb. 11.15**) deuten darauf hin, dass die gesamte Aufmerksamkeit mit starker Konzentration auf etwas (jemanden) gerichtet ist. Man nennt sie deshalb auch **Konzentrationsfalten**. Es geht darum, Dinge auf den Punkt zu bringen. Konzentration bedeutet immer ein Zusammenziehen. Dies kann die in einem Punkt versammelte geistige und körper-

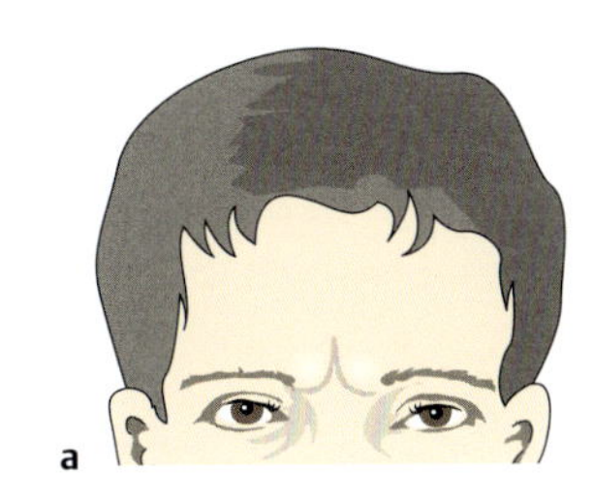

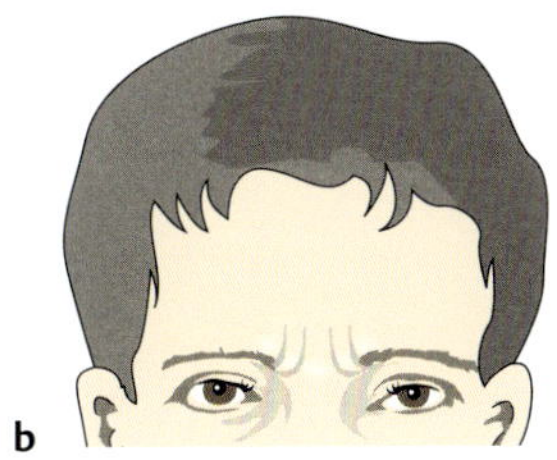

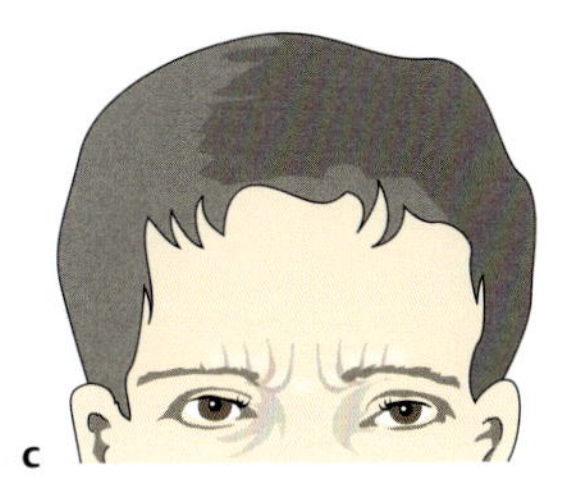

Abb. 11.15 Senkrechte Stirnfalten.
a Eine senkrechte Stirnfalte.
b Wenige senkrechte Stirnfalten.
c Viele senkrechte Stirnfalten.

liche Kraft bedeuten, sodass wir sowohl bei geistiger Konzentration als auch bei schwierigen, verzwickten oder anstrengenden körperlichen Tätigkeiten senkrechte Stirnfalten registrieren können. Auch bei Entschlossenheit entwickeln wir diese Falten sekundär, wobei die Primärmerkmale im Mund- und Kinnbereich liegen. Ärger und missmutige Gereiztheit sowie Naserümpfen können senkrechte Falten bilden.

Man unterscheidet:

- **Querfalten** und **Längsfalten** in der Mittelstirn nach oben:
  Sie bilden ein unruhiges Feld in der Mittelstirn. Man kann nach körperlichen oder seelischen Schmerzen fragen.
- **grobe und tiefe Falten**:
  Sie weisen auf komplexe Gedankengänge hin, die durch konzentrierte Gedächtnisleistungen entstehen.
- klar sichtbare, aber **eher flache Falten**:
  Der Mensch ist geistig sehr aktiv.
- **dünne und feine Falten**:
  Die Gedankenwelt ist vorwiegend nach innen gerichtet. Es handelt sich um einen introvertierten Menschen.
- **viele** kleine Stirnfalten:
  Es wird in Feinheiten differenziert nachgedacht.
- **wenige** Stirnfalten:
  Die Intuition ist stärker als das Nachdenken.
- **durchbrochene** Falten:
  Sie sind ein Indiz dafür, dass der Mensch sich schlecht konzentrieren kann und seine Gedanken häufiger unterbricht. Bei einer gleichmäßigen Stirn zeigen sie sich oftmals dort, wo nach innen gewölbte Areale durch intensive Auseinandersetzung trainiert wurden und so mit den nach außen gewölbten Arealen verknüpft werden können.
- **durcheinanderliegende** Falten:
  Sie stehen für lang anhaltende Besorgnis, Furcht und Kummer.
- **schräg zur Nasenwurzel verlaufende** Stirnfalten:
  Sie sind Zeichen geistiger Unruhe.
- **zwei kurze senkrechte Falten**:
  Befinden sie sich direkt über der Nasenwurzel, ergibt sich ein Bezug zum Sinn für Konzentration und Gegenständliches. Der Mensch kann sich gedanklich gut sammeln, weil er diese Konzentration im Laufe seines Lebens erlernt hat. Deshalb lässt er sich selbst durch störende Einflüsse aus der Umgebung nicht aus der Ruhe bringen.
- **mehrere kurze senkrechte Falten** über der Nasenwurzel:
  Bei einem solchen Stirnfeld (**Abb. 11.15c**) ist die effektive Sammlung und Ordnung von Gedanken nur in einem Umfeld möglich, das frei von störenden Einflüssen ist.
- **mehrere kurze, tiefe senkrechte Falten** über der Nasenwurzel oder auf der Unterstirn:
  Die Konzentration der Gedanken richtet sich vorwiegend auf die Umsetzung von Vorhaben

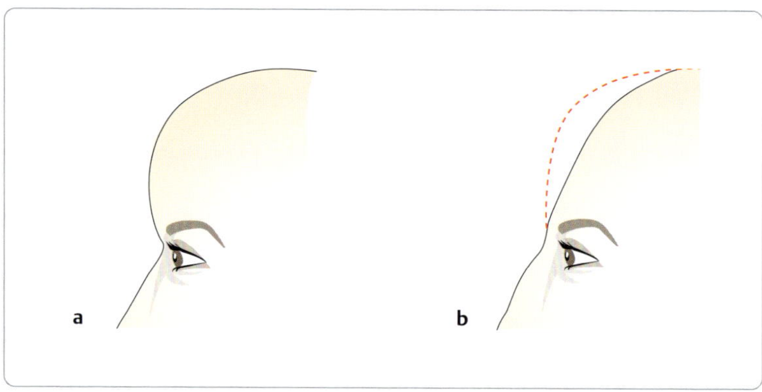

Abb. 11.16 Gerade und gerundete Stirn im Vergleich.
a Runde Stirn.
b Gerade bzw. fliehende Stirn.

und Ideen. Die Falten deuten auf einen durchsetzungsstarken Menschen hin, der seine Ziele auch gegen Andersdenkende durchsetzt und gewohnt ist, seine Machtkämpfe zu gewinnen.
- **Konzentrationsfalten** in der Mitte der Nasenwurzel (**Sorgenfalten**):
  Eine senkrechte Falte zwischen den Augenbrauen steht für angestrengte Konzentration, frühe Übernahme von Verantwortung, geringe elterliche Unterstützung oder Ermutigung beim beruflichen Werdegang und frühes Verlassen des Elternhauses oder der Heimat.

11.7 Stirnwölbung

An der Stirnwölbung (**Abb. 11.16**) sehen wir, auf welche Art und Weise jemand Informationen der verschiedensten Art verarbeitet.

11.7.1 Gerade Stirn

Es ist die Stirn des **Bewegungs-Naturells**.

Bedeutung:
- theoretische Stirn, die viele Informationen logisch aufbereitet braucht, damit sie die einzelnen Schritte verstehen kann
- wollen die Dinge **systematisch**, **folgerichtig** und **logisch** erklären können
- möchten **viele theoretische Daten** haben
- brauchen einen theoretischen Unterbau, um zu lernen
- wollen das Gesamtbild sehen können, es durchdenken, es mit ihren Vorstellungen verknüpfen und daraus eine neue Vorstellung entwickeln

11.7.2 Gewölbte Stirn

Das ist die Stirn des **Ruh-Empfindungs-Naturells**.

Bedeutung:
- ausgeprägte gerundete Stirn steht für **praktisches Denken**
- können die Informationen, die sie aufnehmen, sehr schnell praktisch verwerten und umsetzen

11.7.3 Fliehende Stirn

Bedeutung:
- mögen es sehr, wenn Dinge schnell geschehen, da sie auf Ergebnisse konzentriert sind
- benötigen **nur notwendige Informationen**, um ihre Kenntnislücken aufzufüllen
- sind durch Details verwirrt

12 Augen

12.1 Allgemeines

Die Augen sind wohl das auffälligste Merkmal im Gesicht. Nichts hat eine so **starke Anziehungskraft** wie die Augen. Über die Augen treten wir mit unseren Mitmenschen in Kontakt, vermitteln nonverbale, emotionale und soziale Botschaften, und das in sekundenschneller Veränderung. Dabei können Augen beispielsweise neugierig, ängstlich, krank oder traurig aussehen, sie können faszinieren. Augen können bewerten, mancher Leser wurde mit Blicken erzogen. Wir können uns bloßgestellt fühlen von Blicken, sie können ängstigen oder ermutigen.

Die Augen entwickeln sich direkt aus dem Gehirn und sind mit dessen Funktionen auf das Engste verbunden. Deshalb **spiegeln sich unsere Gedanken auch unmittelbar in den Augen**. In den Augen können spontane Reaktionen der Gedanken meines Gegenübers abgelesen werden. Die Augen zeigen den **Gegenwartszustand**, den **raschen Wechsel von Gedanken und Gefühlen**, der sich in jedem Moment ereignet, aktuell an. Ähnlich wie mit dem Mund, der in seiner Mimik auch sehr deutliche Aussagen über die gerade innerlich ablaufende Gefühlswelt gibt. Die Mimik der Augen reagiert jedoch viel schneller als die Mundmimik. Mit dem Mund kann man heucheln – mit den Augen nie. Deshalb ist es auch sehr schwierig, einen Augenausdruck festzuhalten oder umfassend zu beschreiben, denn er ändert sich ständig. Über den „Augenblick" erhält man daher immer einen Zugang zum aktuellen Denkleben unseres Gegenübers. So wird auch unsere Art des Sozialverhaltens, die sich aus dem Unbewussten ergibt, immer wieder über die Augen ausgedrückt und meistens unbewusst verstanden.

Augen und Ausstrahlung sind immer identisch. Die Strahlung der Augen zeigt die Qualität unserer Gedanken, die Energie, mit der wir denken und in der wir gerade leben, und damit auch den persönlichen Reifegrad. So können wir an der Ausstrahlungsqualität der Augen beispielsweise den Unterschied zwischen einem wachen, aufmerksamen, gespannten, klaren Blick unterscheiden von einem ruhigen, müden, geschwächten, gelangweilten oder kranken Zustand. Die Augen werden auch oftmals als **Tor zur Seele** beschrieben. Sie zeigen etwas von den innersten Gefühlen eines Menschen, seinem persönlichen Innenraum. Unsere Augen strahlen körperliche, seelische und geistige Energie aus. Sie reflektieren unsere Gedanken, unsere Stimmungen und die Art, wie wir unser Dasein erleben und gestalten. Zusammenfassend können wir sagen, dass wir an den Augen unsere momentane seelische Gemütsverfassung, unser Gefühl und unsere geistige Ansprechbarkeit wie auch Krankheiten ablesen.

12.1.1 Anatomie

Das Auge ist das Sehorgan des Menschen. Mithilfe von Fotorezeptoren werden auf der Netzhaut Lichtreize wahrgenommen und im Gehirn in Empfindungen von Licht und Farbe umgesetzt. Das Auge (**Abb. 12.1**) besteht beim Menschen aus:

- dem **Augapfel**, der durch die Linse in die vordere und die hintere Augenkammer unterteilt wird
- den **Anhangsorganen** (Augenmuskeln, Tränenapparat, Bindehaut, Augenlider)
- der **Sehbahn**, die Impulse aus der Netzhaut in das Gehirn leitet, wo sie verarbeitet werden

12.1.2 Sichtweise Carl Huters

Nach Huter sind alle unsere Sinneswahrnehmungen auf das Empfindungsvermögen einer jeden Zelle zurückzuführen, die alle Reize der Außenwelt aufnimmt. Das Auge ist hochkompliziert aufgebaut und das am feinsten ausgebaute und aufnahmefähigste Organ des Menschen. Es ist zuständig für die Aufnahme von Lichtwellen, Farben, Formen, Anordnungen der Formen im Raum und Bewegungen. Man muss aber beachten, dass die **Augen selbst nur Farben und Licht aufnehmen** können. Der Rest geschieht im Gehirn.

Aus der Art der Augapfelstellung, der Leuchtkraft der Augen und der Mimik der Augenumgebung konnte Huter den auslösenden Gedanken lesen.

- Der Mensch droht mit dem Blick oder drückt seine Zuneigung aus.
- Er geht durch einen kühlen Blick auf Distanz oder versucht, sich mit einem freundlichen Blick anzunähern.
- Ein **unruhiger, flackernder Blick** veranlasst uns, das Gesicht abzuwenden.
- Liebespaare schauen sich lange und tief in die Augen. Menschen, die verliebt sind, haben einen besonders strahlenden Blick.
- Schon kleine Kinder reagieren durch Blickkontakte. **Guck- oder Versteckspiele** sind bei ihnen sehr beliebt.
- **Anstarren** löst unangenehme Gefühle aus.
- Sexuelle Wünsche, deren Bejahung oder Ablehnung werden durch Augenkontakte signalisiert.
- **Ehrlichkeit oder Unaufrichtigkeit** kann man neben anderen Merkmalen auch am Blick erkennen. Die Strahlung ist nicht klar, die Augen sind nicht klar und offen. Sie sind eher sugges-

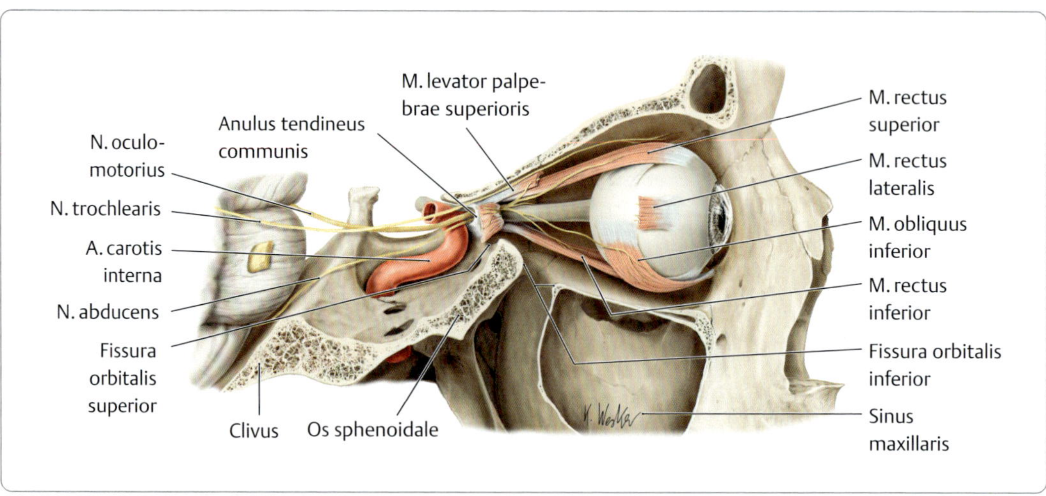

Abb. 12.1 Anatomie des Auges. (Schünke M, Schulte E, Schumacher U. Prometheus. LernAtlas der Anatomie. Kopf, Hals, Neuroanatomie. Illustrationen von M. Voll und K. Wesker. 5. Aufl. Stuttgart: Thieme; 2018)

tiv, bohrend und fixierend. Letztlich ist es aber immer der ganze Mensch, der unehrlich ist, und wir dürfen nicht von einem Zeichen am Auge darauf schließen.

Diese Beispiele, die beliebig erweitert werden könnten, sind Ausdruck der Mimik. Sie sind momentan und zeigen sich schnell wechselnd.

Kraft-Richtungs-Ordnung

Licht im psychosomatischen Sinne ist nicht ausreichend erforscht. Nach der Erkenntnis Carl Huters ist der Lichtanteil, den das Individuum aus dem Universum zu seiner Lebensentfaltung braucht, sehr eng mit dem konzentrierten Lichtanteil verbunden, den es selbst in jeder Zelle aktivieren kann und der besonders in Erscheinung tritt, wenn geistige Bewusstseinsabläufe zu bemerken sind. In den Augen strahlt dieser innere Lebens-, Licht- und Strahlkraftanteil konzentriert aus (**Abb. 12.2**).

Die Augen als Sinnesorgane nehmen die **Reize aus unserer Umgebung** auf. Durch die Pupille kann der Lichteinfall in unser Auge und somit auf die Netzhaut reguliert werden. Entsprechend findet hier aus psychophysiognomischer Sicht der aufnehmende, energetische Anteil des Auges statt. Als Empfangsinstrumente für Lichtreize und Lichtschwingungen leisten die Augen eine **wichtige Vorarbeit für die innere Verarbeitung dieser Licht- und Farbinformationen**.

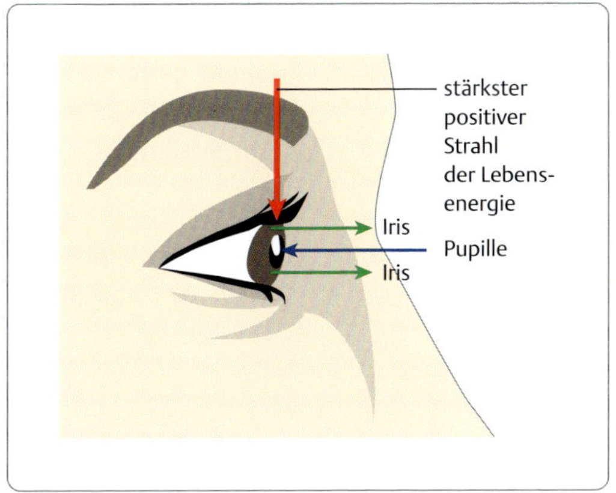

Abb. 12.2 Auge und Kraft-Richtungs-Ordnung nach Huter.

An dieser Reflexion nehmen alle Erfahrungen, Wünsche, Erwartungen, Absichten, Leid und Schmerz teil. Dies erklärt auch, warum verschiedene Menschen mit ihrer subjektiven Betrachtungsweise ein und denselben Gegenstand nicht völlig identisch sehen können. Wir sehen eben alles immer nur durch die eigene Wahrnehmung gefärbt. Und wenn wir eine **„rosarote" Brille** tragen, dann sehen wir eben alles liebevoll und weich gezeichnet aus dieser Färbung.

> *Wissenswert*
>
> Bau, Form und Lage der Augen sowie die Blickrichtung beeinflussen die Wahrnehmung des Lichtes und der Farben und üben eine unmittelbare Wirkung auf unser Denken und unsere Gefühle aus. Umgekehrt strahlt das, was im Körper verarbeitet wird, was innerlich mit Gedanken und Gefühlen verknüpft wird, auch im Bereich der Iris wieder aus den Augen zurück.

12.1.3 Irisdiagnostik

Die Regenbogenhaut, Iris, hat den Namen von der griechischen Göttin des Regenbogens erhalten. Iris ist die Tochter der Wunder und wurde als Botin der Götter verehrt. In unseren Betrachtungen lässt sie die Botschaft der Organe sichtbar werden.

In der **Augendiagnostik** geht man davon aus, dass der **Bauplan des Körpers im Auge abgebildet** ist. Dieses Wissen wird genutzt, um daraus die energetischen Veränderungen der Organe zu erkennen. Die **Iris** ist **wie ein Fingerabdruck** des Menschen, in der sich der Körper mit seinen Organen widerspiegelt. Hier können lange vor deren Manifestation Krankheitsanlagen und Schwächen des Organismus erkannt werden.

Die Farbe der Iris entsteht durch die Einlagerung von Melanin, die abhängig von der Pigmentdichte von Blau über Grau oder Grün bis Braun variieren kann. Irisdiagnostiker gehen im Grobraster davon aus, dass Menschen mit blauen Augen oft eine Schwäche im Lymphsystem und Menschen mit braunen Augen eine Leberschwäche aufweisen.

12.2 Pupillen

Die Wirkung des Nervensystems kann man unmittelbar an den Augen ablesen, denn seit Langem sind die **Zusammenhänge zwischen Pupillengröße und Nervensystem** bekannt. Wenn der Sympathikus (*fight and flight*) erregt ist, ist die Pupille groß und stark geweitet. Wirkt der Parasympathikus (Entspannungszustand) stärker, verengt sich die Pupille, sie wird auffällig kleiner. Bei Betrachtung der Pupillen sollten stets die Lichtverhältnisse berücksichtigt werden, die natürlich eine große Rolle spielen.

Licht und Vitamin D Sonnenlicht ist wichtig für eine ausreichende **Vitamin-D-Synthese**. Gerade im Winter gelangen wir sehr schnell in einen Mangelzustand. Zusätzlich kann sich eine zu geringe Lichtzufuhr auf unsere Psyche auswirken: Das **Schlafhormon Melatonin** wird dann zunehmend synthetisiert, während der Spiegel des als Glückshormon bekannten **Serotonins** abfällt. Zum Ausgleich ist besonders die Lichtaufnahme über die Augen wichtig. Im Alter passen sich die Pupillen nur noch sehr träge an wechselnde Lichtverhältnisse an, neben Alterskrankheiten, die zudem die Anpassungsfähigkeit an Veränderungen verringern.

Unterschiedliche Menschen – unterschiedliche Pupillen Wir können aber auch beobachten, dass es bei gleich guten Lichtverhältnissen **unterschiedliche Pupillengröße** bei verschiedenen Menschen gibt. Wir begegnen groß- oder kleinpupilligen Menschen, wobei es einiger Übung bedarf, diese Unterschiede wahrzunehmen.

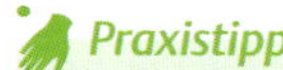

Praxistipp

Wir können am Auge unterschiedliche Strukturen beobachten und sind anfangs überfordert, alles gleichzeitig zu sehen. Daher ist es sinnvoll, sich zu Beginn erst einmal auf eine Struktur zu konzentrieren. Gehen Sie doch wie folgt vor:

- Tag 1: Schauen Sie nur die Pupillengröße an.
- Tag 2: Betrachten Sie die Gewebsfülle, Festigkeit und Lockerheit der Augenlider, Falten, Hautauffälligkeiten und Färbungen.
- Tag 3: Betrachten Sie Stärke und Verlauf der Augenbrauen sowie die Wuchsrichtung der Härchen.
- Tag 4: Achten Sie auf die Stellung der Augen, die schräg nach hinten verlaufende Augenform und die Stellung der Iris in den Augen (Blick nach oben, nach unten zur Seite, geradeaus, ...).
- Tag 5: Konzentrieren Sie sich auf die Ausstrahlungsqualität der Augen und üben Sie, das, was Sie sehen, in Worte zu fassen. Sie werden merken, dass dies die schwierigste Übung ist, da wir zwar alles aufnehmen, aber nur sehr mühsam und unvollständig benennen können, was wir sehen.

Zu guter Letzt sei angemerkt, dass natürlich nie nur ein einziges Zeichen etwas über den Menschen aussagt. Wir müssen alles, was wir wahrnehmen, kombinieren und in allen Ausdrucksformen auch die Qualität und Strahlung beachten.

Außer Augenbewegungen geben auch **Pupillenveränderungen** die **inneren Abläufe** zu erkennen. Bei positiver Wahrnehmung, vertieftem Interesse, aber auch bei Stress erweitern sich die Pupillen, bei Entspannung oder Ablehnung verengen sie sich. Große Pupillen sind auch ein Merkmal des Empfindungs-Naturells, das besonders zur Informationsaufnahme und -verarbeitung angelegt ist.

12.2.1 Groß

Bedeutung: Durch Gedanken, Gefühlserregungen, Nervenimpulse, Stress, Lichteinfall, Krankheiten u. a. können die Pupillen (**Abb. 12.3b**) erweitert sein. Wir finden erweiterte Pupillen bei Verliebten und Kindern.

- **Erstaunen**, drückt aus, dass eine seelische Bewegung vorausgegangen sein muss
- Zeichen von **Sympathie**, **Bewunderung** und Offenheit uns gegenüber
- große Pupillen in einem erstarrten Gesicht: Ausdruck von **Angst** und **Panik**
- Bedürfnis, das Ganze in sich aufzunehmen, die Welt mehr über das Gefühl aufzunehmen und nicht so sehr detailorientiert und fixiert wahrzunehmen
- neigen manchmal zur **Melancholie**, da sie viel innen verarbeiten und über das, was sie empfinden, nachdenken
- sind sehr breit gefächert und nehmen ständig viele Informationen auf, sie ermüden schneller als Menschen mit kleineren Pupillen
- sind meist **gefühlsbetont** und **intuitiv**
- können viele Ideen und Visionen haben, neigen dazu, sich **Tagträumen** hinzugeben
- viele alltägliche und besondere Ereignisse, Begegnungen, Erlebnisse werden über das Gefühl aufgenommen und seelisch und geistig verarbeitet
- entscheiden vieles **spontan**
- sie können sich leicht öffnen, finden schneller Zugang zum anderen
- anziehende Auswirkung auf andere

Wissenswert

In einer Studie reagierten Frauen und Männer mit unterschiedlicher Pupillengröße spezifisch auf Objekte, die man ihnen in Testreihen vorführte. Dabei zeigte sich sehr deutlich, dass die Pupillen umso größer wurden, je höher die Aufmerksamkeit für ein Objekt war.

12.2.2 Klein

Kleine Pupillen sind in **Abb. 12.3a** dargestellt.

Bedeutung:

- kleine und klare Augen als Zeichen von **konzentrierter Gedankenkraft** bei der Aufnahme von Informationen und Bildern
- **Kopfmensch**, denkt, wägt ab und bewertet
- Gefühle spielen eine untergeordnete Rolle
- wollen das Wesentliche, das Zentrale eines Themas mit Zahlen, Daten und Fakten erfassen
- sehen das Leben **realistisch** und **nüchtern**, neigen weniger zu Träumereien und Fantasien
- sind emotional weniger schnell aufgebracht und ängstlicher
- Gemütsveränderung ist **weniger spontan**, dauert aber länger an

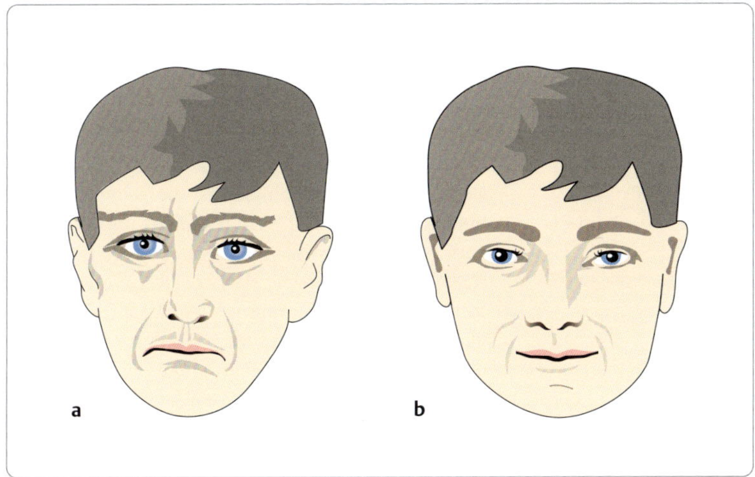

Abb. 12.3 Pupillengröße.
a Kleine Pupillen.
b Große Pupillen.

12.2.3 Unterschiedlich groß

Bedeutung:

- **unausgewogene Anlage**, die den Menschen immer wieder unerwartet und unberechenbar reagieren lässt
- gesundheitliche Störungen
- Schmerzen

12.3 Augenausdruck

Metaphern für die Sprache der Augen gibt es zahlreiche, z. B.:

- der Wahrheit ins Auge sehen
- wie Schuppen von den Augen fallen
- jemandem Sand in die Augen streuen
- aus den Augen, aus dem Sinn
- jemandem die Augen öffnen
- große Augen machen
- jemandem etwas von den Augen ablesen
- mit den Augen sprechen
- der Augenblick, die Augenweide, Augenwischerei

Ein Augenblick dauert ca. 0,2–0,3 Sekunden. Subjektiv kann uns diese Dauer bis zu 10 Sekunden lang vorkommen. Ist es der Augenblick, der die Gegenwart beschreibt? Die Augen haben einen sehr rasch wechselnden Ausdruck. Sie spiegeln alle Gefühle, die der **„Inhalt der Seele"** sind, wider.

Wissenswert

Wie wichtig für uns die Mitteilungsfähigkeit des Auges ist, wird uns deutlich, wenn wir uns bewusst machen, dass wir beim ersten Blickkontakt mit unserem Gegenüber meist zuerst das linke Auge des Gegenübers fixieren (bei schiefer Kopfhaltung ist es das uns zugewandte Auge), darauf das rechte Auge und dann den Mund. Unbewusst versuchen wir so, die Gefühlslage und Stimmung unseres Gegenübers zu erfassen.

Die Augen und auch die Mimik zeigen uns in den ersten Sekunden, ob wir uns vertrauensvoll öffnen können oder ob wir uns misstrauisch verschließen sollten. **Sympathie** und **Antipathie**, beides strahlt uns aus den Augen entgegen. Wenn wir Sympathie empfinden oder auslösen, dann deshalb, weil eine innere Resonanz stattfindet, weil wir uns austauschen können, weil wir Erweiterung, Entfaltung, Ergänzung und Harmonie miteinander empfinden. Bei Antipathie mangelt es an all diesem, es gibt keine Resonanzebene, die einen Austausch ermöglicht. Sympathie und Antipathie beruhen auf feinen energetischen Gesetzmäßigkeiten, die nicht einfach mit gutem Willen oder irgendwelchen Maßnahmen zu ändern sind. Dieses Wissen hilft, großzügiger, wertfreier zu werden und andere Menschen leichter zu tolerieren.

Das Auge zeigt uns auch **geistige Anteilnahme**, denn so lebhaft, wie das Auge blickt, so lebhaft ist der Geist. Ein fixierter Blick zeigt uns einen Menschen, der auch im Verhalten fixiert ist. Bei alten Menschen, die im Verhalten starr werden, können wir das auch am Blick erkennen.

Das **„Träumen mit offenen Augen"** kann eine Versunkenheit ins eigene Unbewusste begründen, aber auch Flucht vor äußeren Bildern oder Erinnerungen bedeuten.

Die Augen sind die **Pforten des Lichtes** und spiegeln die Aufmerksamkeit, aber auch Begriffsstutzigkeit wider, was jeder Lehrer bestätigen kann. Am Blick seiner Schüler kann der Lehrer erkennen, wer wie viel verstanden hat. Aber nicht nur Anteilnahme, auch Intensität im Fixieren der Ziele („Ziele ins Auge fassen") und Gradlinigkeit als Spannung und Festigkeit werden uns bei Einlassung auf den Blick unseres Gegenübers bewusst.

Praxistipp

Um die Hauptrichtung der Denktätigkeit eines Menschen zu erkennen, sollten Sie seine Augen beobachten, wenn er sich in ruhiger und unwillkürlicher Haltung befindet. Am besten gelingt dies, wenn er einfach „dasitzt" und die Augen nicht auf einen bestimmten Gegenstand richtet. In einer solchen Haltung folgt das Auge den Gedankenbildern, die im Gehirn entstehen und den Geist vorzugsweise beschäftigen.

Selbstvertrauen und Kraftgefühl haben einen anderen Ausdruck im Auge als Idealismus, Inbrunst im Gebet oder Fanatismus, Trauer, Betrübnis, Schwermut oder Träumerei.

Qualitäten des Augenausdrucks Wir können, wenn wir uns auf den Blick unseres Gegenübers einlassen, **unterschiedliche Facetten im Augenausdruck** wahrnehmen. Das Gegenüber kann

- weich und nachgiebig oder bestimmt,
- aufmerksam oder begriffsstutzig (Das kann jeder Lehrer bestätigen: Am Blick seiner Schüler kann er erkennen, wer wie viel verstanden hat.),
- suggestiv oder faszinierend,
- liebevoll oder hasserfüllt,
- traurig oder heiter, fröhlich,
- reif oder naiv,
- seelenvoll oder willensbetont,
- neugierig oder ängstlich,
- kraftvoll, zuversichtlich oder krank und schwächlich,
- zustimmend oder ablehnend etc.,
- konfus und
- vertraut blicken.

Der Augenausdruck ist anders bei

- Selbstvertrauen und Kraftgefühl (Wir können am Auge auch erkennen, mit welcher Intensität unser Gegenüber seine Ziele ins Auge fasst, welche Geradlinigkeit und Spannung, welche Festigkeit und damit Treue sich selbst und seiner Pflicht gegenüber er lebt.),
- Idealismus,
- Inbrunst im Gebet,
- Fanatismus,
- Trauer, Betrübnis, Schwermut,
- süßer oder melancholischer Träumerei (Das „Träumen mit offenen Augen" kann eine Versunkenheit ins eigene Unbewusste begründen, aber auch Flucht vor äußeren Bildern oder Erinnerungen bedeuten.)
- Bewertung, Bloßstellen und Verurteilen oder Ermutigen des Gegenübers.

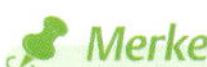

Merke

Augenausdruck und Hautausdruck entsprechen sich!

12.3.1 Leuchtende, strahlende Augen

Aus diesen Augen spricht die **Aktivität der** Helioda (S. 104).

Bedeutung:

- verstärkte Lebensbejahung, Freude, Begeisterung, Liebe oder sonstige glückliche Erregungen
- während einer Diskussion bei nachdrücklichem Eintreten für Wahrheit und Gerechtigkeit

12.3.2 Glänzende Augen

Bedeutung:

- starkes Interesse am anderen Geschlecht, umgekehrt wirkt ein derart glänzendes Auge auch **geschlechtlich** stark anziehend
- meist in Verbindung mit gesund gefüllten, sich stark abhebenden, plastisch gespannten unteren Augenlidern, die auf eine Fülle der Geschlechtsnerven hinweisen
- bei Fieber, dieser Glanz ist ein durch innere Erhitzung hervorgerufener ungesunder Glanz
- nach Alkoholgenuss

12.3.3 Matte Augen

Bedeutung:

- geschwächte Lebenskraft, meist als **Zeichen von Krankheit** oder bei physischer Überanstrengung Gram, Kummer und Verdruss
- ohne Freude, Glück und Gesundheit erlischt die Strahlkraft im Auge

Es ist interessant zu beobachten, dass nicht jeder, der ein schweres Schicksal durchleiden musste, auch ermattete Augen hat.

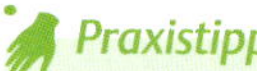

Praxistipp

Achten Sie auf die Augenstrahlung des Patienten. Durch ein gutes Anamnesegespräch sollten matte Augen wieder mehr Strahlkraft erhalten. Die Augenstrahlung ist auch als Verlaufsparameter zu werten: Bei einem positiven Behandlungsverlauf sollten die Augen mehr Kraft und Strahlung bekommen.

Rubrikenauswahl

Bei **matten Augen** könnte man in folgende Rubriken blicken: Auge – stumpfe, trübe Augen. Aber auch alle Rubriken, die Schwäche, Erschöpfung, Traurigkeit und Kummer abbilden, sind zu beachten – je nachdem, was das wirkliche Thema des Patienten ist.

12.4 Naturelltypische Augen

12.4.1 Primärnaturell

Die Augen der 3 Primärnaturelle sind **Abb. 12.4** dargestellt.

Ruh-Naturell Der Mensch hat **mittelgroße Augen**, die weich blicken. Der **Blick** ist eher **nach unten** gerichtet.

Bewegungs-Naturell Das Naturell hat **kleine Augen** sowie einen **fixierenden, gespannten und festen Blick**, der in die Weite schaut.

Empfindungs-Naturell Der Mensch hat **große, glänzende Augen**, die **nach innen und nach oben blicken**.

12.4.2 Sekundärnaturell

Bewegungs-Ruh-Naturell Das Naturell hat **kleine bis mittelgroße Augen** und einen **gespannten Blick**.

Ruh-Empfindungs-Naturell Es hat **mittelgroße Augen** und einen **weichen Blick**.

Bewegungs-Empfindungs-Naturell Das Naturell hat **mittelgroße Augen** und einen **gespannten Blick**.

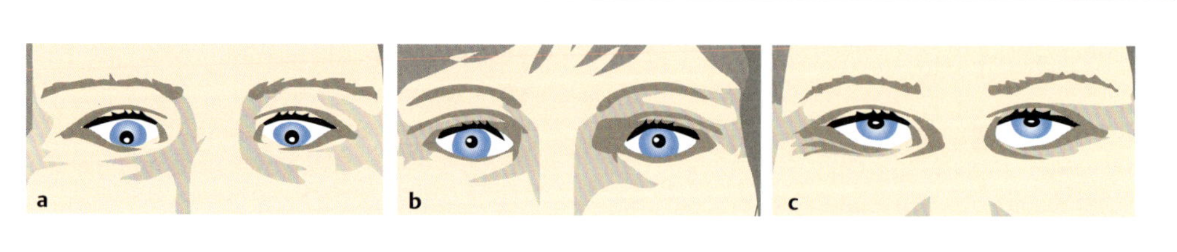

Abb. 12.4 Die Augen der 3 Primärnaturelle.
a Ruh-Naturell.
b Bewegungs-Naturell.
c Empfindungs-Naturell.

12.5 Blickrichtungen nach Huter

Carl Huter hat zur Demonstration der Blickrichtungen im Zusammenhang mit den Denkleistungen **12 feste Blickrichtungen** beschrieben. Diese können nur eine Auswahl sein, denn selbstverständlich gibt es unendlich viele, in Spannung und Strahlung unterschiedliche Ausdrucksmöglichkeiten von mimischen Blickrichtungen und von unterschiedlichen Ausdrucksmöglichkeiten der Augen.

12.5.1 Drei Blickrichtungen (Grobeinteilung)

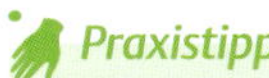

Praxistipp

Bilden Sie zur Beurteilung, wohin sich der Blick eines Menschen richtet, gedanklich eine horizontale Linie durch die Pupillen Ihres Gegenübers. Liegen die Pupillen auf der Linie oder findet sich ein tief- bzw. hochgerichtetes Auge?

Mit den **3 Gruppen der Blickrichtungen** (**Abb. 12.5**) wird der **Zusammenhang zwischen der momentanen oder dauernden Tätigkeit der Denk- und Gefühlschichten erklärt und systematisch erfassbar** gemacht. Das innere Geistesleben findet entsprechend dem Gegenstand, mit dem sich der Geist beschäftigt, in bestimmten Denkschichten des Gehirns seine Kraftquelle und im Auge seinen entsprechenden Ausdruck.

Gruppe I (Blick geradeaus): Beobachtung und reale Denkabläufe

Das Auge liegt auf der Achse, der Blick geht geradeaus (**Abb. 12.5a**). Denkt der Mensch in den **Belangen des praktischen Lebens, in der Beobachtung, der Vorstellung und der praktischen Umsetzung**, richtet sich der **Blick geradeaus**. Die Horizontallinie, die die beiden Augenwinkel schneidet, bezeichnen wir als Augenachse.

Gruppe II (Blick nach oben): Transformation zur Erkenntnisbildung

Das Auge hebt sich **nach oben** und liegt mit der Pupille über der Achse (**Abb. 12.5b**). Das Denken des Menschen vollzieht sich vorzugsweise **in den Schichten des qualitativen Ordnens, des philosophischen und des ethischen Erkennens**. Je höher sich die Hauptblickrichtung hebt, umso mehr neigt der Mensch zu gefühlsbetontem, fantasiereichem Denken und zur Gefühlsschwärmerei. Er ist idealen Zielen zugewandt.

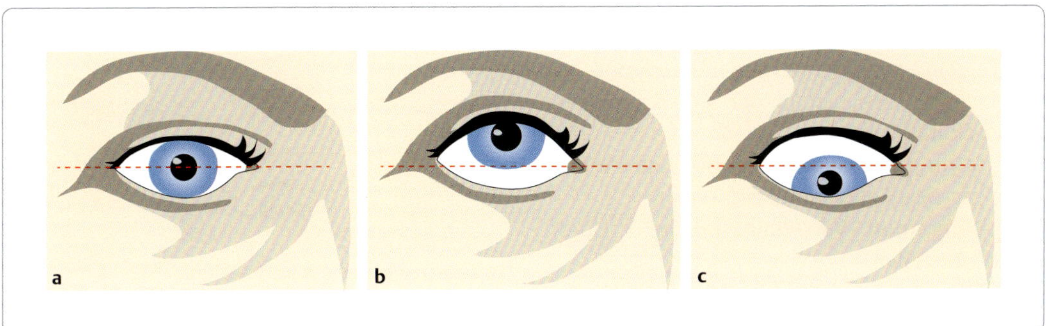

Abb. 12.5 Hauptblickrichtungen.
a Blick geradeaus.
b Blick nach oben.
c Blick nach unten.

Gruppe III (Blick nach unten): Denken auf das innere Fühlen hin für die Bedürfnislage im Körper

Mit dem **Blick nach unten** (**Abb. 12.5c**) werden die **leiblich-seelischen Bedürfnisse des Menschen**, die sich durch lebenserhaltende Triebe anmelden, begleitet. Bei dieser Blickrichtung beschäftigt sich der **Geist** des Menschen vornehmlich mit den **praktischen Lebensgenüssen**, mit Essen und Trinken oder **auch mit sexuellen Vorstellungen**.

Menschen mit dieser Hauptblickrichtung **interessieren** sich sehr stark **für physische und sinnliche Genüsse**. Eine schöpferische Tätigkeit in philosophischen oder ethischen Bereichen liegt ihnen, zumindest während der Zeit dieser Blickrichtung, weniger.

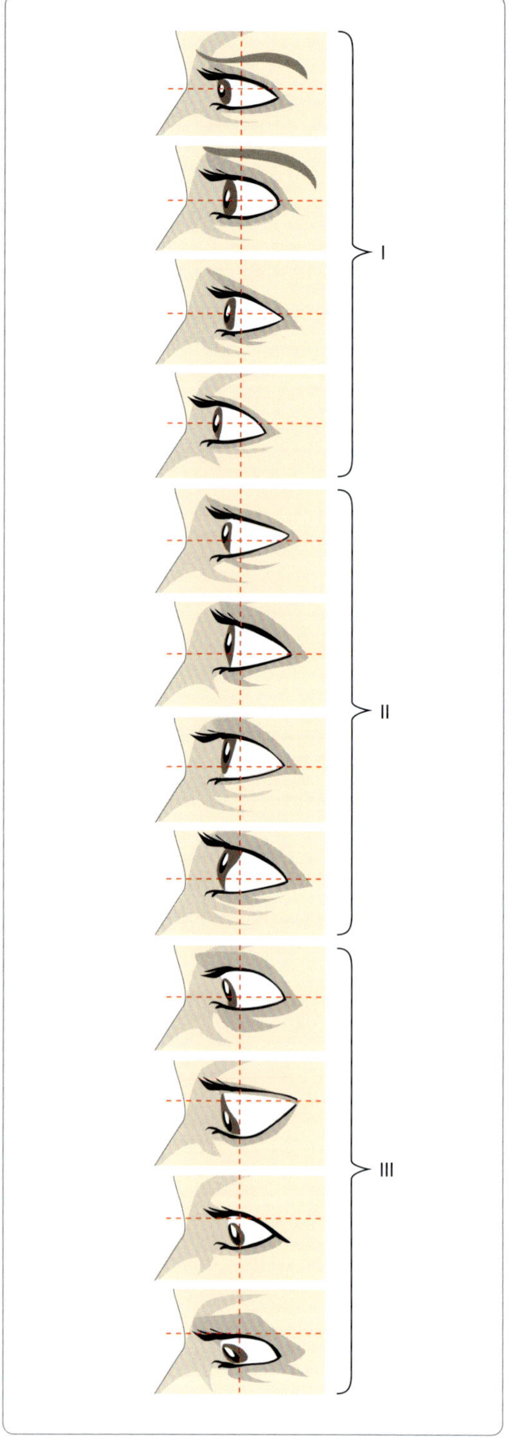

Abb. 12.6 Die 12 Blickrichtungen nach Huter [18].

12.5.2 Zwölf Blickrichtungen (Feineinteilung)

Denkvorgänge werden mit entsprechenden Blickrichtungen begleitet und einem Augenausdruck, der die Qualität der Erkenntnisse ausstrahlt. Diese Blickrichtungen unterliegen einer **schnellen Veränderung**, je nachdem, was sich geistig gerade im Denken abspielt. Die Blickrichtungen (**Abb. 12.6**) zeigen uns, wohin das momentane Interesse des Menschen geht – mehr ins geistig-seelische Erkenntnisleben oder mehr in leiblich-seelische Bedürfnisse.

Wir unterscheiden folgende Denkebenen, die der Verstand zur Orientierung in Raum und Zeit sowie zum Überleben in der sinnessinnlichen Welt benutzt:

- **1. Stirnregion:** Beobachtungs- und Auffassungsgabe – Sehen und Beschreiben
- **2. Stirnregion:** Vorstellungsinhalte – Hören und Vorstellen
- **3. Stirnregion:** praktische Verwertbarkeit – Riechen und Erinnern
- **4. Stirnregion:** philosophische Denkregion, sie sammelt reale Erfahrungen und strukturiert diese als Basis für Einsichten in höhere Denkebenen – denken und assoziieren

- **5. Stirnregion:** qualitatives Denken, Weisheit – Intuition beginnt – Unterschiede erkennen und werten
- **6. Stirnregion:** Ethik, Ehrfurcht vor dem Leben – Fühlen und Meditieren
- **7. Stirnregion:** religiöses Denken und Fühlen – Schauen in den inneren Zusammenhang

Weltanschauung und Charakter sind eng verknüpft. Wenn sich das Denken über den realen Alltag erhebt, tut es der Blickwinkel auch. Die Iris folgt der Impulsierung der assoziativen Denkzonen des Stirnhirns.

Verknüpfung von Stirnregionen und Blickrichtungen

Da wo unser Denken hingeht, geht auch der Blick hin. Je mehr wir mit den ersten Stirnregionen beschäftigt sind, desto mehr ist der Blick in der Mittellinie bzw. unter dieser, je mehr nach oben in der Stirn das Denken geht, desto mehr geht damit auch der Blick nach oben.

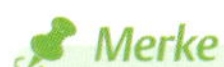

Merke

Die Lage der Augen sagt nichts über Intelligenz oder Fantasien aus. Augen, die verschieden hoch angelegt sind, zeigen eine gewisse Disharmonie im Fühlen und Denken, wobei wir nicht vergessen dürfen, dass jeder Mensch 2 unterschiedliche Augen, Gesichtshälften und Ohren hat.

Die **12 Blickrichtungen** einzeln betrachtet (**Abb. 12.6**):

Gruppe I:

1. **beobachtender Blick:**
   - Die Konzentration richtet sich auf ein Beobachtungsobjekt, alles andere wird unscharf und nur das Objekt wird scharf wahrgenommen. Der Blick des Auges verengt sich auf einen kleinen Bereich, der Blickwinkel ist eng, der Realitätsbezug ist auf das Spezielle gerichtet. Der Ausdruck des Auges ist real, nüchtern und lässt die entsprechende Geisteshaltung erkennen.
   - Die Lider sind offen und straff. Das Auge scheint nach vorn zu drängen.
   - Die Blickrichtung liegt in der Beobachtung in der 1. Stirnregion.
2. **vorstellender Blick:**
   - Der Blick ist gespannt. Bei der Vorstellung erweitert sich der Gesichtskreis, es ist der „Blick nach innen".
3. **denkender Blick:**
   - Der Blick intensiviert sich durch Konzentration und Fixierung, während die Eindrücke geordnet werden. Wenn wir den denkenden Blick sehen, ist das Denken (und die Einsichtsfähigkeit) aktiviert, das zur vernunftbezogenen Leistung wird, wenn die übergeordneten Denkebenen durchforscht werden.
4. **juristischer Blick:**
   - Der Blick ist groß, intensiv, herausgedrängt und geradeaus gerichtet.
   - Die realistischen Fakten werden bei einer genauen Beobachtung im Denkprozess über die Vorstellung geordnet. Der Blick ist gekennzeichnet durch das Bestreben, Personen, Dinge oder Sachlagen scharfsinnig zu erfassen, sich vorzustellen und gleichzeitig alle Umstände, die damit zusammenhängen, konzentriert und angestrengt zu durchdenken. Der Blick ist fixiert, fest und möchte ergründen.

Gruppe II:

1. **philosophischer Blick:**
   - Der Blick ist groß, intensiv und geht leicht nach oben. Der Blick hebt sich beim philosophischen Blick über die Achse, die die Augäpfel teilt. Er zeigt an, dass die Gedanken im geistigen Raum (4. Stirnregion) alle möglichen Erfahrungen bewegen wollen, um weitere Möglichkeiten anzudenken.
2. **weiser Blick:**
   - Der Blick ist groß, noch ruhiger und klarer und ebenfalls nach oben gerichtet.
   - Der Mensch beginnt, Unterschiede zu erkennen und mit Liebe in sich zu bewegen. Damit hebt sich der Blick. Das Auge beginnt zu strahlen. Die Gewebe der Augenumgebung zeigen an, dass eine Konzentration der feinen geistigen Energie geschieht. Das Denken in weisen Kategorien bezieht die Ethik mit ein, geht über weise Entscheidungen, die Ein- und Durchblick

12

voraussetzen. Hier beginnt die menschliche Intuition. Dieser Durchblick wird erworben durch Übung in Vergebung und Liebe, die einen inneren Reichtum schaffen, der transzendente Räume öffnet. Transzendenz ist der Religion selbstverständlich.

3. **ethischer Blick:**
   - Der Blick ist groß, mild, stark, hochgestellt und das Oberlid ist weit über den Augapfel gezogen.
   - Mit der Erkenntnis, dass die Ehrfurcht vor dem Leben und die Verpflichtung, der Entfaltung des Lebens zu dienen, das Denken bewegt, macht eine weitere Energiekonzentration die Gewebsveränderung und die Leuchtkraft der Augen aus.
4. **religiöser Blick:**
   - Das Besondere an diesem Blick ist das helle obere Augenlid, das den Augapfel überdacht (bei religiöser und demütiger Fühlfähigkeit). Das untere Augenlid ist fein und nicht gefüllt.
   - Der religiöse Blick stellt sich ein, wenn das Denken den zentralen Auftrag des Menschen, dem Kosmos und seinen Gesetzen in philosophischer Weite, ethischer und weiser Denkqualität zu dienen, erreicht hat. In der Selbstvergessenheit der Erschließung einer inneren geistigen Welt blickt das Auge in die höchste Höhe.

Gruppe III:

1. **Blick der physischen Liebe:**
   - Der Blick der physischen Liebe, den Mann und Frau tauschen, wenn sie die nächste körperliche Nähe wünschen, hat von allen Blickrichtungen das am meisten gefüllte, untere Augenlid. Es steht im Zusammenhang mit dem motorischen, sexuellen Kraftimpuls des Kleinhirns und dem feinen Nervengeflecht des Urogenitalsystems. Somit werden die Fülle der Sexualnerven, die körperliche Frische und die Nervenreserven deutlich und unterliegen dadurch auch größeren Schwankungen in den körperlichen Reserven.
2. **Blick der physischen Ernährung:**
   - Dieser Blick ist besonders bei hungrigen Menschen zu sehen, die sich zum Essen begeben und schon in der Vorstellung genießen.
3. **entwertender Blick** (früher: ordinärer Blick):
   - Der entwertende Blick folgt Gedanken und Gefühlen minderer Bewertung.
4. **unbarmherziger oder grausamer Blick:**
   - Wenn Menschen böswillig anderen Schaden zufügen wollen, bekommen sie für die Dauer ihrer Planung und Durchführung einen bösen, zerstörenden, stark nach unten gedrückten Blick.

Wie bei allen Ausdruckszeichen ist auch bei den Blickrichtungen wieder sehr auf die Energie und Strahlung zu achten. So haben beispielsweise der entwertende Blick und der philosophische Blick nicht nur Richtungs-, sondern auch Qualitätsunterschiede.

Es gibt darüber hinaus noch weitere **Augenbewegungsmuster** (**Abb. 12.7**), wie sie auch im neurolinguistischen Programmieren beschrieben werden, die zur weiteren Überprüfung herangezogen werden können:

- **Augenbewegung nach rechts oben:** Zugang zu Bildern, die man bereits kennt.
- **Augenbewegung nach links oben:** Zugang zu Bildern, die man noch nie gesehen hat, sich aber vorstellen kann.
- **Augen schauen geradeaus:** Es ist nicht erkennbar, ob die Bilder erinnert oder konstruiert sind.
- **Augen mittig nach rechts:** Zugang zu Geräuschen, Klängen und Stimmen, die man kennt.
- **Augen mittig links:** Zugang zu Geräuschen, Klängen und Stimmen, die man noch nie gehört hat, sich aber vorstellen kann.
- **Augen nach rechts unten:** Man hört seine innere Stimme, die zum Nachdenken benutzt wird.
- **Augen nach links unten:** Zugang zu Informationen, die man fühlen oder spüren kann.

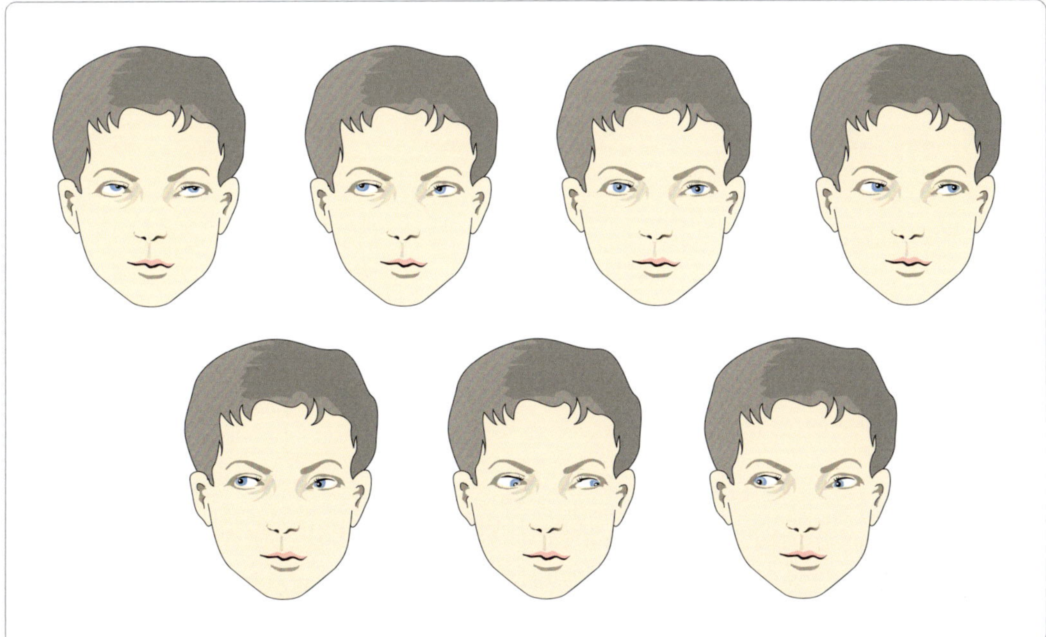

Abb. 12.7 Augenbewegungsmuster.

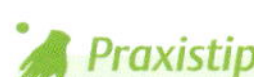

Praxistipp

In der Anamnese kann es hilfreich sein, auf die Blickrichtungen und Augenbewegungsmuster zu achten, damit Sie gezielter nachfragen können, wo sich der Mensch in seiner inneren Wahrnehmung befindet. Manchmal ist es hilfreich, ein paar Minuten Pause zu machen und dem Patienten Zeit zu lassen, das zu sortieren, was ihn innerlich beschäftigt. Fragen Sie später nach, was das war.

Schräg gestellte Augen

Diese Augen erkennt man durch die Blickrichtung, die dann mehr im Winkel ist als geradeaus.

Bedeutung:

- **strategisch geschicktes Handeln**
- Dinge im Voraus berechnen, wodurch man die Menschen als „berechnend" bezeichnet, sollte nicht negativ interpretiert werden
- liegt nur das eine Auge schräg, vergleichen sie Bekanntes mit Unbekanntem und gleichen es ab

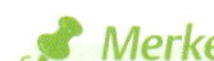

Merke

Bei schräg gestellten Augen sind die Zeichen immer im Kontext der gesamten Strahlung zu interpretieren.

Kombinationslehre Sind die **Augen** im Verhältnis zum Gesicht **groß** und haben sie gleichzeitig einen **ruhigen und festen Blick**, besteht **großer Gedankenreichtum, reiche Fantasie, Lebhaftigkeit der Vorstellung** und **starkes subjektives Erkennen**.

12.6 Augenabstand

Den Augenabstand (**Abb. 12.8**) bestimmen wir, indem wir den Abstand zwischen beiden Pupillen in Beziehung setzen zum Abstand von Nasenwurzel zum Lippenschluss. Entsprechend dem Schönheitsideal beträgt die **normale Distanz zwischen den Augen** ein Auge, d. h., man sollte zwischen den Augen ein Auge einfügen können. Diese Distanz entspricht auch der Nasenflügelbreite und der Kinnbreite, die häufig

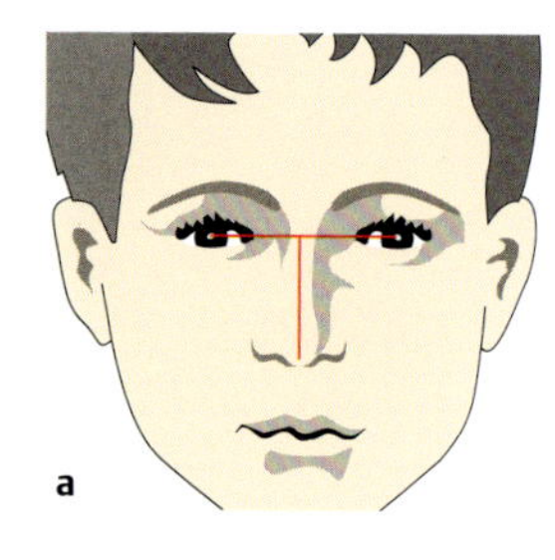

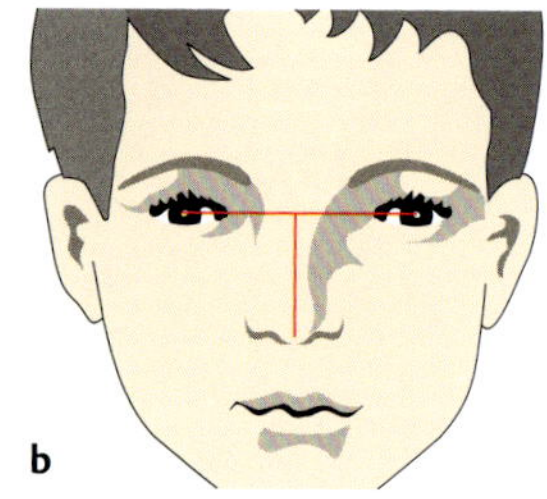

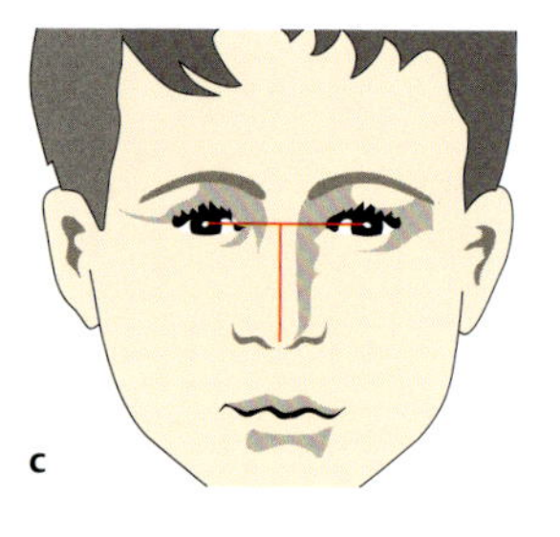

Abb. 12.8 Augenabstand.
a Mittelwert.
b Weiter Augenabstand.
c Enger Augenabstand.

schwer abgrenzbar ist. Der **Augenabstand** ist **weit**, wenn der Abstand zwischen den beiden Pupillen größer ist als der Abstand zwischen Nasenwurzel und Lippenschluss oder wenn mehr als ein Auge zwischen die Augen passt. Der **Augenabstand** ist **gering**, wenn der Abstand zwischen den Pupillen kleiner ist als der Abstand zwischen Nasenwurzel und Lippenschluss oder wenn kein Auge zwischen die Augen passt.

Merke

Ein durchschnittlicher Augenabstand lässt keine explizite Deutung zu. Ist der Augenabstand jedoch sehr eng oder sehr weit, können wir auch dieses Zeichen deuten. Dominante Zeichen werden dominant beachtet!

Wenn wir uns mit dem Augenbereich befassen, müssen wir uns auch mit den **Prinzipien der Optik** vertraut machen. Wenn Augen weiter auseinander stehen als die Breite eines Auges, ist die Seherfahrung wie durch ein „Weitwinkelobjektiv“. Bei eng zusammenstehenden Augen sehen wir das Leben durch ein „Teleobjektiv“. Je weiter das Blickfeld ist, umso allgemeiner ist die erste Reaktion auf das Gesehene. Je enger das Blickfeld ist, umso spezifischer wird die erste Reaktion sein. Aber auch hier gilt: Vorsicht vor zu schneller Deutung. **Wir müssen immer die Ausstrahlungsqualität des ganzen Gesichts betrachten!**

12.6.1 Weit auseinander stehende Augen

Ein weiter Augenabstand ist in **Abb. 12.8b** dargestellt.

Bedeutung:

- breites Interesse, sind **Neuem gegenüber sehr aufgeschlossen** und empfänglich für vielfältige, optische Eindrücke
- laufen Gefahr, sich in Details zu verlieren, verzetteln sich in Äußerlichkeiten und Banalitäten
- aufgrund der Empfänglichkeit für vielfältige, optische Eindrücke sind Schwierigkeiten mit der Konzentration und dem Selektieren der auf sie einströmenden Eindrücke möglich
- mit Pünktlichkeit, Verabredungen und Terminen gehen sie großzügig um
- **tolerantes und gelassenes Wesen**
- schätzen eine offene Sichtweise sowohl bei sich als auch bei anderen

Rubrikenauswahl

Bei **weit auseinander stehenden Augen** lohnt sich ein Blick in folgende Rubriken:

- Gemüt – spät – zu spät; ist immer
- Gemüt – Konzentration – schwierig – Unmöglichkeit, sich zu konzentrieren
- Gemüt – chaotisch
- Gemüt – Unbeständigkeit

12.6.2 Eng beieinander stehende Augen

Ein enger Augenabstand ist in **Abb. 12.8c** dargestellt.

Bedeutung:

- Zeichen für **hohe Konzentrationsfähigkeit**
- besonderes Auge für Details, jede Einzelheit wird von ihnen wahrgenommen
- sind sehr fokussiert und auf einen bestimmten Sachverhalt konzentriert, andere Themen werden ignoriert oder nebenbei erledigt
- oft bei Menschen, die auf einem bestimmten Spezialgebiet Experten sind
- Informationen werden gezielt ausgewählt
- möchten Dinge auf den Punkt bringen, das führt zu einem soliden **Pragmatismus**
- lassen sich lieber nur auf eine Sache oder Person auf einmal ein, statt sich mit mehreren Personen und Sachen gleichzeitig zu beschäftigen, dies führt zur Treue gegenüber einer als richtig erkannten Idee, aber auch zur Sturheit bei der Verteidigung eigener Gedanken
- sind stets **ernsthaft bemüht**, alles was sie anpacken, schon beim ersten Mal richtig zu machen
- geben ihr Bestes, wollen für andere ein gutes Beispiel sein
- Pünktlichkeit, Genauigkeit und Aufmerksamkeit
- bestimmte Details sind für sie von entscheidender Bedeutung

(i) Rubrikenauswahl

Bei **eng beieinander stehenden Augen** lohnt sich ein Blick in folgende Rubriken:

- Gemüt – Konzentration – gut, aktiv
- Gemüt – heikel, pingelig
- Gemüt – Kleinigkeiten, Trivialitäten – wichtig; scheinen
- Gemüt – gewissenhaft, peinlich genau in Bezug auf Kleinigkeiten

12.7 Augenposition

Hierbei unterscheiden wir Augen, die sich tief in ihren Höhlen verstecken, und Augen, die weit nach vorne dringen (**Abb. 12.9**). Wenn weder das eine noch das andere auffällt, haben wir es vermutlich mit einer **mittleren Augenposition** zu tun, die anzeigt, dass dieser Mensch aus vielseitigen Lebensmöglichkeiten schöpfen kann und in keiner Richtung zu einseitig angelegt ist. Er ist **weder detailverliebt noch zu lässig**.

12.7.1 Tiefliegende Augen

Dieses **Auge wirkt klein**, da es tief in der Augenhöhle liegt (**Abb. 12.9a**). Es ist nur die Pupille oder wenig mehr als diese zu erkennen. All das, was mit der Ausstrahlung des Gesehenen verbunden ist, ist **nach innen gerichtet**, durch Beobachtung verinnerlicht.

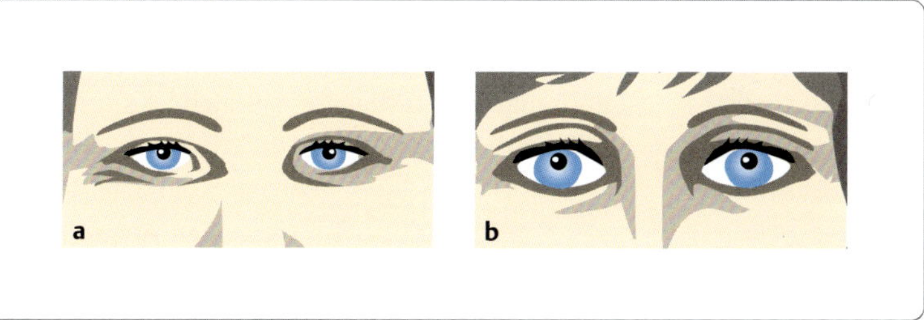

Abb. 12.9 Augenposition.
a Tiefliegende Augen.
b Hervortretende Augen.

Bedeutung:

- hören lieber zu, als sich selbst zu äußern
- **Beobachten** steht im Vordergrund
- bleiben in Gesprächsrunden eher still im Hintergrund und bevorzugen es, sich schriftlich auszudrücken

(i) Rubrikenauswahl

Bei **tiefliegenden Augen** lohnt sich ein Blick in folgende Rubriken:

- Gemüt – stilles Wesen
- Gemüt – zurückhaltend, reserviert

12.7.2 Hervortretende Augen

Hier steht der zweite Teil des Sehvorgangs im Vordergrund – das **Projizieren nach außen**. Das **Auge drängt nach vorne** (**Abb. 12.9b**).

Bedeutung:

- sind **sehr engagiert**, **reden gerne** und haben ein Talent für Rhetorik
- interessieren sich für sprachlichen Ausdruck und für Literatur
- man kann sie in ihrem Energiefluss schlecht unterbrechen und sollte es auch möglichst unterlassen, da sie darauf ziemlich sicher gereizt reagieren
- pathophysiognomischer Hinweis auf eine **Störung der Schilddrüse**: Sind die Menschen nervös und überpotenziert, ist dies ein pathophysiognomischer Hinweis auf eine Störung der Schilddrüse.

(i) Rubrikenauswahl

Bei **hervortretenden Augen** lohnt sich ein Blick in folgende Rubriken:

- Gemüt – Redseligkeit; Geschwätzigkeit
- Gemüt – spontan, impulsiv
- Gemüt – neugierig
- Gemüt – lebhaft, munter
- Gemüt – Gespräche – amel.
- Gemüt – gehobene Stimmung
- Gemüt – lustig, fröhlich
- Gemüt – Redseligkeit; Geschwätzigkeit – fröhlich, ausgelassen

12.8 Augengröße

Allgemein gilt, dass **große Augen viel aufnehmen** und **kleine Augen viele Einzelheiten** sehen.

12.8.1 Große, runde Augen

Bedeutung:

- überaus große Augen von kleinen Kindern, die weich und unerfahren blicken, sind im besonderen Maße offen für die Erfahrungen der Umwelt
- entsprechen dem **Kindchenschema**, locken Beschützergefühle, machen weich und zugeneigt
- Gutgläubigkeit

12.8.2 Große Augen

Große Augen sind in **Abb. 12.10b** dargestellt.

Bedeutung:

- Interesse für **Schöngeistiges**, lieben Ästhetik und Poesie
- gewählter Sprach- und Redeausdruck
- großes intellektuelles Bedürfnis, wollen viel erfahren und sind gut darin, sich einen schnellen Überblick zu verschaffen
- haben sich eine gewisse kindliche Offenheit bewahrt

Kombinationslehre **Große Augen mit kraftlosem Ausdruck verlieren sich in Einzelheiten.** Das Verknüpfen von Informationen ist langsamer und ungenauer. **Weiche, sinnliche Augen gehen mit entsprechenden, gutmütigen Gefühlen einher** und suchen Erwiderung derselben.

> *Homöopathische Mittel*
>
> Dr. Vijayakar denkt bei Menschen, die angenehme Gesprächspartner sind, sich gerne unterhalten, gut gelaunt sind, sich freundlich, sanft und auf nette Art in jeder Gesellschaft wohlfühlen und einbringen, an folgende Mittel: Phosphorus, Chocolate, Palladium metallicum, Manganum, Aloe vera, Jodum, Kalium jodatum, Tarantula hispanica. Dies sind Vorschläge, wenn man in der Verschreibung zwischen verschiedenen Mitteln steht und die hervortretenden, großen Augen mit dem dazugehörigen Verhalten deutlich auffallen!

12.8.3 Kleine Augen

Kleine Augen sind in **Abb. 12.10a** dargestellt.

Bedeutung:

- kleine Augen mit lebendigem Ausdruck **sehen viele Einzelheiten**
- Fachspezialisten, Freunde des Details, die eine Erkenntnis an die andere reihen und analysieren, können Zusammenhänge und Verkettungen verstehen und aufzeigen, konzentrieren sich nur auf ihr Fachgebiet

Kombinationslehre Kleine Augen bei einer großen Stirn sagen, dass diese Vielfältigkeit des Denkens, das in der „Hardware" (also im ausgewogenen Stirnaufbau) vorhanden wäre, noch nicht benutzt wird (in der Ausstrahlung der Augen noch nicht sichtbar ist).

12.8.4 Unterschiedlich große Augen

Bedeutung:

- disharmonisch
- **linkes Auge etwas größer:** mehr innerlich betont und gefühlsmäßig
- **rechtes Auge etwas größer:** Konzentration ist auf das Lebenspraktische gerichtet

12.9 Augenlider

12.9.1 Oberes Augenlid

Das obere Augenlid (**Abb. 12.11**) korrespondiert mehr mit dem **Großhirn** – ist damit dem Intellekt zugeordnet. Wenn die oberen Augenlider das Auge weit und sanft überdachen, weist das auf **Sanftmut** und **Bescheidenheit** hin, meist auch auf Religiosität und Seelengröße. In einem strahlenden und hellen oberen Lid zeigen sich ethische Absichten im Denken. Ein gefülltes obe-

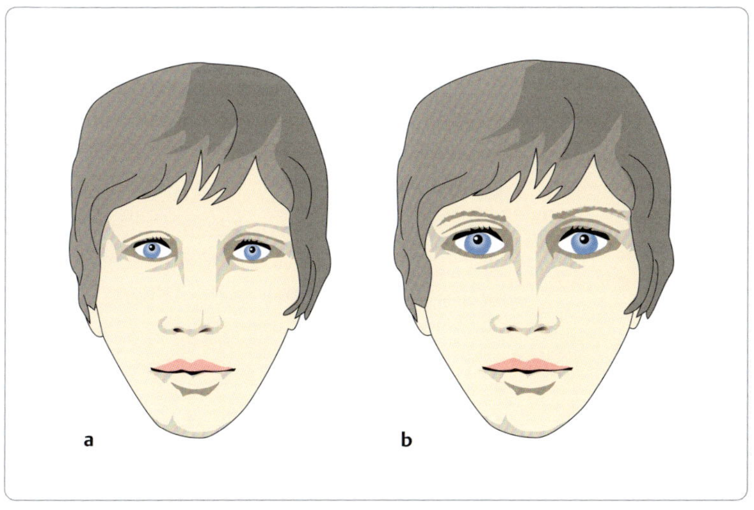

Abb. 12.10 Augengröße.
a Kleine Augen.
b Große Augen.

12

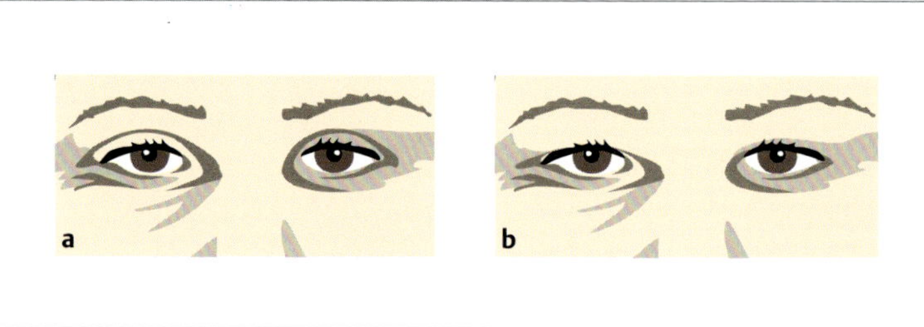

Abb. 12.11 Oberes Augenlid.
a Sichtbar.
b Nicht sichtbar.

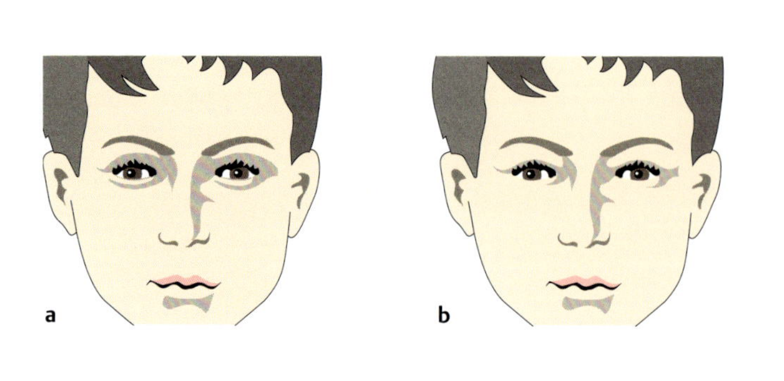

Abb. 12.12 Unteres Augenlid.
a Volles unteres Augenlid.
b Schwaches unteres Augenlid.

res Lid zeigt ein Energiedepot, auch wenn der Körper matt ist. Ist es zur Hälfte eingezogen, ist der Körper schneller ermattet. Ist das obere Augenlid eingesunken, ist das ein Zeichen von Überforderung, die Energiereserven unserer Hirntätigkeit sind verbraucht, sei es durch Schlafstörungen oder Kummer. An einer Plastik lateral am oberen Augenlid liest man psychophysiognomisch den Wort- und Redesinn ab.

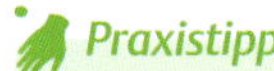

Praxistipp

Schließen Sie häufiger die Augen, ohne dass es einen Anlass gibt, und prüfen Sie innerlich, was Sie sagen.

12.9.2 Unteres Augenlid

Im unteren Augenlid (**Abb. 12.12**) sehen wir pathophysiognomisch das **Urogenitalsystem**, ein wichtiges Energiezentrum des Menschen. Das untere Augenlid korrespondiert mit dem **Kleinhirn** und der **Geschlechtsnervengruppe**. Es gibt uns Hinweise auf unsere motorische Nervenkraft und ist mehr dem Körperlichen zugeordnet.

Plastisch gefülltes unteres Augenlid

Bedeutung:

- Hinweis auf einen **robusten Zustand der Nerven**
- in Verbindung mit dem Augenausdruck (glänzende Augen, tiefgehender Blick) zeigt sich ein **starker Geschlechtsimpuls**

Verformtes unteres Augenlid

Von Augen- oder **Tränensäcken** in ihrer vielfältigen Abstufung sprechen wir bei geschwollenen, aufgedunsenen, verhärteten, faltigen, welken oder erschlafften Formen unter den Augen.

Bedeutung:

- organische Schwächen, Belastungen
- Veränderungen oder Erkrankungen des Urogenitaltrakts

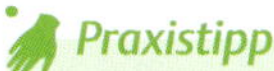

Bei Menschen mit einem verformten unteren Augenlid lohnt es sich zu fragen, ob in der Familiengeschichte und in den Themen, die psychosomatisch damit verbunden sind, Belastungen vorhanden sind.

Zartes, dünnes, wie durchscheinendes unteres Augenlid

Bedeutung:
- Zartheit der Nerven
- brauchen genügend Ruhephasen, sind nervlich wenig belastbar

Dunkles und verschattetes unteres Augenlid

Bedeutung:
- Verschattung entsteht, wenn Menschen längere Zeit nicht in ihrem Rhythmus leben und sich überfordern
- schlechte Energie
- reduzierte Kreativität
- Hinweis auf Instabilität der Nervenkraft in den unteren Körperbereichen, auf seelische Sorgen und Belastungen
- Zeichen von Selenmangel

12.9.3 Augenwinkel

Spitzes Zusammenlaufen

Bedeutung:
- Zeichen eines übertriebenen Verlangens nach **Diskretion**
- oft bei sehr ernsten Menschen

Augenwinkel zeigen nach oben

Bedeutung: Da können wir die Interpretation der schräg nach hinten verlaufenden Augenbrauen übernehmen. Es sind die „**Katzenaugen**", die manchmal etwas schlau und listig sein können.

Augenwinkel zeigen nach unten

Bedeutung: Evtl. besteht bei dieser Augenstellung die **Gefahr der depressiven Verstimmung**. Dazu unbedingt den Augenausdruck, die Mundwinkel und die Herzzone betrachten. Meist handelt es sich um Menschen, die gütig und wohlwollend sind, die sich eher vorsichtig, rücksichtsvoll und zurückhaltend verhalten.

12.10 Augenbrauen

Die Augenbrauen sind die **Verbindung der Augenhöhle zur Stirn** und hängen damit auch mit unseren Denkmustern zusammen. **Lavater** legte bereits großen Wert darauf, dass wir nicht nur die Augen, sondern auch die Augenbrauen betrachten, die auch aktiven Anteil an der Mimik nehmen. Seine Aussagen zu den Augenbrauen und deren Reaktionen sind jedoch noch gering und dürfen weiter geklärt werden. **Augenbrauen werden häufig manipuliert und verändert.** Es stellt sich auch hier die Frage, was will ich damit verändern? Wozu will oder kann ich nicht stehen? Mit zunehmendem Alter werden die Augenbrauen auch starrer, steifer und wachsen häufig wild, wenn sie nicht ausfallen. Das könnte auch ein Ausdruck von enger und starrer werdendem Denken sein.

Die Aussagen über die Augenbrauen stammen übrigens nicht von Carl Huter, sondern aus erweiterten Beobachtungen unterschiedlicher Herkunft und sollten wie alles andere kritisch hinterfragt werden. Sie können helfen, den Menschen besser zu verstehen und werden deshalb als Arbeitshypothese aufgenommen.

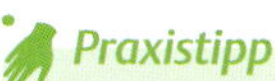

Wenn wir die Augenbrauen studieren, sollten wir möglichst auf ähnlicher Höhe sein wie die Person, die wir betrachten.

Die Augenbrauen werden physiognomisch unterschiedlich interpretiert. Sie hängen mit Hormonen zusammen. **Testosteron** lässt sie zu

12

Borsten wachsen, die lang werden. Dies ist ein **Zeichen von strukturierter und männlicher Vorgehensweise**, von Willensenergie. Sie geben Auskunft über Vitalität und Kraft. Die Augenbrauen zeigen durch mimische Reaktion der Stirnmuskulatur an, wie der geistig seelische Verarbeitungsprozess, vom jeweiligen Temperament begleitet, abläuft. Soziale Kontakte sind immer mimisch begleitet und die Augen mit ihrer Umgebung und den Brauen drücken das Gefühl am deutlichsten aus. Die Augenbrauen geben durch ihre Höhe (Abstand zwischen Braue und Auge) einen Hinweis darauf, welcher Abstand der richtige für die gegenüberstehende Person ist.

Die Bewegung der Augenbrauen spielt in der **nonverbalen Kommunikation** eine große Rolle. Die Form der Augenbrauen wird durch eine gewohnheitsmäßige Muskelaktivität hervorgerufen.

In der Kosmetik oder Maskenbildung wird der **Charakter** eines Menschen durch die Gestaltung der Augenumgebung verstärkt. So lassen kurze, kleine Brauen einen Menschen eher naiv wirken. Ein Clown hat runde, große Augenbrauen und ein Nörgler hat eng zusammenstehende Augenbrauen mit vielen struppigen Härchen.

12.10.1 Stärke

Die Stärke (**Abb. 12.13**) gibt uns Auskunft über den **Vitalitätszustand**. Menschen mit dicken Augenbrauen haben auch dicke Haare und Menschen mit dünnen Augenbrauen in der Regel auch dünne Haare.

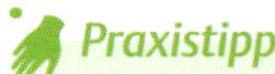

Praxistipp

Wir müssen proportionales Sehen üben: Können wir uns den Menschen mit viel dickeren Brauen vorstellen? Dann hat er dünne Augenbrauen. Können wir uns den Menschen leichter mit dünneren Brauen vorstellen, dann sind sie dick. Wir können sehen, ob die Augenbrauen dick oder dünn sind. Wenn man geübt ist, kann man auch durch das Make-up sehen, wie dicht die Augenbrauen sind und wie ihr Verlauf ist.

Starke Augenbrauen

Augenbrauen finden sich in der Bezugszone der Hormone. Starke (**Abb. 12.13b**) bis buschige Augenbrauen werden mit einem guten Hormonhaushalt in Verbindung gebracht.

Bedeutung:

- üben starke Anziehung auf ihr Umfeld aus, wirken fast **magnetisch**, von diesem Merkmal können diese Menschen deshalb auch beruflich und privat durchaus profitieren
- **begeisterungsfähig**, zeigen häufig eine starke Kraft und Leidenschaft, sich mit Dingen auseinanderzusetzen bzw. mit Vehemenz emotional für Dinge einzutreten
- können sich mit mehreren Projekten gleichzeitig beschäftigen, da sie viel Energie haben
- mögen es, wenn man die Sachverhalte detailliert vorstellt
- werden ärgerlich, wenn man Dinge zu sehr vereinfacht
- gewisse **Naturverbundenheit** oder Urwüchsigkeit
- Ausdruck von origineller Beobachtung der Wirklichkeit

Lange, wild wachsende Augenbrauen

Bedeutung:

- Hinweis auf Erfindungsgabe, in der Karikatur finden wir sie oft bei verrückten Wissenschaftlern
- haben ungewöhnliche Ideen dadurch, dass sie nicht in üblichen Mustern denken

Dünne Augenbrauen

Dünne Augenbrauen sind in **Abb. 12.13c** dargestellt.

Bedeutung:

- machen lieber ein Projekt nach dem anderen, als sich mit zu vielen Projekten gleichzeitig zu beschäftigen
- können gut **Prioritäten** setzen
- lieben **Einfachheit** und **Klarheit**
- mögen es, wenn man das Wichtigste zusammenfasst

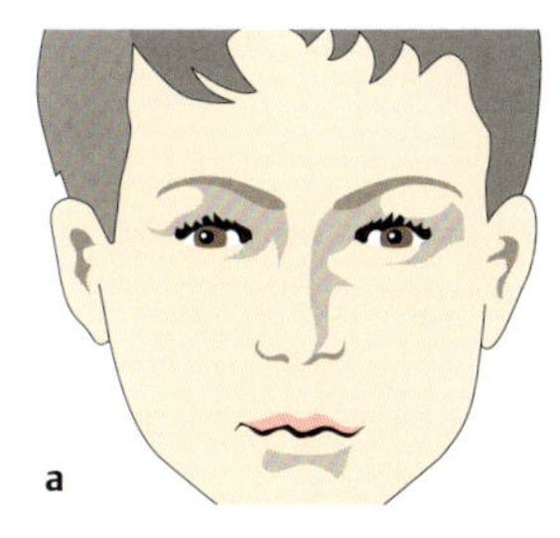

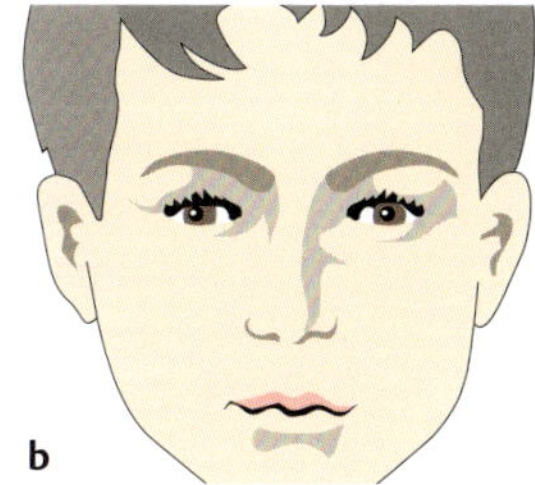

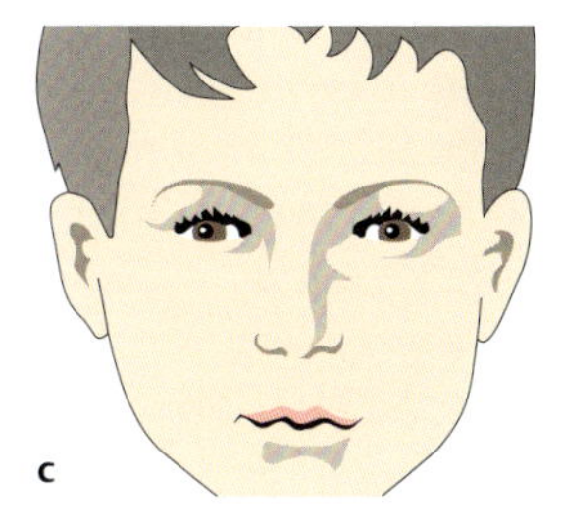

Abb. 12.13 Stärke der Augenbrauen.
a Normale Augenbrauen.
b Volle Augenbrauen.
c Dünne Augenbrauen.

Praxistipp

Lassen Sie Menschen mit dünnen Augenbrauen bedeutende Dinge zusammenfassen und gehen Sie nicht zu sehr ins Detail, da die Personen sonst schnell überfordert sind.

12.10.2 Verlauf

Augenbrauen kann man **im Verlauf** der Augenbrauenhaare von der Nase bis zum äußeren Rand an der Schläfe hin **betrachten**. Die **Verteilung der Brauen** verrät, wie der Mensch mit Details umgeht. Dabei können wir die im Folgenden genannten 3 Möglichkeiten der Verteilung der Augenbrauenhaare wahrnehmen.

Abnehmende Augenbrauen

Abnehmende Augenbrauen sind relativ häufig. Die Haare stehen anfangs dicht und werden immer spärlicher.

Bedeutung:

- können sehr begeistert Projekte in Gang setzen, das Interesse lässt aber häufig bald nach, sodass sie sich selbst motivieren müssen, um dran zu bleiben
- je nachdem wie früh die Brauen anfangen dünner zu werden, umso früher lässt die Begeisterung nach
- haben ständig **Ideen für neue Projekte**, kümmern sich aber nicht so sehr um die Einzelheiten

Rubrikenauswahl

Sind die **Augenbrauen seitlich** ausgefallen, gibt es hierzu auch eine interessante Rubrik: Gesicht – Haare – Haarausfall – Augenbrauen – seitliche Hälfte.

Zunehmende Augenbrauen

Hierbei werden die Haare zur Schläfe hin immer dichter.

Bedeutung:

- symbolisieren den Blick für das Detail und dafür, Ordnungen zu schaffen, siehe auch Sinne der Stirnregionen in Kap. Stirnseitenpartie IV (S. 261)
- je weiter man mit einem Projekt kommt, umso mehr finden diese Menschen Details, die beachtet werden müssen
- tendieren zu **Perfektionismus**

Gleichmäßige Augenbrauen

Die Haare sind überall gleichmäßig verteilt.

Bedeutung:

- können gut denken, haben Ideen, feilen daran und haben alle wichtigen Details im Blick

- sind anderen Menschen gegenüber nicht besonders tolerant, da sie es nicht verstehen können, dass die anderen beispielsweise so schwerfällig sind, wenig Ideen haben und Projekte nicht angehen

12.10.3 Schwung

Wir unterscheiden unterschiedliche geometrische Formen der Augenbrauen (**Abb. 12.14**).

Geschwungene Brauen

Es sind in einer schönen Kreisform gebogene Brauen (**Abb. 12.14a**).

Bedeutung:

- haben **Sinn für Schönes und Ästhetik**
- nehmen die Gefühle der anderen mehr wahr, sind sensibler
- reagieren schnell **emotional**
- Ausdruck des Staunens, weswegen wir sie auch bei Clowns so schminken
- es fällt ihnen schwerer, sich bei Aufregungen wieder zu beruhigen
- sind sehr empfindsam und können lange seelisch aufgewühlt sein

Gerade Brauen

Sie gleichen einer geraden Linie (**Abb. 12.14b**).

Bedeutung:

- Zeichen **intellektueller Neugier und Logik**, sammeln Informationen, Ideen und Entdeckungen
- Hinweis auf eine realistische und bevorzugt **praktische Grundeinstellung**
- können sich leichter wieder selbst beruhigen, wenn sie aufgeregt sind, können z. B. bis 5 zählen und dann ist die Aufregung wieder weg

> *Praxistipp*
>
> Betrachten Sie bei Menschen mit geraden Augenbrauen den Blick, um zu prüfen, ob die Form der Brauen mit der Energie übereinstimmt.

Abgewinkelte oder auch schräge Brauen

Diese machen einen Winkel, meist zum Ende der Braue (**Abb. 12.14c**).

Bedeutung:

- **Führungsqualität**
- von strategischem Geschick spricht man, wenn die Augenwinkel nach oben zeigen

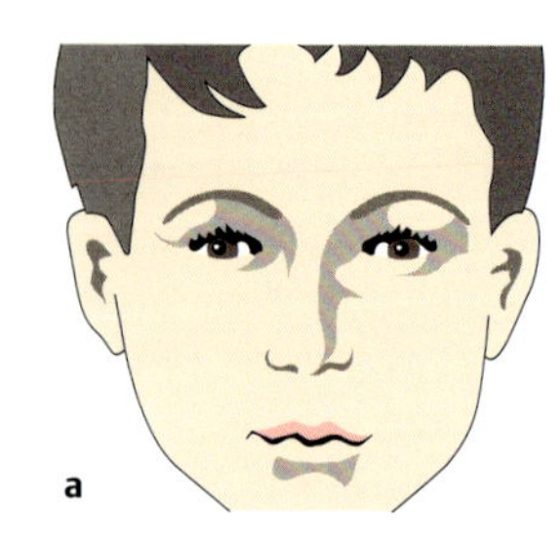

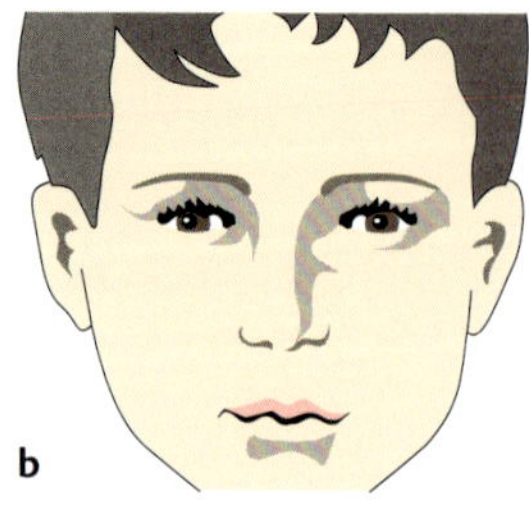

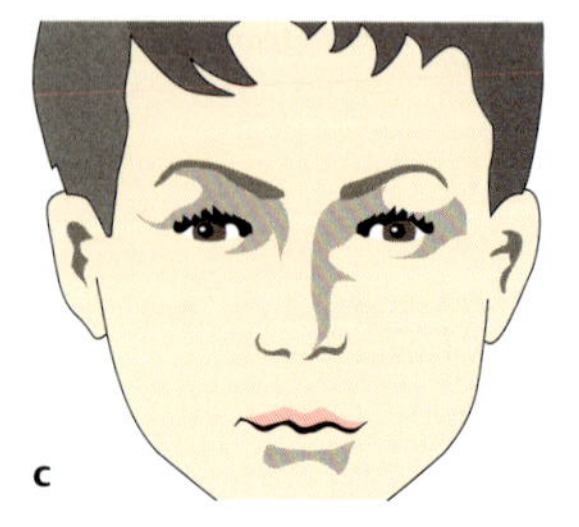

Abb. 12.14 Schwung der Augenbrauen.
a Geschwungene Brauen.
b Gerade Brauen.
c Schräge Brauen.

Wissenswert

Wenn jemand eine **Augenbraue hochzieht**, deutet das auf strategisches Talent. Wenn es die linke Augenbraue ist, wird diese Begabung über das Gefühl gelebt. Auf der rechten Seite über das Denken. Menschen, die im Gespräch ihre Augenbraue hochziehen, geben so einen Hinweis darauf, dass sie sich innerlich mit Fragen, wie beispielsweise Was bedeutet das? Wie soll das verstanden werden? Was habe ich von diesem Gespräch? Was will ich erreichen und wie komme ich dahin?, beschäftigen. Sie wirken häufig distanziert, lenken Gespräche nach ihrem Gusto, können unterbrechen, konfrontieren und die Diskussion steuern.

12.10.4 Höhe der Augenbrauen

Neben der Form und der Dichte der Augenbrauen darf man auch den **Abstand zwischen Braue und Augen** nicht vergessen, also die Höhe der Augenbraue (**Abb. 12.15**). Die Höhe der Augenbrauen verrät etwas über die **verbale Spontaneität**.

Mittlere Höhe

Augenbrauen, deren Abstand zum Auge als normal empfunden wird, sind in **Abb. 12.15a** dargestellt.

Bedeutung:

- sind flexibel
- obwohl sie keinen verschlossenen Eindruck machen, behalten sie Dinge oft für sich

Augenbrauen direkt über den Augen liegend

Dieser Abstand wird durch eine **muskuläre Senkbewegung** bewirkt (**Abb. 12.15b**). Blickwinkel und Lichteinfall werden eingeschränkt, um sich auf etwas Spezielles konzentrieren zu können.

Bedeutung:

- sprechen von Anfang an über ihre Pläne und Träume
- denken, während sie reden
- können nicht innerlich vorher ein Gespräch durchspielen, sondern teilen ihre Gedanken sofort mit
- sind **spontan**, **witzig**, **schlagfertig** und können **gut improvisieren**
- verhalten sich eher wie Kumpeltypen
- brauchen direkte körperliche Nähe
- sind am erfolgreichsten, wenn sie improvisieren, sich engagieren und ihre Ausdrucksfähigkeit nutzen dürfen

Augenbrauen hoch über den Augen liegend

Dieser Abstand wird durch die **muskuläre Hebebewegung** ausgelöst (**Abb. 12.15c**). Es sieht aus, als ob die Augenbrauen hochgezogen würden, aber das ist nicht der Fall. Hochgezogene Brauen wirken, als wollte man mehr Licht auf einen Gegenstand werfen, um mehr von einem Bild sehen zu können.

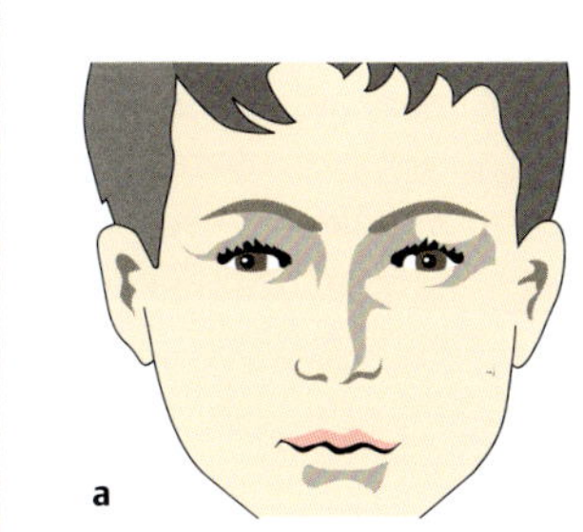

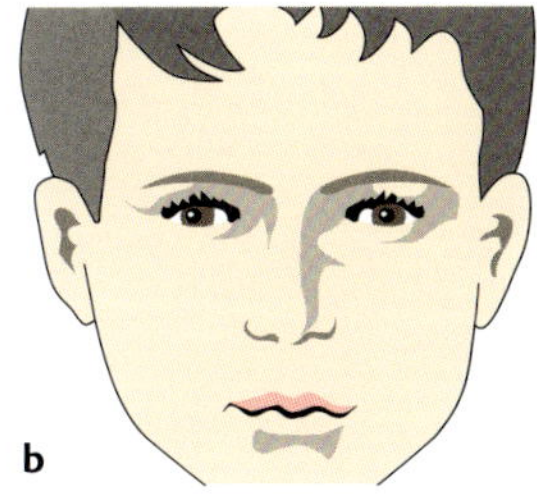

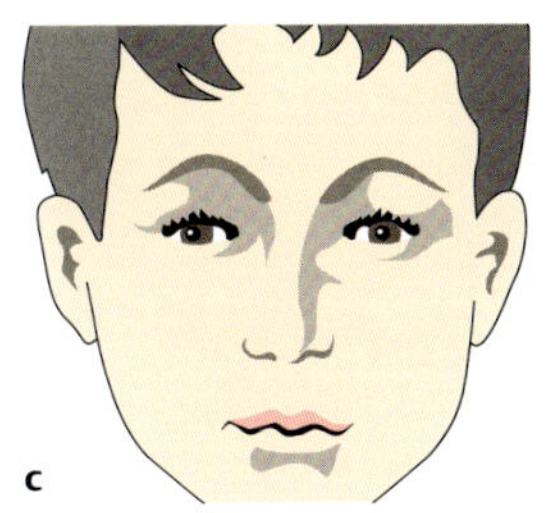

Abb. 12.15 Höhe der Augenbrauen.
a Normale Höhe.
b Tiefliegend.
c Hochliegend.

Bedeutung:
- behalten ihre Ideen für sich, solange sie noch unausgegoren sind
- spielen Situationen in Gedanken erst einmal für sich alleine durch, verhalten sich dadurch reservierter und werden eher für unnahbar gehalten
- brauchen zunächst körperliche Distanz

12.10.5 Besondere Wuchsform

Wilde Haare

Sie sind sehr lebendig, mal lang und kraus, manchmal dick oder unterschiedlich gefärbt. Sie stehen für **wilde Ideen** oder **ungewöhnliche Kreativität**.

Gegenläufige Haare

Sie wachsen aufeinander zu und verwickeln sich mitunter sogar ineinander. Diese Menschen mögen **widersprüchliche Ideen**.

Verstreute Haare

Diese Menschen brauchen **viel Platz** und stehen für **verstreute Gedanken**, die immer wieder gesammelt werden müssen.

Starthaare

Sie wachsen gerade nach vorne, im Gegensatz zu den anderen Haaren, die seitwärts wachsen. Man findet sie am Anfang der Brauen, woher sie ihren Namen haben. Sie kommen bei den meisten Brauen vor, sind aber selten so zahlreich, dass sie ein **Büschel** bilden.

Bedeutung:
- Intelligenz
- erkennen Probleme von Anfang an

Kurze Augenbrauen

Bedeutung:
- **empfindsame Menschen**
- verfügen über eine gute Intuition
- sehr kreative Individualisten
- können leicht reizbar, ungeduldig und angespannt sein, wenn sie zu hohe Erwartungen haben

Zusammengewachsene Brauen

Diese finden wir vor, wenn die Augenbrauen über der Nase zusammenwachsen.

Bedeutung:
- inneres Feuer lodert stark, d. h., dass diese Menschen ihre Anliegen vehement verfolgen
- Fähigkeit zu starker Fokussierung, suchen den geradlinigsten Weg zur Lösung von Problemen oder zum Erfolg
- häufig **engstirnig, stur** mit der Tendenz zur Ignoranz
- Einschlafstörungen sind möglich

Wissenswert

Zusammengewachsene Brauen darf man ruhig in der Mitte etwas zupfen, da die heftige Energie durchaus etwas gedämpft werden darf.

12.11 Wimpern

Wimpern geben wichtige **Hinweise auf unsere Gesundheit und Vitalität** und geben **Auskunft über die Feinfühligkeit** des Menschen. Unser oberes Augenlid besitzt 150–250 und das untere Lid 50–150 Härchen. Wenn die Wimpern ausfallen, wirkt man kraftlos und kühl, manchmal sogar gefühllos.

Lange Wimpern Sie werden in vielen Kulturen als **attraktiv** betrachtet, weshalb das Ankleben von falschen Wimpern seit Jahrtausenden in zahlreichen Kulturen praktiziert wird. Lange Wimpern sind ein Zeichen für Feinfühligkeit.

Kombinationslehre Menschen mit langen Wimpern und großen Augen sind sehr empfindsam und sensitiv. Sie reagieren empfindlicher auf Außenreize und sind beispielsweise schreckhafter.

12.12 Augen – Pathophysiognomik und Psychosomatik

Organzonen, die sich im Bereich der Augen zeigen können (**Abb. 12.16**):

- Niere
- Gebärmutter/Prostata
- Harnblase
- Nervenkraft
- Eierstock/Eileiter und Hoden/Samenleiter

Am Auge zeigen sich wichtige **Organe des kleinen Beckens**, mit Ausnahme der Niere, die allerdings funktionell über die Blase mit diesem Bereich verbunden ist. Dieser Bereich hat nicht nur eine anatomische Bedeutung, sondern beherbergt im Zen das Energiezentrum, die Erdmitte des Menschen – das Hara (Raum unterhalb des Nabels). In **Japan** gilt das Atmen ins Hara bzw. in den Unterbauch als Basis für Gesundheit und Stärke. Durch Meditationsübungen, Körperübungen, bewusste Atemübungen, aber auch durch Arbeit an den Füßen mit Bein- und Fußübungen, Massagen und Fußbädern kann diese Kraft gestärkt werden. Befindet sich diese zentrierende Lebenskraft im Gleichgewicht, kann die Energie (z. B. Chi, Lebenskraft, Prana) frei fließen. Diese Menschen erscheinen **in sich ruhend**, **selbstsicher**, **verlässlich** und **geradlinig**.

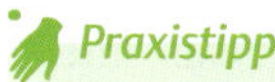

Praxistipp

Neben der Betrachtung pathophysiognomischer Zonen sollte auch der Aspekt des Hara als Energiequelle für Gesundheit und Wohlbefinden betrachtet und gegebenenfalls durch entsprechende Übungen unterstützt werden.

12.12.1 Nervenkraft

Ein sehr blasses unteres Augenlid weist auf eine starke Beanspruchung des Nervensystems hin. Dieses Zeichen zeigt sich oftmals nach unzureichendem Schlaf.

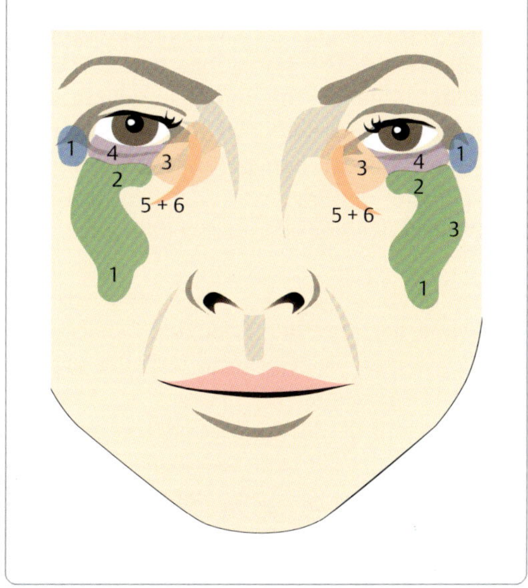

Abb. 12.16 Organzonen an den Augen. **1** Niere, **2** Gebärmutter/Prostata, **3** Harnblase, **4** Nervenkraft, **5** Eierstock/Eileiter bzw. Hoden/Samenleiter.

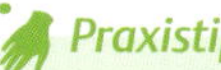

Praxistipp

Prüfen Sie, wo die Person Auszeiten von der Reizüberflutung im Alltag findet, damit sich das Nervensystem erholen kann. Besonders Orte in der Natur, mit natürlichen Geräuschen und Tönen, eignen sich als Erholungsoasen.

12.12.2 Harnblase und Harnleiter

Anatomie und Physiologie

Die im kleinen Becken liegende Harnblase **sammelt den Harn**, der kontinuierlich in den Nieren produziert wird und über die 2 Harnleiter (Ureteren) in die Harnblase gelangt. Das maximale Füllungsvermögen der Harnblase liegt bei der Frau bei ca. 700 ml, beim Mann bei ca. 500 ml. Ab einer Füllung von 150–200 ml entsteht ein **Harndrang**. Außerdem besitzt die Harnblase eine Muskelschicht aus netzartig verlaufender Muskulatur und eine **Schleimhaut mit Über-**

gangsepithel, die das Organ gegen den Harn schützt und sich schnell an Volumenänderungen anpassen kann. Die **Harnröhre** hat 2 Schließmuskeln, einen inneren, unwillkürlichen Schließmuskel (M. sphincter urethrae internus) und einen willkürlichen äußeren Schließmuskel (M. sphincter urethrae externus), der aus Fasern der Beckenbodenmuskulatur gebildet wird.

Lagebeziehungen zu den Beckenorganen Die Harnblase liegt bei der **Frau** der Gebärmutter (Uterus) auf, dorsal des Uterus befindet sich der Enddarm (Rektum). Die Harnröhre (Ausführungsgang aus der Harnblase) liegt in unmittelbarer Nachbarschaft von Scheidenausgang (bei der Frau) und Darmausgang. Beim **Mann** durchquert ein Teil der Harnröhre die Prostata. Deren Länge beträgt beim Mann 20–25 cm und dient als Schutz vor Infektionen. Bei der Frau ist sie nur 3–4 cm lang, was einen der Gründe darstellt, warum Frauen häufiger Infektionen der unteren Harnwege erleiden.

Die Tatsache, dass hier verschiedenste Funktionsbereiche (Reproduktion, Ausscheidung, Harnproduktion der Nieren, Sexualität) ineinandergreifen, macht das **Urogenitalsystem besonders anfällig für seelische Einflüsse und psychosomatische Krankheiten**. Siehe auch Kap. Niere (S. 294).

Pathologie

Wichtige Erkrankungen von Harnblase und Harnleiter:

- Entzündungen von Harnröhre und Harnblase
- diffuse Beckenbeschwerden bei Mann und Frau
- **Reizblase**
- bösartige Tumorerkrankungen

Pathophysiognomische Merkmale

Praktisches Vorgehen und Auswertung Zeigen sich **Schwellungen** im Bereich der Harnblasenausdruckszone? Treten diese besonders morgens oder tageszeitlich unabhängig auf? Ist dieser Bereich besonders gefältelt oder blass? Zeigen sich andere **farbliche oder gewebestrukturelle Veränderungen**?

Psychosomatische Hintergründe

Die Harnblase ist psychosomatisch mit **Loslass-Prozessen** verknüpft. Als Ort nicht geweinter Tränen reagiert sie oftmals bei unterdrückten Trauerprozessen. Doch auch durch partnerschaftliche Konfliktsituationen, Verdrängung innerer Konflikte, Zurückhalten von Gefühlen oder bei Stress, Angst, Enttäuschung und Wut können Symptome im Bereich der Blase auftreten. Es geht darum, Trauer zuzulassen, den Fluss des Lebens anzunehmen. In dem Moment, wo wir etwas akzeptieren und in unsere eigene Mitte finden, kommt auch die Blase in ein Gleichgewicht.

Hinter rezidivierenden Harnblasenentzündungen können **Nähe-Distanz-Probleme** oder **partnerschaftliche Konflikte** stehen. Bei einem rezidivierenden Urethralsymptom treten Schmerzepisoden besonders bei Konfliktverdichtung auf. Oft handelt es sich um Enttäuschung in Beziehungen oder Ablösungsängste, wie den Auszug der Kinder aus dem Elternhaus. Bei Männern mit diffusen Beckenbeschwerden handelt es sich oft um einen großen Kontrollwunsch, der sich auf den eigenen Körper ausdehnt. In der urologischen Praxis gehen 15–50 % der Konsultationen auf psychosomatisch bedingte Erkrankungen zurück. Hierbei ist es wichtig, diese nicht nur als rein psychisch abzustempeln. Besonders psychosomatisch-urologische Krankheitsbilder haben neben psychischen Belastungssituationen, anamnestischen Einflussfaktoren und Persönlichkeitsstrukturen auch körperliche Ursachen. Es handelt sich v. a. um **Spannungsbeschwerden**. Durch oben genannte Auslöser (z. B. Angst, Wut, Konflikte) kommt es zu Verspannungen im Unterleib-Becken-Bereich. Die quergestreifte Muskulatur der Nierenregion, des Unterbauchs und der Beckenbodenmuskulatur ist die eigentliche Quelle der empfundenen Beschwerden.

Neben einer psychotherapeutischen Begleitung ist es bei psychosomatisch-urologischen Erkrankungen unerlässlich, körpertherapeutische Verfahren, beispielsweise feine Krankengymnastik, kraniosakrale Therapie, autogenes Training, Muskelrelaxation nach Jacobson oder funktionale Körpertherapie nach Hanna-Somatics, anzuraten.

12.12.3 Eierstock/Eileiter bzw. Hoden/Samenleiter

Anatomie und Physiologie

Eierstock und Eileiter (Frau) Die etwa **pflaumengroßen, paarig angelegten Eierstöcke** befinden sich beidseits der Gebärmutter im kleinen Becken. Hier werden **Steroidhormone** (Östrogene, Gestagene und Androgene) produziert und es wachsen zyklusabhängig **Eizellen** heran, die nach dem Eisprung über den Eileiter in die Gebärmutter gelangen. Kam es im Eileiter zur Befruchtung, nistet sich die Eizelle in der Gebärmutter ein. Anderenfalls kommt es zur monatlichen **Menstruation** durch einen Abfall der Hormone, in der die funktionale Gebärmutterschleimhaut, die während des Zyklus für eine mögliche Schwangerschaft aufgebaut wurde, abgestoßen wird.

Hoden und Samenleiter (Mann) Dem Eierstock bei Frauen entspricht der **Hoden** beim Mann. Hier werden männliche **Samenzellen** (Spermien) und männliche **Geschlechtshormone** (v. a. Testosteron) produziert. Der ca. 50–60 cm lange Samenleiter dringt in die Prostata ein und mündet dort in die Harnröhre. Auch hier wird wieder der enge funktionale **Zusammenhang von urogenitalen und reproduktiven Funktionsbereichen** deutlich.

Pathologie

Erkrankungen der Eierstöcke und Eileiter:

- Entzündungen von Eierstock und Eileiter
- hormonelle Insuffizienz
- Zystenbildung (teils physiologisch)
- Stieldrehung des Ovars mit Gefahr der Infarzierung und Nekrosebildung
- Tumorerkrankungen

Erkrankungen der Hoden und Samenleiter:

- Entzündungen von Hoden und/oder Nebenhoden
- Trauma, Hodentorsion
- hormonelle Insuffizienz
- Tumorerkrankungen

Pathophysiognomische Merkmale

Praktisches Vorgehen und Auswertung Zeigen sich in diesem Ausdrucksbereich **Verfärbungen**, die Hinweise auf entzündliche Prozesse liefern? Ist der Bereich besonders blass und strahlungsarm? Dies würde auf eine Insuffizienz hindeuten. Zeigen sich auffällige Verfärbungen im graubraunen Bereich, ist dies ein Hinweis darauf, dass die Störung nicht mehr rein funktionell ist, sondern sich bereits organische Manifestationsformen gefunden haben können. Hier ist dringend eine klinische Abklärung erforderlich.

Psychosomatische Hintergründe

Eierstock und Eileiter (Frau) Eierstock und Eileiter gelten als Quelle des ureigenen weiblichen Potenzials und **Ort der Kreativität**. Bei Problemen in diesem Bereich geht es darum, ganzheitlich und einzigartig Frau zu sein. Was möchte kreativ umgesetzt werden, was möchte sich in mir als Frau verwirklichen? Es geht um das tiefste, innerste weibliche und kreative Potenzial. Diese Kreativität lässt sich nicht erzwingen, sie hat ihren eigenen inneren Rhythmus.

Hoden und Samenleiter (Mann) Die männlichen Hoden, die umgangssprachlich als „Eier" bezeichnet werden, sind das Pendant zu den Eierstöcken der Frau. Sie stehen für **männliche Leistungen** und **Potenzialentfaltung** in der Außenweilt. Sie sind der empfindlichste Teil des Mannes. Im Amerikanischen wird gerne der Ausdruck „he's got balls" für mutige Männer verwendet, die etwas Besonderes leisten, die ihren eigenen männlichen Weg gehen und ihr Potenzial, ihre Vitalität, ihre Kraft voll und ganz einsetzen.

12.12.4 Gebärmutter/Prostata

Anatomie und Physiologie

Gebärmutter/Uterus (Frau) Die Gebärmutter gehört zu den weiblichen Geschlechtsorganen. Sie ist ein **muskuläres Organ**, in dem sich der Embryo bzw. Fetus bis zur Geburt entwickelt. Sie liegt zwischen Blase und Mastdarm und ähnelt in Gestalt und Größe einer auf dem Kopf stehenden Birne. Man unterscheidet den **Uteruskörper**, den **Uterusgrund** (hier münden die beiden Eileiter seitlich) und den **Uterushals**, der den Muttermund enthält und sich zur Scheide hin öffnet.

Prostata (Mann) Die Prostata oder auch Vorsteherdrüse ist eine **exokrine Drüse** unterhalb der Harnblase, die die Harnröhre umschließt. Sie produziert das **Prostatasekret**, einen Teil der Samenflüssigkeit. In Größe und Form ähnelt sie einer Kastanie. Sie wird dorsal durch den Mastdarm und ventral durch die Schambeinfuge begrenzt.

Pathologie

Erkrankungen des Uterus:

- Blutungsanomalien
- gutartige Tumoren (Uterusmyome)
- Karzinom der Schleimhaut des Uteruskörpers (Korpuskarzinom)
- Gebärmutterhalskrebs (Zervixkarzinom)
- Gebärmuttervorfall (Uterusprolaps)

Erkrankungen der Prostata:

- gutartige Prostatavergrößerung (benigne Prostatahyperplasie)
- Entzündung der Prostata (Prostatitis)
- Prostatakrebs (Prostatakarzinom)

Pathophysiognomische Merkmale

Praktisches Vorgehen und Auswertung Zeigen sich **farbliche Veränderungen**, **Schwellungen** oder **Falten** in diesem Bereich? Bei Männern kann eine Schwellung auf eine unterschiedlich ausgeprägte Hyperplasie (Größenzunahme) der Prostata hinweisen. Falten in diesem Bereich zeigen bei Männern und Frauen eine Anstrengung des Organs auf.

Psychosomatische Hintergründe

Gebärmutter/Uterus (Frau) Die Gebärmutter ist der Ort, an dem sich die befruchtete Eizelle einnistet und zu einem lebensfähigen Menschen heranwächst. Damit ist sie an das Thema **Mutterschaft** gebunden. Sie steht auch für das **Gebären von Ideen**, **Träumen** und der **eigenen Persönlichkeit**. Über die Gebärmutter ist die Frau mit ihrem eigenen tiefen Selbstwertgefühl ihrer Stärke und Stabilität verbunden und verfügt zugleich über ein gutes Gefühl für ihre Mitmenschen. Zu Krisen und damit Beschwerden in diesem Organbereich kann es durch Partnerschaftskonflikte, Überforderungssituationen und andere Stresssituationen kommen.

Prostata (Mann) Die Prostata steht für die männliche **Selbstachtung** und **Lebenslust**. Prostataprobleme treten v. a. bei Männern jenseits des 60. Lebensjahrs auf. In diesem Altersabschnitt steht oftmals noch eine Veränderung an: das Ausscheiden aus dem Beruf, die eigene Leistungsfähigkeit, Kraft und auch sexuelle Potenz nehmen ab. Es geht darum, das Hier und Jetzt anzunehmen und sich eine geistig-seelische Flexibilität zu erhalten, sich auf Neues einzulassen und den Mut zu haben, alte Muster abzulegen.

12.12.5 Niere

Anatomie und Physiologie

Die Niere ist ein **paarig angelegtes, bohnenförmiges Organ** und befindet sich in der Lendenregion beidseits der Wirbelsäule im sogenannten Retroperitonealraum (Bindegewebsraum hinter der Bauchhöhle). Die Hauptaufgabe der Niere ist die **Ausscheidung sogenannter harnpflichtiger Substanzen** (z. B. Harnstoff, Arzneistoffe, Giftstoffe) und darüber die **Bildung des Harns**, der über das Harnwegssystem und die Blase ausgeschieden wird. Zudem spielt die Niere eine wichtige Rolle bei der **Regulation des Wasser-Elektrolyt-Haushalts, des Säure-Basen-Haushalts** und ist darüber hinaus als endokrines (hormonproduzierendes) Organ an der **Blutdruckregulation** und an der **Bildung roter Blutkörperchen** (Erythropoese) beteiligt.

Pathologie

Erkrankungen der Niere:

- Entzündung des Nierenbeckens (Pyelonephritis)
- abakterielle Entzündung der Glomeruli (Nierenkörperchen), die beide Nieren betrifft (Glomerulonephritis)
- Nierensteine
- Nierenversagen (Niereninsuffizienz)
- Tumoren der Niere

Pathophysiognomische Merkmale

Praktisches Vorgehen und Auswertung Bei entzündlichen Prozessen zeigen sich **ödematöse Schwellungen** und **Rötungen** der Nierenausdruckszone. Fallen Einziehungen, nachlassende Gewebespannung und Blässe auf, deutet das auf eine Schwäche bzw. Insuffizienz des Organs hin. **Faltenbildung** ist auch hier ein Zeichen der Überanstrengung des Organs bzw. deutet auf Belastung im Bereich der „Nierenthematik" hin.

Psychosomatische Hintergründe

Jeder kennt die Redewendung, dass etwas „an die Nieren geht". Dort, wo einem ein Erlebnis nahegeht, wo es um **existenzielle Verluste und Ängste** geht, besonders in Partnerschaftsbeziehungen, können die Nieren reagieren. Reagiert die Niere, beispielsweise mit einer **Nierenbeckenentzündung**, sollte nach aktuellen Drucksituationen (beruflich und in der Partnerschaft) gefragt werden. Wo staut sich etwas? Hier geht es um das Aufdecken partnerschaftlicher Konflikte (Reaktionen auf Enttäuschung, Versagen) und um die Erhaltung von Lebendigkeit in der Partnerschaft, die stets die persönliche Entwicklung beider Partner, die Kompromissbereitschaft und das Beschreiten neuer gemeinsamer Wege fordert. Ein wichtiger Punkt ist die Gleichberechtigung beider Partner in der Beziehung.

13 Seitenhaupt

13.1 Allgemeines

Entwicklungsgeschichtlich bauen sich das Seitenhaupt und die Stirn ähnlich auf und werden von den Physiognomen auch vernetzt gedeutet. Alle Vorderhaupt- und Hinterhauptsantriebe impulsieren sich gegenseitig und berühren das Seitenhaupt. Hier zeigen sich die **Anspannungen**. Daher lesen wir am Seitenhaupt die Veränderungssinne, den inneren Antrieb, der den Menschen bewegt, das Vorhandene so zu verändern, dass er sich selbst erhalten kann. Damit lesen wir am Seitenhaupt die **ökonomische Anlage und das Erwerbsleben** des Menschen.

Carl Huter hat Spannungslinien angedeutet, die wie 3 Grundkräfte im Seitenhaupt aufeinanderstoßen (**Abb. 13.1**):

- Stirn (Geist, Verstand): Bewusstseins-, Denk- und Verstandskräfte
- Oberhaupt (Gemüt, Gefühl): Gefühlsleben
- Hinterhaupt (Tatkraft, Triebanlagen): motorische Tat- und Willensimpulse

Im **Seitenhaupt** sehen wir den **wirtschaftlichen Antrieb zur eigenen Erhaltung**. Alle Kräfte werden durch Energien aktiviert, die durch die Innenspannung aufgebaut werden. Die Pfeile (**Abb. 13.1**) kennzeichnen das keilförmige Zusammentreffen von 3 Teilen des Schädels in der Ohrengegend, die die 3 Grundkräfte des Seelenlebens repräsentieren. Aus dem Körper kommen die Lebenssäfte und Kräfte. In der **Ohrengegend** kommt eine **Sammlung stärkster psychischer und mechanischer Spannung** zustande. Hier ist der wirtschaftliche Wertmesser der geistigen und motorischen Impulse zu suchen. Je breiter der Kopf in der Ohrengegend ist, umso stärker sind die Energien, die nach Entladung drängen. An der **Breite des Kopfes** sind **Kraft und Intensität der Erhaltungstriebe** zu ermitteln. Es sind die Wehr-, Widerstands- und Verteidigungskräfte des Individuums, die die persönlichen Interessen wahren.

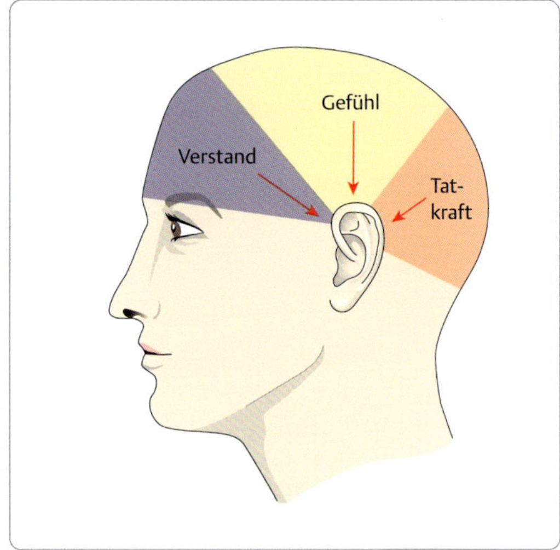

Abb. 13.1 Drei Spannungslinien des Seitenhaupts.

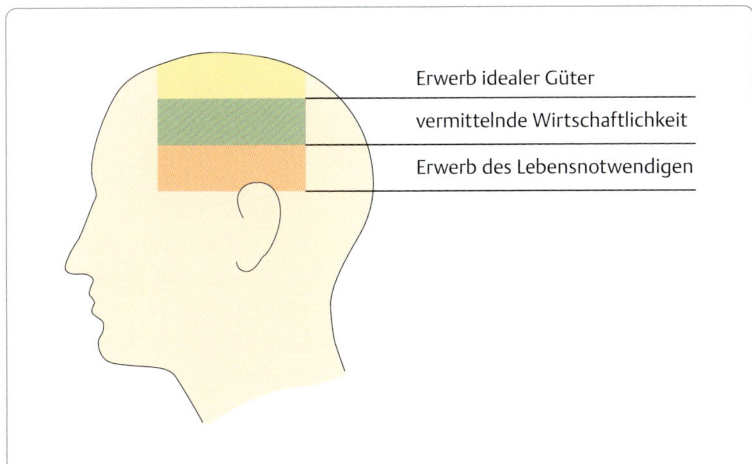

Abb. 13.2 Seitenhauptanlagen.

Das Seitenhaupt können wir in der **Form häufig nur ertasten**, aber in den abstehenden, leuchtenden oder matten und stumpfen Haaren in bestimmten Regionen, in den Wirbeln und Auffälligkeiten erkennen wir die vorherrschende Aktivität.

13.1.1 Seitenhauptanlagen

Das, was sich im Seitenhaupt (**Abb. 13.2**) zeigt, ist teils unbewusst, teils halbbewusst.

> *„Die Gehirnanlagen, die wir aus der äußeren Schädelform erkennen können, zeigen uns also nur die Charakterrichtung des Menschen an. Für charakterliche Aussagen ist auch das Gesicht von größter Bedeutung."*
>
> Carl Huter

Am Seitenhaupt kommt die Anlage des Menschen zur **Ökonomie** zum Ausdruck. In Verbindung mit der Stirn gibt uns der Seitenkopf in 7 Ebenen Hinweise auf das Interesse und die Fähigkeit in den verschiedenen Bereichen der Ökonomie.

Was ist ökonomisch?

Um dies zu beantworten, muss man sich mit folgenden Fragen auseinandersetzen: **Was ist ökonomisch und was ist es nicht?** Und was bedeutet das für den Menschen, der mir gegenübersitzt?

Definition

Ökonomie

Wirtschaft oder Ökonomie wird definiert als die planvolle Deckung des menschlichen Bedarfs. Das Wort „Wirtschaft" wird von „Wirt" im Sinne von „Gastgeber" und „bewirten" im Sinne von „(ein-)schenken" abgeleitet und ist die deutsche Übersetzung der griechischen Bezeichnung „Ökonomie" (aus griech. *οἶκος, oíkos* Haus und *νόμος, nomos* Gesetz). Ökonomie untersucht die Gesetzmäßigkeiten im Wirtschaftshaushalt (dem Geldverkehr).

„Ökonomie" wird aber auch übersetzt als „sparsame Lebenshaltung". Das kann man auch auf den Menschen übertragen und sich fragen, wie sparsam und effizient der Mensch mit seiner Energie und seinen Kräften umgeht. Wie viel Energie setzt er ein, um etwas zu erreichen? Mit wie wenig Aufwand schafft er wie viel? Wie viel Energie verbraucht er für seine Vorhaben?

Erst die Relation zwischen dem geleisteten Aufwand in Bezug auf das erreichte Ergebnis lässt eine ökonomische Bewertung zu. Ein bestimmtes Handeln kann ökonomischer sein als ein anderes. Ebenso ist die Perspektive, aus der man einen Prozess betrachtet, entscheidend für eine ökonomische Einschätzung. Die **Basis der Ökonomie** ist der Wille zum Leben und der Erwerb

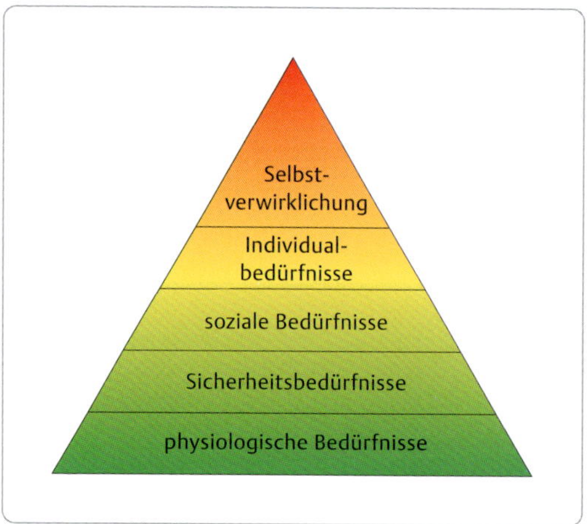

Abb. 13.3 Maslow'sche Bedürfnispyramide.

des Lebensnotwendigen. Über Geld und Besitz gelangt der Mensch zur Bildung und zum Erwerb höherer geistiger Güter. In Verbindung mit der Ethik entwickelt sich die Ökologie.

Real-ökonomisches Arbeiten ist die Basis für den Erwerb höherer geistiger und idealer Güter und Sachen. Ohne Überschuss können wir nichts weitergeben, wenn aber das Lebensnotwendige erreicht ist, sollten höhere Güter angestrebt werden. Dies entspricht der **Bedürfnispyramide** nach Abraham Maslow (**Abb. 13.3**).

Maslow war der Ansicht, dass **Menschen als grundsätzlich gut** angesehen werden können. Der Mensch sei in seiner Ganzheit nicht durch niedere Triebe gesteuert, sondern werde durch ein angeborenes Wachstumspotenzial angetrieben, um sein höchstes Ziel, die Selbstverwirklichung, zu erreichen. Destruktion, Sadismus und Grausamkeit sind in seinen Augen Reaktionen auf Frustration seiner ureigenen Bedürfnisse. Maslow geht davon aus, dass grundlegende Bedürfnisse, die jeder Mensch hat, erst befriedigt werden müssen, um dann zur nächsthöheren Stufe der Entwicklung weiter voranzuschreiten. Diese Bedürfnisentwicklung entspricht im übertragenen Sinne der Entwicklung und dem Bau des Seitenhaupts, wie Carl Huter sie bereits Anfang des 20. Jahrhunderts beschrieb.

Aus den **Grundbedürfnissen nach Nahrung, Trinken, Kleidung** und dem **Lebensnotwendigen** entwickelte sich das **Bedürfnis nach einem sicheren Ort zum Wohnen**, danach das **Bedürfnis nach sozialer Zugehörigkeit** und das **Bedürfnis nach einem schöneren und leichteren Leben**. Wenn das alles gedeckt ist, möchte sich der Mensch individuell selbst verwirklichen und ist bereit, sich ethisch verantwortlich für andere Menschen und die Umwelt einzusetzen. Evolutionsbedingt lernt der Mensch mit der Evolution und den Umweltanforderungen, die den Menschen zur Entwicklung, zur Anpassung und zur Anstrengung in bestimmten Fähigkeiten auffordert, immer auch, verantwortlicher und damit letztlich ökonomischer mit allen Dingen und mit sich selbst umzugehen. Wir befinden uns evolutionär gesehen derzeit mitten auf dem Weg in diesem Prozess.

Die genetisch angelegte Bedürfnisebene im einzelnen Menschen können wir physiognomisch im Seitenhaupt erkennen.

Weitere Ausdruckszonen für Ökonomie

Neben dem Seitenhaupt gibt es **weitere Ausdruckszonen für Ökonomie**, die wir für eine Analyse miteinander kombinieren müssen, denn nie ist ein Ausdrucksmerkmal alleine aussagekräftig. Folgende Merkmale sind zu betrachten:

- Ohrläppchen (S. 204)
- Schläfe
- Wangen
- Nacken (S. 234)
- Mund (S. 147)
- Nase (S. 110)
- Hände

Auch das **Seitenhaupt** deuten wir mit der **Kraft-Richtungs-Ordnung** (S. 92). In der Breite haben wir immer Elektrizität (S. 99), damit Veränderungsdrang. Wirtschaften ist in gewisser Weise auch ein Verändern. Wir erkennen dies, wenn wir die früheren **Tauschgeschäfte** betrachten: Die Menschen tauschten ihre Güter und veränderten damit ihre Lebensgrundlage.

13.1.2 Analogie zu den Stirnregionen

Die Übergangszonen der Stirn zum Seitenhaupt beginnen an der Basis mit der Schläfe. Wir lesen die Regionen des Seitenhaupts wie folgt:

- analog zur **Unterstirn**, die die gegenständliche Welt erkennt:
  - Anspannung, Leistungs- und Arbeitslust
  - Sorge für das Lebensnotwendige
- analog zur **Mittelstirn**, die alle variablen Möglichkeiten bedenken kann:
  - materielle Bereicherung (auch durch Wissen)
  - Unabhängigkeitsstreben
  - vermittelnde Wirtschaftlichkeit
- analog zur **Oberstirn**, die sich geistig mit der Zukunft und visionären, ethisch vertretbaren Vorstellungen beschäftigt:
  - Bildungsstreben
  - Ideale in Kunst und Kultur
  - ethische und ökonomische Vernunft

Unsere Lebensexistenz ist mit feiner ökonomischer Vernetzung aufeinander abgestimmt und voneinander abhängig. Alle Existenzen sind miteinander verwoben und aufeinander bezogen – ob sie es merken und wollen oder nicht. An den ökonomischen Ausdruckszonen am Menschen können wir das Interesse und die Anlage für die unterschiedlichen ökonomischen Interessensebenen erkennen.

13.1.3 Anatomische Begrenzungen

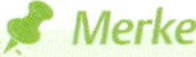

Merke

Die anatomischen Einteilungen bieten lediglich Hilfestellungen für ein Proportionsgefühl.

Das Seitenhaupt kann auch am besten proportional **aus dem gefühlten Sehen erkundet** werden. Man kann Begrenzungslinien ziehen, wie sie auf den Abbildungen **Abb. 13.4** und **Abb. 11.2** gezeigt sind. Am besten orientiert man sich dabei am oberen Rand der Augenhöhle, den man nach oben verlängert, und am oberen Rand der Stirn, den man nach hinten verlängert. Das sich daraus ergebende Feld kennzeichnet wie in den Linien angegeben in etwa das Seitenhaupt.

Da sich der Kopf als Kugel und nicht als plane Fläche darstellt, bietet es sich an, die Schädelrundungen in der Seitenansicht in 3 Teile zu gliedern:

- vom Ohrloch ausgehend zum oberen Rand der Stirn
- vom Ohrloch ausgehend zum oberen Rand des Hinterhaupts
- vom Ohrloch ausgehend zum Oberhaupt (bis zu Beginn des Oberhaupts)

Die Einteilung erleichtert uns ein Proportionsgefühl, da wir an der behaarten Kopfhaut die Grenzen des Schläfenbeins und des Keilbeins nicht erkennen können, die das Hinterhaupt vom Seitenhaupt und das Seitenhaupt von der Stirn abgrenzen.

An den Hilfslinien (**Abb. 13.5**) sieht man deutlich, dass es **keine scharfe Grenze** der Ausdruckszonen im Übergang zwischen Hinterhaupt, Seitenhaupt, Stirn und Oberhaupt gibt.

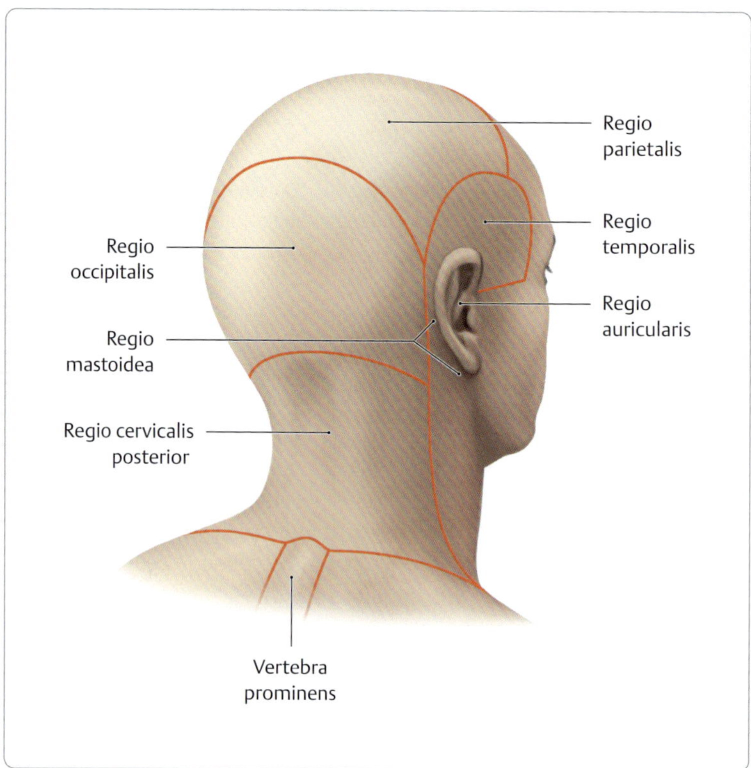

Abb. 13.4 Anatomische Regionen des Kopfes. (Schünke M, Schulte E, Schumacher U. Prometheus. Lernatlas der Anatomie. Kopf, Hals, Neuroanatomie. Illustrationen von M. Voll und K. Wesker. 5. Aufl. Stuttgart: Thieme; 2018)

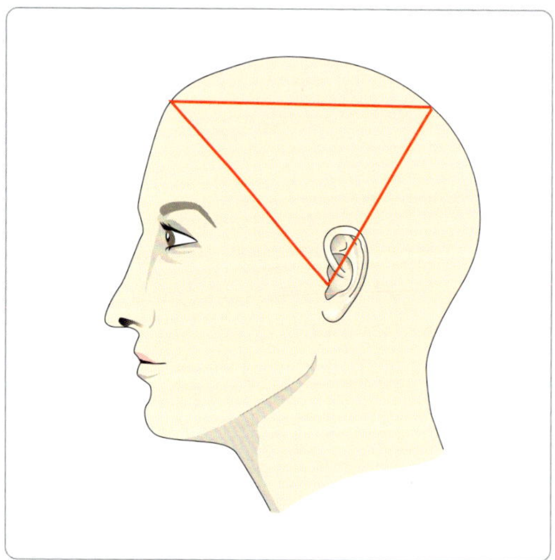

Abb. 13.5 Hilfslinien am Studienkopf nach Huter.

13.2 Unterteilung

Wie die Stirn lässt sich das **Seitenhaupt in 7 Regionen** einteilen, doch zur besseren Übersicht wird die vereinfachte Zwei- oder Dreiteilung, wie bei der Stirn, gelehrt. Sowohl die Zwei- als auch die Dreiteilung des Seitenhaupts dienen im Wesentlichen der Entwicklung des Proportionsgefühls.

In der physiognomischen Betrachtung suchen wir eine **Relation zwischen der Stirnproportion und der Ausbildung des Seitenhaupts**. Wir erkennen unbewusste Ansprechbarkeit aus ökonomischer Ebene als Motivation.

13.2.1 Zweiteilung

Die Zweiteilung hilft bei der Entwicklung eines Proportionsgefühls.

Unteres Seitenhaupt

Es vereinigt die Regionen zur **Ansammlung des Lebensnotwendigen**, **materieller Güter** und von **Kapital**. Es verbinden sich damit Areale wie „Erwerbssinn" und „Sachenliebe", aber auch Anspannungssinne und Sorgen um Heim und Familie sowie Wehr- und Verteidigungssinne zur Bewahrung des Erreichten. Walter Alispach spricht vom „realen Materialismus" und „Lebenskampf".

Oberes Seitenhaupt

Das obere Seitenhaupt hat seinen Schwerpunkt im **idealen und ideellen Wirtschaftsleben**. Dies könnte sich in einem Streben nach Verbesserung im Staats- und Sozialwesen ausdrücken und/oder im Bedürfnis, Wissen anzusammeln, im wirtschaftlichen Austausch von Kunst-, Wissenschafts- und Bildungsgütern. Es zeigt Erwerbssinn auf einer höheren Ebene. Man könnte sagen, es ist ein **theoretischer Materialismus**.

In der physiognomischen Betrachtung suchen wir eine Beziehung zwischen der Stirnproportion und der Ausbildung des Seitenhaupts. Wir erkennen eine vielleicht unbewusste Ansprechbarkeit einer ökonomischen Ebene als Motivation.

13.2.2 Dreiteilung

In **Abb. 11.4** sieht man, wie sich Stirn, Ober-, Hinter- und Seitenhaupt gut in der Dreiteilung betrachten und in Beziehung setzen lassen. Auch diese Einteilung dient im Wesentlichen der Entwicklung des Proportionsgefühls. Am Aufbau des Seitenhaupts lesen wir psychophysiognomisch Areale, die wir mit ökonomischem Verständnis übersetzen. Hier finden sich die **Sinne für Erhalten und Bewahren, für das Ansammeln von Lebensnotwendigem und Besitz und für die Ansammlung von geistigen Gütern und Vervollkommnung**. Dabei teilen wir das Seitenhaupt, ähnlich wie die Stirn, in 3 Bereiche ein, die wir wie im Folgenden beschrieben übersetzen.

Unteres Seitenhaupt

Hier zeigt sich die **reale Ökonomie**, d. h. das Wirtschafts- und Erwerbsleben im realen Bereich. Es zeigt sich, wie man sich auf die Gegebenheiten einstellt: Leistungsbereitschaft, Arbeitseinsatz und Freude am Erwerb des Lebensnotwendigen.

Mittleres Seitenhaupt

Hier zeigt sich die **vergleichende Ökonomie**, d. h., wie durch Informationen Möglichkeiten genutzt werden. Es geht um Unabhängigkeit durch materielle Bereicherung, die auch über Wissensansammlung stattfinden kann.

Oberes Seitenhaupt

Hier zeigt sich die Anlage für die **höhere Ökonomie**, d. h., wie ein Mensch durch Leistung Vernetzung und Erweiterung schafft, wie er seine Fähigkeiten einsetzt, um ökonomisch sinnvolle und sozialverträgliche Vernetzungen zu schaffen.

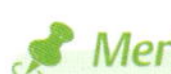

Merke

Ist das Seitenhaupt in seiner Länge stärker ausgeprägt, dominiert der Beherrschungswille. Ist es stärker in seiner Breite, dominiert der Veränderungswille.

13.3 Naturelltypisches Seitenhaupt

13.3.1 Primärnaturell

Ruh- und Ernährungs-Naturell Bei diesem Naturell ist das Seitenhaupt in seinem unteren Teil **stark entwickelt**. Der Anspannungssinn und die Erwerbsanlage richten sich auf naheliegende, lebensnotwendige Dinge. Das Naturell hat den Schwerpunkt in der **optimalen Verstoffwechselung der Nahrung**. Es kann mit wenig Aufwand viel Energiegewinn aus der Nahrung ziehen, diese zur Arbeit zur Verfügung stellen oder für Notzeiten speichern. Die Menschen sorgen für die Sicherung der unmittelbaren Lebensbedürfnisse für sich und andere Menschen. Dabei entfalten sie **große Klugheit** und **praktisches Geschick**. Ihre Lebensorientierung richtet sich nach Gesichtspunkten der **Ökonomie** und **Effektivität**. Ein Ruh-Naturell nimmt sich Zeit zum Nachdenken: „Erst denken, dann handeln." Hastige Menschen sind unökonomisch.

Merke

Naturelle, die in sich einen Ernährungsanteil integrieren, haben ein ökonomisches Bedürfnis und lassen sich über ökonomische Themen ansprechen. Dies sind das Ruh-Empfindungs-Naturell, das Ruh-Naturell, das Bewegungs-Ruh-Naturell und das harmonische Naturell.

Tat- und Bewegungs-Naturell Das Seitenhaupt ist nur mäßig stark entwickelt, wirkt **insgesamt flach und schmal**. Die praktische Herangehensweise des Bewegungs-Naturells sucht Effektivität im Sinne **dynamischer Umsetzung**. Ruheelemente, Beharrlichkeit und Erreichtes zu erhalten, liegt nicht im Schwerpunkt dieses Naturells. Um ein gesetztes Ziel zu erreichen, wägt es ab und nimmt evtl. Verluste in Kauf. Es wird Energie aufgewandt, um die Vorhaben geradlinig und effektiv umzusetzen. Wirtschaftlichkeit und Nachhaltigkeit stehen nicht im Vordergrund. Wirtschaftliche und kulturelle Güter werden leicht unterschätzt und vergeudet, um ein Ziel zu erreichen.

Denk- und Empfindungs-Naturell Das Seitenhaupt ist im **oberen Teil stark**, im **unteren Teil schmal** entwickelt. Sie sorgen zu wenig für die materiellen und notwendigen Lebensgüter. Ökonomische Erwägungen entsprechen nicht den Bedürfnissen dieses Naturells. Sie stellen sich daher in Erwerbsfragen häufig ungeschickt an. Mit den eigenen Kräften und Ressourcen hauszuhalten, fällt ihnen schwer. Die Ansprechbarkeit und die **Reizempfindlichkeit** lässt Nahrung und Essen im Hintergrund stehen. Theoretische Entwicklung von Lösungsansätzen, das Einbeziehen aller Eventualitäten braucht einen dynamischen Impuls, sonst kommt es nicht zur Verwirklichung.

13.4 Ausprägung

13.4.1 Schwach entwickeltes Seitenhaupt

Das schwach entwickelte Seitenhaupt ist in **Abb. 13.6** dargestellt.

Bedeutung:

- schmales und flaches Seitenhaupt mit fehlendem Interesse für die kaufmännische Realität
- bei einer starken Unterstirn ist es gekoppelt mit Interesse für **Naturwissenschaft** und **Technik**

Wissenswert

Menschen mit einem **schwachen Seitenhaupt** sollten lernen, dass kaufmännische Aspekte bei neuen Konstruktionen berücksichtigt werden müssen – dafür ist Teamwork gut. Schwächen im kaufmännischen Bereich können durch andere Menschen ausgeglichen werden, die wiederum von der guten Beobachtungsgabe des Menschen und seiner Geschicklichkeit in Naturwissenschaft und Technik profitieren.

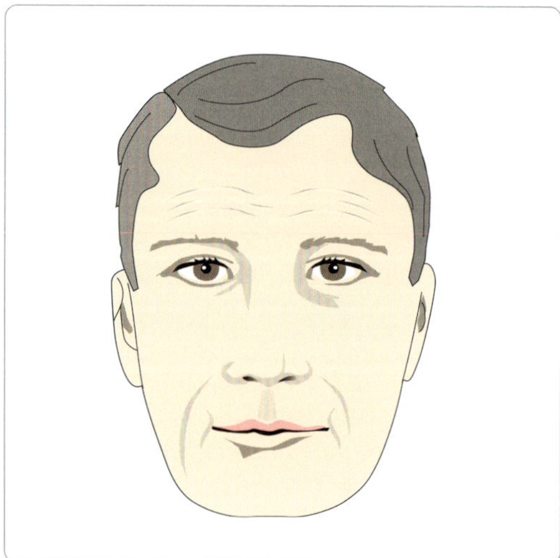

Abb. 13.6 Schwach entwickeltes Seitenhaupt.

13.4.2 Stark entwickeltes Seitenhaupt

Das stark entwickelte Seitenhaupt ist in **Abb. 13.7** dargestellt.

Bedeutung:

- fördern mit ganzer Kraft das Ideale in Kunst, Wissenschaft und Religion
- **geistige Kraft**, **Denkfähigkeit** und **Erkenntniskraft** sind umfassend
- reale Bezüge und das Ideale finden ihren Platz
- erhalten und vermehren das Gute, das geschaffen wurde
- unterstützen ideale Entwicklungen in Wirtschaft, Wissenschaft und Kunst aus einer umfassenden Erkenntnisfähigkeit heraus

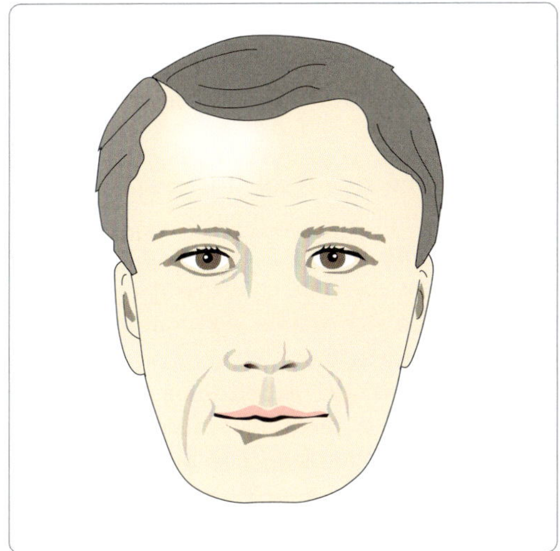

Abb. 13.7 Voll entwickelte Stirn, voll entwickeltes Seitenhaupt und voll entwickeltes Oberhaupt.

13.5 Unteres Seitenhaupt

Das untere Seitenhaupt liegt direkt über den Ohren (**Abb. 13.8**).

In gleicher Höhe mit dem unteren Seitenhaupt liegen die Unterstirn mit den realen Tatsachensinnen und der Fähigkeit, die Umwelt genau wahrzunehmen. Nach hinten liegt das mittlere Hinterhaupt mit der Körpergewandtheit und Berufstüchtigkeit, an dem wir den Willen zum Leben ablesen. Ökonomische Fähigkeiten entwickeln sich aus dieser Kombination: dem Willen zum Leben in Vernetzung mit der real-praktischen Wahrnehmungsfähigkeit. Daraus ergibt sich der Sinn für die **Selbsterhaltung**, den wir am unteren Seitenhaupt lesen. Mit dem praktischen Denken (3. Stirnregion) und der Arbeits-

13

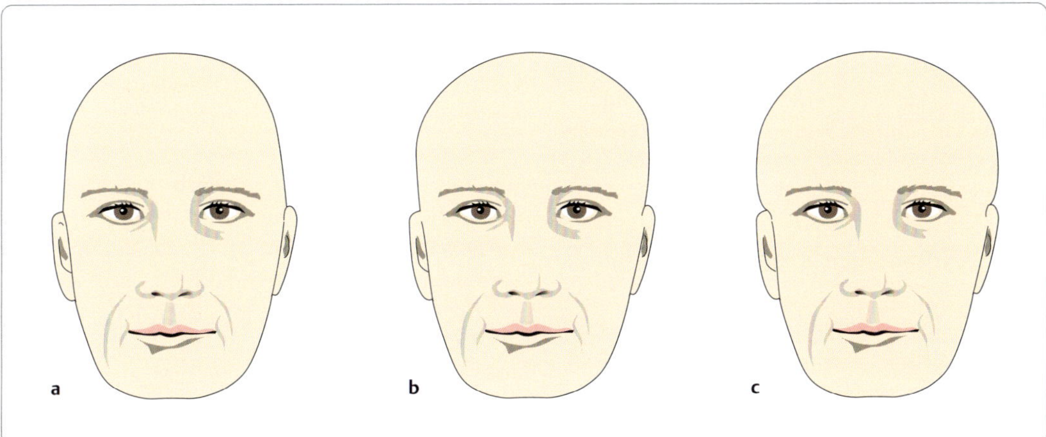

Abb. 13.8 Unterschiedliche Breiten des unteren Seitenhaupts.
a Schmale Ausprägung.
b Normale Ausprägung.
c Breite Ausprägung.

und Berufstüchtigkeit (Seitenhaupt) schafft es der Mensch mit Fleiß und Anstrengung, rentabel zu wirtschaften und sein Streben nach Grundbesitz und wirtschaftlicher Sicherheit zu befriedigen. Es entwickeln sich **Vorsichts- und Sicherheitsbestrebungen zum Schutz und Erhalt der eigenen Person**.

Im unteren Seitenhaupt kommen folgende Anlagen zum Ausdruck:

- **Erwerb des Lebensnotwendigen:** Hier zeigt sich das Bedürfnis eines Menschen, lebensnotwendige Güter wie Nahrung, Kleidung und eine Wohnung zu besitzen.
- **Anlage zur Sachen- und Besitzliebe:** Wie wichtig sind einem Menschen Sachen und der eigene Besitz? Es gibt Menschen, die ihre Wohnräume nur spärlich eingerichtet haben und regelmäßig ausmisten, um nicht zu viel anzusammeln, und es gibt Menschen, die sich nur schwer von Dingen trennen können, bei denen die Wohnungen oft aus allen Nähten platzen.
- Art und Weise, wie der **Selbstschutz** – die Verteidigung der eigenen Person – gelebt wird: Wie sehr setzt sich ein Mensch für das eigene Leben und das der Familie ein? Wie groß ist die Lust an kämpferischer Auseinandersetzung?

Kombinationslehre Ist die Breite des Kopfes über den Ohren dominant, gar abstehend, fühlt dieser Mensch eine starke seelische und physische Anspannung als Selbsterhaltungstrieb in schwersten Lebenslagen. Wir erkennen hier das Bedürfnis, das zu sammeln, was wir zum Überleben benötigen.

13.5.1 Schwach entwickelt

Bedeutung:

- geschwächter Selbsterhaltungstrieb
- können bei Schwierigkeiten weniger Widerstand entgegensetzen
- sind **nachgiebig**
- geringes Bedürfnis, etwas zu erwerben und Vorräte für unvorhergesehene Situationen zu schaffen
- setzen sich häufig erst ein, wenn die Not sie zwingt
- können **schlecht für sich sorgen**, sich selbst schlecht schützen
- können die eigenen Vorteile schlecht oder gar nicht nutzen
- neigen zu Extremen in ihrer Ernährung und Lebensweise
- gehen aus mangelnder Vorsicht leichter ein Risiko ein

13.5.2 Normal entwickelt

Bedeutung:

- verstehen es, zu erwerben und sich im Konkurrenzkampf zu behaupten
- erziehen ihre Kinder praktisch, damit ihnen das Erwerbsleben erleichtert wird
- widersetzen sich stärker den materiellen Lebensschwierigkeiten
- entfalten **Tatkraft**, **Arbeitsliebe** und **Strebsamkeit**
- sind bestrebt, ein eigenes Heim zu erwerben und sich mit Berechnung und Klugheit materiell weiterzubringen
- sind **sparsam**, aber nicht geizig
- können Geheimnisse gut bewahren, wenn dies ihre Selbsterhaltung erfordert und es sie wirtschaftlich weiterbringt

13.5.3 Stark entwickelt

Bedeutung:

- sind **sehr tüchtig im Erwerb** und erfolgreich in allem, um Gewinne zu erstreben
- schaffen es, aus allem ein Geschäft zu machen
- damit sie sich sicher fühlen, müssen die Grundgüter des Lebens ausreichend vorhanden sein
- sammeln und horten vieles und legen **Vorräte** an (große Speisekammer!)
- agieren vorsichtig und gehen sparsam mit Ressourcen um
- kleine Dinge werden manchmal überschätzt, sodass sie **geizig** werden können
- gehen keine großen Risiken ein

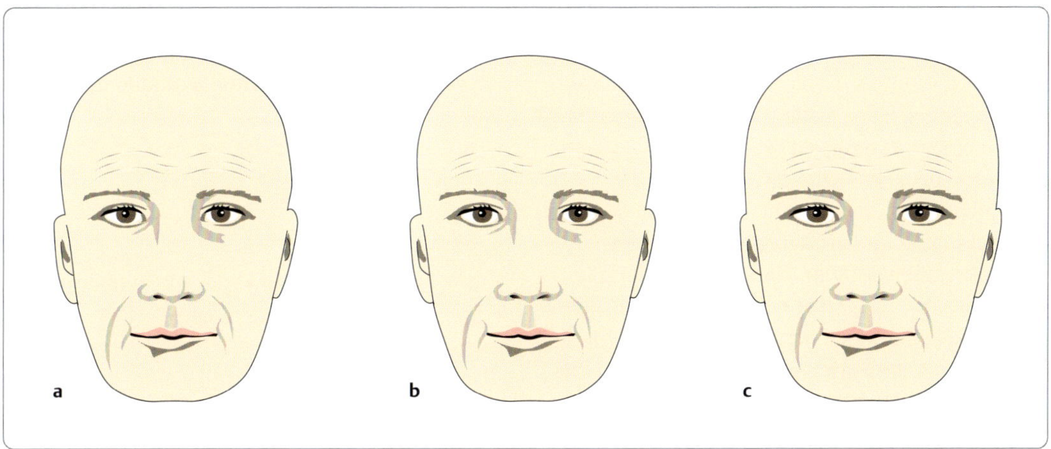

Abb. 13.9 Unterschiedliche Breiten des mittleren Seitenhaupts.
a Schmale Ausprägung.
b Normale Ausprägung.
c Breite Ausprägung.

13.6 Mittleres Seitenhaupt

Im mittleren Seitenhaupt (**Abb. 13.9**) zeigt sich der Anstieg **menschlicher Kulturentfaltung**: Der Wunsch, das Leben zu erleichtern, es bequemer, angenehmer, schöner und aussichtsreicher zu gestalten, wuchs und wuchs. Handel und Waren wurden vielseitiger und nahmen ungeahnten Umfang an. Es entstanden höhere Schichten des Veränderns, des Erweiterns und des Sammelns.

Bedeutung:

- ökonomisches Streben aus Drang nach geistiger und leiblicher Unabhängigkeit
- Streben nach **Freiheit**
- praktische und abstrakte ökonomische Sinne für Geld und Besitz
- plastischer Übergang von der Mittelstirn in das mittlere Seitenhaupt, Plastik und Spannkraft zum unteren Seitenhaupt: spricht für **starken Gelderwerbssinn** (**Abb. 13.10**)

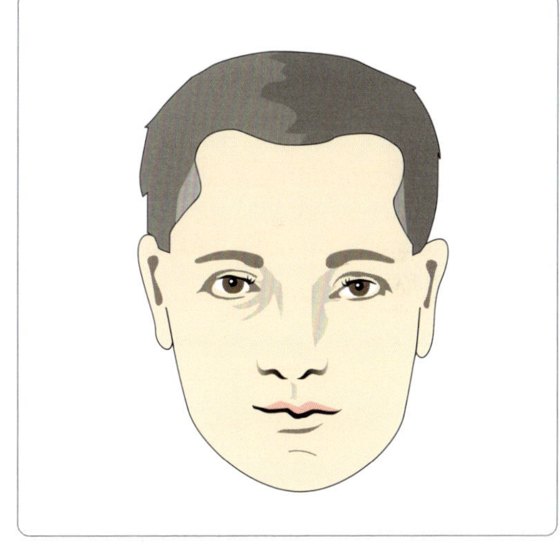

Abb. 13.10 Gelderwerbssinn.

13

13.6.1 Schwach entwickelt

Bedeutung:

- kaufmännische Veranlagung und Talent zum Handeln sind weniger vorhanden
- praktisches Erwerbsleben ist schwach
- verstehen es nicht, mit Geld und Waren zweckmäßig und erfolgreich umzugehen
- es fällt ihnen schwer, das Bestehende zu erhalten
- wären gut beraten, sich fachmännische Beratung zu holen, um den wirtschaftlichen Bereich auszugleichen

13.6.2 Normal entwickelt

Menschen mit einem normal entwickelten mittleren Seitenhaupt haben eine umfassende Rundung des mittleren Seitenhaupts mit einer plastisch gerundeten Stirn (**Abb. 13.11**).

Bedeutung:

- kaufmännische Betätigung mit entsprechendem Geschick
- Wenn das untere mittlere Seitenhaupt mehr mit dem unteren Seitenhaupt verbunden ist, erfolgt die **kaufmännische Tätigkeit** mehr **in einfachen Bahnen.**
- Ist das mittlere Seitenhaupt mehr mit dem Oberhaupt verbunden, hat der Mensch eher einen Sinn für das Spirituelle und Religiöse.

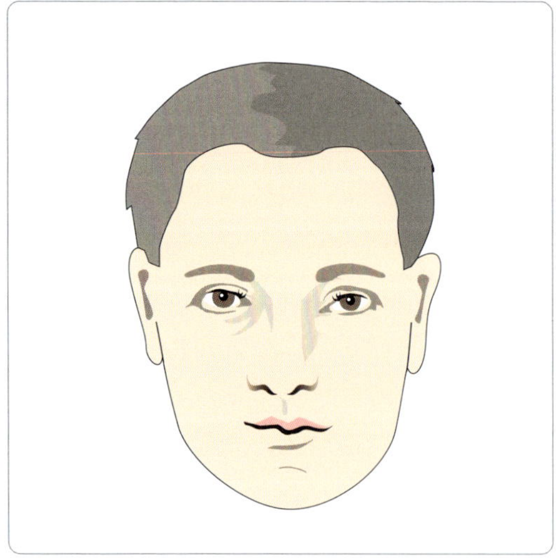

Abb. 13.11 Gut entwickeltes mittleres Seitenhaupt.

13.6.3 Stark entwickelt

Bedeutung:

- sind oft **sehr wagemutig** und spekulieren
- bleiben trotz Hindernissen erfolgreich
- kaufmännische Erwerbs- und Verwaltungsanlage, die machtvoll Güter und Kapital erwirbt, ansammelt, verwaltet und vermehrt
- können feilschen, handeln und ihre Vorteile nutzen

13.7 Oberes Seitenhaupt

Am oberen Seitenhaupt (**Abb. 13.12**) zeigt sich die **Fähigkeit, die Anlagen und das Können der lebenserhaltenden und der vermittelnden Wirtschaftlichkeit weiter und nutzbringender zu verwerten.** Hier erkennen wir, wie wir durch unsere Wirtschaftlichkeit nicht nur das eigene Wohlergehen fördern, sondern das menschliche Zusammenleben bereichern. Wir wollen nicht nur sammeln, damit arbeiten und handeln, sondern auch Gutes tun.

Ökonomie und **Ökologie** stehen in einem selbstverständlichen Bezug zueinander. Dem Menschen wird die Ökologie nur in der Ethik bewusst, wenn er sich im Denken verantwortlich und weise überprüft und sich ökonomisch für alle Lebewesen und deren Existenzrechte und damit für die Ökologie einsetzt. Die 7. Seitenhauptszone setzt die **Ökonomie aus Liebe** um: Leben, um zu geben, und damit fördert der Mensch alles, was mit Bildung, Kunst und Wissenschaft zu tun hat. Selbstwert auf der einen Seite und moralisches Verhalten auf der anderen Seite führen zu Verlässlichkeit und Fortschritt in allen möglichen idealen Bereichen. Auf dieser Höhe des Seitenhaupts kann man die Werte des Handelns einschätzen, man sammelt ideale, kulturelle Güter. Diese Anlage mündet dann ins

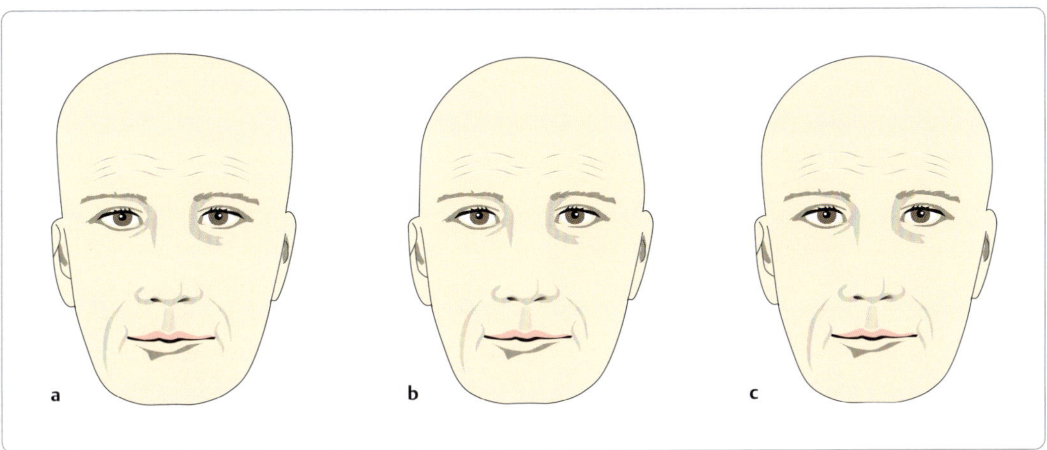

Abb. 13.12 Unterschiedliche Breiten des oberen Seitenhaupts.
a Breite Ausprägung.
b Schmale Ausprägung.
c Normale Ausprägung.

Oberhaupt, wo wir die Gefühle zur Verehrung der höchsten Güter im religiösen Bereich ablesen.

Am oberen Seitenhaupt lesen wir:

- Interesse und Sorge für das **geistig-seelische Wohl** der eigenen Person und der Mitmenschen
- Wissensdrang
- Erwerbs- und Verwaltungstalent für Kunst, Wissensschätze und sonstige ideale Güter
- Interesse, finanzielle Förderung und Pflege religiöser, ethischer, wissenschaftlicher, künstlerischer, pädagogischer und anderer fortschrittlicher Werte und Bestrebungen
- Streben nach **Verbesserung der Lebensbedingungen** durch sozialen und religiösen Fortschritt im Rechts- und Staatswesen
- **Idealismus**, **Hilfsbereitschaft**, Verbesserung und Vervollkommnung
- Begeisterungs- und Fortschrittssinn
- in Verbindung mit der Ethik sehen wir die Ökologie
- edle Umgangsformen

Das schmal ausgebaute obere Seitenhaupt ist ein Indiz dafür, dass **Wissen und Kultur nicht im Mittelpunkt** stehen.

Kombinationslehre Liegt oben ein stark und unten ein schwach entwickeltes Seitenhaupt vor, besteht ein **wirtschaftliches Ungleichgewicht**. Der Mensch ist begeisterungsfähig, aber erwerbsschwach und lässt die Wirklichkeit oftmals außer Acht. Es besteht der Wunsch, Ideale zu verwirklichen, bei gleichzeitiger Bereitschaft zum Risiko.

13

13.8 Sieben Seitenhauptszonen

Das Seitenhaupt lässt sich wie die Stirn in 7 Ebenen gliedern (**Abb. 13.13**). Damit gibt es uns in Verbindung mit den 7 Stirnebenen den Hinweis darauf, wie die verschiedenen Bereiche der Ökonomie erspürt und gedacht werden.

Das Hinterhaupt hat einen Zonenaufbau von 10 Ebenen (**Abb. 10.8**), die die Tätigkeiten in den verschiedenen Lebensbereichen spiegeln. Hieraus ergeben sich **Differenzierungen für das Selbstbewusstsein**, die auch die Verpflichtungen zur Verantwortung für die eigene Entwicklung einbeziehen und in Verbindung mit der Hingabe an eine Aufgabe stehen.

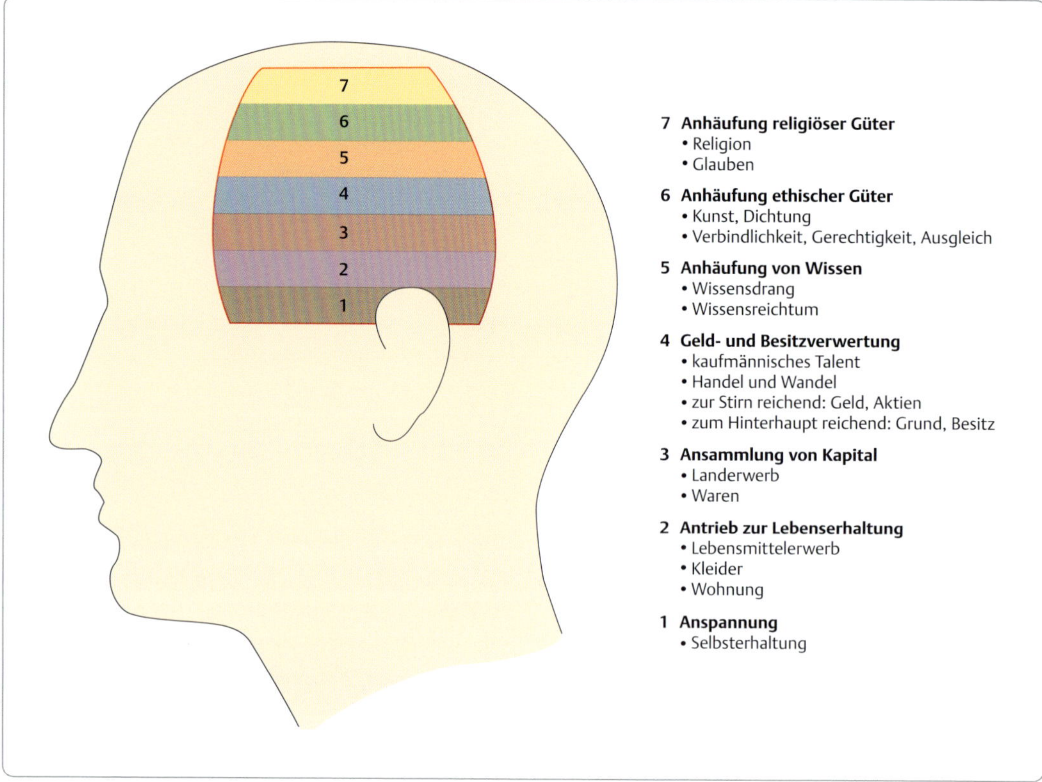

Abb. 13.13 Sieben Zonen des Seitenhaupts.

Alle Regionen und die einzelnen Areale sind vernetzt, in Beziehung zueinander zu sehen und nie isoliert zu betrachten. Damit lesen wir, wie Entscheidungen aus unbewussten, vorbewussten und bewussten Impulsen getroffen werden. Dies muss in der Analyse verstanden und kombiniert werden.

Die Zusammenhänge erweitern sich mit der **Differenzierung, die entsteht, wenn wir unsere Erfahrung über eigenes Tun ausdehnen, selbstständig denken, hinterfragen, was uns begegnet, und wenn wir bereit sind, unser Wissen ständig zu erweitern und uns auf diese Weise zu bilden.** So entsteht Fortschritt in der Wirtschaftlichkeit und im Konsum, Sicherheit im Besitz, Erweiterung und Verantwortlichkeit im Handel und letztlich Unabhängigkeit, Selbstständigkeit und Selbstwert.

Beschreibung der 7 Seitenhauptsregionen im Überblick:

- **1. Region**
  - Anspannung zur Selbsterhaltung, Organisation des Lebenswillens
  - Veränderung/Verbesserung
  - Selbstschutz/Wehrsinn
  - Nahrungssinn
- **2. Region**
  - Erwerb des Lebensnotwendigen
  - Habsinn
  - Sachensinn
  - Geheimsinn (Verstellung)
  - Familiensinn
- **3. Region**
  - Erwerb von Sachen und Werten
  - Ansammlung von Kapital
  - Vorsorge, Waren ansammeln
  - Arbeitsliebe/Berufstüchtigkeit
  - Gelderwerb/Grundbesitz

- **4. Region**
  - Erwerb von Geld und Kapital
  - Geld- und Besitzverwertung
  - Warentausch, Handel
  - Verwaltungstalent
  - kaufmännisches Geschick
  - Vermittlung zwischen niederen und höheren Ansammlungstrieben
- **5. Region**
  - Erwerb von Wissen und Macht
  - Wissenserwerb, Wissensdrang, Wissensreichtum
  - Sicherheit und Unabhängigkeit
  - spekulatives und qualitatives Denken (Stirn und Augen betrachten)
- **6. Region**
  - Erwerb von Wissen und Kultur
  - Liebe zu Kunst und Wissenschaft
  - ideale Wirtschaftlichkeit
  - Selbstbewusstsein, Stolz und Festigkeit (zum Hinterhaupt hin)
  - Vorsicht und Gewissenhaftigkeit
  - warme Vernunftkräfte (zur Oberstirn hin)
  - Verbindlichkeit, Ausgleich
- **7. Region**
  - Ansammlung ethischer und religiöser Werte
  - Religion und Glauben
  - Sorge für Geistesbildung aus ethischen Motiven
  - ökonomisch-ökologischer Einblick in das körperlich seelisch geistige Lebensrecht der Schöpfung
  - Ökonomie als Opfer aus Liebe

Je nachdem wie breit und wie hoch in der Einzelausdehnung die verschiedenen Zonen sind, ist die Ansprechbarkeit und Aktivität für die jeweiligen Bereiche zu erwarten. Im Zusammenhang mit Ansammeln von materiellen Gütern und Wissen ist auf Lebensphasen und berufliche Etablierung zu achten. Selbstverständlich ist wie in allen Formenbeschreibungen **neben der ausgebildeten Struktur** auch auf die **Energie** zu achten.

13.9 Schläfe

Die Übergangszonen der Stirn zum Seitenhaupt beginnen an der Basis mit der Schläfe (**Abb. 13.14**). Die Jochbeine grenzen an die untere Partie der Schläfe, die grenzt wiederum an den Unterkiefer. Die Mittelhirnpartie geht an die Schläfe heran. Schläfe und Mittelgesichtspartie treffen sich.

Funktionell steht die Schläfe unter **Einwirkung der Spannkräfte des unteren, mittleren und oberen Hinterhaupts**, die durch das Schläfenbein auf das Jochbein und den Unterkieferknochen übertragen werden. Auch die Stirn grenzt direkt an und muss zusammen mit der Schläfe betrachtet werden. Damit liegt die Schläfe mehr in der **seelisch-emotionalen Zone** als in der geistig-intellektuelle Zone, die wir in der Stirn sehen, oder der körperlich-motorischen Zone, die wir am Hinterhaupt sehen. Damit unterliegt die Schläfe weniger der Willensanstrengung und der Willkür, sondern impulsiert mehr aus dem Gemüthaften und Seelischen.

13.9.1 Schlaf

Etymologisch hängt Schläfe mit **Schlaf** zusammen. Deshalb finden wir den Schlafsinn an der Schläfe. Er liegt am unteren Schläfenteil in Verlängerung der 1. Stirnregion mit unterer Begrenzung durch die Jochbeine. Psychophysiognomisch gesehen kommen die gesamten **Erholungskräfte des Kleinhirns** an der Schläfe zum Ausdruck. An der unteren Schläfe, der Gehirnbasis, kommen der Sinn für Ruhe und Schlaf zum Ausdruck. Vor den Ohren finden wir eine Ausdruckszone für feste Nahrung und Flüssigkeit.

Praxistipp

Sind die Schläfen eingefallen, finden sich hier blasse oder graue Hautfärbungen. Sieht die Haut aus wie mit Gries unterlegt, lesen die Physiognomen einen Kräfte- und Säfteverbrauch sowie Einschlafschwierigkeiten bei seelischer Erschöpfung. Sorgen Sie für Ruhe, Schlaf, Entspannung und Regeneration des Patienten.

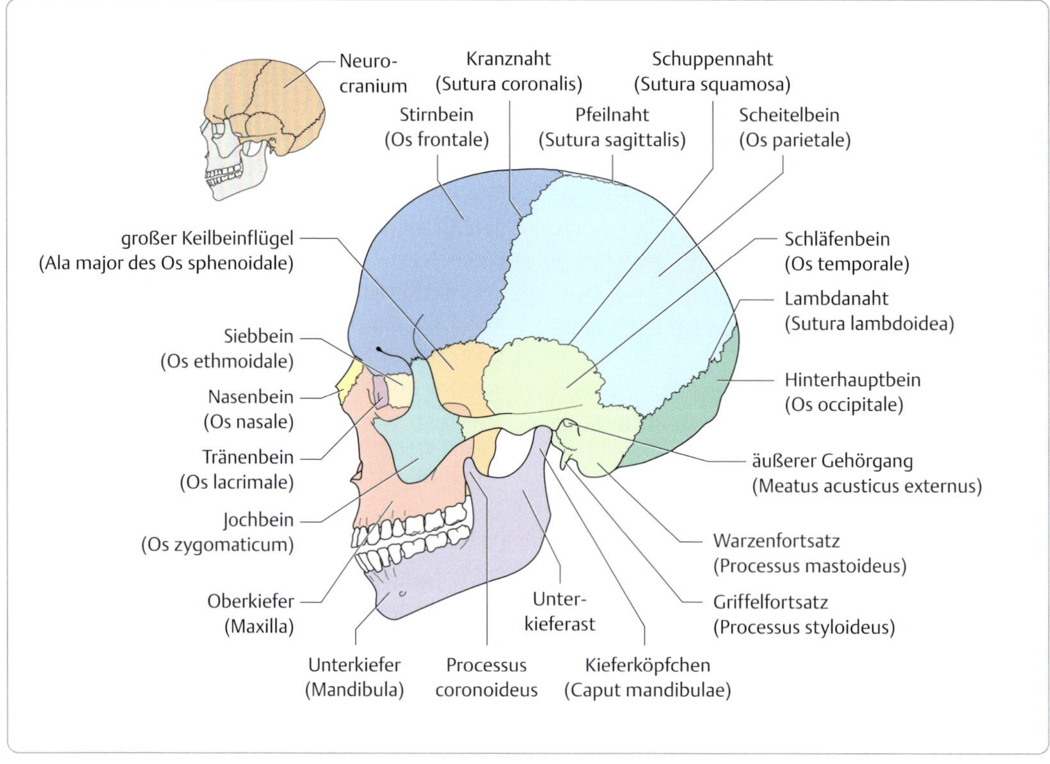

Abb. 13.14 Schädel von lateral. (Faller A, Schünke M. Der Körper des Menschen. 18. Aufl. Stuttgart: Thieme; 2020)

Das Leben läuft zwischen An- und Entspannung ab. Wenn man sich nicht entspannt, lebt man unter Wert, dann gibt es keine schöpferische Erneuerung oder neuen Lebensprozesse. Im **Schlaf** sind wir zu etwas gezwungen, was uns im wachen Zustand oft nur schwer gelingen will: Loslassen, das Zepter des Handelns aus der Hand geben. Wir werden offen für Träume.

Schlummernde Menschen setzen feine Helioda (S. 104) frei. Wenn sie in Erschöpfungsschlaf fallen, setzen sie nicht so viel Helioda frei. Heliodischer Halbschlaf ist vergleichbar mit Meditation.

An der Plastik der Schläfen kann man die quantitative Veranlagung des Schlafsinns sehen, an der Gewebequalität, Feinporigkeit, Feinheit und Durchblutung der Haut sieht man den momentanen Qualitätszustand des Schlafsinns. Ist die Haut fein und rosig durchblutet, erreicht der Mensch sein Optimum im Schlaf. Wenn die **untere Schläfenpartie hell** ist, ist das ein Zeichen für **enorme Erholungsfähigkeit**. Die untere Schläfe zeigt auch, ob das Gehirn mit genügend Blut versorgt und ernährt wird. **Eingefallene Schläfen** sind ein Zeichen von **Unruhe**. Wenn die Schläfe sich füllt, wird auch die Mittelhirnpartie quellender. Eine quellende Mittelhirnpartie zeigt, dass Gefühl und Verstand in einer guten Gewichtung sind. Der Mensch kann die Dinge mehr geschehen lassen.

13.9.2 Naturell und Schlaf

Plastische Schläfen und gut veranlagte Schlafsinne haben Ruh-Naturelle, Ruh-Empfindungs-Naturelle, Bewegungs-Ruh-Naturelle und harmonische Naturelle (**Abb. 2.3**). Das **Ruh-Naturell** hat ein **höheres Schlafbedürfnis**. Eher schwache Schläfen haben Bewegungs-Naturelle, Bewegungs-Empfindungs-Naturelle und Empfindungs-Naturelle. Damit haben sie schwach veranlagte Schlafsinne. Das **Bewegungs-Empfindungs-Naturell** hat sogar eingefallene Schläfen. Es hat auch ein **geringeres Schlafbedürfnis** und ist das Naturell, das am meisten auf Verbrauch geschaltet ist. Das Empfindungs-Naturell braucht psychische Entspannung. Aufregende Gespräche und Filme kurz vor dem Einschlafen sollten gemieden werden. Dieses Naturell kann sonst nur schwer abschalten und zur Ruhe kommen.

Es ist zu beachten, dass jedes Naturell seine Schlafrituale hat:

- **Ruh-Naturell:** tauscht sich gerne über die Vorkommnisse des Tages aus oder schreibt diese in ein Tagebuch
- **Bewegungs-Naturell:** geht noch eine Runde um den Block
- **Empfindungs-Naturell:** liest noch eine entspannende, meditative Lektüre und meditiert
- **Choleriker:** ihm schwillt im Überdruck die Schläfe
- **Melancholiker:** eher eingefallene Schläfen

13.9.3 Sinnesanlagen

Die Sinne in der Schläfenregion (**Abb. 13.15**) sind dem **Verstand** und dem **Gefühl** zuzurechnen. Wir finden am oberen Teil der Schläfe (in der zum Seitenhaupt gebildeten 2. Stirnregion) die Bau-, Konstruktions- und Kombinationssinne und den Kompositionssinn. Aus Musik wird z. B. in Verbindung mit dem Tonsinn ein seelisches Schwingungsfeld, das zur Komposition befähigt.

Je nachdem, wie die Form und Färbung der Haut in diesem Bereich sind und die plastischen Züge, die von und zu der entsprechenden Stelle an der Schläfe verlaufen, werden diese Sinne betätigt und eingesetzt.

Entsprechend den Sinnen an der äußeren Stirnregion und den plastischen Verbindungen gibt es unterschiedliche Möglichkeiten, wie diese Konstruktionsanlage verknüpft sein kann.

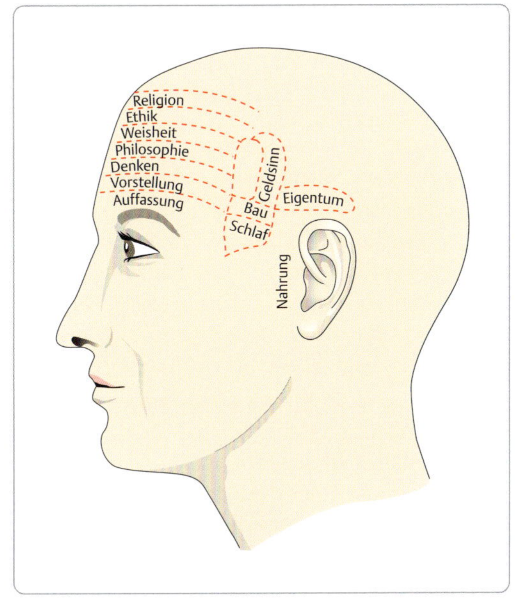

Abb. 13.15 Zonen der Schläfe.

Anspannungstrieb I Bei I liegt die **Region des stärksten Anspannungsimpulses**, der zur Umsetzung und zur Veränderung der Dinge im Gefühls-, Gedanken- und Willensbereich antreibt.

Selbsterhaltungstrieb II Der Anspannungstrieb richtet sich im Weiteren auf die **Erhaltung des eigenen Lebens** und liegt über dem Anspannungstrieb. Ist die Breite des Kopfes über den Ohren dominant, sind die Ohren vielleicht sogar abstehend, fühlt der Mensch eine starke seelische und physische Anspannung als Selbsterhaltungstrieb in schwersten Lebenslagen. Der Anspannungs- und Veränderungstrieb, der hinter den Ohren liegt, ist ein elementarer Antrieb zur Lebenserhaltung. Er treibt zur Ausführung des Gefühlten, Gedachten und Gewollten an. Es ist die Tätigkeit, die mit dem Selbsterhaltungstrieb des Menschen zu tun hat. Je länger diese Achse quer durch den Kopf ist, desto tätiger ist die elektrische Energie, die mit Aktivität gelebt wird, und desto breiter ist das Gesicht. Linksseitig wird die Anspannung mehr aus dem Gefühl, vorsichtig und tastend, in Gang gesetzt. Rechtsseitig wird die Anspannung mehr aus dem Willen, zupackend und drängend, gelebt.

Arbeits- und Veränderungstrieb III Hier ist die **Art des Impulses** zur Umsetzung der Dinge für die Lebenserhaltung zu suchen.

Nahrungssinn IV Zur notwendigen Lebenserhaltung gehört die **Sorge für die Ernährung**. In den Wangen verlaufen die Nerven der Ernährungsorgane. Der Impuls zur Sorge um die Ernährung, der Sinn für feste und flüssige Nahrung und der Feingeschmack für gewählte Nahrung, der Nahrungssinn, sind in der Nähe der Wangenregion IV zu finden. Die Plastik und Fülle, aber auch die Spannung und Strahlung der **Haut** sind bei der Beurteilung der Quantität und Qualität dieser Triebe in Betracht zu ziehen, ebenso die Frische und Lebhaftigkeit des **Gewebes** und die Beschaffenheit der seitlichen **Kopfhaare**.

Sinn für Ruhe und Schlaf V Da wo der Anspannungssinn sich dem Ordnungs- und Gleichgewichtssinn zuneigt, finden wir den Ruh- und Schlafsinn. Hier sind **Schlafstörungen, Lebensmüdigkeit, Lebensüberdruss** erkennbar.

Wissenswert

Menschen, die viel Schlaf benötigen und diesem Bedürfnis nachgeben, haben in der Schläfe meist eine lebhafte Plastik und Frische. Menschen, die Schlaf leicht entbehren können, haben hier eine Kernigkeit des Gewebes. Länger anhaltende Entbehrung von Ruhe und Schlaf führen zu eingefallenen Schläfen oder welkem Eindruck der Gewebe. Bei eingefallener Schläfe wird der Schlaf z. B. zugunsten einer interessanten Diskussion leicht vernachlässigt. Sind hier viele Fältchen, haben wir einen unruhigen Schlaf.

Sinn für Wohnung und Grundbesitz VI Die Sinne für den Lebensschutz durch Wohnung und Grundbesitz finden wir vom Anspannungstrieb zu den Tattrieben des mittleren Hinterhaupts bei VI.

Wehrsinn VII In der Richtung zum unteren Hinterhaupt, wo die Armkraft zum Ausdruck kommt, finden wir den Sinn, mit Mut und Kraft Widerstand zu leisten. Hinter den Ohren kann man häufig eine **starke Anspannung, große Härte und Festigkeit der Knochenteile** beobachten und fühlen. Ist die elektrische Energie stark, haben wir abstehende Ohren.

Durchsetzung VIII Bei VIII finden wir den Unterkieferbogen mit seiner Durchsetzungsfähigkeit.

Widerstandskraft IX Mit IX ist die Widerstandskraft der Jochbeine bezeichnet, die die **Eigengesetzlichkeit und Eigensinnigkeit** des Menschen ausdrücken. Sind die Jochbeine breit bei allen übrigen guten Formen, haben die Menschen unermüdlichen Arbeitseifer und Überwindungskraft, auch gegenüber schweren Schicksalsschlägen. Der Mensch strebt immer weiter, arbeitet weiter und ist unverwüstlich. Sind die Jochbeine schwach, ermüdet der Mensch leichter und es fällt ihm schwer, sich zu behaupten. Er hat weniger Widerstandskraft, auch bei Krankheiten.

13.10 Zusammenfassung

Im Aufbau des Seitenhaupts entfaltet sich das Bewusstwerden für die Nutzung, aber auch für Bewahrung und Ansammlung von **lebensnotwendigen Ressourcen**. Wenn sich das weise und ethische Denken prüft, setzt es sich ökonomisch für alle Lebewesen und deren Existenzrechte in der Ökologie ein. In den **höheren Seitenhauptszonen** lesen wir die **Bereitschaft der ökonomischen Erwirtschaftungen für die Kultur**. Hier sehen wir ein Leben, um zu geben – aus Liebe und Verantwortung. Das fördert im Individuum die Bildung, Kunst und Wissenschaft. Je nach Hinterhauptsaufbau bringt Stolz und Eigenmoral Selbstbewusstsein und Festigkeit im Guten und idealen Fortschritt.

Jede Erwerbsbereitschaft kann missbraucht werden, es ist also die Motivation zu prüfen, ob der Mensch arbeitsam ist aus Machtbestreben, ob ihm alle Mittel recht sind und er auch vor Betrug nicht zurückschreckt oder ob seine Motivation von Liebe, Wahrheit und Gerechtigkeit geprägt ist. Die Motivation ist aus den Augen und der Ausstrahlung der Haut zu lesen.

Zur Basis des Menschseins gehört es, Nahrung zu erwerben, seine Person zu verteidigen und Dinge, die einem schaden können, auch geheim halten zu können. Wenn der Mensch aber nicht lernt, für sich selbst zu sorgen, in seinem natürlichen Anspannungstrieb, weil man ihn zu lange unterstützt, nimmt man ihm eine wichtige Lebensbasis, was ihn auch in seiner psychologischen Stabilität unsicher macht und häufig nicht folgenfrei bleibt. **Unterschiedliche Persönlichkeitsstörungen** können sich daraus entwickeln. Ein Mensch mit schwachem Seitenhaupt bleibt meist in Abhängigkeit von erwerbsstarken Menschen. Dies hat wiederum eine Rückwirkung auf den Selbstwert und das Selbstbewusstsein des Menschen, das sich nicht entsprechend entwickeln kann.

Der Aufbau des Seitenhaupts von unten nach oben bestätigt das Grundgesetz der **Moral**, dass wir nur ein Recht haben, etwas zu verändern, wenn wir Besseres schaffen und höhere Werte produzieren als ursprünglich vorhanden.

14 Oberhaupt

14.1 Allgemeines

Mit dem Thema des Oberhaupts, der die Krönung von Seitenhaupt, Stirn und Hinterhaupt und damit auch die **Krönung des Kopfes** ist, gelangen wir in einen Bereich, der aus **philosophischen Gedankengängen** zu erfassen ist. Das, was Carl Huter aus seiner sensitiven Erfahrungsweise im Oberhaupt alles benannte, ist auf unserer jetzigen Evolutionsstufe nur begrenzt erfassbar. Eine Krone mit ihren Zacken nach oben ist ein schönes Symbol für die antennenähnliche Empfänglichkeit für allerfeinste Energien aus dem Kosmos, die die Qualität dessen symbolisiert, was wir mit den Oberhauptthemen beschreiben.

Das Oberhaupt führt uns zu Themen der **Transzendenz**, zur Bereitschaft, uns von einer höheren Macht führen zu lassen. Er zeigt unsere **seelischen Bedürfnisse** und die Suche nach einem Gottesbewusstsein. Hier zeigen sich die ethischen und religiösen Bedürfnisse, der Drang, die eigene Persönlichkeit zu vervollkommnen, um das Leben in all seinen Bereichen zu verbessern, letztlich einem höheren Willen zu dienen.

Praxistipp

Für das Oberhaupt gilt dasselbe wie für alle Kopfbereiche: Wir können, ohne zu tasten, häufig nicht viel erkennen, wobei auch immer auf die feinen Energien zu achten ist, die sich beispielsweise durch feinere Haare zeigen können. Tasten Sie daher Ihren Patienten ab.

14.1.1 Einzelne Bereiche

An der **Stirn** können wir lesen, wie sich aus Beobachtung und Auffassung das Verstandsleben Schicht für Schicht von den sinnlich-erkennbaren Dingen über die Vorstellung, über das abstrakte Denken hinaus zu warmem, höherem Vernunftdenken, zu Ethik und Moral entwickelte. Am **Hinterhaupt** können wir lesen, wie sich aus den über den Nacken aufsteigenden Kräften aus dem Körper das Tatleben entfaltet. Weiter oben lesen wir am Hinterhaupt, wie sich die körperliche und berufliche Tüchtigkeit entfalten. Darüber sehen wir, wie sich das Selbstbewusstsein und das Selbstwertgefühl entwickeln. Am **Seitenhaupt** lesen wir, wie die Verstandes- und Tatkräfte zusammenwirken und sich in einem Sinn für ökonomisches Gestalten entwickeln. Dieses gipfelt im oberen Seitenhaupt im idealen Verbesserungsstreben, in der ökonomischen Ökologie.

Diese unterschiedlichen Kräfte, die sich mit der Höherentwicklung immer umfassender gestalten und verfeinern, entwickeln einen noch unbewussten Drang nach religiöser Betätigung. Damit ist gemeint, dass der Mensch anfängt, sich mit der Vorstellung einer Wirklichkeit im Jenseits, mit Fragen der Transzendenz, d. h. mit Themen, die jenseits der sinnessinnlichen Wahrnehmung liegen, zu beschäftigen.

Dies sind Erfahrungen, die über die Sinneswahrnehmung hinausgehen, die über das, was ich wissen kann, hinausgehen und nicht abhängig sind vom Bereich der möglichen Erfahrungen. Diese Krönung aller Fähigkeiten, der Verstandes- und Tatkräfte und der inneren Gefühlskräfte, findet sich als **Gefühlsschicht im Oberhaupt**. Es ist der Bereich der Verehrung, der Gottverbundenheit und des höheren Gemüts.

„Das Oberhaupt ist der Sitz der höchsten Gefühle, also des Gemütslebens des Menschen.“

Carl Huter

Unter **Gemüt** verstehen wir unser inneres Seelenleben, das die Gesamtheit aller Willens- und Gefühlsregungen ausdrückt und nicht von ungefähr im Volksmund auch mit „Herz“ im Gegensatz zum „Kopf“ bezeichnet wird.

Ein **Gemütsmensch** ist einer, der Gelassenheit ausstrahlt und schwer aus der Ruhe zu bringen ist. Ein Mensch, der ein sonniges Gemüt hat, ist ein freundlicher, heiterer, optimistischer Mensch. Mit Gemütsruhe charakterisieren wir jemanden, der ein starkes Gemüt hat, was auch als Tugend gesehen wird, als „Tauglichkeit“ im Sinne einer vorbildlichen Haltung. **Gemütsruhe** hat ein Mensch, der vertrauensvoll lassen kann, was ist, wissend, dass alles einer höheren Ordnung folgt, die wir vom Verstand her nicht verstehen.

In diese Bereiche und Lebenserweiterungen kommen wir mit der Betrachtung des Oberhaupts hinein.

Gehen wir vom Oberhaupt nach unten in den Schädel, liegt darunter die **Zirbeldrüse**, auch Epiphyse genannt. Sie steuert unsere innere Uhr, reguliert den Schlaf und erhöht unsere Intuition. Sie ist zuständig für den Alterungsprozess, da mit Abnahme der Zirbeldrüsentätigkeit der Melatoninspiegel sinkt. Durch die Abnahme des Melatoninspiegels wird der Alterungsprozess beschleunigt und die Anfälligkeit für Erkrankungen jeder Art steigt an. Wissenschaftler vermuten, dass ein reduzierter Melatoninspiegel mit Alzheimer in Verbindung steht. Ebenso wird diskutiert, ob eine frühe Verkalkung der Epiphyse eine mögliche Ursache für die Entstehung von Brustkrebs bei Frauen sein könnte. Im Yoga wird die Zirbeldrüse dem 6. Chakra zugeordnet, das mit Intuition, innerer Wahrnehmung und Erkenntnis in Verbindung gebracht wird.

Die **Zirbeldrüse** produziert ein **Halluzinogen** (Dimethyltryptamin, DMT), das neuartige Gedankenstrukturen und Empfindungen kreieren kann. Diese Substanz wird besonders während mystisch-spiritueller Rituale, bei Geburt und Tod ausgeschüttet. Wir kommen damit an Themen heran, die wir Schicksal nennen, d. h., wir finden in der Zirbeldrüse eine Instanz, die uns offen sein lässt für Erfahrungen, die von göttlichen Mächten vorbestimmt oder von Zufällen bewirkt empfunden werden. Wir gelangen an tief philosophische Fragen: Wie sehr sind wir durch „Schicksal“ bereit zur Öffnung neuer Wahrnehmungsbereiche? Was ist der Sinn des Lebens? Wie sehr brauchen wir „schicksalshafte“ Erlebnisse, um zur Änderung liebgewordener Gewohnheiten bereit zu sein? Wie sehr sind wir veränderungsbereit?

Die **Zirbeldrüse** hat sich in der modernen Lebensweise sehr zurückentwickelt und wird besonders durch Fluoride, die das Gewebe verhärten lassen, angegriffen. Aber auch andere Substanzen wie Quecksilber, Tabak und Alkohol lassen die Zirbeldrüse verhärten. Auch Strahlungsfelder können sie schädigen. Dagegen kann die Zirbeldrüse durch Kreativität, Singen, achtsame Atemübungen, Meditieren und alle feineren, nach innen lauschenden Tätigkeiten, die feine Schwingungen erzeugen, stimuliert werden. Es sind Tätigkeiten, die auch die Heliodakraft erhöhen. So könnte man sich erklären, dass im gesamten Oberhaupt diese feine Kraft, die Carl Huter Helioda (S. 104) nannte, vorherrschend vertreten ist. Diese verbindet sich zum Hinterhaupt hin mit dem Magnetismus (S. 97), zum Seitenhaupt mit Medioma (S. 104) und Elektrizität (S. 99) als Reformierungs-, Verbesserungs- und Wehrkraft und zur Stirn mit dem Od (S. 102).

Je feiner die Gefühlsenergien, die sich aus dem Mittelhirn sammeln und in der oberen Stirn ausbreiten, desto breiter, runder und höher wird das Oberhaupt (**Abb. 14.1**) gestaltet. Die **Feinheit, Tiefe und Kraft der aus dem Körperinnern aufsteigenden Empfindungsenergie** schafft sich im Oberhaupt ihren Ausdruck. Die Helioda baut

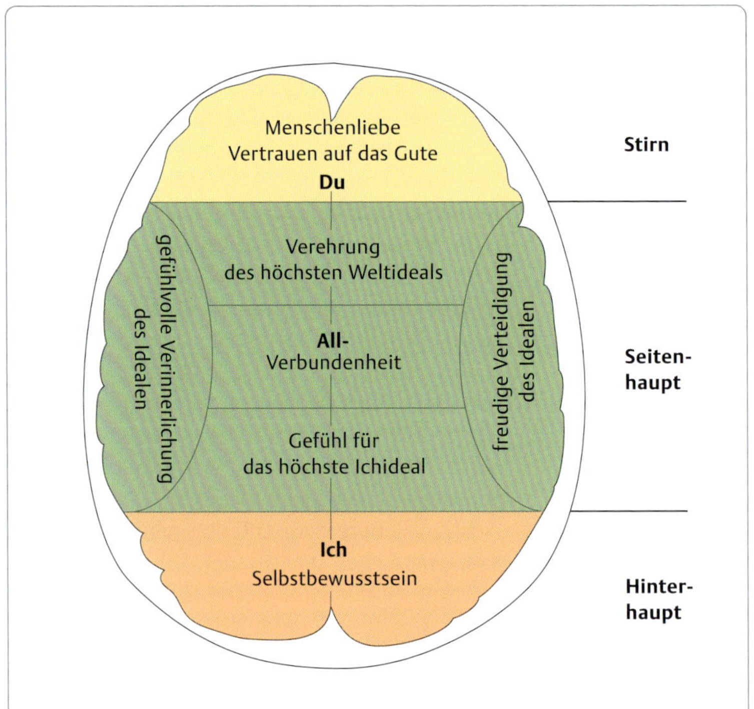

Abb. 14.1 Oberhaupt.

am Oberhaupt, schafft es, dass er sich wölbt, verfeinert, Gehirnmasse bildet, dass es sich langsam entwickelt. Das Entscheidende aber ist die heliodische Leuchtkraft, die über den Kopf hinaus ausstrahlt, was im Kopf bewegt wird. Das könnte man auch als Strahlenpotenzial sehen, es wurde von Künstlern immer wieder so dargestellt. Doch die Menschheit ist noch auf dem Weg, all das zu entwickeln, was zur tiefsten Erkenntnis der Religion gehört. Sind die gesammelten Gefühls- und Empfindungskräfte des Körpers schwach, kann sich auch das Oberhaupt nicht ausbauen. Es bleibt schmal, flach, eckig, oder zeigt sich spannungslos, strahlungsarm, dumpf und leblos.

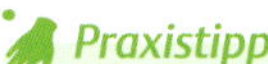

Praxistipp

Vorsicht, schließen Sie nicht einfach darauf, dass Menschen mit einem hohen und breiten Oberhaupt ein großes und reiches Gemütsleben führen und Menschen mit niederem Schädel gefühllose Wesen sind. Achten Sie darauf, wie Augen, Stirn, Mittelgesicht und Haare beschaffen sind, die entsprechend feiner oder gröber sind. Die Form alleine sagt nicht viel aus.

Vom **Hinterhaupt** steigern sich die Persönlichkeitstriebe im Oberhaupt zum Gefühl des unvergänglichen Wertes der eigenen Wesenheit und damit zum Glauben an die Unvergänglichkeit und Unsterblichkeit des Ichs. Von der **Stirn** steigern sich die warmen Vernunftkräfte im Oberhaupt zum Gefühl vom Wert des Sozialen und für den Glauben an die Unvergänglichkeit des Guten im Mitmenschen und in der sozialen Gemeinschaft.

Am **mittleren Oberhaupt** liegt der Sinn für das Erkennen umfassendster Zusammenhänge im Kosmos. Mit diesem Sinn können alle übergeordneten Ideale, eine höhere Welt, in die das Ich, die Mitmenschen, die ganze Natur eingebettet sind, erfühlt werden. Je tiefer und feiner das Empfinden ist, umso stärker erschließen sich Sein und Wirken der göttlichen Welt. Diese innere Gefühlsschicht, in die wir uns in der Meditation, in Körperübungen und Achtsamkeitsschulung hineinlassen können, wird dadurch zu eigenem Erleben und Erfahren und prägt das Bewusstsein so veranlagter Menschen. Diese Gefühlsschicht durchdringt den ganzen Menschen, das innerlich Erlebte ist für ihn Wirklichkeit, er staunt über die Natur und das Leben.

Merke

Das Staunen ist wichtig für unsere Stimme. Es verleiht ihr Glanz und wird vom Sänger bewusst geschult.

14.2 Oberhaupt und Gefühle

Es ist das **Fühlen, das über den naturwissenschaftlichen Bereich hinaus höhere Ahnungen erschließt**. Die Naturwissenschaft eröffnet nicht die Oberhauptaussagen und die großen Entdeckungen dieser Welt wurden häufig nicht nur durch aufmerksames Forschen gefunden. Betrachten wir den Kopf, mündet alles im Oberhaupt. Das Wissen vom Göttlichen in uns und um uns auch jenseits all dessen, was wir sinnlich wahrnehmen, also in der geistigen Welt, führt zur Verehrung alles Schönen und Vollkommenen und zum Streben nach dauernder Bindung mit dem Gipfelpunkt des Seins im All. Daraus entsteht eine natürliche Demut vor der großartigen Schöpfungskraft und der Vorsehung, eine natürliche Religiosität, die unabhängig von konfessionellem Denken ist. Religiosität ist der Inhalt der Konfessionen. Es ist das Umgreifende, das Andachts- und Heiligkeitsgefühl. Es ist eine innere Frömmigkeit, ein **ureigenes inneres Fühlen, das das Denken überschreitet**. Ein Zugang zur Transzendenz ist bei allen Geschöpfen da, aber nicht bewusst, sondern nur, wenn das Oberhaupt als Bewusstwerdungsinstrument genügend Energie hat. Sonst ist man mit einem inneren Ringen beschäftigt.

Durch die inneren Gefühlskräfte gelangt der Mensch zu der Erkenntnis, dass nur durch die reale Steigerung und Entfaltung der eigenen Persönlichkeit der höchste Stand des Lebens erreicht wird und dass **die letzten Wahrheiten mit dem Verstand allein nicht erfasst** werden können. Er fühlt, dass noch Höheres im All waltet, gelangt zu Glaube und Hoffnung, sucht nach Gotteserkenntnis und ordnet sein Ich in Ergebenheit einer höheren überirdischen Wesenheit unter. Das Erkennen einer höheren Macht stimmt ihn milde und weckt Mitgefühl und Hilfsbereitschaft gegenüber den Mitmenschen und allem Leben.

Im **vorderen Oberhaupt** (**Abb. 14.2a**) kommen die sozialen Gefühlsschichten zum Ausdruck. Im **mittleren Oberhaupt** erkennen wir den Verehrungssinn, die religiöse Ehrfurcht, den universellen Glauben und das Vertrauen in eine höhere Macht. Am **hinteren Oberhaupt** (**Abb. 14.2b**) können wir das Gefühl eigener innerer Größe lokalisieren. Man liest am hinteren Oberhaupt auch Selbstvertrauen und Gewissenhaftigkeit.

Aus der Art der Oberhauptbildung wird sichtbar, ob das persönliche, soziale oder religiöse Ideal vorherrscht, ob diese sich harmonisch verbinden und ausgleichen oder ob diese Schichten mehr oder weniger entwickelt sind. Dabei betrachten wir auch den Abstand vom mittleren Oberhaupt nach vorne und nach hinten.

Die Neuphrenologie Carl Huters sieht den Schädelaufbau auch unter einem christlichen Gebot.

Liebe ist Empfindungsenergie in Potenz. Es ist das Anerkennen, dass es etwas Höheres gibt als ich und du. Das Ideal der Gottheit steht über dem der eigenen Persönlichkeit und der Umwelt. In diesem Ideal gipfelt alle geistige Entwicklung. Die Neuphrenologie besagt, dass der Glaube an das Göttliche aus der Gehirnentwick-

14

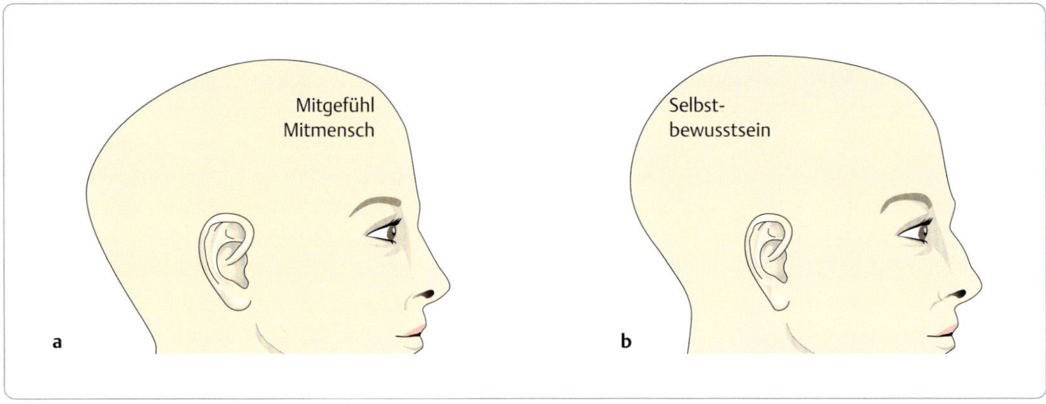

Abb. 14.2 Ich – Du.
a Du.
b Ich.

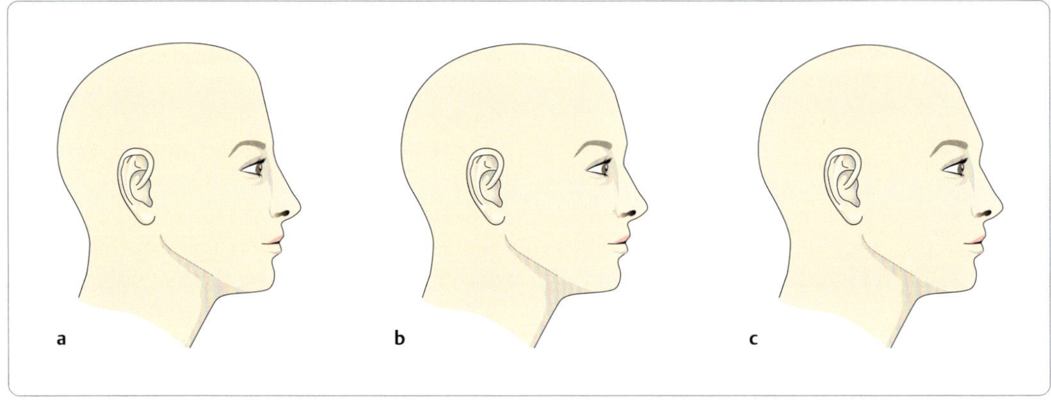

Abb. 14.3 Vorderes Oberhaupt.
a Starke Ausprägung.
b Normale Ausprägung.
c Schwache Ausprägung.

lung und deren Geistestätigkeit hervorgegangen ist und damit etwas Natürliches ist. Dieser Glaube untersteht einer andauernden Evolution.

14.3 Vorderes Oberhaupt

Das vordere Oberhaupt (**Abb. 14.3**) wächst in organischer Art aus der Oberstirn, die das psychologische, soziale und ethische Denken zum Ausdruck bringt. Daraus ergibt sich im vorderen Oberhaupt das **Vertrauen auf das Gute im Mitmenschen**, **Wohlwollen**, **Warmherzigkeit** und **Liebe**. Ein in dieser Weise eingestellter Mensch strahlt Optimismus aus. Der Mensch mit einer Betonung im vorderen Oberhaupt beschäftigt sich mit dem Du und mit sozialen Themen. Er ist gutmütig, tolerant und offen für alles, interessiert sich für fremde Kulturen und Menschen in schwierigen sozialen Verhältnissen. Dieser Mensch glaubt an das Gute im Menschen und in der Welt. Er glaubt, dass die Zukunft Gutes bringen wird. Die Gesichtsphysiognomie ist locker und heiter.

> *Wissenswert*
>
> Es besteht die Gefahr, dass der Mensch mit dem **betonten vorderen Oberhaupt** aufopfernd für andere Menschen ist und sich selbst darüber vernachlässigt und ausgenutzt wird. Er neigt dazu, seine Kinder, Freunde und Mitmenschen zu verwöhnen, und fördert damit den Egoismus, die Bequemlichkeit und Trägheit der anderen. Hier sehen wir die Lehre des vorderen Oberhaupts: Wir sollten gut sein, aber mit Weisheit.

Bei einer **insgesamt gut entwickelten Stirn** werden Entscheidungen, sozial zu handeln, nicht nur durch die Gefühle, sondern auch durch den **Verstand** unterstützt. Ist das vordere Oberhaupt am stärksten ausgeprägt, steht das soziale Bewusstsein im Vordergrund, das Ich und der Glaube an eine höhere Schöpferkraft treten zurück.

14.3.1 Schwach

Bedeutung:

- Mangel an sozialem Engagement
- weniger Ehrfurcht vor dem Leben
- interessieren sich weniger für das Wohlergehen und das Recht der Mitmenschen

14.3.2 Hoch ausgerundet, aber schmal

Bedeutung:

- schließen nicht alle Menschen in ihr Wohlwollen und die soziale Welt ein, nicht alles Leben und alles Sein
- haben ein eingeengtes soziales Fühlen

14.3.3 Therapeutische Hinweise und Fragen für die Anamnese

Menschen mit ausgeprägtem vorderem Oberhaupt könnten wir folgende Fragen stellen:

- Sind Sie in **sozialen Einrichtungen** tätig?
- Haben Sie schon einmal ehrenamtliche Aufgaben erfüllt?
- Sind Sie ein optimistischer Mensch? Glauben Sie immer wieder, dass alles gut wird?
- Wie sehr interessieren Sie sich für Menschen, andere Kulturen und soziale Themen?
- Ist es vorgekommen, dass Ihre **Gutmütigkeit** ausgenutzt wurde?
- Leisten Sie einen Beitrag, dass es auf der Welt friedlicher, harmonischer und sozialer zugeht?
- Wie leicht fällt es Ihnen, Grenzen zu setzen?
- Kennen Sie es, dass Sie sich für andere Menschen aufopfern? Weil es sein muss? Weil sich das gehört? Weil es erwartet wird?
- Kennen Sie es, dass Sie das **Wort „eigentlich“** aus Ihrem Sprachgebrauch streichen sollten, weil Sie sonst zu viel tun, was für andere Menschen, den Arbeitgeber, die Kinder, den Verein und die Gesellschaft gut ist?
- Ärgern Sie sich über Menschen, die weniger Rücksichtnahme an den Tag legen, z. B. beim Autofahren andere blockieren, an der Kasse trödeln, beim Parken mehrere Plätze belegen, am Bus vordrängeln?

> *Rubrikenauswahl*
>
> Bei Menschen mit **ausgeprägtem vorderem Oberhaupt** lohnt sich ein Blick in folgende Rubriken:
>
> - Gemüt – Nachgiebigkeit
> - Gemüt – optimistisch
> - Gemüt – milde
> - Gemüt – liebevoll, voller Zuneigung, herzlich
> - Gemüt – Mitgefühl, Mitleid
> - Gemüt – Wohlwollen, Güte
> - Gemüt – großzügig, zu

14.4 Hinteres Oberhaupt

Das hintere Oberhaupt (**Abb. 14.4**) erwächst in organischer Art aus dem oberen Hinterhaupt, das Selbstbewusstsein, Ehrgefühl und das Gewissen zum Ausdruck bringt. So finden wir im hinteren Oberhaupt auch die **Anlage zu Gewissenhaftigkeit und Gerechtigkeit** und es lässt Schlüsse auf das Selbstwertgefühl zu.

Im hinteren Oberhaupt findet sich der **Glaube an das eigene höhere Selbst**. Selbstwert beinhaltet auch die Würde des Menschen. Es ist die

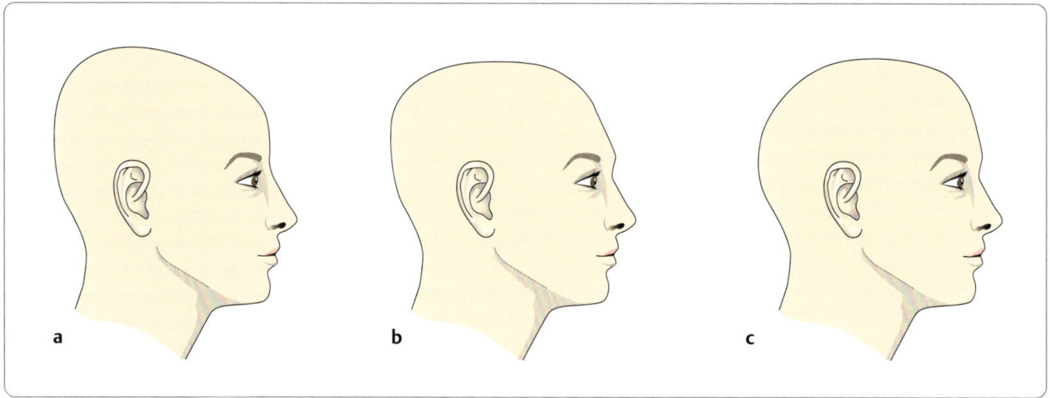

Abb. 14.4 Hinteres Oberhaupt.
a Starke Ausprägung.
b Schwache Ausprägung.
c Normale Ausprägung.

Motivation, für sich und seine Person alles zu tun, was zum Besseren und zu mehr Wertschöpfung führt. Der Mensch prüft sich und seine Stellung in Bezug auf andere Menschen und in Bezug auf Gott. Wir lesen darin das Interesse für das eigene Wohlergehen, das Interesse, die eigene Persönlichkeit zu einer wertvollen Persönlichkeit zu entwickeln, damit das Gute sich im Universum vermehrt. Im hinteren Oberhaupt lesen wir die Verpflichtung der Schöpfung gegenüber, im Sinne von: Was bin ich wert in der Schöpfung? Was bin ich verpflichtet als Diener im Universum in der Schöpfung zu tun? Es ist die Frage des Selbstwerts, der sich in der Transzendenz bewusst macht, der mit innerer Lebensverehrung und Urvertrauen zu tun hat.

In der Psychologie werden 6 Bedingungen genannt, die ein gesundes Selbstwertgefühl bilden:

- bewusstes Leben
- Selbstannahme
- eigenverantwortliches Leben
- selbstsicheres Behaupten der eigenen Person
- zielgerichtetes Leben
- persönliche Integrität

Wir lesen hieran das **individuelle, das abgegrenzte und persönliche Sein**. Der Mensch kann sich nur entwickeln, wenn er ein starker „Ich-Mensch“ ist. Im Vergleich dazu finden wir am mittleren oberen Hinterhaupt (**Abb. 14.5**) Selbstbewusstsein und Selbstsicherheit, die sich aus der Art des Auftretens und Sich-selbst-zur-Geltung-Bringens ergibt. Wir lesen darin die Verwirklichung der eigenen materiellen Bedürfnisse, den Selbstständigkeitsdrang und den Drang nach Beachtung. Dieses Selbstvertrauen kann man im Leben üben und erlernen.

14.4.1 Breit

Bedeutung:

- sprechen auf Ungerechtigkeiten an
- **Würde**, **Freiheit** und **Gerechtigkeit** sind hohe Güter
- neigen dazu, andere Menschen durch eigene Ideen zu beglücken
- ein Gott wird als herrschend und strafend erlebt
- können sich in ihrem Selbstwert **überschätzen**

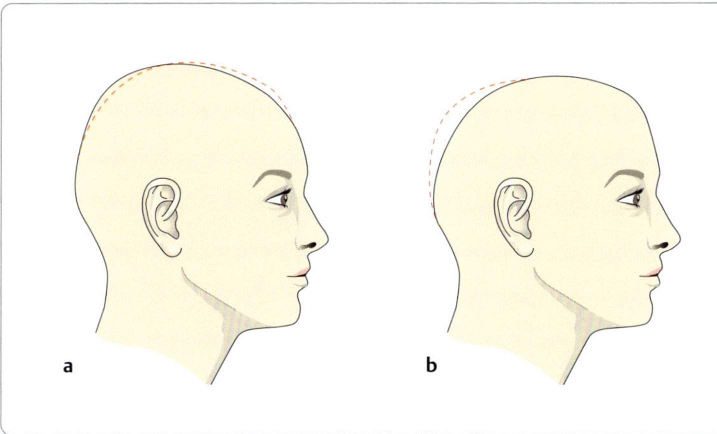

Abb. 14.5 Mittleres hinteres Oberhaupt im Vergleich.
a Hohes hinteres Oberhaupt.
b Flaches hinteres Oberhaupt.

- können sich selbst als im Recht empfinden, ein ihnen zustehendes Recht wahrnehmen, einfordern oder erstreiten
- können sich als „von Gottes Gnaden“ erleben, was in übersteigertem Sinne zu Arroganz und egoistischem Verhalten führen kann

In welcher Qualität das erhöhte hintere Oberhaupt gelebt wird, sehen wir **am mittleren Gesicht und seiner Feinheit und Strahlung**.

Wenn wir die Lebensantriebe aus dem vorderen Oberhaupt vernachlässigen, entsteht **Angst**, da wir in den magnetischen Spannungslinien aus dem Hinterhaupt bleiben und diese nicht durch Helioda (S. 104) überwinden.

Therapeutische Hinweise und Fragen für die Anamnese

Wir könnten folgende Fragen stellen:

- Wie wichtig ist es Ihnen, gut dazustehen?
- Wie sehr strengen Sie sich an, dass Sie eine **gute Stellung in der Gesellschaft** einnehmen?
- Wie sehr können Sie Dinge im Leben einfach laufen lassen und darauf vertrauen, dass es gut läuft?
- Wie wichtig ist Ihnen **Beachtung**?
- Können Sie auch mal was machen, wo es sein könnte, dass Sie nicht glänzen – sich vielleicht sogar in einer Gruppe blamieren? Oder umgehen Sie solche Situationen?
- Wie gut können Sie wichtige Aufgaben **delegieren**? Trauen Sie anderen zu, dass die es genauso gut machen, wie Sie es sich vorstellen? Oder machen Sie vorsichtshalber lieber vieles selbst, weil Sie in einer Präsentation auf keinen Fall „dumm“ dastehen wollen?
- Wenn andere gegen Sie sind, ist es Ihnen dennoch wichtig, an Ihren Prinzipien festzuhalten und Ihre Würde nicht zu verlieren?
- Sind Sie meist davon überzeugt, dass Ihre Meinung die einzig richtige ist?
- Neigen Sie dazu, andere Menschen zu **belehren**, weil Sie wissen, wie alles am besten läuft?
- Wie wichtig sind Ihnen Wahrheit und Gerechtigkeit?
- Können Sie auch schnell und oberflächlich Dinge entscheiden oder sind Sie sehr gewissenhaft und exakt?
- Haben Sie eine Vorstellung von **Gott**? Wie ist diese, liebevoll oder strafend?

Rubrikenauswahl

Bei Menschen mit einem **ausgeprägten hinteren Oberhaupt** lohnt sich ein Blick in folgende Rubriken:

- Gemüt – hochmütig, arrogant
- Gemüt – anmaßend
- Gemüt – Beschwerden durch – Ehre, verletzte
- Gemüt – Beschwerden durch – Kränkung, Demütigung
- Gemüt – Beschwerden durch – Tadel
- Gemüt – Wahnideen – adlig; er sei
- Gemüt – Wahnideen – anerkannt, geschätzt; sie würde nicht
- Gemüt – Wahnideen – besser als andere; er wäre
- Gemüt – Wahnideen – hochgestellte Persönlichkeit; er sei eine
- Gemüt – Wahnideen – Rang; er sei eine Person von
- Gemüt – Wahnideen – Schlechtigkeit und Minderwertigkeit der anderen, während er großartig ist
- Gemüt – Wahnideen – stolz
- Gemüt – Wahnideen – vergrößert – groß, großgewachsen; er sei sehr
- Gemüt – Wahnideen – verkleinert – alles im Zimmer sei verkleinert, während sie groß und erhaben ist
- Gemüt – Wahnideen – Überlegenheit, von
- Gemüt – Widerspruch – verträgt keinen Widerspruch
- Gemüt – Bestimmtheit
- Gemüt – Macht – Gefühl von

14.4.2 Schwach

Bedeutung:

- vernachlässigen leicht sich selbst
- haben **weniger Selbstvertrauen**
- geben der Entwicklung der eigenen Persönlichkeit weniger Raum
- orientieren sich lieber an fremden Idealen als an sich selbst
- kompensatorisch kann fehlender Selbstwert dazu führen, dass von anderen mehr Leistungen als von sich selbst erwartet werden

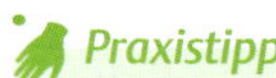

Praxistipp

Menschen mit einem schwachen hinteren Oberhaupt brauchen Unterstützung im Aufbau eines tragenden Selbstwertgefühls. Sie lassen sich schnell von ihren Vorstellungen und Vorhaben abbringen und sind unsicher in sämtlichen Lebensfragen. Die Menschen können durch Übungen mit Stimme, Körper und Bewegung langfristig gestärkt werden. Häufig ist eine systemische Therapie indiziert, da dieser Mangel an Selbstwert Wurzeln in der persönlichen Historie hat.

Rubrikenauswahl

Homöopathisch kann man Menschen mit einem **schwachen hinteren Oberhaupt** gut begleiten, wenn es zu Beschwerden aufgrund des verminderten Selbstwerts kommt. Man muss sich allerdings bewusst sein, dass ein homöopathisches Mittel zwar den Raum öffnen kann, aber den Weg zur Selbstentwicklung muss der Mensch selbst gehen.

Hier lohnt sich ein Blick in folgende Rubriken:

- Gemüt – Selbstvertrauen – Mangel an Selbstvertrauen
- Gemüt – beeindrucken, empfänglich für Eindrücke; leicht zu
- Gemüt – leichtgläubig
- Gemüt – naiv, leichtgläubig
- Gemüt – kindisches Verhalten

14.4.3 Rechtsseitig ausgeprägter

Es erwächst in organischer Art aus dem rechtsseitigen oberen Seitenhaupt, das den Drang zur Ansammlung und Erhaltung von idealen Gütern zum Ausdruck bringt. Die rechte Seite zeigt, wie ein Mensch aus sich heraustritt und sich mit der Welt in Berührung bringt.

Bedeutung:

- bringen sich nötigenfalls sogar für ihre Ideale in Gefahr
- breites und hoch abgerundetes rechtsseitiges Oberhaupt: **ausgeprägter Gerechtigkeitssinn**, Vorstellungen von Gut und Böse sowie Richtig

und Falsch, setzen sich aktiv für die Einhaltung dieser Werte ein
- flaches und abfallendes Oberhaupt: tun zum Erhalten der Ideale nichts aus eigenem Antrieb

14.4.4 Linksseitig ausgeprägter

Es erwächst aus dem linksseitigen oberen Seitenhaupt, das den Drang zur Ansammlung und Verinnerlichung idealer Güter zeigt. Die linke Seite zeigt, wie der Mensch mit sich selbst und seinem Glauben an eine höhere Kraft in Kontakt ist.

Bedeutung:
- sensible, sympathische und freie schöpferische Liebes- und Gestaltungstriebe
- Ausdruck der Verinnerlichung, der Liebe und des Glaubens

14.5 Mittleres Oberhaupt

Das mittlere Oberhaupt (**Abb. 14.6**) ist die höchste Stelle des menschlichen Kopfes. Er drückt die **Ehrfurcht vor dem Schönen**, den **Glauben an eine allumfassende Liebe** wie die Gottesliebe und die **allgemeine Freude am Leben** aus. Dieser Mensch wird, je nach Strahlung dieses Bereichs, bereit sein, an eine Schöpferkraft und eine Lenkung durch das Schicksal zu glauben. Es besteht eine Frömmigkeit und eine Anlage, sich mit Gott und der Welt und mit Sinnfragen auseinanderzusetzen. Über die Ausprägungen der Liebe zeigt sich die Bereitschaft, anderen uneigennützige, umfassende Hilfe anzubieten. Darüber hinaus erwächst durch den Glauben die Geduld, Schwierigkeiten auf dem eigenen Lebensweg zu ertragen. Im mittleren Oberhaupt kann sich der Mensch in alles, was er als schön oder gut erkennt, versenken. Er verehrt die Natur oder geschaffene Werke und damit Gott. Wir lesen darin die Begeisterung und Wertschätzung für alles Schöne und Gute.

Wenn eine **entsprechende Gesichtsphysiognomik** dazukommt, ist dies ein Zeichen für **Harmonie**. Es ist ein Gefühlsaufbruch des Urvertrauens, das ein inneres Glücksgefühl hinterlässt. Der Mensch fühlt sich weit, unbegrenzt und offen – voller Vertrauen. Bei einer starken Ausprägung finden wir eine starke Neigung zur Hingabe an die höchsten Ideale und die Bereitschaft, sich den geistlichen Bereichen des Lebens zur Verfügung zu stellen. Diese Ehrfurcht und Religiosität können auch bei Menschen vorhan-

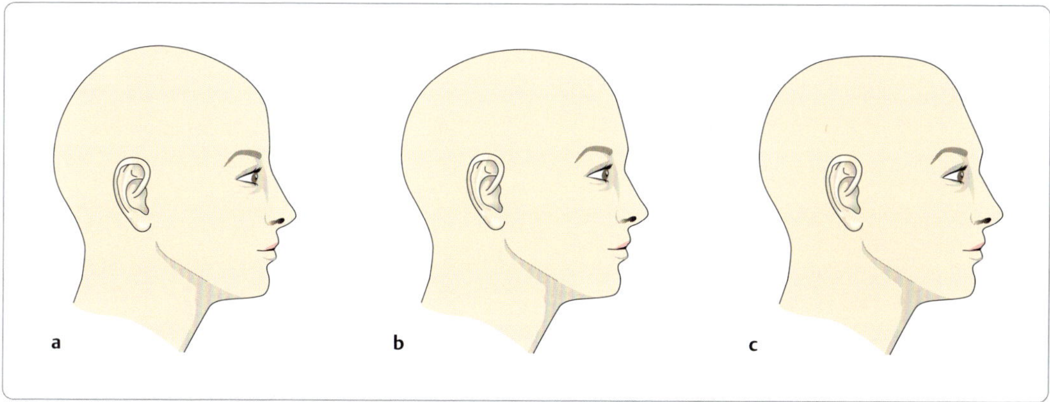

Abb. 14.6 Mittleres Oberhaupt.
a Starke Ausprägung.
b Normale Ausprägung.
c Schwache Ausprägung.

den sein, wenn das mittlere Oberhaupt nicht ausgeprägt ist. Dann ist dieser Bereich besonders fein, die Haare sind fein, das Gesicht strahlt dieses gemüthafte Erfassen der Umwelt aus und wer es sehen könnte, würde feine aufsteigende Energien in diesem Bereich erkennen. Deshalb müssen wir immer sehr vorsichtig sein beim Betrachten der Formen und dürfen die Energiequalität nie außer Acht lassen.

Wissenswert

Es kann sein, dass der Bereich des **mittleren Oberhaupts** schön ausgewölbt ist, ohne dass der Mensch dies im Gesicht ausstrahlt und sein Verhalten dies widerspiegelt. Dann verehrt er häufig nur einen kleinen Bereich in seinem Leben, z. B. seine Heimat, geht aber mit den Menschen verachtend um.

14.5.1 Ausgeprägt

Bedeutung:

- haben hohe moralische Ansprüche und Auffassungen
- ohne warme Ausstrahlung besteht Anfälligkeit für religiöse Sekten, Fanatismus und weltfeindliche Einstellungen wie bei einem übermäßig hohen mittleren Oberhaupt

14.5.2 Schwach

Das schwache mittlere Oberhaupt ist in **Abb. 14.7** dargestellt

Bedeutung:

- göttliche oder sonstige Mächte haben keine nennenswerte Bedeutung
- Religionsfragen interessieren kaum
- kein Bedürfnis, ihr Selbst näher zu ergründen und es zu einer höheren göttlichen Ordnung in Bezug zu setzen

14.5.3 Spitz zulaufend

Das spitz zulaufende mittlere Oberhaupt ist in **Abb. 14.8** dargestellt.

Bedeutung:

- neigen zum Einheitsglauben, zum Glauben an einen isolierten Eingott oder an ein anderes Ideal
- höchste Erhebung am hinteren Oberhaupt: starke Selbstgerechtigkeit, Gewissen und Vorsicht sind aber begrenzt
- soziales Denken und ethisches Verhalten entspringen eher dem Bedürfnis nach eigener Anerkennung als einem Gefühl der starken Verbundenheit mit der geistigen Welt
- Hinweis auf einen inneren Zweifel an der Existenz einer göttlichen Macht

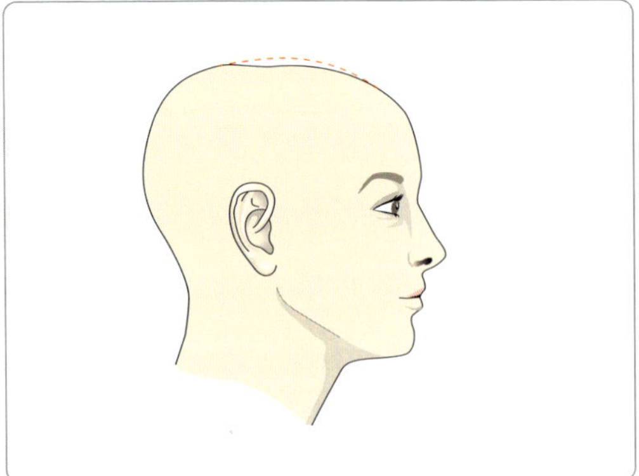

Abb. 14.7 Flaches mittleres Oberhaupt.

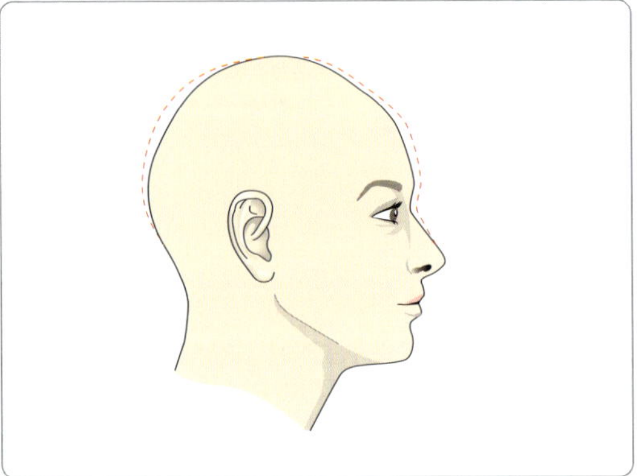

Abb. 14.8 Mitte hoch, vorne und hinten schwaches Oberhaupt.

14.6 Zusammenfassung

Das Oberhaupt lehrt uns schließlich, dass es **3 ideale Bereiche** gibt:

- Ideal des Ichs
- Ideal des Dus
- Ideal der Gottheit; ein Ideal, das über der Welt und über Ich und Du steht

In der Vorstellung von einem Gottheitsideal gipfelt die geistige Entwicklung. Das höchste vorstellbare Gottheitsideal erhebt und motiviert die Entwicklung. Das Fehlen dieser Ideale deprimiert und hemmt die Entwicklung.

> *Die schöne Wölbung des vorderen, hinteren und mittleren Oberhauptes führt uns zur richtigen sozialen Ethik, zur richtigen Pflichttreue gegen uns selbst und zu den rechten Tugenden gegenüber dem Hohen und Idealen, dem Göttlichen und Vollkommenen. Die Kraft und Schönheit der Form lehrt uns auch hier wieder den rechten Weg.*
>
> Carl Huter

14.7 Differenzierung in 50 Zonen nach Huter

Carl Huter hat 50 Begriffe zur Benennung von Oberhauptthemen benannt. Diese Begriffe sind jedoch **schwer zu verstehen**, da wir nicht wissen, was er mit ihnen aussagen wollte, und wir uns damit ausschließlich im philosophischen Bereich bewegen. Der Vollständigkeit halber ist hier die Zeichnung mit den Oberhauptsinnen von Carl Huter abgebildet (**Abb. 14.9**) und der **Leser kann sich selbst Gedanken** zu diesen teilweise seltsam anmutenden Begriffen wie z. B. „Unglücksgefühl", „Seelenheiterkeit", „Andacht" und „liebende Hoffnung" machen. Es sind Begriffe, die sich in der Meditation und Versenkung erschließen. Es sind Themen, die es im Laufe der Evolution zu durchleben und zu durchlichten gilt. In der Kunst finden wir das Bemühen der Künstler, die diese feinsten Energien wahrnehmen konnten, immer wieder in der Qualität der Farben und feinen Formen dargestellt.

Erklärungen zu **Abb. 14.9** in Anlehnung an Werner Glanzmann [16]:

1. Ich = Vertrauen auf das Ideal des Ichs, gefühlsmäßige Wahrnehmung des Göttlichen im eigenen Ich
2. Ideal = höchster Idealismus und Gottheitsliebe, Gottesverbundenheit
3. Weltall = Glaube an das Göttliche im All
4. innerer Sammelsinn höchster Erkenntnis
5. Anbetung = Trieb, sich mit dem Göttlichen durch Anbetung in Verbindung zu setzen
6. Liebe = Vermögen, die Liebe der Gottheit gefühlsmäßig wahrzunehmen
7. Güte = Antrieb, Gutes zu tun
8. Fürbetung = Heiligung des eigenen Ichs
9. Macht = Wille zur Macht durch gute und liebevolle Taten und Werke
10. Schönheit = Sinn für die Schönheit des Göttlichen
11. Frieden = Liebe zum Frieden
12. Tugendtreue = Trieb, sich für die Erhaltung des Seelenadels einzusetzen
13. Teufelsbegriff = Stärke des aus dem Selbstwertgefühl, der Wehr und der Widerstandskraft herausgeborenen Glaubens, dass die bösen Mächte der eigenen Person nichts anhaben können
14. Selbstzucht = Stärke der Kraft zur Selbsterziehung
15. Gewissen = Gefühlsmäßiges Unterscheidungsvermögen für das Gute und Böse. Das Gewissen (lat. *conscientia*, wörtlich „Mit-Wissen") wird im Allgemeinen als eine besondere Instanz im menschlichen Bewusstsein angesehen, die sagt, wie man urteilen soll. Es drängt, aus ethischen bzw. moralischen und intuitiven Gründen bestimmte Handlungen auszuführen oder zu unterlassen. Entscheidungen können als unausweichlich empfunden oder mehr oder weniger bewusst – im Wissen um ihre Voraussetzungen und denkbaren Folgen – getroffen werden. Ohne eine ethische Orientierung bleibt das Gewissen „leer"; „ohne Verant-

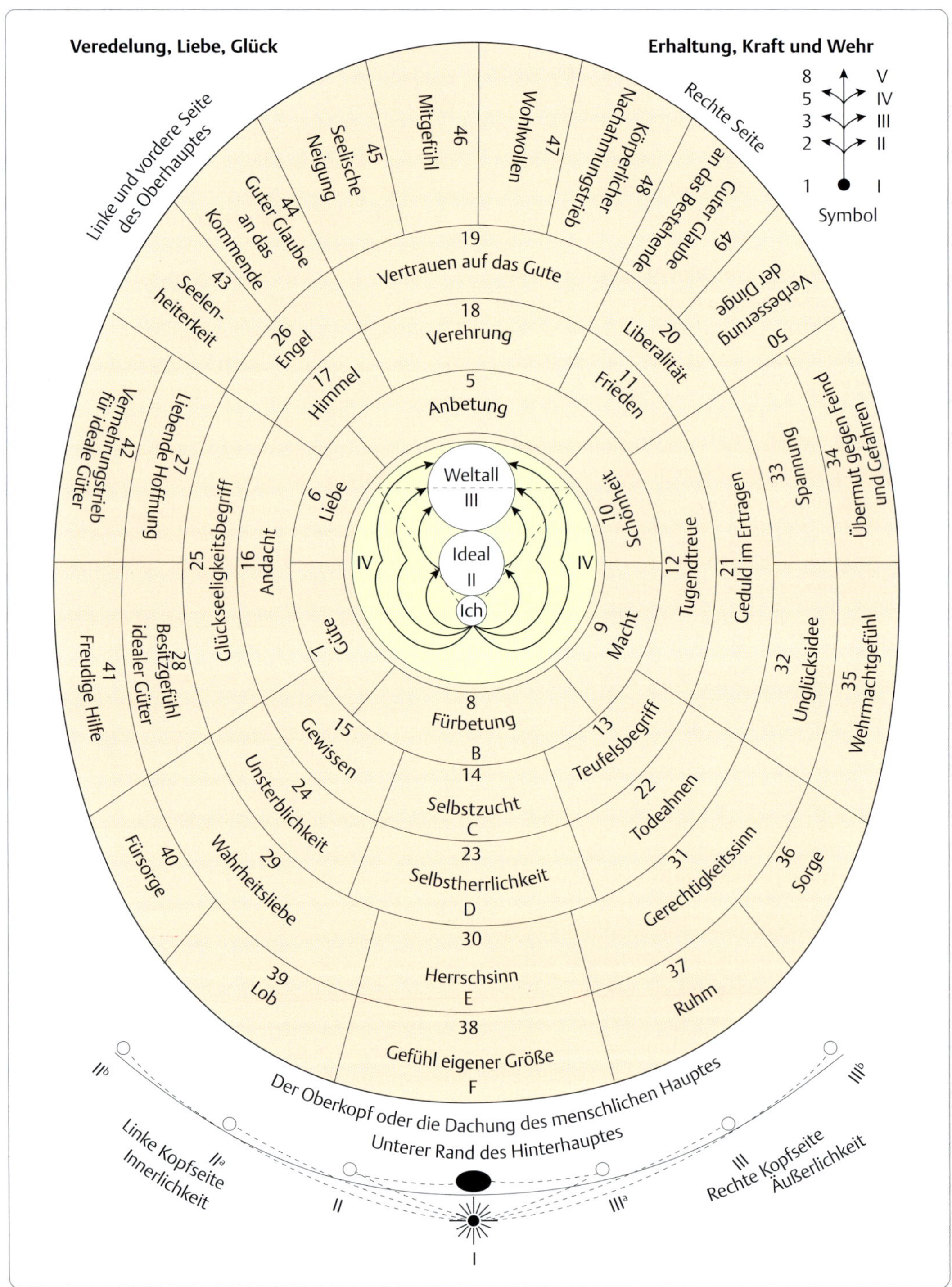

Abb. 14.9 Das Oberhaupt des Menschen (basierend auf Angaben aus dem Standardwerk von Huter [18]).

wortung ist das Gewissen blind". Üblicherweise fühlt man sich gut, wenn man nach seinem Gewissen handelt; das ist dann ein gutes oder reines Gewissen. Handelt jemand gegen sein Gewissen, so hat er ein subjektiv schlechtes Gefühl; ein schlechtes, nagendes Gewissen oder Gewissensbisse.

16. Andacht = Fähigkeit zu innerem Gesammeltsein im Gebet
17. Himmel = Stärke des Glaubens an die höhere geistige Welt; Himmel ist die Vorstellung einer übersinnlichen geistigen Welt, in der alles Böse überwunden ist und nur die Liebe und der Inbegriff des Guten regieren; die Fähigkeit, daran zu glauben, gehört zum „idealen religiösen Denken"
18. Verehrung = Verehrungssinn für das Göttliche im All und in der Natur
19. Vertrauen auf das Gute im Menschen und in der Natur; religiöses Denken
20. Liberalität = Grad der Freiheit im religiösen Denken und Vorstellen
21. Geduld im Ertragen = Kraft der Abwehr von Unglücksgefühlen aus dem Glauben an die allumfassende Liebe der geistigen Welt. Geduld im Ertragen: Auf unbestimmte Zeit dem aufgebürdeten Schicksal insofern Widerstand entgegenzusetzen, als man nicht unter seiner Last zusammenbricht.
22. Todesahnen = Vermögen, den eigenen Tod vorauszuahnen; Todesahnen: Weiterleben der Seele in verfeinerter Form
23. Selbstherrlichkeit = Stärke des Stolzes auf die eigenen Ideen und Ansichten; Pol der Festigkeitsachse
24. Unsterblichkeit = Stärke des Vertrauens in die Unsterblichkeit der eigenen Seele; Unsterblichkeitsbewusstsein, Unsterblichkeitsliebe – Glaube an die Unsterblichkeit des eigenen höheren, d. h. wertvolleren Selbstes; subjektive, gefühlsmäßige Gewissheit, dass die Seele unsterblich ist; wer so eingestellt ist, kann sich dem Sterben besser hingeben
25. Glückseligkeitsbegriff = Sinn für die Antwort auf die Frage: Wie schaffe ich für mich und andere Glück?
26. Engel = Stärke des Glaubens an höhere Geister
27. liebende Hoffnung = Hoffnung, dass sich die ethischen und religiösen Ideale verwirklichen
28. Besitzgefühl idealer Güter = Sammeltrieb für ideale Kunst und schöne Dinge
29. Wahrheitsliebe = Stärke der Liebe zum Wahren; darunter versteht man, dass Wahrheit auch „Unverborgenheit" heißt; alles Aufgedeckte, Entdeckte, ist nicht mehr verborgen und wird dementsprechend zur Wahrheit; Wahrheitsliebe ist die gefühlsmäßige Abwehr von Lüge und Verleumdung, d. h. der Abwehr der bewussten Verdeckung irgendeines Wahrheitssachverhalts zu eigennützigen Zwecken
30. Herrschsinn = Stärke des Willens zum Herrschen
31. Gerechtigkeitssinn = Grad des Urteilsvermögens für Recht und Unrecht
32. Unglücksidee = Bewusstsein, dass alles Leid, das wir verursachen, das Weltglück vermindert und auf uns wie ein Fluch zurückstrahlt; Karmagedanke des Ostens
33. Spannung = Kraft, das Ideale in Kunst und Religion zu fördern und zu verteidigen
34. Übermut gegen Feind und Gefahren = Verteidigen des Idealen
35. Wehrmachtsgefühl = Stärke des Bewusstseins der eigenen Kraft, sich für das Ideale zu wehren
36. Sorge = Grad der Sorge um das eigene Wohlergehen, Schutzsinn
37. Ruhm = Stärke des Willens, Ruhm zu erlangen
38. Gefühl der eigenen Größe = Stärke des Selbstwertgefühls; Pol der Willensachse
39. Lob = Stärke des Bedürfnisses, für die eigenen Leistungen gelobt zu werden
40. Fürsorge = Sorge um das Wohlergehen der anderen Lebewesen; Antrieb, Vorsicht walten zu lassen
41. freudige Hilfe = aus Glückseligkeit heraus entstandene Bereitschaft zu umfassender, freudiger Hilfeleistung
42. Vermehrungstrieb für ideale Güter = Stärke des Antriebs, das Wahre, Gute und Schöne zu vermehren

43. Seelenheiterkeit = aus umfassender Welterkenntnis und innerer Erschließung der höheren, geistigen Welt Resultierendes, die Seele erhellendes Glücksgefühl
44. guter Glaube in das Kommende = Stärke des Vertrauens, dass die Zukunft Gutes bringen wird
45. seelische Neigung = gütige seelische Geneigtheit zum Du; Stärke der Nächstenliebe (der Gegenpol am Hinterhaupt zeigt das seelische Ich-Empfinden im Liebe-Gefühl)
46. Mitgefühl = Grad des Einfühlungsvermögens in die Begrifflichkeit anderer Wesen; psychologischer Gefühlssinn, Menschenliebe, ethisches Denken
47. Wohlwollen = Stärke des Pflichtbewusstseins für das Wohlergehen der Mitlebewesen; ethisches Denken
48. körperlicher Nachahmungstrieb = Stärke des Bedürfnisses, ideale Vorbilder im Tun und Lassen nachzuahmen
49. guter Glaube an das Bestehende = Stärke des Glaubens, dass im Hier und Jetzt mehrheitlich Gutes zu finden ist
50. Verbesserung der Dinge = Grad des Antriebs, Glück und Wohlergehen durch Verbesserung des Bestehenden zu vermehren

Teil 3
Anhang

15 Harmonielehre

Das Sozialverhalten der Menschen wird über **Sympathie** und **Antipathie** bestimmt. In allen zwischenmenschlichen Bereichen stellen wir fest, dass es Menschen gibt, die gut miteinander harmonieren, und Menschen, die nicht miteinander zurechtkommen. Bestimmt kennen Sie auch dieses „Bauchgefühl", das man immer wieder hat, wenn man einem Menschen begegnet, das man aber nicht erklären kann.

Mit der **Naturell-Harmonie-Lehre** haben wir ein **grobes Muster**, das immer noch gültig ist, um im Grobraster zu sehen, wie Typen zusammenpassen. Geht man aber in die Feinheiten, ist das alles komplexer und individueller zu sehen. Für eine funktionierende und glückliche Gemeinschaft, sei es in Freundschaft, Ehe oder im beruflichen Team, müssen die Kräfte gut zueinanderpassen, damit sie ein harmonisches Ganzes abgeben. Gleichzeitig ist aber auch eine gegensätzliche Anregung zur Entwicklung wünschenswert. Letztlich geht es immer wieder darum, dass jeder im Leben seinen Weg findet und seine Anlagen lebt. Partnerschaft sollte dazu da sein, dieses immer vorhandene seelische Bestreben zu unterstützen und anzuregen. Ein zu starkes Harmoniebestreben kann dem entgegenwirken und dazu führen, dass man sich letztlich in der Partnerschaft auseinanderlebt.

Im Rahmen der Harmonielehre muss man das **Temperament** und die **Feinheiten im Naturell** betrachten und mit viel Feingefühl an das Thema herangehen. Wir müssen beachten, dass niemand stabil in seiner Energie bleibt und somit wir immer wieder Dissonanzen, Unausgewogenheiten und Widersprüchlichkeiten im täglichen Miteinander erfahren. Je mehr Neurosen der Mensch entwickelt, umso schwieriger ist es, die Typen zu beurteilen.

15.1 Sympathie und Antipathie

Gefühle der Sympathie und der Antipathie sind nicht allgemeingültig, denn jeder Mensch reagiert entsprechend seiner Ausstrahlung subjektiv unterschiedlich auf einen anderen. Ich kann es mir angeborenerweise nicht aussuchen, ob mir jemand sympathisch oder antipathisch ist, denn **diese Emotion entsteht aus den eigenen vorhandenen Naturellanlagen**. Zudem ist die Resonanz, die ich mit jemandem habe, auch situationsabhängig. Sie ist nicht beständig, sondern ereignet sich in Phasen und ist immer wieder abhängig von der momentanen, situationsbedingten energetischen Qualität. Dazu kommt die Fähigkeit, sich **durch Bewusstheit und seelische Kraft die Unterschiede bewusst** zu machen und damit kreativ umzugehen können. Wenn mir ein Mensch in einer bestimmten Situation nicht sympathisch ist, kann ich das reflektieren und mich dennoch im Herzen öffnen.

Häufig ändert sich dann auch das Gefühl der Sympathie oder Antipathie.

Das **Gefühl der Sympathie** für einen Menschen entsteht durch harmonisch aufeinander abgestimmte Anlagen und Neigungsrichtungen. Wenn dies der Fall ist, entstehen glückliche Gefühle, Lebensfreude und positive Gedanken. Unser Stoffwechsel wird aktiviert und auch die Freude am Leben, am Sein, man könnte auch sagen, eine kreative Euphorie wird aktiviert. Es tut uns gut, in der Gesellschaft von Menschen zu sein, die uns sympathisch sind. Wir suchen unbewusst deren Nähe. Wir fühlen uns angezogen von diesen entgegenkommenden Gefühlen und bestätigt in unserer Lebensgestaltung.

Das **Gefühl der Antipathie** entsteht durch Anlagen, die nicht gut zueinanderpassen. Menschen, die uns nicht sympathisch sind, meiden wir, weil sie in uns ablehnende Gefühle und Gedanken auslösen. Sie hemmen unser Lebensgefühl und auch den Stoffwechsel. Instinktiv schützen wir uns vor Begegnungen, die uns Kraft entziehen, die uns niederdrücken, Angst auslösen oder beklemmen. Wir fühlen uns von diesen Menschen eher abgestoßen. Durch ein Gefühl der Antipathie kann sehr schnell Unheil zwischen den Menschen angerichtet werden, weil die eigene Objektivität und damit auch der Gerechtigkeitssinn eingeschränkt sind. Wir müssen uns auch bewusst sein, dass wir uns, wenn wir Abneigung und Ablehnung zu schnell äußern, von neuen Erfahrungen und der Möglichkeit der Erweiterung unserer Meinungen und Verhaltensgewohnheiten ausschließen.

In **Freundschaft**, **Familie** und **Berufsleben** suchen wir einerseits nach Übereinstimmung, nach Akzeptanz, aber andererseits auch nach Anregung und Anstoß zu neuen Erfahrungen, Ideen und Lebensansichten. Je größer die Übereinstimmung ist, desto größer ist die Gefahr, dass es langweilig werden kann, dass keine Entwicklung und Erneuerung mehr stattfinden. In diesem Spannungsfeld von Akzeptanz und Ablehnung findet jegliche Beziehung statt und damit auch immer wieder die Frage danach, wer ich selbst bin und was ich zur seelischen Entwicklung brauche, um zu sehen, was die Ressourcen, aber auch was die Stolpersteine einer Beziehung, privat genauso wie geschäftlich, sein können. Durch körperliche und seelische Sympathie können Menschen sich als Paar entdecken. Wenn sie geistig gut zusammenklingen, aber seelisch und/oder körperlich weniger, werden sie Freunde. Projekte – auch Ehe und Partnerschaft sind ein Projekt – können nur gelingen, wenn sie diese Andersartigkeit an sich und am anderen wahrnehmen und respektieren und für alle Bedürfnisse ein Gestaltungsfreiraum geschaffen wird.

Entwicklung und neue Ideen entstehen letztlich immer wieder durch ein gewisses Maß an Anderssein, an Opposition. Sie entstehen dadurch, dass ich mich mit „unsympathischen", man könnte auch sagen: mit ungewohnten Ansichten beschäftige.

15.2 Kraft-Richtungs-Ordnung

Letztlich sorgen die Kräfte, die wir mit der Kraft-Richtungs-Ordnung beschreiben, **für Antipathie und Sympathie** beim Menschen. Aber auch bei Tier und Mensch und selbst bei allem, was den Menschen umgibt, entsteht ein Kraftfeld, das ihn unterstützt, oder ein Zusammenwirken der Energien, das ihn Kraft kostet.

Jede **Materie** ist ein **Energieträger** und es kommt immer zu einer **Beziehung zwischen den Strahlungsfeldern**. Hier kann man sich auch die Frage stellen: Wie wirkt sich der Wohnraum z. B. auf den Menschen aus? Es ist ein Unterschied, ob ich in einem Faradey'schen Käfig aus Stahlbeton lebe oder in einem Lehmhaus. Auch die Frage nach Einrichtung und Kleidung kann hier gestellt werden. Alles, was mich umgibt, wirkt als Energieträger auf meine Energie und verändert mein Wohlgefühl. Deswegen ist das Feng-Shui auch immer darauf angelegt, zu gestalten, was für den Einzelnen gut ist.

Nach der Kraft-Richtungs-Ordnung können wir folgende Energien zur Harmonielehre heranziehen:

- Helioda (S.104): Quelle der Sympathie, Sehnsucht nach Vollkommenheit, Ganzheit und Harmonie
- Elektrizität (S.99): abstoßende Energie, Abneigung, Quelle der Antipathie
- Magnetismus (S.97): suggestiv, zwingend und beherrschend
- Od (S.102): neutralisierend
- Medioma (S.104): kühl

Jedes Naturell (**Abb. 2.3**) hat eine Energie, die idealtypisch in ihm vorherrscht. Die Feststellung, wie ein Mensch schwingt, entscheidet bereits über Sympathie oder Antipathie. Dafür hat jeder ein unbewusstes Gespür und sucht für sich den Ausgleich seiner Energien die Harmonie, auch in der Begegnung mit dem Mitmenschen.

15.2.1 Gleichklang- und Komplementärharmonie

Wir unterscheiden 2 Arten harmonischer Übereinstimmung mit Menschen: die Gleichklang- und die Komplementärharmonie. Interessant ist die Frage, warum ich eine größere Sympathie für Gleichklang- oder für Komplementär-Naturelle empfinde. So wie wir es aus dem Sprichwort **„Gleich und Gleich gesellt sich gern"** kennen, kennen wir in der Psycho-Physiognomik die Gleichklangharmonie. Der Mensch empfindet immer ein Glücksgefühl, wenn harmonische Zustände zwischen Menschen bestehen oder sich ergeben. Aus dem Sprichwort **„Gegensätze ziehen sich an"** kennen wir die Komplementärharmonie. Komplementärverbindungen geben immer sehr farbige Verbindungen und führen zu persönlicher Entwicklung durch Reibung.

15.2.2 Harmonieberechnung

Nach Huter herrschen zwischen den einzelnen Naturellen **gesetzmäßige Antipathie- und Sympathieverhältnisse**, die sich nach seiner Naturelllehre berechnen lassen. Es ist wichtig zu sehen, ob die Typen in ihrer Energie stimmen, denn nur dann ist die Berechnung der Harmonie zwischen ihnen auch möglich. Häufig haben wir es aber auch mit Typen zu tun, die in ihrer Energie nicht stimmen, denn da, wo Naturell und Energie sich nicht entsprechen (z.B. ein kleiner Mensch mit fester, mediomischer Energie), sind wir aufgefordert, genauer, individuell und differenziert zu betrachten, und können nicht die mathematische Naturellberechnung anwenden. Dieser Situation sehen wir uns heute sehr häufig gegenüber: So sind wir zur genauen Betrachtung der Einzelheiten und deren Beschreibung angeregt und damit zum Einlassen auf das zu Beobachtende und auf das Wahrnehmen der Energien. Schnelle Aussagen sind damit meistens auch nur teilweise richtig, wenn nicht sogar falsch. **Je individueller sich die Menschen entwickeln, umso komplexer wird es, sie zu beschreiben und Harmonieaussagen zu treffen.**

Diese **Gesetze der unterschiedlichen Kräfteverteilung** und damit der unterschiedlichen Beeinflussbarkeit zeigen sich in der Regel überall dort, wo Menschen zusammenleben oder -arbeiten: in Familie, Schule, Gesellschaft, Politik und Wirtschaft. Oft ist es, als ob einer den anderen nicht verstehen könne, weil jeder von seiner Sichtweise der Welt ausgeht. Der **Psychologe C.G. Jung** beschrieb dieses Phänomen auch als Befangenheit im eigenen Typus. Solange der Mensch sich seiner selbst unbewusst ist, kann er nicht aus seiner Art heraus. Er muss leben und leiden, was in ihm angelegt ist. Nur durch Bewusstwerdung und die Bereitschaft, den anderen in Liebe zu lassen, kann er wachsen.

Huter hat mit seinem Modell eine Möglichkeit entwickelt, die Harmonie zwischen Menschen zu berechnen. Dabei ist es wichtig, einen **Unterschied** zu machen, ob es sich um eine **Gemeinschaft von zwei, drei oder mehr Personen handelt**, weil durch das Hinzutreten einer dritten oder weiteren Person ein anderes Kräfteverhältnis entsteht.

Die Harmonielehre kann man sich etwas vereinfachen, wenn man sich die **Ton- oder Farben-Harmonielehre als Grundlage** nimmt, ohne dabei jedoch das psychologische Nachdenken zu vernachlässigen. Analog zur Ton-Harmonielehre harmonieren 1–3–5–7 gut miteinander. Entsprechend verhält es sich mit den Farben und damit auch mit den Naturellen des Farbkreises. Haben wir das Naturell bestimmt, ist es wichtig, die Neigungsrichtung festzustellen, d. h., ob ein Mensch in die harmonische Richtung geneigt ist oder in die disharmonische Richtung. In einer Gemeinschaft von zwei oder mehreren Personen muss immer das Naturell die Führung übernehmen, das am meisten zur Harmonie neigt und die bessere Heliodastrahlung besitzt. Für Aussagen zur Harmonie sollte nicht nur das Naturell betrachtet werden, sondern auch

- die Ohren (S. 200) als Ausdruck der Tiefenschichten der Persönlichkeit,
- die Haut, da Kontaktorgan,
- der Mund (S. 147) in seiner emotionalen Ansprechbarkeit,
- die Augen (S. 267) als Ausdruck der Seelenkraft,
- das Oberhaupt als Ausdruck des Gemüts.

Häufig haben wir heutzutage mehr Haut-, Nervensystem- und Feinheitsunterschiede als konstitutionelle Unterschiede, die eine verschiedene Empfänglichkeit für bestimmte Themen zulassen.

15.2.3 Naturellharmonie der primären Naturelle

Jedes Naturell will sich nach seinen eigenen Anlagen, Stärken und Schwächen und nach seiner eigenen Richtung verwirklichen.

- **Ruh-Naturell:** Es führt ein ruhiges, gemütliches, geselliges Leben mit wirtschaftlichen Überlegungen. Die Menschen lassen sich schwer aus der Ruhe bringen und bilden daher einen guten Gegenpol zu Menschen, die zu Extremen neigen.
- **Bewegungs-Naturell:** Es führt ein dynamisches, aktives Leben, will eine Richtung vorgeben und mit motorischer Aktivität umsetzen.
- **Empfindungs-Naturell:** Es führt ein kreativschöpferisches Leben, das sich für psychologische und geistige Themen interessiert und im Einklang mit seinen Gefühlen lebt.

Sehen wir die **Eigenschaften der Grundnaturelle**, haben wir **Verstand, Wille und Gefühl als deren Grundeigenschaften**. Wie kommen Menschen auf den unterschiedlichen Ebenen miteinander klar? Dabei muss uns zuallererst klar sein: Verstand trennt und Gefühl eint. Die Sympathiequelle kommt immer aus dem Gemüt, aus dem Empfinden. Überzeugen können wir jemanden nie durch Argumente und durch den Verstand, sondern letztlich nur über das Gefühl. Der Verstand schafft immer auch eine Quelle der Antipathie.

Betrachten wir den **Naturellkreis** (**Abb. 2.3**), sind alle Naturelle auf der rechten Seite als warme Naturelle zu bezeichnen, alle Naturelle auf der linken Seite als kalte Naturelle. Jeder hat mit seiner Anlage den Auftrag, diese eigene Anlage zu leben. Mit dem, was zu kurz kommt, entsteht ein Gefühl der Unzufriedenheit. Betrachten wir die **Grundnaturelle nach ihren Anlagen**, erkennen wir, dass sie unterschiedlich sind und eigene Lebensziele verfolgen, sodass sie sich weder anziehen noch ablehnen. Sie sind **neutral** zueinander.

Ein **Team**, in dem alle 3 Grundnaturelle vorkommen, ist jedoch **sehr erfolgversprechend**. Die kreativen Ideen des Empfindungs-Naturells werden vom Ruh-Naturell auf Wirtschaftlichkeit überprüft und vom Bewegungs-Naturell zielgerichtet umgesetzt. Die **Stärke des Einzelnen** ist **für das Ganze sehr zielführend**. Anziehung und Ergänzung im Sinne der Harmonielehre meint Austauschbereitschaft, Interesse füreinander, Harmonisierung der eigenen Energien, Anregung und die Bereitschaft, Sympathie wirken zu lassen, sich gegenseitig bei der Verwirklichung zu helfen. Treffen von den primären Naturellen zwei Naturelle zusammen, tönt der Zusammenklang nicht immer harmonisch.

15

Ruh-Naturell

Beziehungsstrukturen des Ruh-Naturells (**Abb. 2.3**):

- Ein Ruh-Naturell kann Schwierigkeiten mit einem **Empfindungs-Naturell** haben, da das Ruh-Naturell die differenzierten und komplizierten Gedankengänge des Empfindungs-Naturells nicht verstehen kann und will. Das ist ihm einfach zu kompliziert. Dieser Mensch sieht das Empfindungs-Naturell als minderwertig an. Seine Gedanken und Philosophien wirken auf ihn theoretisch und lassen ihn eher kalt. Es versucht eher, die Empfindungsmenschen zu ausgiebigerem Essen und Trinken anzuhalten.

- Das **Bewegungs-Naturell** und das Ruh-Naturell verstehen sich in der Zweiergemeinschaft nicht, weil sie extreme Veranlagungen in Konstitution und Charakter haben. Der Tatmensch kann das Ruh-Naturell aber durchaus beeinflussen und zur Änderung bewegen.
- Durch einen dritten Menschen im harmonischen Naturell, in der Empfindung oder Empfindungs-Bewegung, könnte die mangelhafte Übereinstimmung zwischen dem Ruh- und dem Bewegungs-Naturell verbessert werden.
- Ergänzung und Anregung findet es in seinem komplementären Naturell, dem **Bewegungs-Empfindungs-Naturell**.
- Stärkste Sympathie empfindet das Ruh-Naturell für das harmonische Naturell, was eine verstandesmäßige Sympathie ergibt.
- Das **disharmonische Naturell** weckt sein Interesse. Gleichzeitig ist es auch fähig, dieses zu beruhigen. Es ist eine verstandes- und willensmäßige Sympathie.

Bewegungs-Naturell

Beziehungsstrukturen des Bewegungs-Naturells (**Abb. 2.3**):

- Starke Sympathie und Leistungsverstärkung erfährt es mit dem **Bewegungs-Ruh-Naturell.** Beide verstehen sich in der willentlichen Durchführung sehr gut.
- Mit dem **Ruh-Empfindungs-Naturell** ergänzt es sich gut. Es erfährt von diesem Beruhigung und Sensibilisierung. Es besteht eine gefühlsmäßige Ergänzung.
- Große Sympathie hat es für das **Empfindungs-Naturell**, da die kreativen Ideen der Empfindung schnell und dynamisch vom Bewegungs-Naturell umgesetzt werden. Das Bewegungs-Naturell ist bereit, das Empfindungs-Naturell zu beschützen und ihm Kraft zu geben. Es dominiert die gefühlsmäßige Sympathie.

Empfindungs-Naturell

Beziehungsstrukturen des Empfindungs-Naturells (**Abb. 2.3**):

- Von einem **harmonischen Naturell** bekommt es die beste Lebenshilfe, denn dieses versucht, es zu unterstützen, notfalls zu schützen.
- Stärkste Sympathie hat es für das Schutz und Kraft gebende **Bewegungs-Naturell**. Es findet hier Energie- und Kraftgefühl. Es ist eine gefühlsmäßige Sympathie.
- Vom **Ruh-Naturell** kann es nicht viel erwarten, denn dieses betrachtet es als krank, schlecht ernährt und minderwertig.
- Ergänzung erfährt es in der Ruhe und Sicherheit des **Bewegungs-Ruh-Naturells**. Auch hier besteht eine gefühlsmäßige Übereinstimmung.
- Es besteht eine große Bereitwilligkeit, mit dem **Ruh-Empfindungs-Naturell** zusammen zu sein. Hier ist es eine verstandesmäßige Sympathie.

15.2.4 Naturellharmonie der Dualnaturelle

Die **Mischnaturelle** sind sich alle gegenseitig **sympathisch**. Mit ihren jeweiligen Grundnaturellen bilden sie ein harmonisches Zusammenspiel, da sie durch das gemeinsame Grundnaturell eine Resonanz und Verstärkung ihrer Anlagen erfahren. Eine komplementäre Ergänzung erfahren die Mischnaturelle durch das ihnen auf dem Naturellkreis gegenüberliegende Naturell (**Abb. 2.3**). In Freundschaft, Ehe oder in beruflichen Teams können sie so durch diese ihnen fehlende andere Energie eine sympathische Ergänzung erfahren und sich selbst vervollkommnen.

Nach der Farbenlehre können wir übersetzen, dass immer die **ausgewogene Verbindung aller 3 Grundfarben** Blau – Rot – Gelb – zur **Harmonie** führt. Wir sprechen hier vom **Komplementärkontrast**, von den Gegensätzen, die sich ergänzen. Die Verbindung von Gelb und Blau ergibt Grün, der Komplementärkontrast, die ergänzende Farbe bzw. die fehlende meiner 3 Grundfarben liegt gegenüber und ist das Rot.

Das, was im Naturell selbst schwächer angelegt ist, kann durch Ergänzung zur Harmonie führen. Wenn wir uns dies verdeutlichen, können wir besser verstehen, warum sich Gleich und Gleich zwar oft gern gesellt, aber nicht immer harmonisch aufeinander wirkt.

Bewegungs-Empfindungs-Naturell

Beziehungsstrukturen des Bewegungs-Empfindungs-Naturells:

- Eine sympathisch-harmonische Verbindung bildet es mit dem **Bewegungs**- oder mit dem **Empfindungs-Naturell.**
- Komplementäre Ergänzung erfahren diese Menschen mit den **Ruh-Naturellen**, die ihnen Ruhe und Kraft schenken und sie mit ihrem ökonomischen Sinn vor dem Ruin und dem erschöpfenden Chaos schützen können. Sie bringen Ergänzung und Beruhigung für das Bewegungs-Empfindungs-Naturell. Die Ruh-Naturelle wiederum finden bei den Bewegungs-Empfindungs-Naturellen geistige und körperliche Anregung. Die Welt wird für sie bunter und vielfältiger. Im Sinne der Farbenlehre findet das Orange der Bewegungs-Empfindungs-Naturelle seine Ergänzung in dem gegenüberliegenden Blau. So können wir die 3 Grundfarben wieder zur Harmonie zusammenführen.
- Das **disharmonische Naturell** und das Bewegungs-Empfindungs-Naturell finden in einer Verbindung ständige gegenseitige Anregung und können bewegte, dynamische Beziehungen pflegen. Im Leben beobachtet man immer wieder starke Sympathie zum disharmonischen Naturell und Anregung durch das disharmonische Naturell. Nicht selten leidet das Bewegungs-Empfindungs-Naturell auch darunter und wir finden die sogenannte Hassliebe. Es ist eine Sympathie, die aus dem Willen kommt.
- Berufliche wie private Beziehungen mit dem **harmonischen Naturell** sind von großem Verständnis und von Harmonie geprägt. Mit diesem Naturell hat es eine sympathische Bereitschaft zum Austausch und eine gefühlsmäßige Sympathie.
- Mit den **Ruh-Empfindungs-Naturellen** geht es nicht gut, da es meist Differenzen gibt. Die Bewegungs-Empfindungs-Naturelle vermissen die Beweglichkeit und die Spannkraft.

Bewegungs-Ruh-Naturell

Beziehungsstrukturen des Bewegungs-Ruh-Naturells:

- Mit dem **Ruh- oder dem Bewegungs-Naturell** steht es in harmonischem Einklang. In Verbindung mit dem Ruh-Naturell werden ökonomisch funktionierende Betriebe geschaffen.
- In der Verbindung mit dem **Bewegungs-Naturell** wird die Tatkraft verstärkt. Diese Beziehungen zeigen viel Dynamik und Aufbauenergien.
- Komplementäre Ergänzung und Anregung, Ausgleich und Harmonie findet das Bewegungs-Ruh-Naturell beim **Empfindungs-Naturell**. Mit diesem Naturell wird es zu Neuem angeregt und wird es empfänglich für Ideen und Idealistisches. Rot und Blau werden in der Farbenlehre komplementär ergänzt durch Gelb.
- Auch mit dem **Ruh-Empfindungs-Naturell** teilt das Bewegungs-Ruh-Naturell große verstandesmäßige Sympathien.
- Das **harmonische Naturell** wirkt ausgleichend und ergänzend zum Bewegungs-Ruh-Naturell.
- Mit dem **Bewegungs-Empfindungs-Naturell** kabbelt es sich im Wollen.

Gleichzeitig neigt das Bewegungs-Ruh-Naturell bei Vernachlässigung seiner emotionalen Anlagen sehr schnell zur Disharmonie. Es wird dann rücksichtslos im Erwerb und in der Wahl seiner Mittel und beutet menschliches Wissen und Arbeitskraft aus.

Ruh-Empfindungs-Naturell

Beziehungsstrukturen des Ruh-Empfindungs-Naturells:

- Die komplementär-harmonische Ergänzung und Stärkung für dieses Naturell bildet das **Bewegungs-Naturell**, das bei einer Verbindung, sei es in partnerschaftlicher oder beruflicher Beziehung, zu Kraft und Tatfreudigkeit beiträgt, die dem Ruh-Empfindungs-Naturell eher fehlen. Eine berufliche Verbindung macht eine Zusammenarbeit und geschäftlichen Erfolg wahrscheinlich. Es ist eine gefühlsmäßige Sympathie.

- Dem **Bewegungs-Ruh-Naturell** gegenüber ist es aufgeschlossen, um in eigener Leistungsfähigkeit unterstützt zu werden. Es ist eine verstandesmäßige Sympathie. In der Ehe müsste der Partner aber die Neigung zur Harmonie und nicht zur Disharmonie haben, da sonst das Ruh-Empfindungs-Naturell zu sehr in seinem seelischen Gleichgewicht gestört würde.
- Stärkste Sympathie empfindet es für das feine **Empfindungs-Naturell** und auch für das **Ruh-Naturell**.

Harmonisches Naturell

Beziehungsstrukturen des harmonischen Naturells:

- Dieses Naturell versteht sich grundsätzlich mit allen anderen gut. Es wirkt integrativ, aufbauend und überbrückt Gegensätze.
- Harmonische Menschen finden ihre Ergänzung im **Bewegungs-Empfindungs-Naturell** und bilden mit ihm harmonische Beziehungen in einer gefühlsmäßigen Sympathie.
- In der Verbindung mit ihrem „Gegenüber“, dem **disharmonischen Naturell**, werden sie zur Entwicklung angeregt. Es gibt eine Spannungsverstärkung und eine willentliche Sympathie.
- Mit dem **Ruh-Naturell** ergibt sich eine verstandesmäßige Sympathie, in einer ruhigen und ausgeglichenen Beziehung mit ihm. Es ist aufgeschlossen und offen für dieses Naturell. Aber das harmonische Naturell möchte auch intensive Gefühle leben, es möchte mehr als nur verstandesmäßige Erörterungen.

Disharmonisches Naturell

Beziehungsstrukturen des disharmonischen (desintegrativen) Naturells:

- Dieses unausgeglichene Naturell kann schlecht über längere Zeit mit anderen Menschen friedlich und harmonisch zusammenarbeiten und -leben. Aufgrund seiner starken Innenspannung ist es häufig gereizt und mit sich selbst im Ungleichgewicht. Es findet Beruhigung in der Ergänzung durch das **Ruh-Naturell**, das von Haus aus weniger beeinflussbar ist. Mit dem harmonischen, integrativen Naturell kann es zu mehr Harmonie und Ausgeglichenheit geführt werden. Mit beiden lebt es eine verstandes- und willensmäßige Übereinstimmung.
- Eine willensmäßige Harmonie kann es mit dem **Bewegungs-Empfindungs-Naturell** leben.
- Mit dem **Bewegungs-Ruh-Naturell** kann es mehr Verbindlichkeit und Beständigkeit leben, aber es bekommt dadurch auch mehr Schwere und wird unflexibler.
- Vom **Bewegungsnaturell** bekommt es mehr Klarheit, aber auch mehr Steifheit und Kontrollbedürftigkeit.
- Auf das **harmonische Naturell**, das **Bewegungs-Naturell** und das **Bewegungs-Empfindungs-Naturell** wirkt es aufgrund seiner Oppositionshaltung anregend und pflegt eine angeregte Beziehung mit ihnen.
- Das **Empfindungs-Naturell** kann sich der Negativität des unausgeglichenen Naturells nicht entziehen.

15.2.5 Kombination gleicher Naturelle

Zwei gleiche Naturelle verstehen sich in der Regel gut, hier ergibt sich dann die Harmonie im Gleichklang:

- Zwei **Ruh-Naturelle** genießen das ruhige, ökonomische Leben. Sie haben ein kleines Geschäft, einen Garten und immer genug zum Essen zuhause für die ganze Familie.
- Zwei **Bewegungs-Naturelle** wollen unterwegs sein, Fernreisen unternehmen, Neues erkunden, Abenteuer erleben und sind immer zu neuen Ufern unterwegs.

- Zwei **Empfindungs-Naturelle** haben Schwierigkeiten mit der Ökonomie und der Gestaltung ihres Lebens.
- Zwei **Bewegungs-Ruh-Naturelle** schaffen Konzerne, ergänzen sich in der Organisation und packen tatkräftig große Projekte an.
- Zwei **Bewegungs-Empfindungs-Naturelle** regen sich gegenseitig an und auf, sie belehren sich ständig gegenseitig und wollen das auch.
- Zwei **Ruh-Empfindungs-Naturelle** haben viel Freude an Häuslichkeit, an Festen, Feiern im kleinen Freundeskreis und an der Familie. Sie bleiben am Ort, bewegen sich wenig von zuhause weg.

Allerdings können zwei **disharmonische Naturelle** leicht aneinandergeraten, nachdem sie sich anfangs gut verstanden und beide gerne aufrührerische Ideen erzählten. Erst wird zusammen gezecht, geprahlt und sich aufgeschaukelt. Kommt ein **Bewegungs-Naturell dazu**, kann sich diese Situation schnell aufheizen. Man schreitet zur Tat, es gilt das Faustrecht und das Mobiliar kann fliegen. Kommt **ein Ruh-Naturell dazu**, betrachtet es das Ganze aus sicherer Entfernung, hält sich raus und versucht, real-sachlich zu neutralisieren.

Das **Empfindungs-Naturell** jammert und hat Mitleid mit den Verletzten. Es will helfen und bringt Verbandsmaterial. Das **harmonische Naturell** greift aktiv ein, um den Streit zu schlichten. Es ist diplomatisch sehr geschickt, sodass sich alle wieder beruhigen.

15.3 Zusammenspiel der Temperamente

Ergänzend zur Harmonie der Naturelle müssen wir auch das Zusammenspiel der Temperamente betrachten. Welche Temperamente sympathisieren miteinander und welche stoßen sich ab? Ähnlich der Harmonielehre bei den Naturelltypen, haben wir auch **Temperamente**, die sich **anziehen**, andere, die sich **abstoßen**, oder welche, die sich **gleichgültig** sind. Für die Bestätigung unserer Persönlichkeit und unseres **Wohlbefindens** suchen wir häufig Menschen, die sich in **ähnlichen Reaktionsmustern** bewegen. Je stärker sich Temperamente voneinander unterscheiden, desto mehr stoßen sie sich ab.

Wir kennen aber auch bei den Temperamenten (**Abb. 3.1**) die **komplementäre Harmonie**, wenn sich ein gemischtes Temperament dazustellt:

- zum cholerischen das sanguinisch-phlegmatische Temperament
- zum sanguinischen das cholerisch-melancholische Temperament
- zum phlegmatischen das cholerisch-sanguinische Temperament
- zum melancholischen das sanguinisch-cholerische Temperament

Diese Kombinationen verstehen sich gut, weil beide das fehlende Temperament im anderen vorfinden.

Sanguinisches und cholerisches Temperament Diese beiden Temperamente **verstehen sich gut**. Die Lebenslust des Sanguinikers kann gut mit dem willensbetonten, energischen und auch aufbrausenden Auftreten des Cholerikers umgehen.

Sanguinisches und phlegmatisches Temperament Hier streben die grundsätzlichen Stimmungslagen auseinander. Es kann **keine rechte Sympathie** entstehen. Das Lebenslustige des Sanguinikers stößt eher auf Ablehnung beim Phlegmatiker, der sich in seiner Ruhe und Lethargie gestört fühlt.

Sanguinisches und melancholisches Temperament Diese beiden sehr gegensätzlichen Temperamentslagen können **nicht gut miteinander** auskommen. Das melancholische Temperament reizt den Sanguiniker, noch mehr Lebensfreude zu zeigen, sich noch fröhlicher zu geben, um damit den Melancholiker aufzuheitern. Dieser zieht sich immer mehr in sich selbst zurück, um darüber den Sanguiniker zu mehr Ernsthaftigkeit und Überlegungen über den Sinn des Lebens zu bewegen. Der Melancholiker hofft, dass der

Sanguiniker dadurch mehr Tiefgang bekommt und nicht immer nur oberflächlich denkt und handelt.

Zwei Sanguiniker In dieser Haltung freuen sich die Menschen aneinander, freuen sich am Leben und an der Abwechslung. Sie feuern einander an, **inspirieren sich** und wenn etwas nicht wie erwartet läuft, machen sie eben etwas Neues. Ideen sind genügend vorhanden.

Cholerisches und phlegmatisches Temperament Diese gegensätzlichen Temperamentsanlagen können **schlecht miteinander auskommen**. Der Choleriker möchte den tatenlosen und lethargischen Phlegmatiker herausholen und zum Handeln anregen. Doch je willensbetonter der Choleriker auftritt, umso passiver und lahmer wird der Phlegmatiker.

Cholerisches und melancholisches Temperament Der eine aufbrausend, der andere nachdenkend und grübelnd – das kann auf Dauer nicht gut gehen. Die Lebensanschauungen der beiden sind **zu unterschiedlich**.

Zwei Choleriker Diese heftigen, aktiven und willensbetonten Menschen kommen in Diskussionen schnell zu unterschiedlichen Meinungen darüber, wie etwas zu tun ist. Das führt zu **Streit** und **explosiven Auseinandersetzungen**.

Phlegmatisches und melancholisches Temperament Diese beiden Temperamentsanlagen sind **zu unterschiedlich**, als dass es gut gehen könnte. Jeder hat viele eigene Probleme und ist nicht offen, dem anderen zu begegnen.

Zwei Phlegmatiker Beide sind passiv, schwunglos und warten ab. Es fehlt die antreibende und frische Idee, sodass sie **immer weniger Interesse aneinander** und an ihrem Leben haben.

Zwei Melancholiker Sie bestätigen sich die Schwere der Welt und grübeln über die Probleme der Welt nach. Sie sind aber letztlich so **sehr mit sich selbst beschäftigt**, dass sie sich nur mit den eigenen Gefühlen und Gedanken befassen und sich nicht um den anderen kümmern können.

Aus diesen Kombinationen sehen wir, dass das sanguinische Temperament dasjenige ist, das am meisten Sozialkompetenz aufweist. Heiterkeit und Humor bringt den Menschen weiter.

Das Wissen über die Naturellharmonien können wir beratend für **Teambildungen**, in der **Ehe- und Paarberatung** und für die **Beratung von zwischenmenschlichen Beziehungsmustern** in der Praxis einsetzen. So ist es hilfreich und entlastend zu wissen, dass es Resonanzebenen mit Klienten/Patienten gibt, die gut miteinander schwingen, und dass es dann Menschen gibt, mit denen eine tiefere Beziehung nicht gelingen will oder die einen gar aufregen und Kraft kosten nur durch ihre Art. Es ist gut zu wissen, dass dies häufig aufgrund des angelegten Naturells oder auch des momentanen Temperaments der Fall ist.

Es kann helfen, sich seiner eigenen Naturelllage und der damit verbundenen Empfindlichkeiten oder auch Unempfindlichkeiten und der eigenen momentanen emotionalen Gestimmtheit bewusst zu sein. Nur durch **Klärung unseres Selbsts** können wir wirklich in Beziehung treten und helfend wirken, weil wir wahrnehmen, welche Kräfte am Werk sind, bei uns und beim anderen. Das setzt aber voraus, dass ich als Helfender auch bereit zur Reflexion meiner Selbst bin und mich immer wieder im Herzen für den dynamischen Prozess der Begegnung öffne.

16 Psycho-Physiognomik und Homöopathie

Dieses Buch war ursprünglich als **Möglichkeit** gedacht, **sinnvolle und sich ergänzende Verbindungen zwischen dem Heilsystem der klassischen Homöopathie und dem System der Menschenkunde nach Carl Huter zu gestalten.** Bei näherer Betrachtung stellte sich jedoch heraus, dass **beide Systeme komplex und vielschichtig sind und Verbindungen beiden Themen nicht gerecht** werden. Es wurden Versuche in diese Richtung unternommen, so wurde z. B. die Miasmenlehre mit der Dreitypenlehre verglichen: Das psorische Miasma wurde mit den Ruh-Naturellen verglichen, das sykotische mit den Bewegungs-Naturellen und das syphilitische mit den Empfindungs-Naturellen. Wenn man aber gründlich hinsieht, stellt sich zuallererst die Frage nach dem, was Hahnemann wirklich unter seiner Miasmenlehre verstand. Homöopathen sind sich zu diesem Thema uneinig, betrachtet man die unterschiedlichen Schulen und Herangehensweisen.

Auf der anderen Seite haben wir das **System der Psycho-Physiognomik mit den Naturellen**, die es heute so in ihrer Reinform fast gar nicht mehr gibt. Man merkt sehr schnell, dass eine Gegenüberstellung oder ein Vergleich nur funktioniert, wenn man die Komplexität beider Systeme extrem reduziert und damit die Individualisierung, die beide Systeme bieten, übergeht.

So suchten wir weiter: Wie ist es, wenn wir homöopathische Mittel mit psychophysiognomischen Naturellen oder auffälligen Formenbeschreibungen verbinden? Auch dieser Gedankengang scheiterte. Es gibt eine Vielzahl von Arzneimitteln, die aber, wenn man nach den Regeln der klassischen Homöopathie arbeitet, nach dem Ähnlichkeitsprinzip verschrieben werden und nicht nach Typologien.

In der Psycho-Physiognomik haben wir 8 Typen, womit die Menschenkunde eigentlich überschaubar und einfach sein könnte. Doch so ist es nicht, denn diese 8 Typen gibt es so gut wie nie in völlig übereinstimmender Form. Wenn die einzelnen Merkmale oder Ausstrahlungsqualitäten vom Merkmalsprotokoll der Typen abweichen, haben wir eine Variation des beschriebenen Typus, der wir bei der Betrachtung des Menschen gerecht werden müssen. Schließlich will alles, was angelegt ist, auch individuell gelebt werden.

Das waren immer wieder die Situationen, in denen ich in meinem Leben die Stimmigkeit des psychophysiognomischen Systems infrage stellte, im Laufe der Zeit aber lernen durfte, dass gerade dieses System eine breite Individualisierbarkeit bietet. Wir haben also auf der einen Seite eine große Anzahl von homöopathisch geprüften Arzneien und auf der anderen Seite immer einen individuellen Menschen vor uns, den wir mithilfe der Psycho-Physiognomik besser verstehen lernen können, aber nie auf einen „Typ“ festlegen dürfen. Dann würden wir der Komplexität und der Einzigartigkeit eines Menschen nicht gerecht werden.

So stellt sich die Frage, in welcher Weise Homöopathen von der Psycho-Physiognomik profitieren können. Homöopathen brauchen in jedem Fall ein sehr komplexes Wissen vom Lebendigen und die Psycho-Physiognomik regt an, die eigene Beobachtung zu verfeinern, zu differenzieren, um mehr vom Menschen zu verstehen. Womit kann das, was ich sehe, zu tun haben? Welche Emotionsmuster liegen hinter dem, was ich wahrnehmen kann?

Das **Wissen der Psycho-Physiognomik** hilft dem Homöopathen, Fälle besser zu verstehen, es kann eine weitere diagnostische Möglichkeit liefern, Anlagen, Energiequalitäten und pathophysiognomische Zeichen zu erkennen und zu benennen. Diese Beobachtungen können übersetzt werden in tiefer führende Fragestellungen während der Anamnese und sie können auch teilweise als Verlaufsparameter zur Beurteilung des Fallverlaufs beachtet werden. So sehe ich sehr deutlich an der Formveränderung, Hautfärbung, Spannung und Ausstrahlung des Menschen, in welche Richtung sich der Gesundheitszustand bewegt und ob das verschriebene Mittel Heilung bringt oder nur Symptome wegnimmt.

Eine einfache Verknüpfung mit der klassischen Homöopathie jedoch funktioniert nicht. So können wir im Buch nur kleine Hinweise geben, die aber immer unvollständig sind und nicht als alleinige Grundlage für Verschreibungen benutzt werden dürfen. Da aber biologische Systeme ständig in Veränderung und Entwicklung sind, ist es uns wichtig, auch einen Blick auf mögliche Verknüpfungen, ohne jeglichen Anspruch auf Vollständigkeit, zu werfen. Manche Menschen, die ein bestimmtes Aussehen haben, profitieren von bestimmten Arzneimitteln, wenn das Symptomenmuster passt, und das ist immer das oberste Gebot.

Die Hinweise zu **Repertoriumsrubriken** sind ein eigenes Thema, da wir uns immer der Besonderheiten und auch Unzulänglichkeiten der gängigen Repertorien bewusst sein müssen. Letztlich muss für jede Rubrik überprüft werden, woher die Einträge stammen und worauf sie zurückzuführen sind, was es dazu an konkreten Aussagen in der primären Literatur gibt. Zudem sind die Rubriken in allen Repertorien anders benannt und beim Umgang mit den großen Repertorien muss genau auf die Fallstricke geachtet werden. Die derzeit verlässlichsten Repertorien sind diejenigen, die nach den alten Meistern entwickelt wurden, allen voran mittlerweile das Symptomenlexikon, das aber wiederum Einschränkungen bei den Mitteln und der Möglichkeit des Übersetzens von Charaktersymptomen enthält. Bei den Hinweisen zu den Arzneien oder Rubriken sind wir uns durchaus der Unzulänglichkeit bewusst, wollen aber den Versuch unternehmen, kleine Hinweise zu geben, die vielleicht hier und da in der Praxis hilfreich sein können.

Nicht zuletzt muss man berücksichtigen, dass es **unterschiedliche Verschreibungsebenen** gibt, die ich als Therapeut nicht machen kann, sondern die der Patient mit seinem mehr oder weniger klaren Symptomenmuster mitbringt. Sind Symptombeschreibung, Modalitäten, Begleitumständen oder Causa klar, ist es nicht nötig, den Charakter in den tiefsten Ebenen zu verstehen, weil wir dann für diesen veränderten Zustand ein Mittel finden. Schwierig wird es, wenn der Fall vielschichtig und unklar ist, und dann trennen sich häufig die Herangehensweisen. Entweder wir behandeln diese „unähnlichen“ Krankheiten nacheinander mit mehreren Mitteln oder wir suchen durch eine umfassende Diagnostik, die die körperliche Untersuchung genauso miteinschließt wie die psychologische Gesprächsführung, nach einem möglichst tiefgreifenden Mittel, das alle Symptome beinhaltet.

Dieser zweite Weg der psychologischen Gesprächsführung wurde in den letzten 15–20 Jahren häufig von **indischen Lehrern** beschritten, die gerne auf tiefste, angelegte und krankmachende Reaktionsmuster verschreiben. Erfolgreiche Verschreibungen nach dieser Methode setzen eine äußerst umfassende Mittel- und Menschenkenntnis voraus. Leider kommen die Möglichkeiten der medizinischen Grundlagen und Untersuchungsmethoden dabei zu kurz. Die Vereinfachung der Verschreibung durch erst einmal verlockende Schemata funktioniert in der Praxis nicht nachvollziehbar und die Anwendung von aus der Psychologie bekannten Gesprächstechniken zur vertieften Innenwahrnehmung kann auch nicht direkt in Arzneimittelgruppen übersetzt werden. Da haben wir letztlich das gleiche Dilemma wie bei der Übersetzung von Formen und Ausstrahlungsqualitäten. Es bleibt also interessant und wir sollten immer Hahnemanns Lehrsatz beherzigen: *Aude sapere*. Haben wir den Mut, von jeder Methode zu lernen und infrage zu stellen, was nicht funktioniert.

Für die Verknüpfung mit der Psycho-Physiognomik finde ich die Auflistung von Dr. Vijayakar interessant, der folgende Punkte für eine tiefe Verschreibung nennt:

- Ist der Mensch intro- oder extravertiert?
- Ist er willensstark?
- Ist er bestimmt?
- Ist er strebsam?
- Ist er gewissenhaft?
- Ist er schnell oder langsam?

Für alle diese Punkte finden wir Ausdruckszeichen, die wir psychophysiognomisch beschreiben können, doch ob diese wenigen Merkmale ausreichen, einen Charakter zu beschreiben? So bleibt es ein **Experiment** und ein **Wagnis**, diese Fachgebiete miteinander zu verknüpfen, und ich möchte Sie, liebe Leserin, lieber Leser gerne ermuntern, mir Ihre Erfahrungen aus der Praxis mitzuteilen, damit wir voneinander lernen und uns weiterentwickeln können. Es geht letztlich immer darum, dass wir den anderen tiefer und aus dem Herzen verstehen lernen, ihm dadurch ein Stück „ähnlicher" werden.

17 Hautveränderungen im Überblick

Grundsätzlich können wir Hautverfärbungen wie in **Tab. 17.1** und **Tab. 17.2** beschrieben deuten.

Tab. 17.1 Farbveränderungen der Haut (nach Ferronato et al. 2014 [13]).

Farbveränderung	Bedeutung
weiß	Insuffizienz
gelb	Leberzerstörung, bakterielle Pathologie
orange	Leberzerstörung, virale Pathologie
hellbraun	Degeneration 1. Grades
braun	Degeneration 2. Grades
grau	Degeneration 3. Grades
rot	Entzündung
rot/violett am Kinn	Toxikosen
grün	Vergiftung durch Chemikalien
blau	vegetative Dystonie

Tab. 17.2 Weitere Hautveränderungen (basierend auf Daten von Ferronato et al. 2014 [13] und einem Seminar mit Marc Grewohl).

Veränderungen	Ursachen
Schwellungen	Stauungszeichen in den jeweiligen Organen
Äderchen	chronische Blutstauung, wobei diese eher nicht pathophysiognomisch gedeutet wird, weist allerdings auf seelische Drucksituationen hin und ist daher interessant für psychosomatische Fragestellungen
Gewebeeinziehung	Unterfunktion, Rückbildung bis Zellzerfall
Falten	Zeichen von Anstrengung weit über die Anlage hinaus, in Organzonen können sie Hinweise auf dort stattfindende chronische Veränderungen sein, normale Falten sind allerdings zunächst nicht pathophysiognomisch zu deuten
Pickel	Konflikt, Schwierigkeiten, innerer Anspruch im Konflikt mit eigentlichem Erleben

18 Welches Naturell? – Tipps zur Anamnese

Welche Charakteristika das jeweilige Naturell auszeichnet und welche Fragen zur Anamnese denkbar sind, haben Sie in Kap. 2 kennengelernt. Hier finden Sie mögliche/wahrscheinliche Antworten, die den Rahmen vorgeben, der Ihnen, liebe Leserin, lieber Leser, im Gespräch deutlich macht, welches Naturell Ihrem Patienten zugrunde liegt. Anhand der in den folgenden Tabellen zusammengestellten Fragen/Antworten ist eine Zuordnung zu einem dieser 8 Naturell-Typen möglich:

- Bewegungs-Naturell/physikalisches Tat- oder Bewegungs-Naturell (**Tab. 18.1**)
- Ruh-Naturell/chemisches Ruh- und Ernährungs-Naturell (**Tab. 18.2**)
- Empfindungs-Naturell/psychisches Denk- und Empfindungs-Naturell (**Tab. 18.3**)
- Bewegungs-Empfindungs-Naturell (**Tab. 18.4**)
- Bewegungs-Ruh-Naturell (**Tab. 18.5**)
- Ruh-Empfindungs-Naturell (**Tab. 18.6**)
- harmonisches Naturell (**Tab. 18.7**)
- disharmonisches (unausgeglichenes, desintegratives, widerspruchsvolles) Naturell (**Tab. 18.8**)

18.1 Bewegungs-Naturell/ physikalisches Tat- und Bewegungs-Naturell

Das Bewegungs-Naturell bzw. das physikalische Tat- und Bewegungs-Naturell ist in Kap. 2.2.2 (S. 32) beschrieben. Folgende Äußerungen/Inhalte in der Anamnese sind für ein Bewegungs-Naturell charakteristisch **Tab. 18.1**.

Tab. 18.1 Anamnese: Bewegungs-Naturell/physikalisches Tat- und Bewegungs-Naturell.

Fragen	Antworten
Wie setzen Sie Ihre Schaffenskraft im alltäglichen Leben um?	*Bewegungs-Naturelle müssen immer etwas tun,* ***aktiv*** *sein, Projekte planen und umsetzen. Tatenlos sitzen ist nicht ihr Ding.*
Welche Rolle spielen Freiheit und Unabhängigkeit in Ihrem Leben?	***Freiheit*** *und* ***Unabhängigkeit*** *sind diesen Menschen sehr wichtig.*
Wie groß soll Ihr Büro sein? Müssen Sie sich auch in der Arbeit viel bewegen?	*Diese Menschen brauchen* ***große Räume*** *und einen* ***großen Aktionsradius****, wo sie möglichst auch während der Arbeit die Möglichkeit zu ausreichend Bewegung haben.*
Wie geht es Ihnen bei sitzenden Tätigkeiten?	*Bei überwiegend sitzenden Tätigkeiten leiden diese Menschen. Sie brauchen* ***Bewegung*** *und sind damit auch geistig wacher.*
Macht es Ihnen Freude, wenn Sie Struktur und Ordnung ins Chaos bringen können?	*Etwas bewegen,* ***Ordnung*** *und* ***Struktur*** *schaffen, kalkulieren und organisieren, damit fühlen sich diese Menschen wohl. Sie leiden stark, wenn sie in ihren beruflichen Belangen, in ihrer Kraft und Verantwortung oder in ihren Beziehungen scheitern.*
Bezeichnet man Sie oft als diszipliniert, geradlinig und konsequent?	***Disziplin,Konsequenz*** *und* ***Geradlinigkeit****,* ***Verlässlichkeit*** *und* ***Struktur*** *zeichnen diese Menschen aus.*
Sie bewegen sich gerne, machen gerne Sport. Wie ist es mit den Grenzen, wie sehr neigen Sie dazu, sich zu verausgaben?	*Diese Menschen brauchen viel Bewegung, aber neigen leicht dazu, über das Maß zu gehen, und können sich damit auch* ***überanstrengen****.*
Womit bringen Sie sich in Balance, wenn Sie unausgeglichen sind?	*Unausgeglichenheit, Stress und Ärger können diese Menschen am besten durch Bewegung kompensieren.*
Ist es Ihnen wichtig, Dinge zu besitzen, oder ist es Ihnen eher wichtig, dass Sie umsetzen können, was Sie planen?	***Besitz*** *ist diesen Menschen nicht so wichtig. Wichtiger ist es Ihnen, etwas zu bewegen, zu planen und zu gestalten.*
Wie sieht es mit Prinzipien bei Ihnen aus?	*Diese Menschen sind sehr prinzipientreu, geradlinig und können dadurch aber auch einmal fanatisch werden.*
Fällt es Ihnen schwer, wenn Sie harte Entscheidungen im Sinne der Effektivität treffen müssen? Leiden Sie sehr mit oder können Sie nötigenfalls auch kühl, nüchtern und klar durchgreifen?	*Was sein muss, muss sein. Da können diese Menschen* ***hart*** *sein und leiden nicht allzu sehr mit.*
Mögen Sie Herausforderungen? Sind Dinge, die keiner gern anpackt, gerade richtig für Sie?	*Für diese Menschen ist* ***keine Aufgabe zu groß****. Durch große Anforderungen werden sie eher noch angeregt, bekommen Energie und Ideen.*
Können Sie hart mit sich selbst vorgehen?	*Auch hier gilt das Motto* ***„Was mich nicht umbringt, macht mich stark“****. Mit unglaublicher Energie können sich diese Menschen zwingen weiterzumachen, auch wenn sie schon längst erschöpft sind, Schmerzen haben oder die Kräfte nachlassen.*
Wie viel erwarten Sie von Ihren Kollegen? Werden Sie im Kollegenkreis gemocht? Ist Ihnen das wichtig? Oder schätzt man eher ihre erfolgreiche, klare Herangehensweise?	*Diesen Menschen ist es nicht wichtig, dass sie gemocht werden und angenehme Sozialkontakte mit ihren Kollegen führen. Sie wissen, dass sie erfolgreich sind. Sie treffen auch unangenehme Entscheidungen und interessieren sich* ***weniger für zwischenmenschliche Belange****.*

18.2 Ruh-Naturell/ chemisches Ruh- und Ernährungs-Naturell

Das Ruh-Naturell bzw. das chemische Ruh- und Ernährungs-Naturell ist in Kap. 2.2.2 (S.38) beschrieben. Folgende Äußerungen/Inhalte in der Anamnese sind für ein Ruh-Naturell charakteristisch (**Tab. 18.2**).

Tab. 18.2 Anamnese: Ruh-Naturell/chemisches Ruh- und Ernährungs-Naturell.

Fragen	Antworten
Wie wichtig ist Ihnen ein gemütliches, ruhiges Zuhause?	*Ruh-Naturelle ziehen die* ***einfache Gemütlichkeit*** *dem Luxus vor. Sie mögen es beschaulich und* ***erhalten gerne das Gewohnte.*** *In dieser Umgebung können sie sich gut erholen.*
Was pflanzen Sie im Garten an – lieber Zierpflanzen oder Gemüse und Obst? Lieber nützliche oder schöne Dinge? Welche Blumen mögen Sie am liebsten?	*Sie pflanzen bevorzugt* ***Pflanzen*** *an, die man auch essen kann, die folglich einen* ***ökonomischen Nutzen*** *haben. Werden doch einmal Blumen gepflanzt, wählt dieses Naturell* ***runde und füllige Blumen****, z. B. Dahlien.*
Packen Sie selbst an und reparieren, renovieren und bauen Sie selbst, so gut Sie es können? Oder holen Sie sich lieber für alles eine Hilfe und genießen dann Heim und Garten?	*Sie holen sich gerne* ***fachmännische Hilfe,*** *die die zu erledigenden Arbeiten schnell, professionell und zu einem guten Preis erledigt. Wenn sie allerdings* ***große und mächtige Hände*** *haben,* ***packen sie auch gerne selbst an.*** *In der* ***Handlungsweise*** *sind sie* ***dynamischer als im Naturell.*** *Wir müssen also immer genau auf alle Zeichen achten.*
Bewirten Sie gerne Gäste?	***Freunde und Gäste bewirten, sich um andere kümmern,*** *liegt diesen Menschen besonders. Meist haben sie vollgefüllte Speisekammern und könnten immer eine ganze Fußballmannschaft verköstigen.*
Studieren Sie gerne, lesen Sie erst die theoretischen Hintergründe oder packen Sie lieber gleich an?	*Allzu lange* ***theoretische Abhandlungen ermüden*** *diese Menschen. Sie möchten* ***Dinge praktisch erfassen und verwirklichen.***

18.3 Empfindungs-Naturell/ psychisches Denk- und Empfindungs-Naturell

Das Empfindungs-Naturell bzw. das psychische Denk- und Empfindungs-Naturell ist in Kap. 2.2.2 (S.44) beschrieben. Folgende Äußerungen/Inhalte in der Anamnese sind für ein Empfindungs-Naturell charakteristisch (**Tab. 18.3**).

Tab. 18.3 Anamnese: Empfindungs-Naturell/psychisches Denk- und Empfindungs-Naturell.

Fragen	Antworten
Brauchen Sie eine schöne Umgebung, lichte Räume und angenehme Farben?	*Empfindungs-Naturelle brauchen eine* ***angenehme Umgebung.*** *Arbeits- und Privaträume werden liebevoll und oft mit kleinen Details (Blumen, Deko-Gegenstände) gestaltet. Sie brauchen helle, lichte Räume mit angenehmen Farben.*
Kennen Sie es, dass Sie ein wenig Zeit zum Reflektieren, zum Nachdenken und zum Überlegen brauchen? Wurden Sie deswegen schon für einen Träumer gehalten?	*Diese Menschen brauchen* ***Zeit zum Nachdenken, Verarbeiten und Integrieren des Erlebten.*** *Oft entstehen daraus viele Ideen für zukünftige Projekte.*
Nehmen Sie atmosphärische Bedingungen und Veränderungen wahr? Reagieren Sie auf energetische Bedingungen wie Elektrosmog, Zwischentöne in der Kommunikation und Stimmungen? Sind Sie wetterfühlig und reagieren Sie auf Mondphasen?	*Diese Fragen werden Ihnen ausgeprägte Empfindungs-Naturelle klar mit* ***Ja*** *beantworten. Oftmals können sie sogar Beispiele aufzählen und erinnern sich daran, neben dem eingeschalteten Handy nicht gut geschlafen zu haben, stark auf Wetterwechsel zu reagieren o. Ä.*
Wie geht es Ihnen, wenn zu viele Informationen und Reize auf Sie einwirken?	*Diese Menschen nehmen* ***Eindrücke der Außenwelt viel intensiver wahr*** *als andere. So kann es sein, dass sie nach einem Stadtbummel an einem überfüllten Samstag wesentlich erschöpfter sind als beispielsweise ein Bewegungs-Naturell.* ***Menschenmassen, lauter Verkehrslärm, Reizüberflutungen strengen sie an.*** *Ist ein Empfindungs-Naturell auf Reisen, verweilt es gerne ein paar Tage an einem Ort, um Eindrücke in Ruhe wirken zu lassen. Jeder Tag ein neuer Ort wäre für dieses Naturell nicht erholsam.*
Sind Sie begeisterungsfähig für Neues? Probieren Sie gerne unkonventionelle Dinge aus?	*Diese Menschen sind unglaublich* ***begeisterungsfähig für Neues*** *und können in ihrer Begeisterungsfähigkeit auch* ***andere anstecken.***
Wie geht es Ihnen in Gesellschaft anderer Menschen?	*Sie* ***lieben anregende Diskussionen, den Austausch mit Gleichgesinnten*** *und* ***gegenseitige Inspiration.*** *Meist sind sie gerne in Gesellschaft, außer das melancholische Temperament herrscht vor, dann ziehen sie sich eher zurück.*
Welche Lebensthemen interessieren Sie?	*Sie* ***interessieren sich für psychologische, ethische und soziale Themen*** *und wollen sich mit* ***kosmischen Fragen*** *auseinandersetzen. Sie haben* ***fortschrittliche Ideen*** *und entwickeln* ***Modelle für die Zukunft.***
Wenn Sie schenken, ist das überwiegend praktisch oder spontan aus dem Herzen?	*Diese Menschen lassen sich Zeit, um ein* ***Geschenk*** *auszusuchen, es liebevoll zu verpacken und haben beim Verschenken selbst die größte Freude.*
Wie stehen Sie zu Kindern und Tieren?	*Sie* ***lieben Kinder und Tiere.*** *Es kann aber auch sein, dass sie auf manche Tiere ängstlich reagieren.*

18.4 Bewegungs-Empfindungs-Naturell

Das Bewegungs-Empfindungs-Naturell ist in Kap. 2.2.3 (S.52) beschrieben. Folgende Äußerungen/Inhalte in der Anamnese sind für ein Bewegungs-Empfindungs-Naturell charakteristisch (**Tab. 18.4**).

Tab. 18.4 Anamnese: Bewegungs-Empfindungs-Naturell.

Fragen	Antworten
Wie steht es mit Ruhe und Erholung in Ihrem Leben?	*Darauf achten Bewegungs-Empfindungs-Naturelle wenig, weil sie sich für viele Dinge interessieren, schnell neue Ideen haben und diese verwirklichen wollen. Der* ***Terminplan ist übervoll,*** *sie sind schnell von etwas begeistert und starten auch gleich selbst mit der Umsetzung. Die Erholung vergessen sie dabei schnell und geraten deshalb in die* ***Erschöpfung.***
Sind Sie kreativ, haben schnell neue Ideen? Wie ist es dann um die Umsetzung dieser Ideen bestellt? Sind Sie schnell von Ideen begeistert und dann gleich wieder aktiv in der Umsetzung dabei, obwohl Sie auch mal ausspannen wollten?	*Erholung kennen sie wenig, da es zu viele Dinge gibt, für die sich diese Naturelle interessieren. Selbst wenn sie am Strand liegen, sind sie* ***geistig aktiv*** *und planen schon wieder das nächste Projekt.* ***Hobby und Beruf*** *trennen diese Menschen häufig wenig voneinander.*
Haben Sie Interesse an allem, was der Menschheit Kultur und Feinschliff verleiht?	*Diese Menschen interessieren sich für alles, was mit* ***Kultur und sozialer Entwicklung*** *zu tun hat. Sie wollen wachsen, sich weiterbilden und andere Menschen daran teilhaben lassen.*
Erleben Sie, dass Sie sich auch abends nach einem langen Arbeitstag noch in interessante Gespräche verwickeln lassen, aus denen wieder neue Ideen entstehen, und Sie angeregt nachts nicht gut schlafen?	*Das sind sehr typische Situationen für die* ***Schlaflosigkeit*** *dieser Naturelle. Sie werden durch sämtlichen Input so angeregt, dass ihr* ***Nervensystem schwer wieder zur Ruhe*** *kommt.*
Was lernen Sie alles in Ihrer Freizeit? Welche Dinge würden Sie gerne noch lernen? Kennen Sie es, dass Sie sich mit Ihren vielen Interessen häufig an den Rand der Erschöpfung bringen?	*Bewegungs-Empfindungs-Naturelle* ***interessieren sich für sehr viele Dinge auf sehr breiter Ebene.*** *Sie würden z. B. immer gerne die Sprache des Landes lernen, in dem sie Urlaub machen, sie lernen gerne die Kultur und Geschichte des Landes kennen und* ***lieben ausgedehnte Wanderungen.***
Können Sie im Sitzen denken, oder ist es für Sie besser, wenn Sie sich dabei bewegen? Wie können Sie Stress am besten abbauen?	*Bewegungs-Empfindungs-Naturelle denken sich am besten, wenn sie sich dabei* ***bewegen****. Auch nach anstrengenden Meetings kommen diese Menschen am schnellsten wieder zu Ruhe und Kraft, wenn sie sich ordentlich bewegen. Sitzen und Kaffeetrinken ist für sie nicht harmonisierend. Stress bauen sie am besten durch Bewegung ab.*
Haben Sie ständig Ideen, kreative Gestaltungsideen und Verbesserungsvorschläge für alle möglichen alltäglichen Dinge?	*Diese Menschen können nichts betrachten, ohne dass in ihrem Kopf bereits* ***Verbesserungsideen*** *auftauchen, und sei es im Metzgerladen, in dem die Einrichtung freundlicher und effektiver gestaltet und der Service mit einfachen Mitteln verbessert werden könnte.*
Wie genau informieren Sie sich, ehe Sie eine Entscheidung treffen, etwas kaufen oder etwas machen?	*Bewegungs-Empfindungs-Naturelle müssen erst alles* ***genau durchdenken,****möchten alles genau wissen, müssen dann bei sich selbst nachspüren, um die für sie richtige Entscheidung zu treffen. Je höher der Empfindungsanteil ist, desto länger brauchen sie für eine Entscheidung.*

18.5 Bewegungs-Ruh-Naturell

Das Bewegungs-Ruh-Naturell ist in Kap. 2.2.3 (S. 58) beschrieben. Folgende Äußerungen/Inhalte in der Anamnese sind für ein Bewegungs-Ruh-Naturell charakteristisch (**Tab. 18.5**).

Tab. 18.5 Anamnese: Bewegungs-Ruh-Naturell.

Fragen	Antworten
Haben Sie ein Geschäft? Träumen Sie von einem Geschäft oder haben Sie eine Geschäftsidee, die Sie praktisch umsetzen möchten? Seit wann befassen Sie sich vielleicht auch nur unterschwellig mit dem Gedanken, Ihr ökonomisches Talent und Ihre Kraft und Ausdauer für sich selbst einzusetzen?	*Bewegungs-Ruh-Naturelle haben fast immer den Wunsch und die Idee, ein* ***eigenes Geschäft*** *zu haben.*
Kennen Sie es, dass Sie mit viel Energie und Kraft ausgerüstet sind und noch lange nicht ermüden in langen Sitzungen, wenn Ihre Kollegen erschöpft sind und eine Pause brauchen?	*Diese Menschen sind* ***unermüdlich*** *und haben* ***dauerhaft Energie*** *zur Verfügung. Wenn andere Erholung brauchen, können sie weitermachen.*
Stehen Sie mit beiden Beinen auf dem Boden der Tatsachen?	*Für diese Menschen zählen einzig und allein* ***Fakten.***
Ist Ihnen bewusst, dass Sie weniger Schlaf brauchen als andere Menschen, weil Sie sich schnell erholen und enorme Leistungsfähigkeit haben, auf die Sie sich verlassen können?	*Diesen Naturellen ist meist nicht bewusst, dass sie* ***weniger Schlaf*** *als andere brauchen, weil es für sie selbstverständlich ist. Sie neigen eher dazu, andere minder zu bewerten, weil sie mehr Erholungsräume brauchen.*
Kennen Sie es von sich, dass Ihr Gespür für die Wirtschaftlichkeit von Projekten und Plänen immer sehr zutreffend ist und Sie Freude daran haben, Unternehmungen unter realistischen und ökonomischen Gesichtspunkten zu organisieren?	*Es ist auch selbstverständlich für diese Menschen, dass sie* ***Spaß*** *daran haben,* ***wirtschaftlich erfolgreich*** *zu arbeiten, und dass sie alles* ***ökonomisch richtig einschätzen*** *können.*
Haben Sie Freude, sich zu präsentieren?	*Aufgrund ihrer starken Festigkeit, Aufrichtung und Kraft haben diese Menschen* ***Freude*** *daran,* ***vorne zu stehen*** *und* ***sich zu repräsentieren.***
Kann es sein, dass Sie auch von anderen so viel erwarten, wie Sie selbst leisten können, und dass Sie damit immer wieder im zwischenmenschlichen Bereich anecken und als unsozial angesehen werden?	*Aufgrund ihrer eigenen Kraft übersehen sie leicht, dass andere anders sind.* ***Sie erwarten von allen das, was sie selbst einbringen.*** *Wenn sie sich zu sehr verausgaben, können sie leicht die soziale Seite übersehen.*
Kraft, Leistung, realer Sinn für das Materielle ist Ihre Stärke, dabei können Sie aber auch übertreiben und nur noch die Wirtschaftlichkeit im Auge behalten und zu viel von Ihren Mitmenschen erwarten. Ist Ihnen das bewusst?	*Diese Naturelle müssen erst darauf hingewiesen werden, dass sie u. U. die* ***Wirtschaftlichkeit*** *über das Soziale stellen. Sie können lernen, dass sie noch Platz für Menschen neben sich lassen, die vielleicht weniger Ausdauer und Kraft, aber dafür bereichernde neue Ideen einbringen und* ***die soziale Seite des Lebens mehr pflegen.***

▶ **Tab. 18.5** Fortsetzung.

Fragen	Antworten
Kennen Sie es, dass Sie die Welt häufig pessimistisch betrachten, dass Sie denken, dass die Welt schlecht ist und eine Entwicklung zum Besseren nicht zu erwarten ist?	*Diese Menschen sind* ***zu wenig offen für psychologische und hintergründige Zusammenhänge von Situationen.*** *Sie geben der Innerlichkeit und idealistischen Vorstellung in sich keinen Raum und werden* ***leicht pessimistisch.*** *Sie geben sich keinen positiven Erwartungen oder Hoffnungen hin und sorgen lieber selbst dafür, dass die Dinge so laufen, wie sie das in ihren Augen sollen.*
Ist es Ihnen bewusst, dass Sie viel kontrollieren, weil Sie immer gut informiert sein wollen und ungern etwas dem Zufall überlassen, schon gar nicht, wenn die Gefahr bestünde, dass Sie sich blamieren könnten?	*Diese Menschen können es* ***schlecht aushalten, wenn sie etwas nicht korrekt gemacht haben.***

18.6 Ruh-Empfindungs-Naturell

Das Ruh-Empfindungs-Naturell ist in Kap. 2.2.3 (S. 63) beschrieben. Folgende Äußerungen/Inhalte in der Anamnese sind für ein Ruh-Empfindungs-Naturell charakteristisch (**Tab. 18.6**).

Tab. 18.6 Anamnese: Ruh-Empfindungs-Naturell.

Fragen	Antworten
Kennen Sie es, dass Sie anderen Menschen gerne ein warmes Plätzchen anbieten, sie versorgen und es ihnen so gemütlich und wohlig wie möglich gestalten?	*Ruh-Empfindungs-Naturelle* ***sorgen sich immer um die anderen,*** *kümmern sich, dass sie es gemütlich und wohlig haben. Sie sollen sich fühlen wie „zuhause".*
Bemuttern Sie gerne?	*Sie versorgen andere Menschen besonders gerne.*
Können Sie genügend Familienqualität um sich herum schaffen?	*Das ist ein wichtiger Wohlfühlfaktor für diese Naturelle. Wenn das nicht möglich ist, ist ein Teil von ihnen auch unbefriedigt und unglücklich. Manchmal schaffen sie im beruflichen Umfeld Familienqualität und die Firma ist wie ein zweites Zuhause.*
Was bedeutet Ihnen häusliche Gemütlichkeit und Familienleben? Wie viel ist Ihnen das wert? Was tun Sie dafür?	*Für diese Naturelle ist es das* ***Höchste und Liebste,*** *wenn sie* ***die Familie um sich*** *haben und* ***für alle sorgen*** *können. Wenn sie alt werden, lieben sie es, im Kreise der Familie zu sein, die Enkel aufwachsen zu sehen und das Leben um sich herumlaufen zu lassen.*
Wie geht es Ihnen mit vielen Menschen um sich herum?	***Viele fremde Menschen*** *sind ihnen eher* ***unangenehm.*** *Sie werden eher schüchtern und ziehen sich zurück. Sie mögen lieber eine familiäre Atmosphäre.*

▸ **Tab. 18.6** Fortsetzung.

Fragen	Antworten
Wie gerne gehen Sie weg von zuhause? Wie ist es mit Reisen?	*Diese Naturelle müssen* ***nicht wirklich weit reisen.*** *Ein Besuch bei den Verwandten in der näheren oder weiteren Umgebung ist ihnen am liebsten. Und wenn sie verreisen, fühlen sie sich in* ***kleineren Familienhotels*** *wohler als in großen Hotelburgen mit allem Schnickschnack.*
Stehen Sie gerne in der Öffentlichkeit? Oder fällt es Ihnen eher schwer? Lassen Sie lieber anderen Menschen den Vortritt und sorgen sich lieber im Hintergrund, dass alles gut läuft, dass jeder etwas zu essen und zu trinken hat und einen bequemen Stuhl findet?	***In der Öffentlichkeit zu stehen ist nicht ihr Ding.*** *Sie sind keine „Rampensäue", sondern verkrümeln sich lieber an einen gemütlichen Platz. Sie halten gerne ein nettes „Pläuschchen" mit Leuten, die sie kennen, und übernehmen auch gerne auf einer Party versorgerische Arbeiten in der Küche, schauen, dass es jedem gutgeht und dass jeder etwas zum Essen hat.*
Sie können viel leisten, sind aber häufig sehr sozial eingestellt und denken weniger an sich selbst. Kennen Sie das? Wie können Sie sich im Berufsleben durchsetzen?	***Hartes Durchsetzen im Berufsleben ist nicht ihre Welt.*** *Das fällt ihnen schwer, sie können oft schwer einen adäquaten Preis für ihre Leistungen nehmen und erwarten eher, dass der andere sieht, was sie leisten, und das anerkennt.*
Wie geht es Ihnen, wenn im Kollegenkreis viel Wechsel ist? Arbeiten Sie lieber in einem Großraumbüro oder lieber in einem kleinen Zimmer?	*Wechsel und Großraumbüros rauben ihnen richtig Energie. Sie lieben einen kleinen überschaubaren Bereich,* ***verlässliche, langjährige Kollegen*** *und arbeiten am liebsten* ***in kleineren Räumen.*** *Großraumbüros sind für sie sehr anstrengend, weil sie sich zu wenig abgrenzen können.*
Wie geht es Ihnen, wenn Sie unter Druck geraten? Zeitlich oder emotional?	*Mit Druck können sie schlecht umgehen. Sie geraten leicht in einen* ***Burnout. Zeitdruck und Stress*** *sind für diese Menschen* ***sehr schlecht auszuhalten.*** *Mit genügend Zeit ließen sich viele Probleme lösen, aber zu viele Baustellen und zu wenig Zeit, können sie auf Dauer nicht wegstecken.*
Gibt es Situationen, in denen Sie weinen?	*Wenn es diesen Menschen zu viel wird, reicht manchmal die Abgrenzungskraft nicht aus und* ***es können auch die Tränen fließen.***
Können Sie ausmisten, wegwerfen und sich beschränken? Oder gehören Sie zu den Menschen, die alles irgendwie wieder recyclen wollen, für alles ein gutes Plätzchen finden wollen und viel sammeln?	*Ruh-Empfindungs-Naturelle sind* ***große „Recycler".*** *Sie können alles irgendwie wiederverwerten, sind dabei enorm kreativ und werfen sehr ungern etwas weg.*
Wie vertragen Sie Umweltbelastungen, Elektrosmog und extreme Witterungen?	*Diese Menschen können sich sehr schlecht gegen äußere Einflüsse wehren. Sie bekommen* ***sehr schnell körperliche Symptome bei heftigen Witterungsveränderungen*** *oder Elektrosmog.*
Wie schmerzempfindlich sind Sie?	*Ruh-Empfindungs-Naturelle sind die* ***schmerzempfindlichsten Menschen.***

18.7 Harmonisches Naturell

Das harmonische Naturell ist in Kap. 2.2.4 (S. 69) beschrieben. Folgende Äußerungen/Inhalte in der Anamnese sind für ein harmonisches Naturell charakteristisch (**Tab. 18.7**).

Tab. 18.7 Anamnese: Harmonisches Naturell.

Fragen	Antworten
Wie würden Sie sich im Umgang mit Ihren Mitmenschen beschreiben? Welche Rolle nehmen Sie in Gruppen privat oder auch beruflich ein?	***Harmonisches Miteinander*** *ist harmonischen Naturellen besonders wichtig, in Gruppen wirken sie* ***oft ausgleichend und verbindlich.*** *Sie schaffen es auch, Menschen unterschiedlicher Einstellungen an einen Tisch zu bringen.*
Welche Sportarten machen Sie am liebsten?	*Sie interessieren sich für* ***viele Sportarten,*** *aber* ***nie für extreme oder riskante*** *Freizeitbeschäftigungen.*
Wofür interessieren Sie sich in Ihrer Freizeit?	*Sie sind* ***sehr vielseitig interessiert,*** *gehen genauso gerne in Kunstausstellungen wie in Konzerte oder in die Natur und interessieren sich für* ***Geschichte und Kultur.***
Wie gehen Sie in problematischen Situationen vor?	*In problematischen Situationen machen sie sich* ***immer ein Bild vor Ort,*** *entscheiden nie einfach am grünen Tisch, sondern überzeugen sich in der Realität von dem, was benötigt wird und was machbar ist.*

18

18.8 Disharmonisches Naturell

Das disharmonische (unausgeglichene, desintegrative, widerspruchsvolle) Naturell ist in Kap. 2.2.4 (S. 73) beschrieben. Folgende Äußerungen/Inhalte in der Anamnese sind für ein disharmonisches Naturell charakteristisch (**Tab. 18.8**).

Tab. 18.8 Anamnese: Disharmonisches (unausgeglichenes, desintegratives, widerspruchsvolles) Naturell.

Fragen	Antworten
Kennen Sie es von sich, dass Sie einen hohen Perfektionsanspruch haben und häufig mit allem unzufrieden sind – mit anderen Menschen und mit sich selbst?	*Disharmonische Naturelle haben einen oft* ***übermäßig hohen Perfektionsanspruch*** *an sich und andere. Oft korrigieren sie auch ungefragt Arbeiten anderer Menschen.*
Sind Sie begeistert von allem, was nicht der Norm entspricht, von revolutionären Ideen, inspirierenden Gedanken und extravaganten Menschen?	*Diese Menschen* ***begeistert alles, was neu, innovativ und verändernd ist.*** *Sie brechen gerne alteingesessene Strukturen auf, um Neues zu schaffen.*
Kennen Sie es, dass Sie ein hohes kreatives Potenzial einbringen und sich und Ihre Mitmenschen zu aktiver und positiver Entwicklung anregen?	*Diese Menschen haben ein* ***hohes kreatives Potenzial.*** *Sie trauen sich, große Projekte anzupacken. Durch sie kann Neues entstehen und aufgebaut werden.*
Kennen Sie es, dass Sie von anderen für besonders charismatisch gehalten werden?	*Diese Naturelle sind wirkliche Typen. Sie werden oft für* ***charismatisch und inspirierend*** *gehalten. Kombiniert mit Anteilen des Bewegungs- und des Ruh-Naturells haben sie auch die Kraft,* ***visionäre Ideen umzusetzen.***
Wie häufig erleben Sie Phasen von Unausgeglichenheit, in denen Sie mit nichts zufrieden sind und am liebsten alles kurz und klein schlagen würden?	*Phasen von* ***Unausgeglichenheit*** *kennen diese Naturelle besonders* ***gut.*** *Ausgeglichene Phasen, in denen sie zufrieden sind, kommen eher selten vor. Sie sind getrieben von einem ständigen Veränderungs- und Verbesserungsdrang.*
Sind Sie geduldig, wenn sich Dinge nicht so entwickeln, wie Sie es sich vorstellten?	*Diese Menschen sind* ***nicht geduldig.*** *Ideen für Veränderungen müssen sofort umgesetzt werden. Entwickelt sich etwas entgegen ihren Vorstellungen, können sie* ***schnell cholerisch und unausgeglichen*** *reagieren.*

19 Literaturverzeichnis

[1] Adler RH, Herzog W, Joraschky P, Köhle K, Langewitz W, Söllner W, Wesiack W, Hrsg. Uexküll, psychosomatische Medizin. 7. Aufl. München: Urban & Fischer/Elsevier; 2010

[2] Aerni F. Naturell und Temperament. Zürich: Carl-Huter; 2013

[3] Aerni F. Gesichter sprechen. Zürich: Carl-Huter; 2009

[4] Aerni F. Lehrbuch der Menschenkenntnis. 3. Aufl. Zürich: Carl-Huter; 2003

[5] Castrian W. Lehrbuch der Psycho-Physiognomik. 4. Aufl. Stuttgart: Haug; 2010

[6] Castrian W. Praxis der Psycho-Physiognomik. Stuttgart: Haug; 2006

[7] Dahlke R. Der Körper als Spiegel der Seele. Taschenbuch. München: Goldmann; 2009

[8] Dahlke R. Krankheit als Sprache der Seele. Be-Deutung und Chance der Krankheitsbilder. München: Goldmann; 2008

[9] Dahlke R. Krankheit als Symbol: Ein Handbuch der Psychosomatik. Symptome, Be-Deutung, Einlösung. 22. Aufl. München: Bertelsmann; 1996

[10] Dahlke R, Fasel R. Die Spuren der Seele: Was Hand und Fuß über uns verraten. 5. Aufl. München: Gräfe und Unzer; 2010

[11] Ekman P. Gefühle lesen: Wie Sie Emotionen erkennen und richtig interpretieren. 2. Aufl. Heidelberg: Spektrum Akademischer Verlag; 2010

[12] Faller A, Schünke M. Der Körper des Menschen: Einführung in Bau und Funktion. 18. Aufl. Stuttgart: Thieme; 2020

[13] Ferronato N, Halstenberg A, Castrian W. Praxis der Pathophysiognomik: Lehrbuch und Bildatlas der Krankheitszeichen im Gesicht. 3. Aufl. Stuttgart: Haug; 2014

[14] Frank EM. Wege zur Menschenkenntnis. Duisburg: Verlag des Psychotherapeutischen Instituts Bergerhausen; 2007

[15] Gerhold O. Menschen – Charaktere – Schicksale. Eigenverlag: Frankfurt; 2009

[16] Glanzmann W. Erläuterungen zum Kanon des Oberhauptes von Carl Huter. Physiognomische Psychologie Nr. 73. Physiognomische Gesellschaft Schweiz; 2012

[17] Gleditsch JM. Reflexzonen und Somatotopien: Vom Mikrosystem zu einer Gesamtschau des Menschen. 9. Aufl. München: Urban & Fischer/Elsevier; 2005

[18] Huter C. Menschenkenntnis durch Körper-, Lebens-, Seelen- und Gesichtsausdruckskunde auf neuen wissenschaftlichen Grundlagen. Erstauflage 1904–1906 in 5 Bänden. Neuauflage im Carl-Huter-Verlag Zürich, 1992

[19] Kupfer A. Grundlagen der Menschenkenntnis. 31. Aufl. Dresden: Weißes Licht; 2001

[20] Meyer AE. Jores Praktische Psychosomatik. Bern: Hans Huber; 1996

[21] Navarro J. Menschen lesen: Ein FBI-Agent erklärt, wie man Körpersprache entschlüsselt. München: mvg; 2010

[22] Platsch KD. Psychosomatik in der chinesischen Medizin. 2. Aufl. München: Urban & Fischer/Elsevier; 2012

[23] Raab KH. Dein Gesicht – der Spiegel Deiner Gesundheit. Dresden: Weißes Licht; 2012

[24] RADAR. Homöopathie-Software

[25] Schneemann D. Wer bin ich? Wer bist Du? Königswinter: Heel; 2002

[26] Schünke M, Schulte E. Prometheus. LernAtlas der Anatomie: Kopf, Hals und Neuroanatomie. Illustrationen von K. Wesker und M. Voll. 5. Aufl. Stuttgart: Thieme; 2018

[27] Schünke M, Schulte E, Schumacher U. Prometheus. LernAtlas der Anatomie: Allgemeine Anatomie und Bewegungssystem. Illustrationen von K. Wesker und M. Voll. 5. Aufl. Stuttgart: Thieme; 5. Aufl. Stuttgart: Thieme; 2018

[28] Thornton K, Ritter K. Das Gesicht und seine Faszination. Gelnhausen: Wagner; 2011

[29] Trepel M: Neuroanatomie: Struktur und Funktion. 5. Aufl. München: Urban & Fischer/Elsevier; 2011

Sachverzeichnis

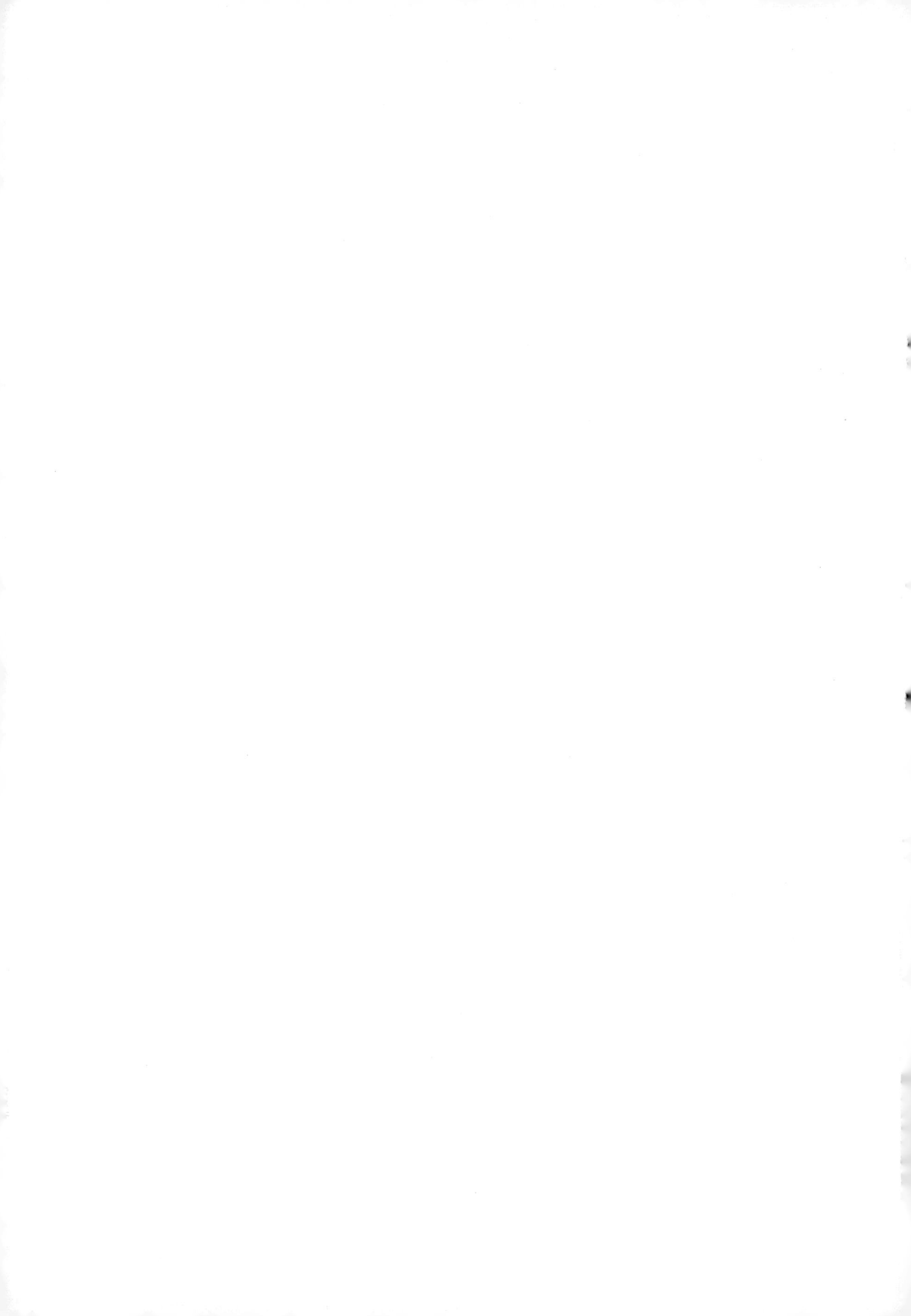